CB071599

Atualização em Endoscopia Digestiva

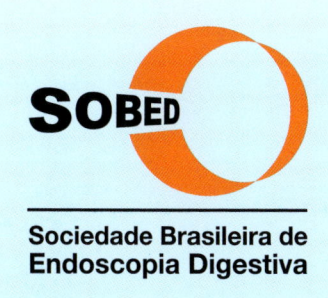

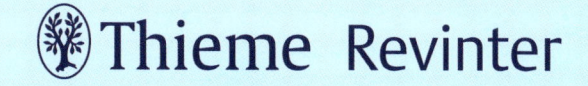

SOBED
Sociedade Brasileira de Endoscopia Digestiva

Thieme Revinter

Sociedade Brasileira de Endoscopia Digestiva
Gestão 2017-2018
Presidente – Flavio Hayato Ejima (DF)
Vice-Presidente – Jairo Silva Alves (MG)
Primeiro-Secretário – Afonso Celso Parede (RJ)
Segundo-Secretário – Ricardo Rangel Pessoa (CE)
Primeiro-Tesoureiro – Thiago Festa Secchi (SP)
Segundo-Tesoureiro – Eduardo Nobuyuki (SC)
Diretor de Sede – Ricardo Anuar Dib (SP)

Gestão 2019-2020
Presidente – Jairo Silva Alves (MG)
Vice-Presidente – Ricardo Anuar Dib (SP)
Primeiro-Secretário – Daniela Milhomem Cardoso (GO)
Segundo-Secretário – Hebert José Toledo Silva (AL)
Primeiro-Tesoureiro – Gustavo Andrade de Paulo (SP)
Segundo-Tesoureiro – Carlos Eduardo dos Santos (RS)
Diretor de Sede – Thiago Festa Secchi (SP)

Títulos da Série
Ano 1 – Volume 1/2014 - Hemorragia Digestiva
Ano 1 – Volume 2/2014 – Terapêutica Endoscópica no Esôfago
Ano 2 – Volume 1/2015 – Terapêutica Endoscópica no
Estômago e Intestino Delgado
Ano 3 – Volume 1/2019 – Terapêutica Endoscópica dos Cólons e do Reto
Ano 3 – Volume 2/2019 – Terapêutica Endoscópica nas
Vias Biliares e Pancreáticas

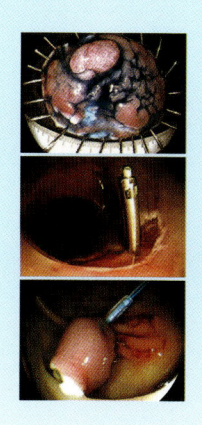

Atualização em Endoscopia Digestiva

Terapêutica Endoscópica dos Cólons e do Reto

Ano 3 – Volume 1/2019

Editor
Luiz Leite Luna

Coeditores
Cleber Vargas
Alexandre Dias Pelosi

Thieme
Rio de Janeiro • Stuttgart • New York • Delhi

Dados Internacionais de Catalogação na Publicação (CIP)

L961a

Luna, Luiz Leite
    Atualização em Endoscopia Digestiva / Luiz Leite Luna – 1. Ed. – Rio de Janeiro – RJ: Thieme Revinter Publicações, 2019.

    310 p.: il; 16 x 23 cm; Terapêutica Endoscópica dos Cólons e do Reto).
    Inclui Referências Bibliográficas e Índice Remissivo.
    ISBN 978-85-5465-035-3

    1. Endoscopia Digestiva – Doenças – Diagnóstico – Tratamento. I. Título.

                            CDD: 616.3307545
                            CDU: 616-072.1

Contato com o autor:
LUIZ LEITE LUNA
luizlluna@gmail.com

Nota: O conhecimento médico está em constante evolução. À medida que a pesquisa e a experiência clínica ampliam o nosso saber, pode ser necessário alterar os métodos de tratamento e medicação. Os autores e editores deste material consultaram fontes tidas como confiáveis, a fim de fornecer informações completas e de acordo com os padrões aceitos no momento da publicação. No entanto, em vista da possibilidade de erro humano por parte dos autores, dos editores ou da casa editorial que traz à luz este trabalho, ou ainda de alterações no conhecimento médico, nem os autores, nem os editores, nem a casa editorial, nem qualquer outra parte que se tenha envolvido na elaboração deste material garantem que as informações aqui contidas sejam totalmente precisas ou completas; tampouco se responsabilizam por quaisquer erros ou omissões ou pelos resultados obtidos em consequência do uso de tais informações. É aconselhável que os leitores confirmem em outras fontes as informações aqui contidas. Sugere-se, por exemplo, que verifiquem a bula de cada medicamento que pretendam administrar, a fim de certificar-se de que as informações contidas nesta publicação são precisas e de que não houve mudanças na dose recomendada ou nas contraindicações. Esta recomendação é especialmente importante no caso de medicamentos novos ou pouco utilizados. Alguns dos nomes de produtos, patentes e design a que nos referimos neste livro são, na verdade, marcas registradas ou nomes protegidos pela legislação referente à propriedade intelectual, ainda que nem sempre o texto faça menção específica a esse fato. Portanto, a ocorrência de um nome sem a designação de sua propriedade não deve ser interpretada como uma indicação, por parte da editora, de que ele se encontra em domínio público.

© 2019 Thieme Revinter Publicações Ltda.
Rua do Matoso, 170, Tijuca
20270-135, Rio de Janeiro – RJ, Brasil
http://www.ThiemeRevinter.com.br

Thieme Medical Publishers
http://www.thieme.com

Capa: Thieme Revinter Publicações Ltda.

Impresso no Brasil por Gráfica Santa Marta Ltda.
5 4 3 2 1
ISBN 978-85-5465-035-3

Todos os direitos reservados. Nenhuma parte desta publicação poderá ser reproduzida ou transmitida por nenhum meio, impresso, eletrônico ou mecânico, incluindo fotocópia, gravação ou qualquer outro tipo de sistema de armazenamento e transmissão de informação, sem prévia autorização por escrito.

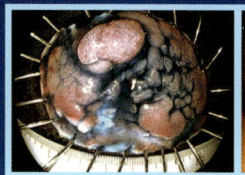

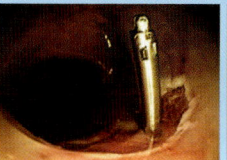

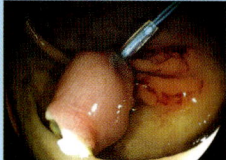

PREFÁCIO

"Só peço que acreditem no que seus olhos veem"
(Vida de Galileu Galileu de Bertolt Brecht)

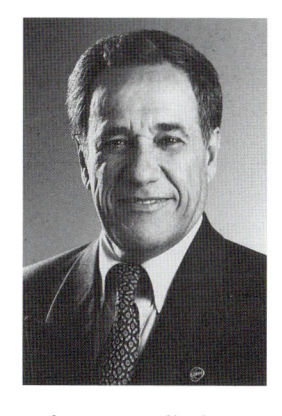

Com algum atraso, por razões que extrapolaram nossa vontade e controle, estamos lançando o quarto volume de *Atualização em Endoscopia Digestiva: Terapêutica Endoscópica dos Cólons e do Reto*.

Somente quem vivenciou a época pré-fibra ótica avalia com propriedade o inacreditável progresso da colonoscopia. O famoso tratado *Gastroenterology* editado em 1963 pelo legendário Prof. Henry Bockus da Universidade da Pennsylvania, considerado na época o compêndio mais importante da gastroenterologia mundial, não tinha uma só linha sobre colonoscopia. Na época, a endoscopia no trato digestório baixo resumia-se a proctosigmoidoscopia com tubos metálicos de 25 cm por 1,5 cm que permitiam examinar somente o reto e as porções distais do sigmoide com todas as suas limitações. Nesta época o grande método de diagnóstico das patologias colônicas era o clister opaco com duplo contraste. Já em 1957, Kanazawa *et al.*, no rastro da gastrocâmera, tentaram usar o método no sigmoide, logo abandonado com o aparecimento dos endoscópios de fibra ótica desenvolvido por Hirschowitz em 1958. O primeiro colonoscópio comercial apareceu no início da década de 1960, o "colonoscópio de Overholt" fabricado pela American Cystoscope Makers Incorporeded-ACMI. Vários autores, tais como Niwa, Oshiba, Ottejan Overholt e outros, publicaram relatos de colonoscopias. Em 1970, Matsunaga e Tajima relataram que, com colonoscópios com formatos mais adequados, conseguiram atingir o cólon transverso em 15% dos primeiros 50 casos e em 42% dos 50 seguintes. Na época, Deyle e Demling (tive a oportunidade de assistir palestras dos dois e trazer o Prof. Demling ao Rio de Janeiro quando proferiu palestras no Congresso Panamericano de 1977) relataram que, em 81%, atingiram o ceco nas suas primeiras 59 colonoscopias. Em 1971, o suíço Peter Deyhle relatou as primeiras polipectomias nos cólons proximais, com alças por ele desenvolvidas e introduzidas por um canal do colonoscópio com o uso de eletrocautérios. Quase na mesma época, Jerome Waye, que várias vezes veio ao Brasil a convite da SOBED e Shinya e Wolff, os três de Nova York relataram séries de polipectomias colonoscópicas. O grande obstáculo a ser vencido na progressão do instrumento rumo ao ceco era e continua a ser a variável tortuosidade, redundância, fixação e angulações dos seguimentos colônicos, o que acarretava a interrupção dos exames, muitas vezes, no sigmoide. Os colonoscópios foram progressivamente sendo modificados em seu campo visual, sua flexibilidade distal, rigidez progressiva e qualidade de imagem. Na década de 1970, realizávamos as colonoscopias em mesas de fluoroscopia (em concorrência com nossos colegas radiologistas, quase sempre só conseguindo horários inconvenientes). Após atingirmos o cólon transverso era muito comum notarmos à fluoroscopia, *loops* dos mais variados formatos (alfa-*loop*, *double* alfa-*loop*, *jumbo* alfa-*loop*, alfa-*loop* reversa, sigma-*loop*, delta-*loop*, N-*loop*, U-*loop* etc.) que impediam a progressão do instrumento e nos obrigava a sua retificação sob controle radioscópico e a seguir o posicionamento de *splinting over tubes* (*stiffening over tubes*) previamente posicionados no colonoscópio e que impediam a reformação de novos *loops* proporcionando fácil progressão até o ceco e íleo. Tempos históricos e heróicos. Com o desenvolvimento dos instrumentos eletrônicos (*microchips*) no fim da década de 1980, a qualidade da imagem vem sendo progressivamente melhorada até atingirmos a fase da alta definição com o aumento dos *pixels* e a democratização da visualização que passou a ser em monitores de alta definição. Este fato facilitou muito o ensino do método. A captura das imagens para documentação passou de películas fotográficas para meios eletrônicos, o que permite excepcional qualidade para sempre, sem necessidade de espaço físico para seu armazenamento. Paralelamente os canais acessórios aumentaram seu calibre, permitindo a introdução de instrumentos cirúrgicos mais efetivos e variados (fórceps, eletrocoagularores, APC, prótese, balões, *third eye* etc.). *Chips* colocados, não só frontalmente, mas também nas laterais da extremidade distal dos colonoscópios, foram desenvolvidos (a provar ainda seu valor). As cromoscopias com corantes masterizadas pelos colegas japoneses para ajuda na categorização de inúmeras patologias foram simplificadas com o desenvolvimento das cromoscopias virtuais, tais como o *narrow band imaging* (NBI) da Olympus, os seus concorrentes Fice e BLI da Fujifilm e I-scan da Pentax. A ultrassonografia transcolonoscópica pode ser realizada com *probes* introduzidos pelo canal de trabalho dos colonoscópios. A endoscopia confocal que permite uma visualização celular da mucosa colônica já é uma realidade.

Paralelamente a estes desenvolvimentos diagnósticos, foram surgindo progressivamente as técnicas terapêuticas transcolonoscópicas desde o tratamento das hemorroidas, polipectomias, mucosectomias, dissecções endoscópicas da submucosa, dilatação de estenoses benígnas, colocação de próteses autoexpansivas nas estenoses malígnas, tratamento das hemorragias colorretais etc. com seus diferentes resultados. Certamente as colonoscopias e sua técnicas terapêuticas são os procedimentos endoscópicos mais frequentes realizados diariamente em todo o mundo.

Neste volume, procuramos rever as principais técnicas terapêuticas realizadas por meio da endoscopia nos cólons e reto. Todos os autores são nacionais, o que demonstra a pujança de nossa endoscopia. De forma condensada, em um volume de fácil manuseio, atualizamos e praticamente esgotamos o assunto. No Capítulo 1, o Dr. Paulo Correa e colaboradores, com farta e belíssima iconografia revê as polipectomias e mucosectomias. O Dr. Rodrigo Zago e colaboradores no Capítulo 2 revê e condensa os vários *guidelines* de seguimento pós-ressecção das lesões colorretais. O Dr. Nelson Miyajima e colaboradores no Capítulo 3, com sua proximidade com autores japoneses que desenvolveram a dissecção endoscópica da submucosa nos cólons e reto, demonstram as indicações e resultados da técnica para ressecção em bloco de lesões mais volumosas dos cólons e reto, com suas consequentes vantagens em relação a mucosectomias em segmentos. A Dra. Maria Cristina Sartori, no Capítulo 4, mostra a necessidade e a técnica da tatuagem endoscópica para orientação do cirurgião nas ressecções laparoscópicas ou para o colonoscopista no seguimento de lesões colônicas. As estenoses benignas principalmente pós-colectomias são revistas e seus mais diversos métodos de tratamento endoscópico são analisados por Luiz Leite Luna e colaboradores, no Capítulo 5. O Dr. Wagner Colaiacovo e colaboradores, pioneiros na técnica da colocação de próteses autoexpansivas nos cólons e reto, atualiza a técnica no Capítulo 6. Embora rara a retirada de corpos estranhos deglutidos, introduzidos ou migrados para os cólons são discutidas pelo Dr. Alexandre Pelosi e colaboradores, com a demonstração de diversos casos ilustrativos no Capítulo 7. Pacientes com volvo colônico ou síndrome de Olgilvie, na maioria das vezes com sérias comorbidades e alto risco cirúrgico, podem ser tratados emergencialmente com métodos colonoscópios em urgência; o assunto é bem discutido e posicionado pelo Dr. José Luiz Paccos e colaboradores no Capítulo 8. Os carcinoides retais em determinadas situações podem e devem ser tratados com ressecções transcolonoscópicas; uma ótima revisão do assunto foi feita pela Dra. Daniela Medeiros Milhomem Cardoso no Capítulo 9. Uma atualização do tratamento das lesões vasculares dos cólons, especialmente das angioectasias, é feita pelo Dr. Edivaldo Fraga Moreira e colaboradores no Capítulo 10. Não incluímos um capítulo sobre o tratamento endoscópico da hemorragia digestiva baixa, tendo em vista que este tópico já foi devidamente discutido no Volume I desta série, que versou sobre Hemorragia Digestiva. Achamos por bem fazer uma atualização das lesões orificiais mais comuns, frequentemente encontradas nas colonoscopias e que precisam ser bem conhecidas pelos colonoscopistas. O Dr. Marcelo Averbach, coloproctologista e colonoscopista de renome, revê o assunto no Capítulo 11. Embora a endometriose não seja uma patologia de resolução endoscópica, julgo importante que suas *nuances* e seu dignóstico diferencial sejam do domínio do colonoscopista, que eventualmente se confronte com esta patologia. O Dr. Lucio Giovanni Rossini, um *expert*, atualiza o assunto no Capítulo 12. A TEM e suas variações por vezes são mais indicadas e vantajosas que as ressecções por colonoscopia. O Dr. Ramon Mendes faz excelente revisão sobre o método e suas indicações no Capítulo 13. No Capítulo 14, o Dr. Gilbeto Mansur, cuja tese de mestrado versa sobre o assunto, nos atualiza sobre as diversas técnicas endoscópicas para o tratamento da proctopatia actínica. As perfurações colonoscópicas, embora raras, são, sem dúvida, as complicações mais temidas pelos colonoscopistas. Como evitá-las, reconhecê-las precocemente e tratá-las endoscopicamente, clinicamente ou com cirurgia emergencial, é discutido com propriedade pelo Dr. Vitor Abrantes no Capítulo 15. Por fim, achamos pertinente e aconselhável que os endoscopistas tenham um razoável conhecimento da histopatologia das lesões ressecadas colonoscopicamente para escolherem a conduta mais apropriada nas diversas situações. O Dr. Heirich Seidler patologista com vasto conhecimento em lesões retocolônicas faz no Capítulo 16, excelente revisão com extraordinárias microfotografias histopatológicas das patologias frequentemente ressecadas por nós colonoscopistas.

A todos meus agradecimentos pelas contribuições e minhas desculpas pelos telefonemas por vezes insistentes e em horas impróprias. À Editora Thieme Revinter através do seu Diretor Sr. Sérgio Duarte Dortas, à Sra. Renata Barcellos Dias e ao Sr. Leonardo Dortas, agradecemos a qualidade do livro, o profissionalismo e a cordialidade no trato. À direção da SOBED e seus funcionários, na pessoa do seu Presidente Dr. Flavio Hayato Ejima nossa gratidão pela confiança e apoio.

Algumas descobertas na medicina têm contribuído extraordinariamente para o desenvolvimento da gastroenterologia e entre elas sem dúvida nenhuma está a endoscopia diagnóstica e terapêutica. Outras tecnologias, tais como a tomografia computadorizada e ressonância magnética, são igualmente de suma importância e todas elas devem ser utilizadas com indicações precisas. O desenvolvimento destas técnicas têm ocorrido de maneira tão rápida que revisões como a deste livro tem de ser feitas e atualizadas com frequência. Espero que os colegas da especialidade recebam este trabalho com simpatia e prestigiem a nossa SOBED, guardiã e responsável pela especialidade no Brasil.

Luiz Leite Luna
Editor

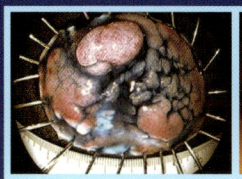

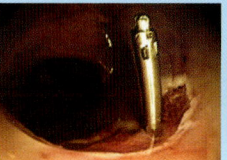

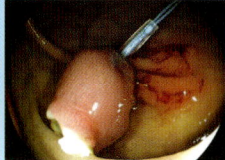

COLABORADORES

ALEXANDRE D. PELOSI
Membro Titular Especialista da SOBED
Médico do Serviço de Endoscopia Digestiva I do Instituto Nacional do Câncer (INCA) – Rio de Janeiro, RJ
Médico do Serviço de Endoscopia Digestiva do Hospital São Vicente de Paulo – Rio de Janeiro, RJ

ANNA FERNANDA CAZAVIA DOMENE
Médica-Endoscopista no Serviço de Endoscopia do Hospital Samaritano de São Paulo, SP
Médica-Endoscopista no Serviço de Endoscopia da Santa Casa de Misericórdia de São Paulo, SP
Médica-Endoscopista no Serviço de Endoscopia da Beneficência Portuguesa de São Paulo, SP

CARLA ANDRADE LIMA MENDES
Mestre em Medicina e Saúde pela Universidade Federal da Bahia (UFBA)
Membro Titular da Federação Brasileira de Gastroenterologia (FBG)

CARLOS RAMON SILVEIRA MENDES
Mestre pela Faculdade de Medicina da Universidade de São Paulo (FMUSP)
Membro Titular da Sociedade Brasileira de Coloproctologia (SBCP)
Chefe do Serviço de Coloproctologia do Hospital Santa Izabel – Salvador, BA
Líder da Coloproctologia do Hospital Cárdio Pulmonar – Salvador, BA
Preceptor da Residência de Coloproctologia do Hospital Geral Roberto Santos – Salvador, BA
Coloproctologista do Hospital Sírio-Libanês, SP

DANIELA MEDEIROS MILHOMEM CARDOSO
Médica-Endoscopista
Membro Titular da SOBED
Membro Titular do Colégio Brasileiro de Cirurgia Digestiva (CBCD)
Mestre em Ciências da Saúde pela Universidade Federal de Goiás (UFG)
Endoscopista do Hospital das Clínicas HC-UFG-EBSERH
Endoscopista do Hospital Geral de Goiânia (HGG)

EDIVALDO FRAGA MOREIRA
Diretor da Unidade Avançada de Endoscopia Digestiva do Serviço de Endoscopia Digestiva do Hospital Felício Rocho – Belo Horizonte, MG
Membro Titular da SOBED
Presidente da Comissão de Diretrizes e Protocolos da SOBED (Gestão: 2007-2008 e 2009-2010)
Presidente da Comissão de Avaliação de Centros de Ensino e Treinamento da SOBED (Gestão: 2011-2012)

COLABORADORES

EMILIANO DE CARVALHO ALMODOVA
Doutor em Gastroenterologia pela Faculdade de Medicina de Botucatu da Universidade Estadual Paulista (FMB/UNESP)
Docente de Gastroenterologia da Faculdade de Medicina Unilago – São José do Rio Preto, SP
Médico do Serviço de Endoscopia do Hospital Santa Helena – São José do Rio Preto, SP

FELIPE ALVES RETES
Mestre em Medicina pela Faculdade de Medicina da Universidade de São Paulo (USP)
Membro Titular da SOBED
Assistente do Serviço de Endoscopia Digestiva do Hospital Felício Rocho e do Instituto Alfa de Gastroenteoreologia do Hospital das Clínicas da Universidade Federal de Minas Gerais (UFMG)

FERNANDA S. A. DOS ANJOS
Residente do Terceiro Ano no Serviço de Endoscopia Digestiva I do Hospital do Câncer – Rio de Janeiro, RJ

FERNANDO LANDER MOTA
Médico-Endoscopista e Ecoendoscopista do Hospital Sírio Libanês, SP
Membro Titular da SOBED
Cirurgião-Geral pela Santa Casa de São Paulo

FERNANDO PAVINATO MARSON
Titular da SOBED
Fellow da American Society for Gastrointestinal Endoscopy (FASGE)
Ex-fellow do California Pacific Medical Center, EUA
Doutor em Medicina pela Universidade de São Paulo (USP)
Médico-Endoscopista do Hospital Sírio Libanês, SP

GILBERTO REYNALDO MANSUR
Doutor em Oncologia pelo Instituto Nacional De Câncer (INCA) – Rio de Janeiro, RJ
Membro Titular da SOBED

GIOVANI M. ANTONELLO
Residente do Segundo Ano do Serviço de Endoscopia Digestiva I do Hospital do Câncer – Rio de Janeiro, RJ

GUSTAVO F. S. MELLO
Doutor em Oncologia pelo Instituto Nacional do Câncer (INCA) – Rio de Janeiro, RJ
Médico da Seção de Endoscopia Digestiva do Hospital do Câncer I (INCA) – Rio de Janeiro, RJ
Docente Colaborador do Programa de Pós-Graduação *Stricto Sensu* em Oncologia INCA – Rio de Janeiro, RJ
Título de Especialista em Endoscopia Digestiva pela SOBED
Membro Titular da SOBED
Presidente da SOBED Estadual, RJ (Biênio: 1990-1992)

HEINRICH BENDER KOHNERT SEIDLER
Laboratório Brasiliense
Universidade Católica de Brasília

HUGO GONÇALO GUEDES
Cirurgião pelo Hospital das Clínicas da Faculdade de Medicina da Universidade de São Paulo (HCFMUSP)
Médico-Endoscopista pelo HCFMUSP
Fellow em Endoscopia Terapêutica e Biliopancreática pelo HCFMUSP
Doutorando do Programa de Clínica Cirúrgica da FMUSP

JARBAS FARACO MALDONADO LOUREIRO
Doutor pela Faculdade de Medicina da Universidade de São Paulo (FMUSP)
Médico do Serviço de Endoscopia Digestiva do Hospital Sírio Libanês, SP
Médico do Serviço de Endoscopia Digestiva do Hospital Alemão Oswaldo Cruz, SP

COLABORADORES xi

JOÃO AUTRAN
Médico do Serviço de Gastroenterologia do Hospital Universitário Clementino Fraga Filho da Universidade Federal do Rio de Janeiro (HUCFF/UFRJ)
Médico do Serviço de Endoscopia Digestiva do Hospital São Vicente de Paulo – Rio de Janeiro, RJ
Membro Titular Especialista da SOBED

JOSÉ LUIZ PACCOS
Membro Titular da SOBED
Membro Titular da Sociedade Brasileira de Coloproctologia (SBCP)
Cirurgião e Colonoscopista do Hospital Sírio Libanês, SP
Coordenador do Setor de Endoscopia do Hospital Dr. Miguel Soeiro (HMS) – Sorocaba, SP

LUCIO GIOVANNI BATTISTA ROSSINI
Doutor e Mestre em Cirurgia pela Faculdade de Ciências Médicas da Santa Casa de Misericórdia de São Paulo
Gestor dos Serviços de Endoscopia do Hospital Sírio-Libanês, SP
Coordenador do Centro Franco-Brasileiro de Ecoendoscopia (CFBEUS) da Santa Casa de Misericórdia de São Paulo
Médico-Endoscopista no Serviço de Endoscopia do Hospital Samaritano de São Paulo

LUIZ LEITE LUNA
Membro Titular Especialista Fundador e Honorário da SOBED
Fellow em Gastroenterologia da Lahey Clinic Foundation – Boston, EUA
Médico do Serviço de Endoscopia Digestiva do Hospital São Vicente de Paulo – Rio de Janeiro, RJ

LUIZ RONALDO ALBERTI
Professor Adjunto da Faculdade de Medicina da Universidade Federal de Minas Gerais (UFMG)
Mestre e Doutor em Medicina pela UFMG
Assistente do Serviço de Endoscopia Digestiva do Hospital Felício Rocho – Belo Horizonte, MG
Membro Titular da SOBED e da Federação Brasileira de Gastroenterologia (FBG)

MARCELO AVERBACH
Livre-Docente pela Faculdade de Medicina da Universidade de São Paulo (FMUSP)
Cirurgião e Colonoscopista do Hospital Sírio-Libanês, SP

MARIA CECÍLIA DEL PICCHIA NOVAES RIBEIRO
Residente de Endoscopia do Hospital Sírio Libanês, SP

MARIA CRISTINA SARTOR
Professora Adjunta do Departamento de Cirurgia do Hospital das Clínicas da Universidade Federal do Paraná (UFPR)
Chefe do Serviço de Coloproctologia do Hospital das Clínicas da UFPR
TSBCP, TSOBED, TGEDIIB

MAURÍCIO PAULIN SORBELLO
Cirurgião e Colonoscopista do Hospital Sírio Libanês e do Instituto do Câncer do Estado de São Paulo da Faculdade de Medicina da Universidade de São Paulo (ICESP-FMUSP)
Médico Colaborador da Disciplina de Coloproctologia da FMUSP
TESOBED, TCBCD, TSBC

MAYRA FLEURY
Médica-Residente em Endoscopia do Hospital Sírio-Libanês, SP
Gastroenterologista pelo Hospital das Clínicas da Faculdade de Medicina da Universidade de São Paulo (HCFMUSP)

MÔNICA SOLDAN
Médica do Serviço de Gastroenterologia do Hospital Universitário Clementino Fraga Filho da Universidade Federal do Rio de Janeiro (HUCFF/UFRJ)
Médica do Serviço de Endoscopia Digestiva do Hospltal São Vicente de Paulo – Rio de Janeiro, RJ
Membro Titular Especialista da SOBED

COLABORADORES

NELSON TOMIO MIYAJIMA
Médico Assistente do Serviço de Endoscopia Digestiva do Hospital das Clínicas da Faculdade de Medicina da Universidade de São Paulo (HCFMUSP)
Chefe do Serviço de Endoscopia Digestiva do Hospital Nipo-Brasileiro de São Paulo, SP
Endoscopista do Grupo Fleury

NICOLY EUDES DA SILVA DIAS
Gastroenterologista e Endoscopista do Hospital Márcio Cunha – Ipatinga, MG
Residência em Clínica Médica Credenciada pelo MEC no Hospital Militar de MG
Residência em Gastroenterologia Credenciada pelo MEC no Hospital Felício Rocho, MG
Curso de Formação Plena em Endoscopia no Centro de Ensino e Treinamento da SOBED (CET–SOBED)
Serviço de Endoscopia Digestiva do Instituto Alfa de Gastroenterologia do Hospital das Clínicas da Universidade Federal de Minas Gerais (UFMG)

OSSAMU OKAZAKI
Cirurgião pelo Hospital dos Servidores do Estado de Pernambuco
Endoscopista pelo Hospital das Clínicas da Faculdade de Medicina da Universidade de São Paulo (HCFMUSP)
Fellow em Endoscopia Terapêutica e Oncológica pelo Instituto do Câncer do Estado de São Paulo

OSWALDO WILIAM MARQUES JR.
Membro Titular do Colégio Brasileiro de Cirurgia Digestiva (CBCD)
Membro Titular da Sociedade Brasileira de Coloproctologia (SBCP)
Mestre pela Fundação Antônio Prudente, SP

PATRICIA A. LUNA
Membro Titular Especialista da SOBED
Membro Titular Especialista da Federação Brasileira de Gastroenterologia (FBG)
Médica do Serviço de Endoscopia Digestiva II do Instituto Nacional do Câncer – Rio de Janeiro, RJ
Médica do Serviço de Endoscopia Digestiva do Hospital São Vicente de Paulo – Rio de Janeiro, RJ

PATRICIA COELHO FRAGA MOREIRA
Assistente do Serviço de Endoscopia Digestiva do Hospital Felício Rocho – Belo Horizonte, MG
Assistente do Serviço de Endoscopia Digestiva do Hospital da Unimed Betim, MG
Membro Titular da SOBED

PAULO ALBERTO FALCO PIRES CORRÊA
Cirurgião e Colonoscopista do Hospital Sírio Libanês – São Paulo, SP
TSOBED, TSBCP, TSOBRACIL, FCBCD

PAULO FERNANDO SOUTO BITTENCOURT
Mestre e Doutor em Medicina pela Universidade Federal de Minas Gerais (UFMG)
Coordenador do Serviço de Endoscopia do Hospital Infantil João Paulo II da Fundação Hospitalar do Estado de Minas Gerais (FHEMIG)
Endoscopista do Instituto Alfa de Gastroenterologia do Hospital das Clínicas da UFMG
Endoscopista do Hospital Felício Rocho – Belo Horizonte, MG
Membro Titular da SOBED

PEDRO AVERBACH
Médico-Residente de Cirurgia do Hospital de Clinicas da Faculdade Medicina da Universidade de São Paulo (HCFMUSP)

PEDRO POPOUTCHI
Doutor em Ciências pelo Instituto de Ensino e Pesquisa do Hospital Sírio-Libanês, SP
Título de Especialista em Coloproctologia pela Sociedade Brasileira de Coloproctologia (SBCP)
Endoscopista e Colonoscopista do Hospital Sírio-Libanês e do Hospital Alemão Oswaldo Cruz, SP

RENATO A. LUNA
Membro Titular do Colégio Brasileiro de Cirurgiões (CBC)
Médico do Serviço de Cirurgia Geral II do Hospital Federal dos Servidores do Estado do Rio de Janeiro
Fellow em Cirurgia Minimamente Invasiva no Oregon Health and Science University – Portland, Oregon, EUA

RODRIGO DE REZENDE ZAGO
Mestre em Ciências pelo Instituto de Ensino e Pesquisa do Hospital Sírio-Libanês, SP
Título de Especialista em Endoscopia pela SOBED
Endoscopista e Colonoscopista do Hospital Sírio-Libanês e Hospital Alemão Oswaldo Cruz, SP

SILVIA MANSUR REIMÃO
Doutora pelo Departamento de Gastroenterologia da Faculdade de Medicina da Universidade de São Paulo (FMUSP)
Médica-Endoscopista nos Serviços de Endoscopia dos Hospitais Sírio-Libanês, Albert Einstein e Samaritano, SP
Médica Voluntária e Instrutora no Centro Franco-Brasileiro de Ecoendoscopia (CFBEUS) da Santa Casa de Misericórdia de São Paulo

THIAGO RABELO DA CUNHA
Mestre em Oncologia pelo Hospital de Amor de Barretos, SP
Especialista e Membro Titular da SOBED
Médico do Serviço de Endoscopia do Hospital Santa Helena de São José do Rio Preto, SP

VITOR ARANTES
Membro Titular da SOBED
Presidente da SOBED-MG (Gestão: 2016-2018)
Professor Adjunto da Faculdade de Medicina da Universidade de Minas Gerais (UFMG)
Mestre e Doutor em Gastroenterologia pela UFMG
Coordenador do Serviço de Endoscopia Digestiva do Instituto Alfa de Gastroenterologia do Hospital das Clínicas da UFMG e do Hospital Mater Dei Contorno – Belo Horizonte, MG

WAGNER COLAIACOVO
Ex-Assistente Estrangeiro do Centre Hopitalo-Universitaire de Bicêtre, Universidade de Paris, França
Médico Especialista e Membro Titular da SOBED
Pós-Graduando, Nível Doutorado na Faculdade de Medicina de São José do Rio Preto (FAMERP)

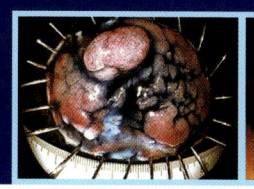

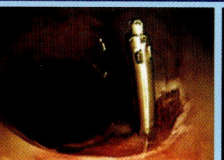

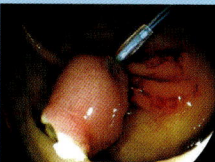

Sumário

1 Polipectomia e Mucosectomia nos Cólons e Reto: Indicações, Técnicas, Resultados e Complicações 1
Paulo Alberto Falco Pires Corrêa ▪ Maurício Paulin Sorbello
Jarbas Faraco Maldonado Loureiro

2 Acompanhamento Endoscópico Pós-Polipectomia Colorretal 39
Rodrigo de Rezende Zago ▪ Mayra Fleury ▪ Pedro Popoutchi ▪ Marcelo Averbach

3 Dissecção Endoscópica Submucosa (ESD) Colorretal 51
Ossamu Okazaki ▪ Hugo Gonçalo Guedes ▪ Nelson Tomio Miyajima

4 Tatuagem dos Cólons: Indicação, Sistematização e Técnica 71
Maria Cristina Sartor

5 Tratamento Endoscópico das Estenoses Benignas dos Cólons e Reto 83
Luiz Leite Luna ▪ Mônica Soldan ▪ João Autran ▪ Patricia A. Luna
Alexandre D. Pelosi ▪ Renato A. Luna

6 Tratamento Endoscópico do Câncer Colorretal Obstrutivo 117
Wagner Colaiacovo ▪ Thiago Rabelo da Cunha ▪ Emiliano de Carvalho Almodova

7 Corpo Estranho Colorretal 129
Alexandre D. Pelosi ▪ Gustavo F. S. Mello ▪ Fernanda S. A. dos Anjos
Giovani M. Antonello ▪ Luiz Leite Luna

8 Volvo do Cólon e Síndrome de Ogilvie: Diagnóstico e Tratamento Endoscópico 149
José Luiz Paccos ▪ Maria Cecília Del Picchia Novaes Ribeiro ▪ Fernando Pavinato Marson

9 Tumores Neuroendócrinos Retais: Diagnóstico e Tratamento Endoscópico 159
Daniela Medeiros Milhomem Cardoso

10 Tratamento Endoscópico das Lesões Vasculares dos Cólons 175
Edivaldo Fraga Moreira ▪ Paulo Fernando Souto Bittencourt
Patricia Coelho Fraga Moreira ▪ Luiz Ronaldo Alberti ▪ Felipe Alves Retes

11 COLONOSCOPIA E AFECÇÕES PROCTOLÓGICAS 187
Marcelo Averbach ▪ Oswaldo Wiliam Marques Jr. ▪ Fernando Lander Mota
Pedro Averbach

12 ENDOSCOPIA DIGESTIVA NA ENDOMETRIOSE INTESTINAL..........................207
Lucio Giovanni Battista Rossini ▪ Silvia Mansur Reimão ▪ Anna Fernanda Cazavia Domene

13 MICROCIRURGIA ENDOSCÓPICA TRANSANAL...219
Carlos Ramon Silveira Mendes ▪ Carla Andrade Lima Mendes

14 RETOPATIA ACTÍNICA HEMORRÁGICA...229
Gilberto Reynaldo Mansur

15 PERFURAÇÃO IATROGÊNICA DOS CÓLONS: PREVENÇÃO E CONDUTA TERAPÊUTICA 241
Nicoly Eudes da Silva Dias ▪ Vitor Arantes

16 PÓLIPOS DO INTESTINO GROSSO – ASPECTOS HISTOPATOLÓGICOS QUE O
   ENDOSCOPISTA DEVE CONHECER 255
Heinrich Bender Kohnert Seidler

ÍNDICE REMISSIVO 285

Atualização em Endoscopia Digestiva

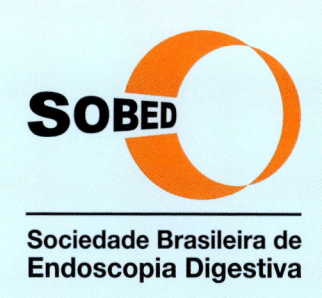

SOBED
Sociedade Brasileira de
Endoscopia Digestiva

Thieme Revinter

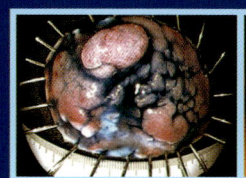

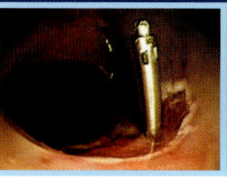

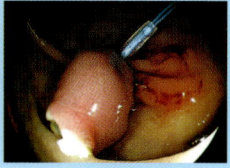

POLIPECTOMIA E MUCOSECTOMIA NOS CÓLONS E RETO: INDICAÇÕES, TÉCNICAS, RESULTADOS E COMPLICAÇÕES

Paulo Alberto Falco Pires Corrêa
Maurício Paulin Sorbello
Jarbas Faraco Maldonado Loureiro

DIAGNÓSTICO

Define-se pólipos do trato digestório como: *"toda estrutura com origem na parede dos segmentos que o compõe, projetando-se em direção à luz, de forma circunscrita"*.[1] Tais pólipos podem ser oriundos de qualquer camada da parede do órgão, todavia, neste capítulo serão abordadas somente as lesões de origem epitelial.

O fator de maior relevância relacionado com os pólipos colorretais é o fato de certa porcentagem deles apresentar potencial para malignidade,[2] logo, sua remoção (endoscópica ou cirúrgica) tem o intuito de interromper tal processo. Por outro lado, caso o fenômeno da transformação maligna já tenha ocorrido, a ressecção tem potencial curativo em grande parte das lesões, desde que sejam respeitados os critérios de cura endoscópicos e anatomopatológicos.[3]

Globalmente, a detecção dos pólipos colorretais mostra-se em 23,5%. No entanto, a taxa de detecção de adenomas (TDA) apresenta-se entre 12,8 a 22%. Ressalta-se que mais de 50% dos pólipos são identificados no cólon sigmoide e reto.[4] Em adição, são detectados, mais frequentemente, em pacientes do sexo masculino, principalmente acima dos 50 anos de idade.

Quanto ao diagnóstico dos pólipos colorretais, sabe-se que o exame físico demonstra poucos sinais clínicos quanto à presença dessas lesões, porém, o toque retal e anuscopia são capazes de detectar a existência desses achados nos segmentos distais do reto. Enquanto isso, a retossigmoidoscopia flexível pode identificar lesões localizadas nos segmentos cólicos distais, como o sigmoide.

Os exames radiológicos contrastados, em casos específicos, podem ser realizados. Outros exames de imagem menos invasivos, como a ultrassonografia, a tomografia computadorizada, a ressonância magnética do abdome e da pelve e, mais recentemente, a colonografia por tomografia computadorizada (ou "colonoscopia virtual"), também podem colaborar para o seu diagnóstico (Fig. 1-1).[5]

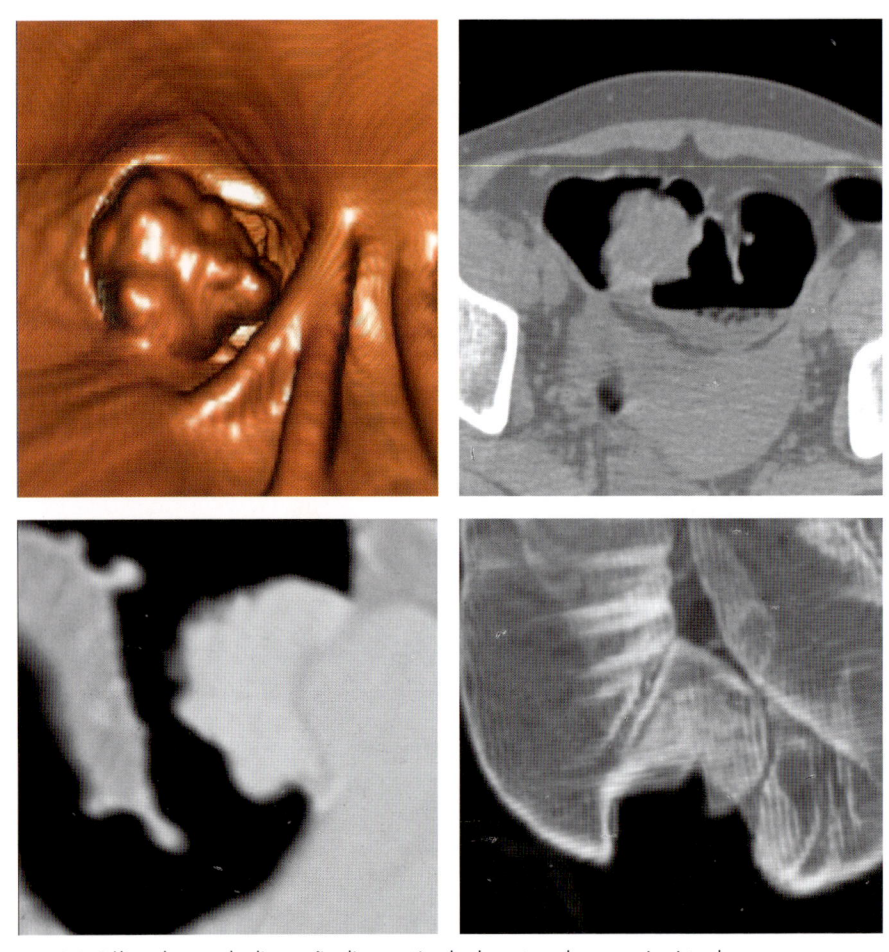

Fig. 1-1. Pólipo de grande dimensão diagnosticado durante colonoscopia virtual.

A colonoscopia é, atualmente, o exame de escolha para o diagnóstico dos pólipos colorretais, pois apresenta ótima acurácia. Além disso, um fato relevante é que o tratamento do pólipo já pode ser realizado no momento do seu diagnóstico na grande maioria das vezes. Em contrapartida, destaca-se que se trata de um procedimento invasivo, logo, com maiores índices de complicações em relação aos demais métodos.

Conforme já descrito, alguns pólipos colorretais apresentam potencial para se transformarem em câncer, no entanto, deve-se enfatizar que esse processo é lento (na maioria das vezes), podendo demorar até 10 anos ou mais.

Os pólipos colorretais podem ser classificados de cinco modos, sendo eles:

- Tamanho.
- Aspecto morfológico.
- Origem histológica.
- Padrão de abertura de criptas.
- Distribuição dos vasos sanguíneos.

Tamanho

- *Pólipos maiores de 20 mm:* gigantes (Fig. 1-2).
- *Pólipos medindo entre 10 e 20 mm:* grandes (Fig. 1-3).
- *Pólipos medindo entre 5 e 10 mm:* pequenos (Fig. 1-4).
- *Pólipos medindo até 5 mm:* diminutos (Fig. 1-5).

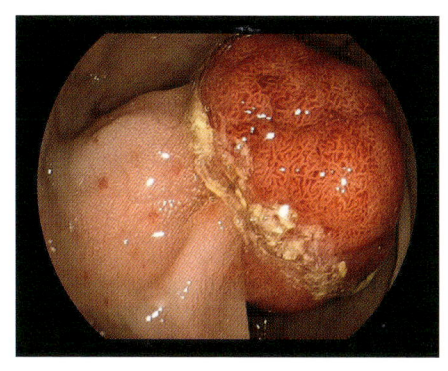

Fig. 1-2. Pólipo gigante – lesão séssil com mais de 30 mm em seu maior eixo localizada no cólon esquerdo.

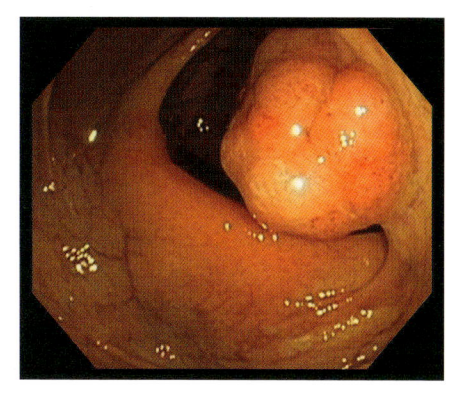

Fig. 1-3. Pólipo grande – lesão séssil de 25 mm em seu maior eixo localizada no cólon ascendente proximal.

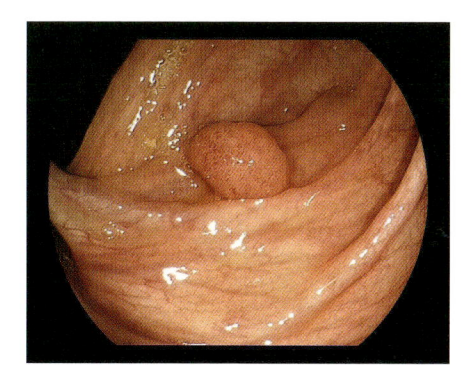

Fig. 1-4. Pólipo pequeno – lesão séssil de 8 mm em seu maior eixo.

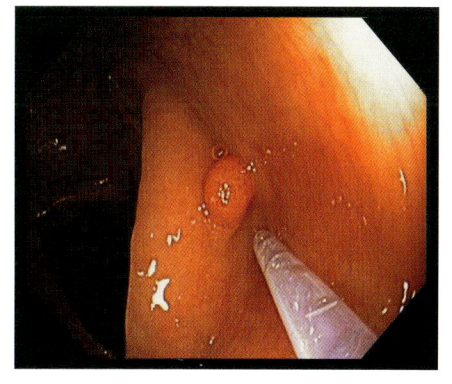

Fig. 1-5. Pólipo diminuto – lesão séssil de 5 mm em seu maior eixo.

Apenas 20% dos pólipos colorretais são maiores do que 10 mm, e além disso, os pólipos grandes estão, habitualmente, localizados no cólon direito e no reto (Fig. 1-6).

A grande maioria dos pólipos diminutos localizados no reto são de origem "não neoplásica" (geralmente hiperplásicos), porém 60 a 70% daqueles que se localizam nos segmentos mais proximais são adenomas (Figs. 1-7 e 1-8).[5]

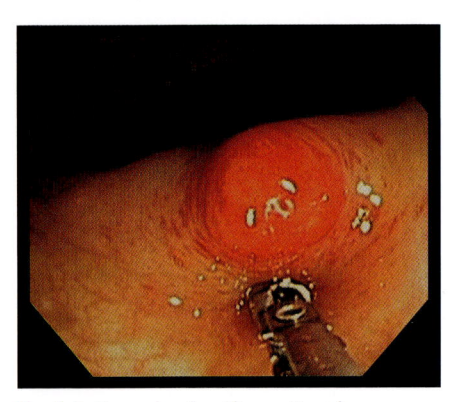

Fig. 1-6. Tamanho do pólipo estimado em comparação com o diâmetro da pinça de biópsia fechada.

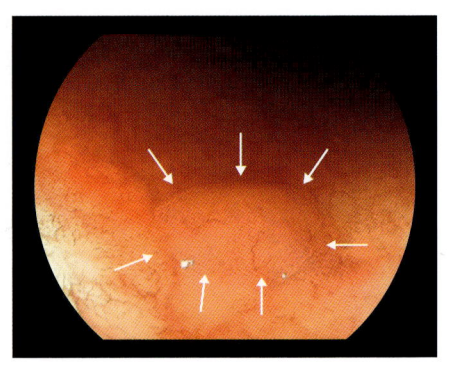

Fig. 1-7. Diminuto pólipo esbranquiçado do reto, com pobreza de vasos em sua superfície, sugestivo de pólipo hiperplásico.

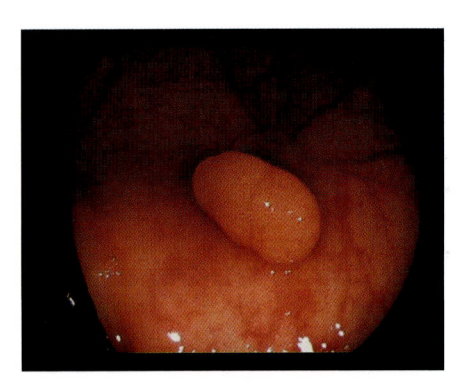

Fig. 1-8. Pólipo séssil, onde mesmo sem magnificação de imagem pode-se notar abertura de criptas alongadas sugestivas de adenoma.

Aspecto Morfológico

Os pólipos e as lesões planas (não abordadas nesse capítulo) são classificados conforme o Quadro 1-1.[6]

O Quadro 1-1 visa uniformizar a nomenclatura endoscópica envolvendo estas lesões.

No caso de lesões mistas, sempre o componente que predomina vem à frente. Assim sendo, se a elevação é predominante à depressão, classifica-se IIa + IIc, e se for ao contrário, IIc + IIa. Isto vale também para outras formas mistas de lesões polipoides com componente séssil ou pediculado e vice-versa.

Quadro 1-1. Classificação (Paris-Japonesa) Macroscópica das Lesões Tipo 0 (Lesões Precoces, Restritas à Mucosa e Submucosa do Cólon e Reto) do Trato Digestório, com Aspecto Endoscópico Superficial

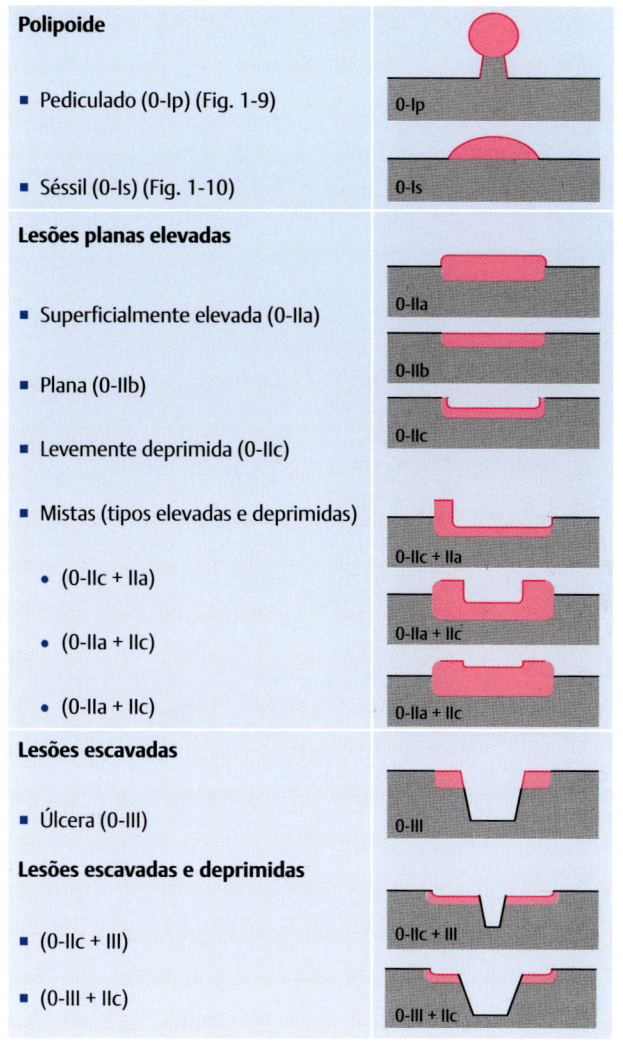

Polipoide
- Pediculado (0-Ip) (Fig. 1-9)
- Séssil (0-Is) (Fig. 1-10)

Lesões planas elevadas
- Superficialmente elevada (0-IIa)
- Plana (0-IIb)
- Levemente deprimida (0-IIc)
- Mistas (tipos elevadas e deprimidas)
  - (0-IIc + IIa)
  - (0-IIa + IIc)
  - (0-IIa + IIc)

Lesões escavadas
- Úlcera (0-III)

Lesões escavadas e deprimidas
- (0-IIc + III)
- (0-III + IIc)

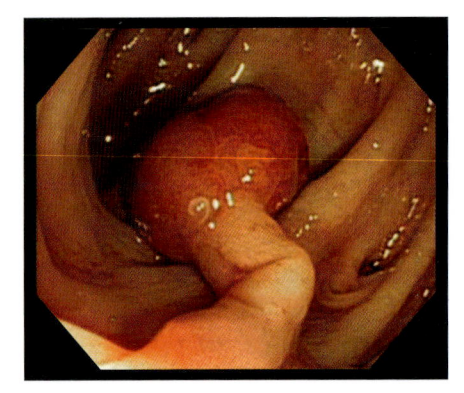

Fig. 1-9. Pólipo pediculado (Classificação Paris-Japonesa – Ip).

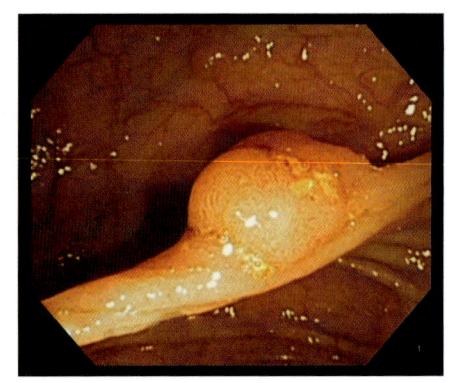

Fig. 1-10. Pólipo séssil (Classificação Paris-Japonesa – Is).

É importante enfatizar a comum coexistência de múltiplos aspectos endoscópicos em uma mesma lesão, dificultando o seu enquadramento à tal classificação. A eventual complexidade na análise morfológica, pode acarretar interpretação errônea quanto à presença de componente deprimido ou escavado, por exemplo. Logo a distinção com base no aspecto endoscópico geral da superfície da lesão pode ser preferível, possibilitando também a estimativa do risco de neoplasia avançada considerando-se somente o aspecto macroscópico predominante (Figs. 1-11 e 1-12).

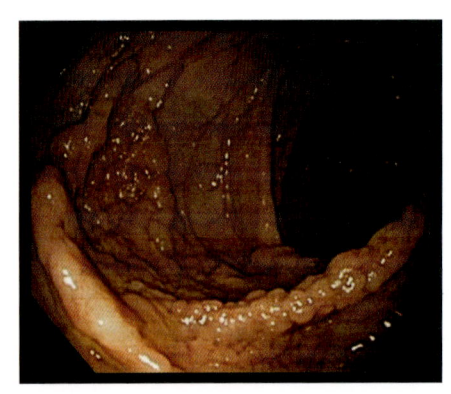

Fig. 1-11. LST tipo granular localizada no cólon ascendente – presença de múltiplas nodulações homogêneas em sua superfície.

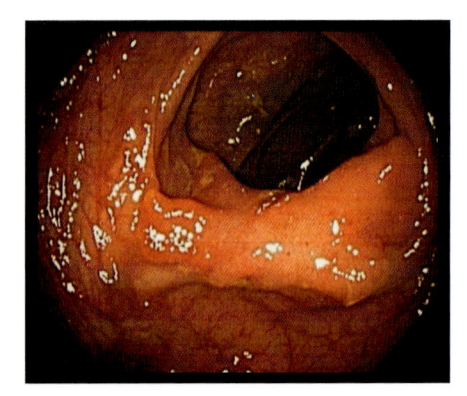

Fig. 1-12. LST tipo não granular – em comparação com a Figura 1-11, nota-se superfície lisa, sem nodularidade.

Origem Histológica

Quanto à origem histológica:

- Pólipos epiteliais.
- Pólipos não epiteliais.

Ainda podem ser subdivididos (Quadro 1-2):

- Pólipos neoplásicos.
- Pólipos não neoplásicos.

Quadro 1-2. Subdivisões dos PóLipos

Pólipos neoplásicos
- Adenomas: tubular, tubuloviloso, viloso
- Adenocarcinomas
- Tumor neuroendócrino tipo 1 (carcinoide)

Pólipos não neoplásicos
- Inflamatórios
- Hiperplásicos
- Hamartomas

Os adenomas são os pólipos cólicos mais frequentes e que apresentam a maior relevância clínica, pois os adenocarcinomas do cólon são oriundos dessas lesões conforme a evolução "adenoma-carcinoma" (Figs. 1-13 a 1-15).

Aqui vale ressaltar que os tumores neuroendócrinos do tipo 1, erroneamente classificados como subepiteliais, são lesões oriundas das células de Kulchitsky, situadas na camada mais profunda da mucosa, nas glândulas de Lieberkün (Fig. 1-16).

Em relação aos pólipos inflamatórios, esses são formados após algum tipo de agressão à mucosa cólica, como por exemplo, diverticulite aguda, doenças inflamatórias inespecíficas ou até mesmo algumas infecções (verminoses). Não há necessidade de se remover tais pólipos pois não apresentam potencial de malignidade (Fig. 1-17).

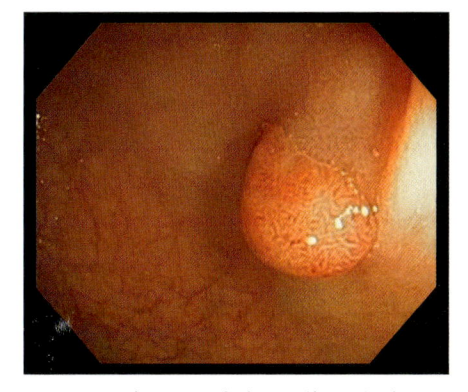

Fig. 1-13. Adenoma tubular – pólipo séssil com criptas alongadas em forma de bastão.

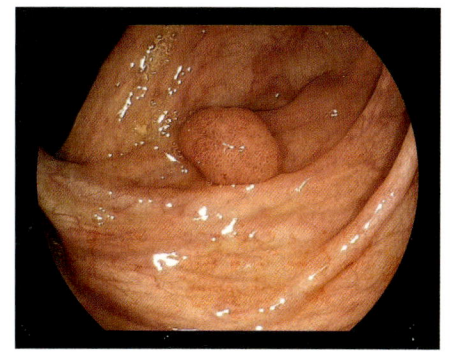

Fig. 1-14. Adenoma tubuloviloso – neste pólipo observam-se tanto glândulas em forma de bastão, como outras cerebriformes.

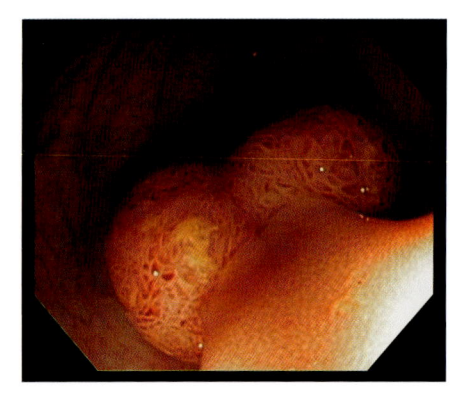

Fig. 1-15. Adenoma viloso – pólipo pediculado com criptas cerebriformes.

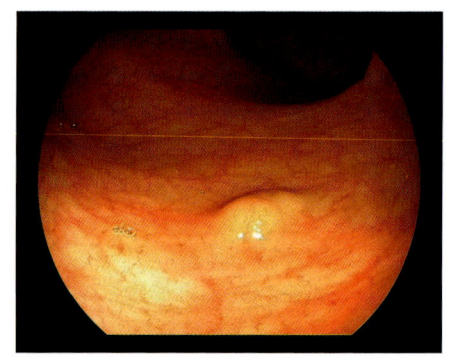

Fig. 1-16. Tumor neuroendócrino tipo 1 – lesão séssil, localizada no reto distal. O tom amarelado dessas lesões se deve ao fato de possuírem alto teor lipídico em suas células; outra característica marcante é sua consistência endurecida.

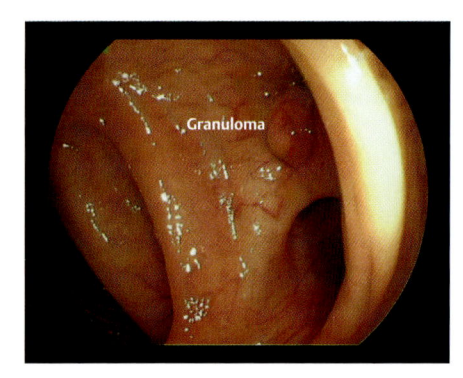

Fig. 1-17. Junto a um óstio diverticular do sigmoide, observa-se pequeno nódulo avermelhado e recoberto por fibrina, compatível com granuloma.

Quanto aos pólipos hiperplásicos, por muito tempo se acreditou que essas lesões não apresentavam potencial maligno, no entanto, estudos recentes descobriram que uma rota própria para tal transformação nessas lesões (rota CIMP). Há um erro genético, o qual determina uma arquitetura serrilhada aos pólipos, sendo uma via de malignização mais rápida que a "adenoma-carcinoma".[7,8]

Os pólipos serrilhados são mais comumente identificados nos segmentos cólicos proximais (cólon direito) e, atualmente, o tratamento de escolha é a ressecção endoscópica (Figs. 1-18 e 1-19).

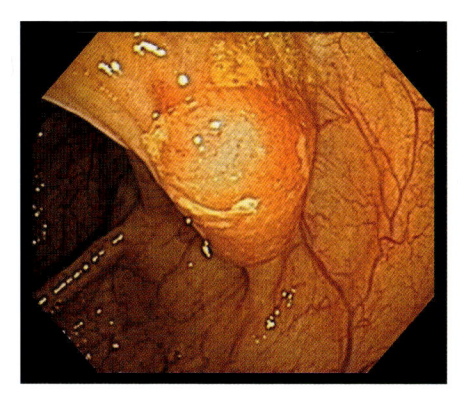

Fig. 1-18. Lesão séssil do cólon ascendente recoberta por muco – aspecto esbranquiçado revela pobreza em vasos; o aspecto desta lesão é sugestivo de adenoma serrilhado.

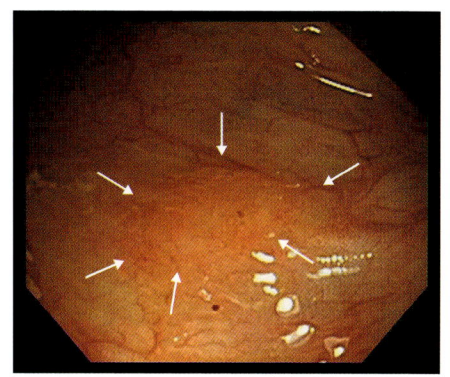

Fig. 1-19. Adenoma serrilhado – neste caso, o muco e o apagamento dos vasos da submucosa denunciaram a presença desta lesão plana.

Padrão de Abertura de Criptas

Kudo,[9,10] em 1993, propôs uma classificação onde as lesões são separadas conforme o padrão de abertura das criptas de suas glândulas na superfície da mucosa. (Para se utilizar essa classificação é necessário o estudo da lesão utilizando-se a magnificação de imagem associada à cromoscopia) (Figs. 1-20 e 1-21).

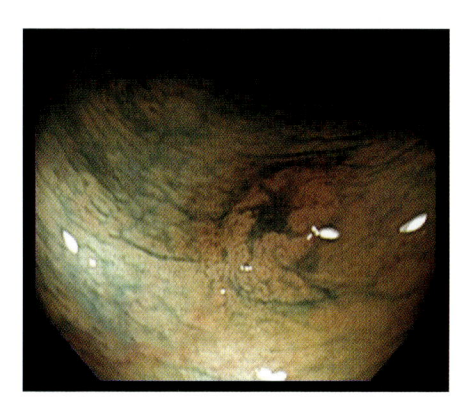

Fig. 1-20. Cromoscopia com índigo-carmim 0,4% sem magnificação de imagem – esta diminuta lesão (IIc) não seria identificada sem a utilização deste recurso.

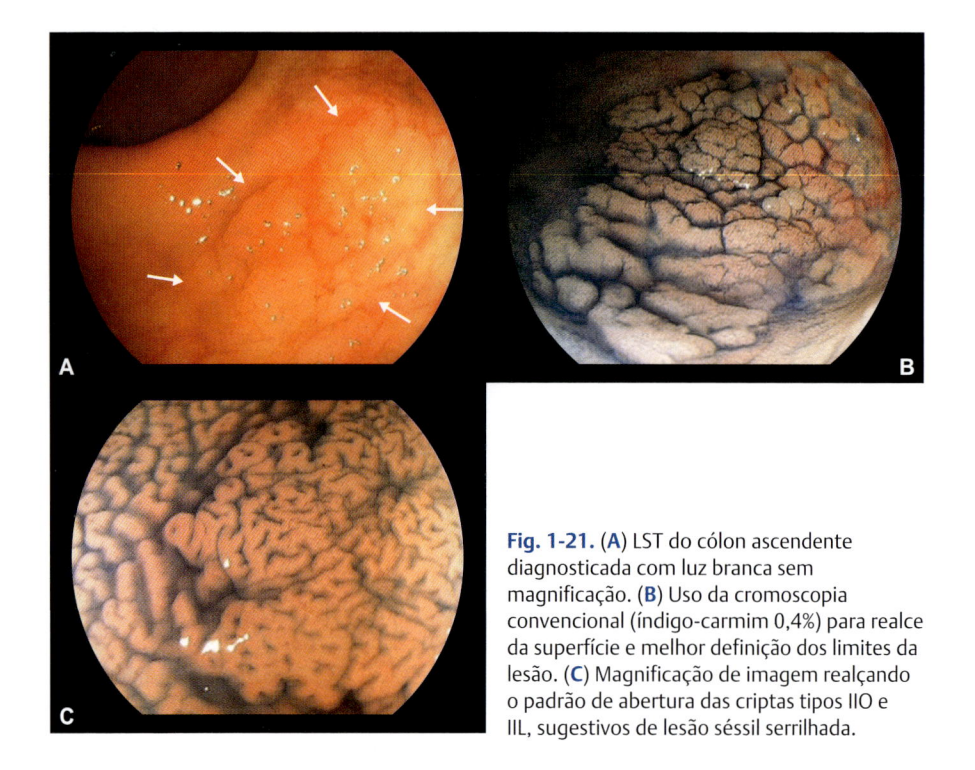

Fig. 1-21. (A) LST do cólon ascendente diagnosticada com luz branca sem magnificação. **(B)** Uso da cromoscopia convencional (índigo-carmim 0,4%) para realce da superfície e melhor definição dos limites da lesão. **(C)** Magnificação de imagem realçando o padrão de abertura das criptas tipos IIO e IIL, sugestivos de lesão séssil serrilhada.

O foco principal desta classificação é definir o diagnóstico diferencial entre lesões neoplásicas e não neoplásicas,[11] trazendo uma acurácia em torno de 80,1% segundo Tung *et al.*[12] e de 99,1% segundo Kato *et al.*[13] Zanoni *et al.*, conduziram um estudo no Hospital Sírio-Libanês (SP) em 2007, o qual revelou acurácia de 84% (Quadros 1-3 e 1-4).[14]

A sequência de imagens Figura 1-22[15,16] demonstra os padrões de abertura de criptas descritos por Kudo.

Quadro 1-3. Classificação de Kudo para o Padrão de Abertura das Criptas do Cólon e Reto

Histologia	Padrão de abertura das criptas
Não neoplásica	Mucosa normal (arredondada) – **Tipo I**
	Lesão hiperplásica (estrelada) – **Tipo II**
Adenoma tubular	Lesão neoplásica (alongada) – **Tipo IIIL**
Adenoma	Lesão neoplásica (pequena) – **Tipo IIIs**
	Lesão neoplásica (giros) – **Tipo IV** (componente viloso)
Câncer	Lesão maligna (superfície irregular) – **Tipo Vi**
	Lesão maligna (superfície amorfa)

Quadro 1-4. Padrão de Criptas e Achados Usuais segundo a Classificação de Kudo para os Pólipos do Cólon e do Reto[9]

Tipo	Achados usuais	Exemplos
I	Mucosa normal	Lipomas, leiomiomas, pólipos inflamatórios
II	Hiperplasia	Lesões serrilhadas, hiperplasia
IIIL	Adenoma em 86,7% dos casos	
IIIS	Adenoma em 73% dos casos, carcinoma *in situ* (Vienna 4) em 28,3%	Associado a lesões deprimidas
IV	Adenomas em 59,7% dos casos, carcinoma *in situ* (Vienna 4) em 37,2%	Lesões protrusas e LSTs Adenoma tubuloviloso
V	Invasão submucosa em 62,5%	Adenocarcinoma

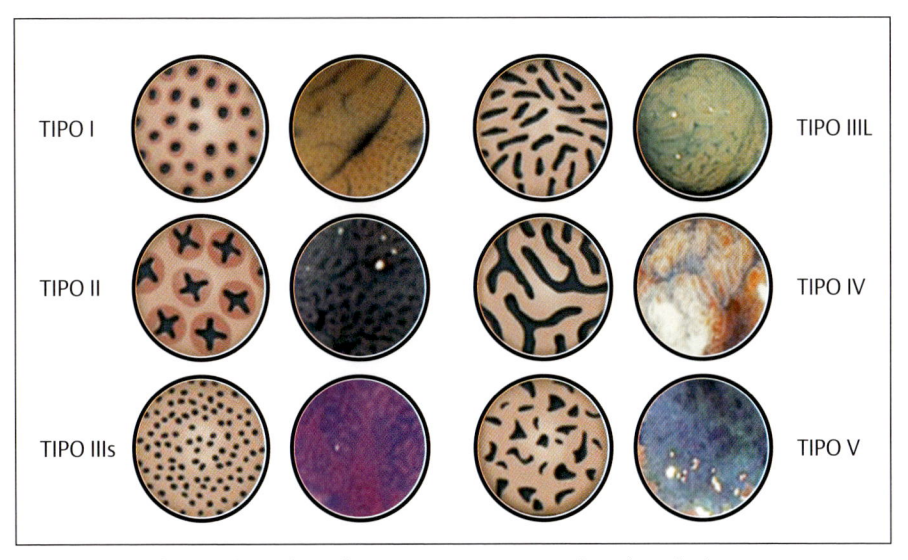

Fig. 1-22. Classificação dos padrões de criptas proposta por Kudo. Adaptada de UpToDate®.[15,16]

Distribuição dos Vasos Sanguíneos

Com o avanço tecnológico em pleno desenvolvimento, no início deste século, a cromoscopia virtual (óptica ou digital) passou a fazer parte do arsenal diagnóstico dos endoscopistas. Inicialmente, essa tecnologia, denominada NBI (Narrow Band Imaging), foi desenvolvida pela Olympus (Fig. 1-23).

Em 2006,[17] a primeira classificação utilizando-se o sistema de NBI e magnificação de imagem foi publicada, baseada nos diferentes padrões vasculares das lesões (Classificação de Sano) (Fig. 1-24).

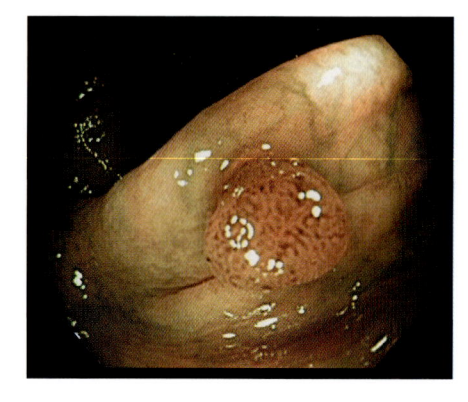

Fig. 1-23. Exame sem magnificação de imagem com utilização do NBI – lesão séssil com distribuição vascular condizente com adenoma tubular.

Padrão capilar	I	II	IIIA	IIIB
Esquema				
Achados endoscópicos				
Características dos capilares	Ausência de vasos	• Presença de vasos • Capilares ao redor das glândulas da camada mucosa	Trama vascular com vasos amputados ou irregulares	
			• Falta de uniformidade • Capilares de alta densidade	• Praticamente avascular ou perda dos microcapilares

Fig. 1-24. Classificação de Sano.[22]

Já em 2008, a denominada "Classificação de Hiroshima", foi publicada baseando-se nos achados vasculares e no padrão da superfície das lesões (Fig. 1-25).[18,19]

Tanaka e mais cinco *experts* fundaram o Colon Tumor NBI Interest Group (CTNIG), equipe essa que formulou uma classificação simples contemplando o NBI e que fosse de fácil utilização internacional.

Em 2009, a CTNIG propôs a NBI International Colorectal Endoscopic Classification, conhecida como NICE, a qual pode ser empregada sem a utilização da magnificação de imagem, baseando-se na cor, no padrão vascular e no padrão de superfície das lesões (Fig. 1-26).[20,21]

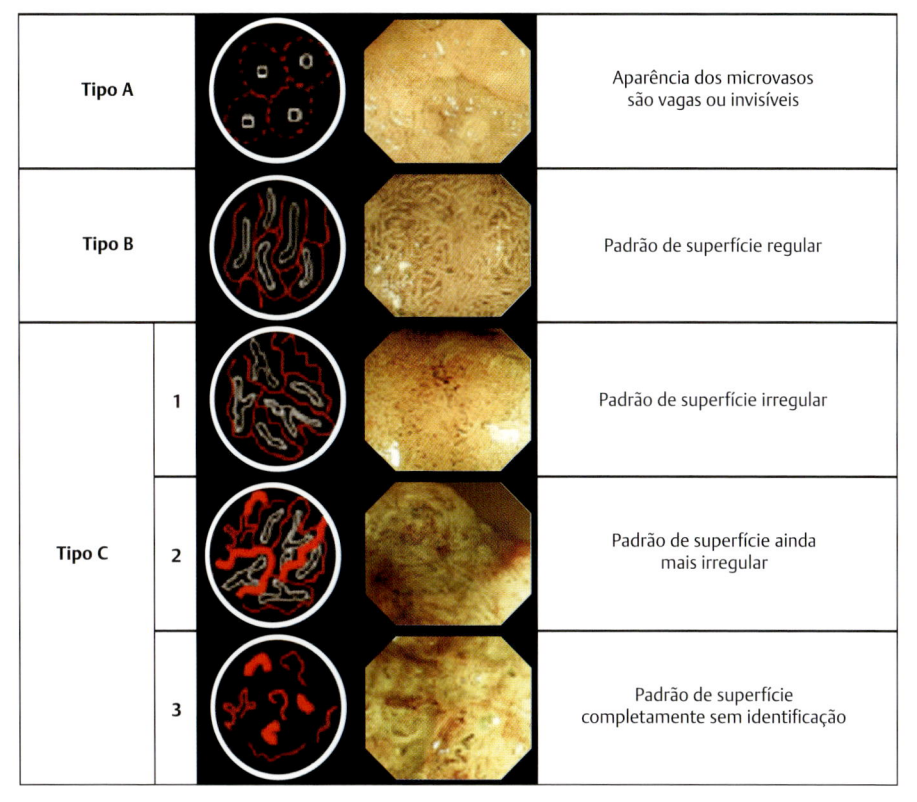

Tipo A		Aparência dos microvasos são vagas ou invisíveis
Tipo B		Padrão de superfície regular
Tipo C	1	Padrão de superfície irregular
	2	Padrão de superfície ainda mais irregular
	3	Padrão de superfície completamente sem identificação

Fig. 1-25. Classificação de Hiroshima.[22]

	Tipo 1	Tipo 2	Tipo 3
Cor	Igual ou mais claro que a mucosa adjacente	Mais escuro que a mucosa adjacente	Ainda mais escuro em relação a mucosa adjacente podendo conter áreas esbranquiçadas (pele de galinha)
Vasos	Ausente ou vasos isolados na lesão	Vasos escurecidos ao redor de estruturas esbranquiçadas	Áreas de vasos interrompidos ou ausentes
Padrão de superfície	Pontos brancos ou pretos de tamanho uniforme	Estruturas ramificadas brancas, ovaladas ou tubulares circundadas por vasos escurecidos	Padrão ausente ou amorfo
Histologia sugerida	Hiperplásico ou serrilhado	Adenoma	Invasão submucosa profunda
Imagens endoscópicas			

Fig. 1-26. Classificação NICE.[22]

Vários estudos comprovaram a eficácia do NBI na classificação das lesões colorretais, por outro lado, também demonstraram algumas incongruências, como por exemplo, a existência de múltiplos termos para achados iguais ou similares, a necessidade de incluir os padrões de superfície nas classificações endoscópicas que utilizavam a magnificação e, por fim, diferentes achados na utilização do NBI e magnificação entre lesões elevadas e superficiais.

Devido a tal fato, em 2011, o Grupo Yutaka Saito (grupo de pesquisa do centro nacional de pesquisa e desenvolvimento no Japão) formou o Japan NBI Expert Team, conhecido como JNET, com o intuito de propor uma nova classificação (Fig. 1-27).[22]

A Fujinon, empresa de desenvolvimento de tecnologias, também revelou seu sistema de cromoscopia, porém esta digital, denominada Fuji Intelligent Chromo Endoscopy (FICE) (Fig. 1-28).

	Tipo 1	Tipo 2A	Tipo 2B	Tipo 3
Padrão vascular	Invisível	Calibre e distribuição regular	Calibres variados e distribuição irregular	Interrupção de vasos
Padrão de superfície	Pontos brancos ou pretos regulares similares a mucosa adjacente	Regular	Irregular ou obscuro	Áreas amorfas
Histologia sugerida	Hiperplásico ou serrilhado	Neoplasia intraepitelial de baixo grau	Neoplasia intraepitelial de alto grau ou câncer invasivo superficial	Câncer com invasão profunda
Imagens endoscópicas				

Fig. 1-27. Classificação JNET.[22]

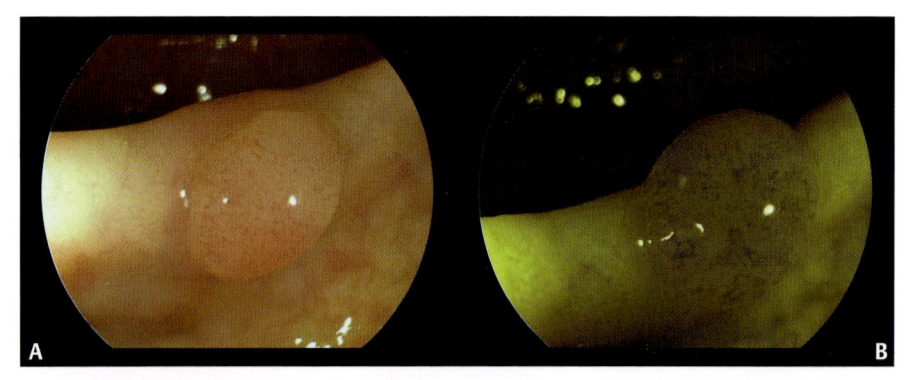

Fig. 1-28. (A) Pólipo séssil sendo examinado com magnificação de imagem sem cromoscopia digital. (B) Mesmo pólipo séssil, porém, examinado com magnificação e FICE, realçando seu padrão vascular (Tipo III de Teixeira).

Teixeira *et al.*[23] publicaram uma classificação reconhecida internacionalmente, baseada na morfologia e na distribuição dos vasos capilares mucosos ao redor das criptas utilizando-se o FICE (Fig. 1-29).

Por fim, ressalta-se que não há método padrão ouro para a avaliação das lesões, cabendo ao colonoscopista utilizar o método disponível e seu conhecimento técnico-teórico, para decidir a conduta mais adequada, respaldado pela literatura atual.

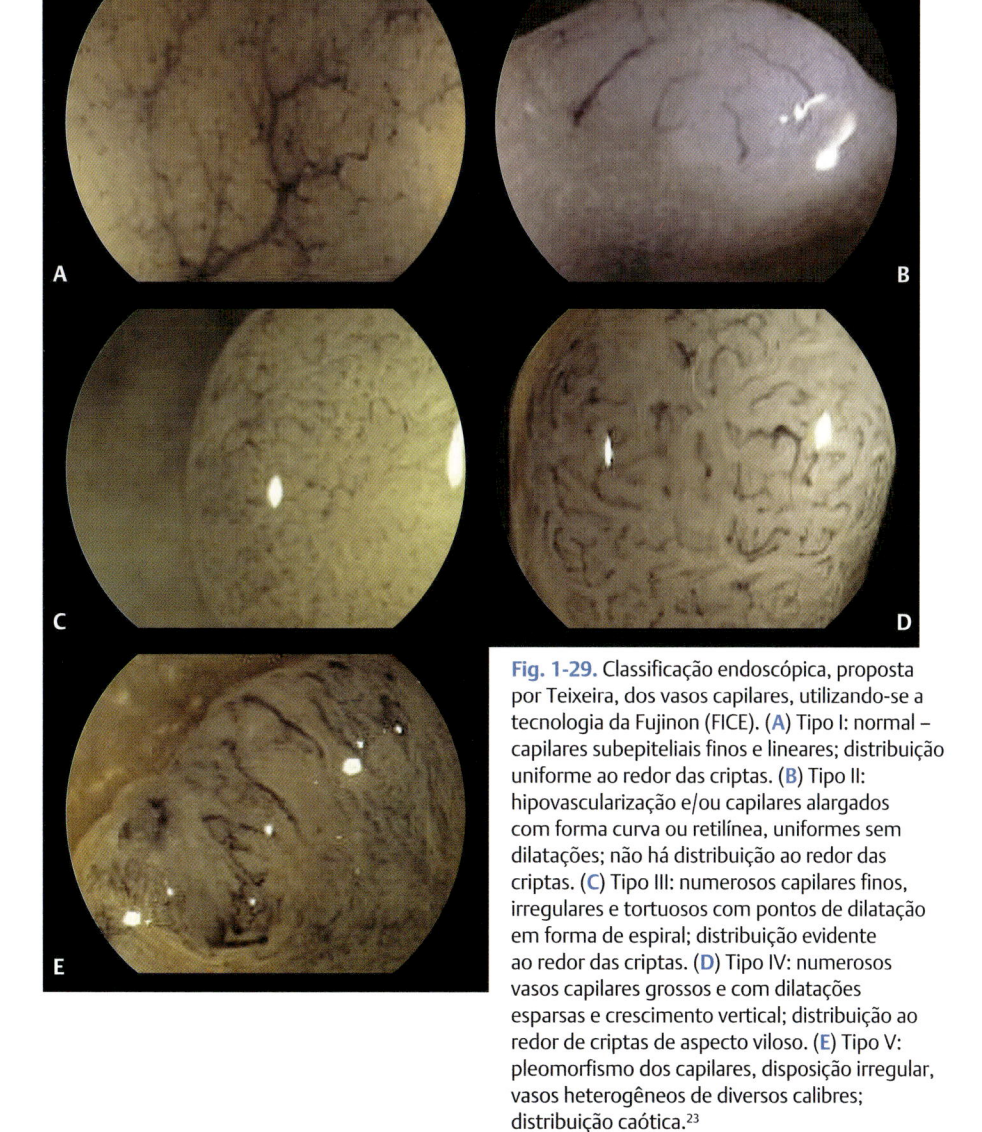

Fig. 1-29. Classificação endoscópica, proposta por Teixeira, dos vasos capilares, utilizando-se a tecnologia da Fujinon (FICE). (**A**) Tipo I: normal – capilares subepiteliais finos e lineares; distribuição uniforme ao redor das criptas. (**B**) Tipo II: hipovascularização e/ou capilares alargados com forma curva ou retilínea, uniformes sem dilatações; não há distribuição ao redor das criptas. (**C**) Tipo III: numerosos capilares finos, irregulares e tortuosos com pontos de dilatação em forma de espiral; distribuição evidente ao redor das criptas. (**D**) Tipo IV: numerosos vasos capilares grossos e com dilatações esparsas e crescimento vertical; distribuição ao redor de criptas de aspecto viloso. (**E**) Tipo V: pleomorfismo dos capilares, disposição irregular, vasos heterogêneos de diversos calibres; distribuição caótica.[23]

TRATAMENTO

A polipectomia tem como objetivos:

- Remoção completa da lesão.
- Obtenção de margens livres de lesão de no mínimo 2 mm.
- Revisão da hemostasia e quanto à ausência de sinais de perfuração.
- Recuperação da peça e encaminhamento para análise anatomopatológica.

INDICAÇÕES DE POLIPECTOMIA

Ponto-chave para a escolha da técnica a ser empregue – cuidadosa e minuciosa avaliação da lesão (não neoplásicas, neoplásicas com potencial para malignização e presumidamente malignas). Se disponíveis, técnicas de cromoscopia (convencional ou virtual) associadas à magnificação de imagem devem sem utilizadas (Figs. 1-30 e 1-31).

As principais indicações de polipectomia são:

- Pólipos de origem epitelial superficial (os adenomas são os mais frequentes).
- Neoplasias neuroendócrinas (origem epitelial profunda) – ressecção endoscópica indicada de acordo com critérios específicos.[24] Habitualmente indicada para aquelas menores de um centímetro.
- Lesões com apresentação "polipoide" originadas em camadas não epiteliais – indicação de tratamento endoscópico deve ser a exceção (lesões menos frequentes e maior risco de perfuração).
- Suspeita de câncer, porém sem suspeita endoscópica de invasão profunda (invasão ≤ 1.000 micra na camada submucosa).

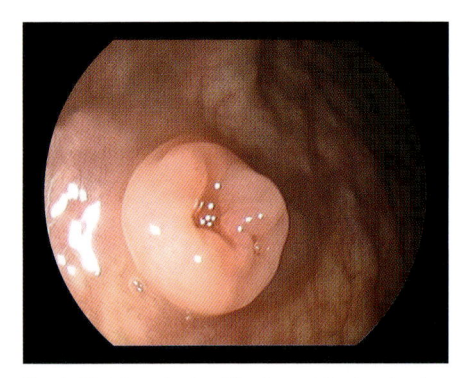

Fig. 1-30. Divertículo cólico invertido simulando um pólipo com depressão central – em pacientes portadores de moléstia diverticular do cólon temos sempre que suspeitar desta situação.

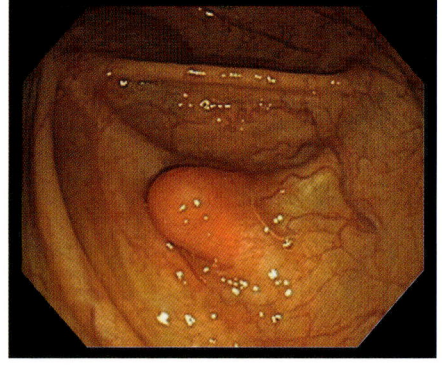

Fig. 1-31. Coto apendicular invertido em paciente apendicectomizado – a posição no fundo do ceco e no triângulo da confluência das tênias é muito sugestiva.

CONTRAINDICAÇÕES DE POLIPECTOMIA

Diversas situações podem levar à contraindicação para realização de polipectomia, podendo estar relacionadas ao paciente, às características da lesão ou mesmo aos recursos disponíveis:

- Falta de condições clínicas e de preparo para o exame (p. ex., instabilidade hemodinâmica).
- Alterações clínico-laboratoriais (p. ex., pacientes com distúrbio de coagulação, em uso de medicações anticoagulantes e sem manejo adequado para o exame).[25,26]
- Preparo intestinal inadequado.[27]
- Lesões suspeitas de malignidade com invasão profunda da camada submucosa.
- Lesões maiores fora do ambiente hospitalar (como regra espera-se que aquelas menores de dois centímetros sejam ressecadas no momento do diagnóstico).

ACESSÓRIOS E ASPECTOS TÉCNICOS

Antes da decisão a respeito de qual técnica e quais equipamentos utilizar, diversos fatores devem ser avaliados, dentre eles:

- Tamanho do pólipo.
- Morfologia da lesão (séssil, pediculado, características do pedículo).
- Localização da lesão (ceco, reto, próximo a um óstio diverticular, sobre uma prega etc.).
- Manipulação para ressecção prévia.

   Alguns aspectos técnicos importantes são:

- Utiliza-se o colonoscópio padrão, com opções dos modelos terapêutico, pediátrico ou mesmo do gastroscópio para casos especiais (p. ex., estenoses, angulações fixas do sigmoide).
- Deve-se ter conhecimento dos diâmetros dos canais de trabalho dos diferentes tubos e dos acessórios a serem utilizados, quanto à compatibilidade.
- O aparelho deve estar retificado.
- A lesão deve ser preferencialmente posicionada nos quadrantes inferiores direito ou esquerdo no monitor (idealmente entre "5 a 7 h", de acordo com a localização do canal de trabalho do endoscópio).
- Deve-se ter amplo conhecimento a respeito do funcionamento dos geradores da unidade eletrocirúrgica.
- Ao se utilizar corrente de diatermia, o modo "coagulação" oferece maior efeito hemostático, porém eleva-se o risco de perfuração, especialmente a tardia, denominada lesão térmica "em dois tempos"; o modo "corte" eleva o risco de sangramento imediato, porém com menor chance de ocorrência de lesão térmica – ponderar quais serão as necessidades para cada caso (p. ex., lesões sésseis ou pediculadas, características do pedículo e espessura da parede do segmento envolvido – ceco, reto etc.).
- Recomendações para escolha de acessório para polipectomia:
   1. Pinça de biópsia: pólipos sésseis com até 5 mm.
   2. Alça de polipectomia 'a frio': pólipos sésseis de 5 a 10 mm.
   3. Alça de polipectomia com diatermia: pólipos pediculados.
   4. Cateter injetor e alça de polipectomia com diatermia (mucosectomia): pólipos sésseis maiores de 10 mm; pólipos pediculados com pedículo curto.

A pinça tipo *hot biopsy*, na qual há aplicação de corrente de diatermia, exige cautela à sua utilização, devido ao risco aumentado de lesão térmica na parede do órgão, razão pela qual sua utilização está sendo gradativamente descontinuada.[28]

Ao escolher o acessório para a polipectomia devemos nos atentar ao fato de que quando avaliadas as porcentagens de ressecção "em bloco", completa e preservação do espécime para análise patológica (objetivos a serem alcançados após a polipectomia), estudos recentes apontam para melhores resultados da ressecção com alça a frio, quando comparada ao uso de pinça, inclusive para diminutas lesões (1 a 5 mm) e sem incremento na incidência de complicações.[29] Deste modo, recomendamos o uso da pinça para pólipos de até 5 mm (especialmente para aqueles com até 3 mm), quando então, devemos considerar a utilização da alça (Figs. 1-32 e 1-33).

Ao se utilizar a alça, o pólipo é laçado visando-se a ressecção completa com margem de segurança livre de lesão e, sempre que possível, em fragmento único, denominada "em bloco".

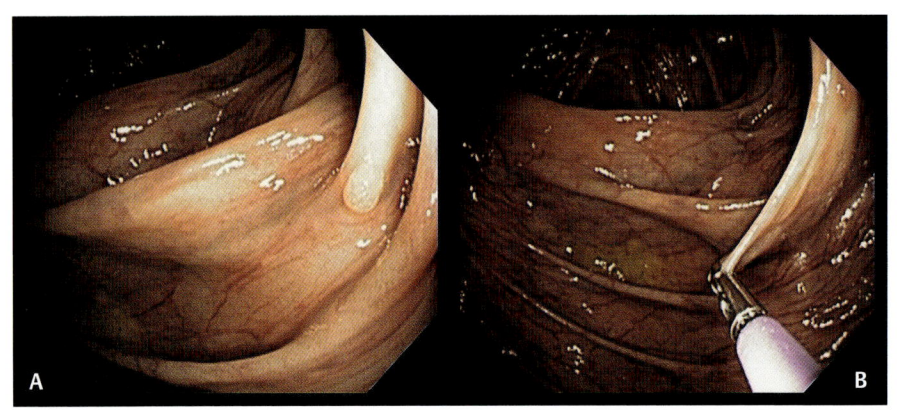

Fig. 1-32. (A) Diminuto pólipo séssil do cólon. **(B)** Polipectomia com pinça (para lesões até 5 mm, esta conduta pode ser suficiente).

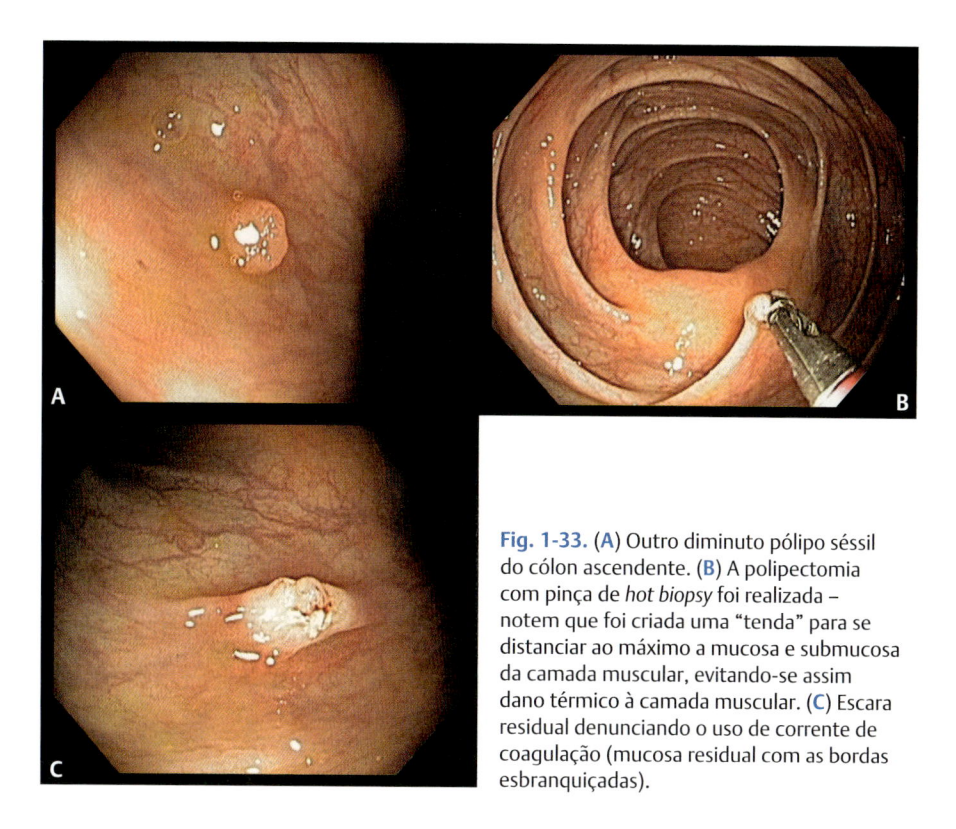

Fig. 1-33. (A) Outro diminuto pólipo séssil do cólon ascendente. **(B)** A polipectomia com pinça de *hot biopsy* foi realizada – notem que foi criada uma "tenda" para se distanciar ao máximo a mucosa e submucosa da camada muscular, evitando-se assim dano térmico à camada muscular. **(C)** Escara residual denunciando o uso de corrente de coagulação (mucosa residual com as bordas esbranquiçadas).

No entanto, nas lesões sésseis, assim como nas planas, especialmente quando maiores de 20 mm, a apreensão completa da lesão torna-se mais trabalhosa e muitas vezes inviável, motivo pelo qual frequentemente são ressecadas em mais de um fragmento, técnica denominada "fatiada" ou *piecemeal* (Figs. 1-34 e 1-35).

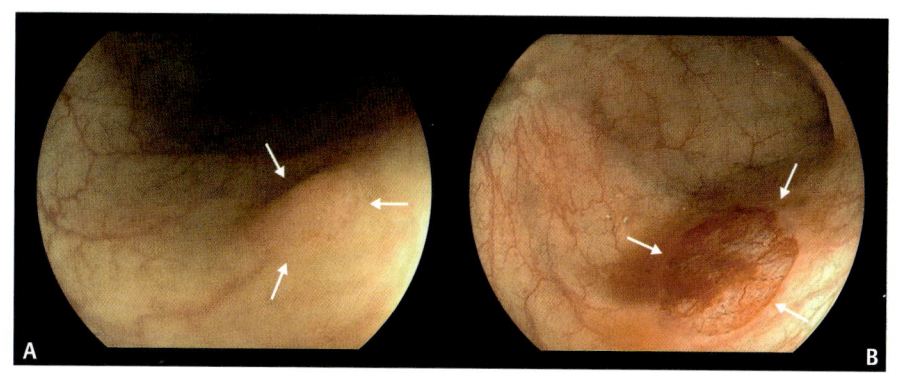

Fig. 1-34. (A) Lesão menor que 1 cm. **(B)** Realizada polipectomia com alça "a frio" – a escara residual é maior e mais "limpa".

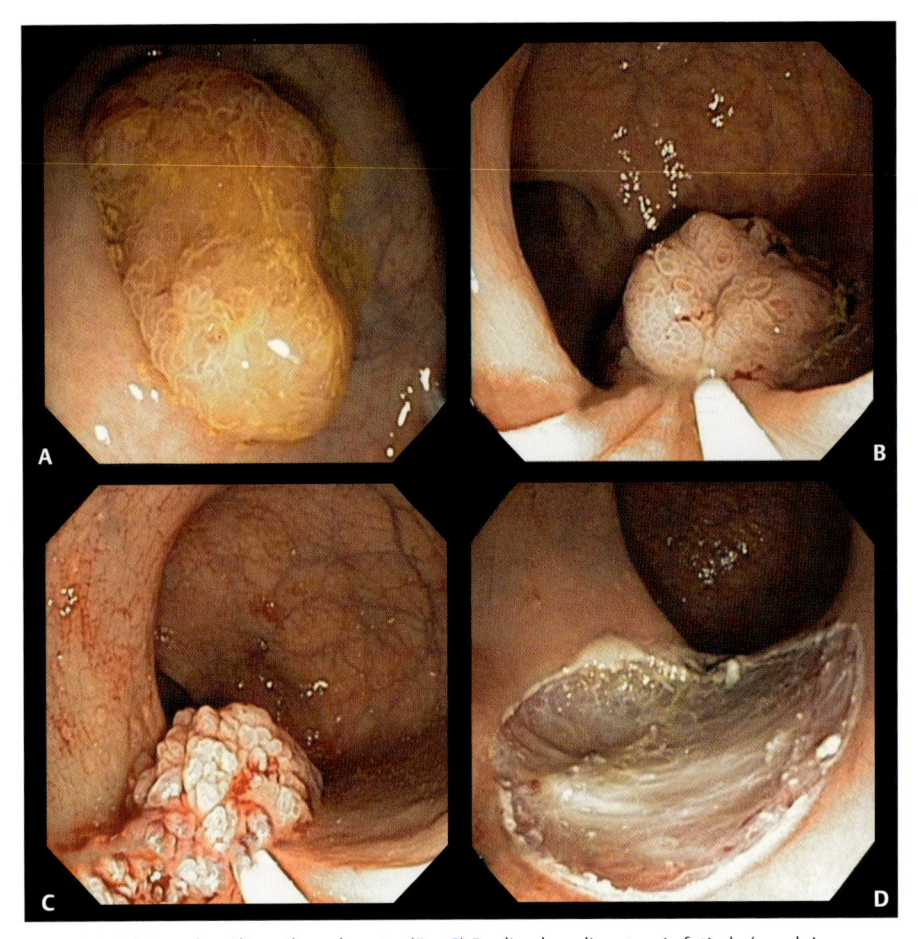

Fig. 1-35. (**A**) Grande pólipo viloso do reto. (**B** e **C**) Realizada polipectomia fatiada (em dois fragmentos). (**D**) Escara residual com margens totalmente livres de lesão residual.

Não há padrão estabelecido para a seleção da alça a ser utilizada, de modo que a escolha envolve fatores como as características e localização da lesão, experiência do colonoscopista e situações vivenciadas durante a terapêutica, como por exemplo, alças menores, denominadas "mini", medem entre 11 e 20 mm e são úteis não somente para a ressecção de pólipos menores, mas também para tratamento complementar de focos residuais, durante a ressecção de lesões maiores (Figs. 1-36 e 1-37).

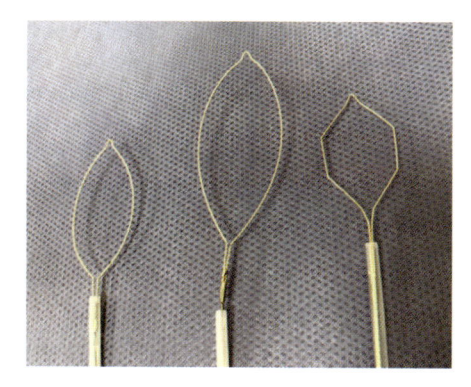

POLIPECTOMIA E MUCOSECTOMIA NOS CÓLONS E RETO 21

Fig. 1-36. Alguns tipos de alças de polipectomia de variados tamanhos e formatos.

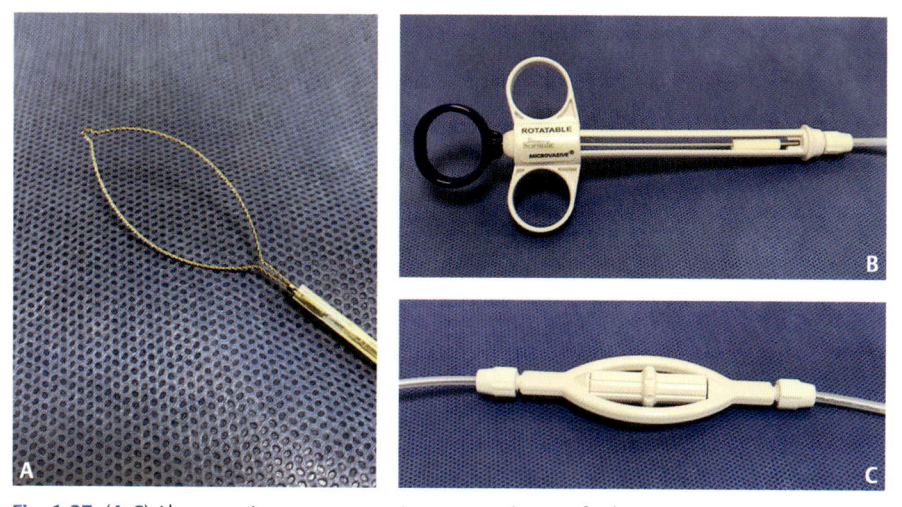

Fig. 1-37. (A-C) Alça com sistema que permite sua rotação para facilitar a pega do pólipo a ser removido.

Abaixo, descrevemos algumas recomendações práticas para polipectomia com alça:

- *Lesões sésseis:* desinsuflar parcialmente o órgão para apreensão do pólipo; atenção à espessura do tecido apreendido; prossegue-se a reinsuflação; abertura parcial da alça ou reposicionamento, se necessário.
- *Lesões pediculadas:* laçada; fechamento justo da alça (2 a 3 minutos – isquemia inicial da lesão e liberação de fatores teciduais → ativação da "cascata de coagulação") (Fig. 1-38).
- *Antes da aplicação da energia:* adequada insuflação, centralização da alça na luz (afastá-la das paredes) e, sempre que possível, manter a parte cefálica de pólipos pediculados afastada da mucosa adjacente (evitar a passagem de corrente como um "circuito elétrico").
- *Lesões localizadas no cólon direito (principalmente no ceco – parede mais fina, cerca de 2 mm):* maior risco de perfuração (Fig. 1-39).

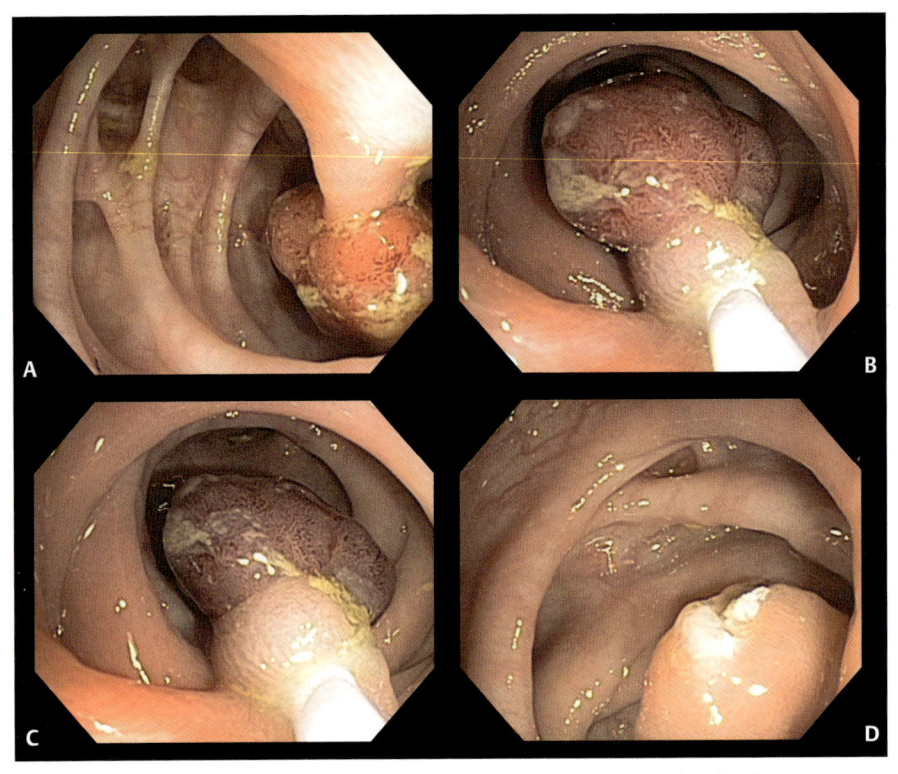

Fig. 1-38. (**A**) Grande pólipo pediculado com pedículo bastante largo no cólon distal. (**B**) Apreensão do pedículo, sem seccioná-lo. (**C**) Alteração da cor do pólipo após alguns minutos de apreensão (sempre mais que 3 minutos), indicando isquemia deste. (**D**) Após a secção total do pedículo, percebe-se que a hemostasia foi eficaz.

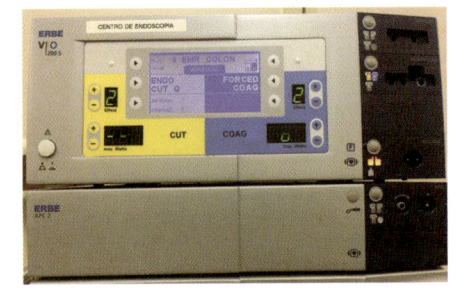

Fig. 1-39. Unidade eletrocirúrgica com corrente alternada para procedimentos endoscópicos avançados.

COMPLICAÇÕES DA POLIPECTOMIA
As principais complicações decorrentes da polipectomia são sangramento e perfuração. Outras incluem a síndrome pós-polipectomia e aquelas relacionadas à técnica de exame e à sedação.

Síndrome Pós-Polipectomia
- *Incidência aproximada:* de 0,003 a 1%.
- *Fisiopatologia:* lesão térmica transmural.
- *Quadro clínico:* calafrio, dor abdominal, com achados de exame físico compatíveis com peritonite localizada (defesa à palpação – peritonismo, descompressão brusca dolorosa). Os sintomas podem ter início nas primeiras 12 horas após o tratamento, porém podem surgir de forma tardia em até 5 a 7 dias.
- *Exames laboratoriais:* leucograma e proteína C reativa podem estar alterados, simulando quadro agudo cirúrgico.
- *Exames radiológicos:* tomografia computadorizada – ausência de sinal de perfuração intestinal (pneumoperitôneo).
- *Tratamento:* suporte clínico, analgesia, jejum e hidratação parenteral durante o período de observação e dúvida diagnóstica, com progressão gradativa da dieta via oral, com ou sem antibiótico. A resolução do quadro geralmente ocorre em 2 a 5 dias.

Em casos nos quais não se observa melhora ou ocorre piora clínica durante o seguimento, a cirurgia deve ser considerada.[27,30]

Sangramento
A incidência de sangramento pós-polipectomia: 0,1 a 10,2%;[31] incidência esperada: 0,1 a 0,6%; indicadores acima de 1% obrigam revisão imediata das técnicas endoscópicas utilizadas.[32]

O sangramento pode ser:

- *Imediato:* geralmente de pequena monta, controlados sem maiores dificuldades durante a realização do exame.
- *Tardio:* potencialmente mais grave e com eventual necessidade de revisão endoscópica.[31]

Sangramentos com necessidade de hospitalização, transfusão de hemoderivados, reintervenções endoscópicas ou mesmo cirurgia, são raros e considerados verdadeiras complicações.[33]

Fatores relacionados à elevação no risco de sangramento:

- Pólipos maiores de 10 mm.
- Lesões no cólon direito.
- Pólipos pediculados.
- Obesidade.
- Manejo inadequado de terapia antitrombótica (p. ex., varfarina, heparina e clopidogrel) antes do procedimento.
- Número de pólipos ressecados.
- Experiência do colonoscopista.
- Histologia da lesão (adenoma viloso).

As principais opções técnicas para hemostasia são:

- Térmica por contato
  a) Pinça tipo grasper ou *hot biopsy*.
  b) *Heater probe/gold probe* (cateteres bipolares diatérmicos).
  c) Exposição parcial da ponta da alça de polipectomia.
- Térmica sem contato
  a) Coagulação por plasma de argônio.
- Mecânica
  a) Cateter injetor (efeito compressivo da solução injetada no tecido).
  b) Clipes metálicos.
  c) Alça destacável (*endoloop*).
  d) Ligadura elástica.
  e) Sutura endoscópica.
- Agentes vasoconstritores
  a) Injeção de solução de epinefrina.

A injeção de solução contendo epinefrina e o clipe metálico são as mais frequentemente utilizadas (Figs. 1-40 e 1-41).

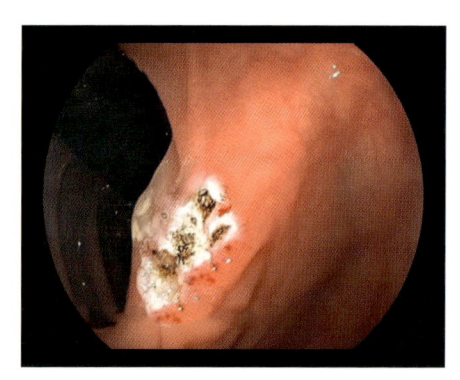

Fig. 1-40. Pólipo do cólon ascendente retirado em retrovisão – ocorreu sangramento, que foi tratado com plasma de argônio em razão de sua posição não permitir a aplicação de outros métodos de hemostasia – aspecto final.

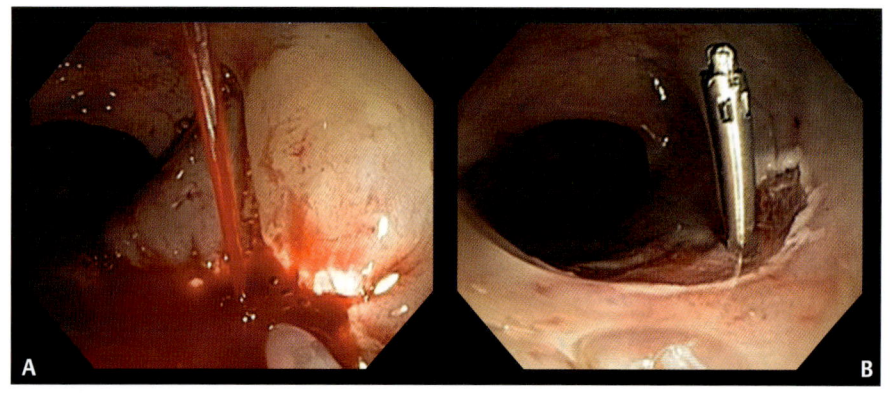

Fig. 1-41. (**A**) Sangramento em jato pós-mucosectomia. (**B**) Tratamento imediato com clipe metálico.

Profilaxia de sangramento

Diversos métodos de prevenção de sangramento foram propostos e documentados por meio dos mais variados desenhos de estudos, incluindo alguns poucos prospectivos randomizados. A seguir destacam-se os principais pontos em relação a cada um deles:

- Solução de epinefrina 1:10.000 injetada na base de lesões pediculadas antes da ressecção: estudos sugerem redução na ocorrência de sangramento quando se trata de lesões maiores de 20 mm.[34,35]
- Alça destacável *(endoloop)*.
- Clipe: sua aplicação antes ou após a polipectomia como forma de prevenção de sangramento permanece controversa.[36,37] Não favorecemos a colocação de clipes antes da ressecção, pelo risco de transmissão de corrente elétrica pela estrutura metálica, com possibilidade de lesão térmica da parede do órgão, sem que haja comprovação do benefício de sua utilização. Da mesma forma, não há evidências que suportem a indicação da colocação de clipe após a polipectomia como forma de prevenção de sangramento, logo preconizamos o uso deste acessório apenas como medida terapêutica de hemostasia e não profilática (Fig. 1-42).[31]

Perfuração

Fatores que incrementam o risco de perfuração:[38]

- Idade avançada.
- Inflamação ativa do cólon (colite ulcerativa, doença de Crohn, colite infecciosa aguda etc.).
- Tamanho e morfologia da lesão.
- Localização no cólon direito.
- Tipo de acessório escolhido.
- Configurações do eletrocautério (comentário prévio).
- Experiência do colonoscopista.

Quadro clínico

- Sinais vitais inicialmente podem ser normais; taquicardia, dor e distensão abdominal persistentes, rigidez ou defesa à palpação, ausência de sinais de trânsito intestinal.

Exames laboratoriais

- Leucograma e proteína C reativa podem, precocemente, exibir valores normais, esperando-se alteração em decorrência do tempo de perfuração. Podem-se observar leucocitose ou leucopenia.

Exames radiológicos

- *Radiografia de abdome em "três incidências":* pode evidenciar pneumoperitôneo. O exame normal não exclui perfuração, especialmente quando se trata de cólon ascendente e descendente, por serem segmentos peritonizados (retroperitoneais) e a perfuração pode estar contida no retroperitônio.
- *Tomografia computadorizada:* maior acurácia (> 90%) e deve ser o método de escolha diante da suspeita clínica.[39]

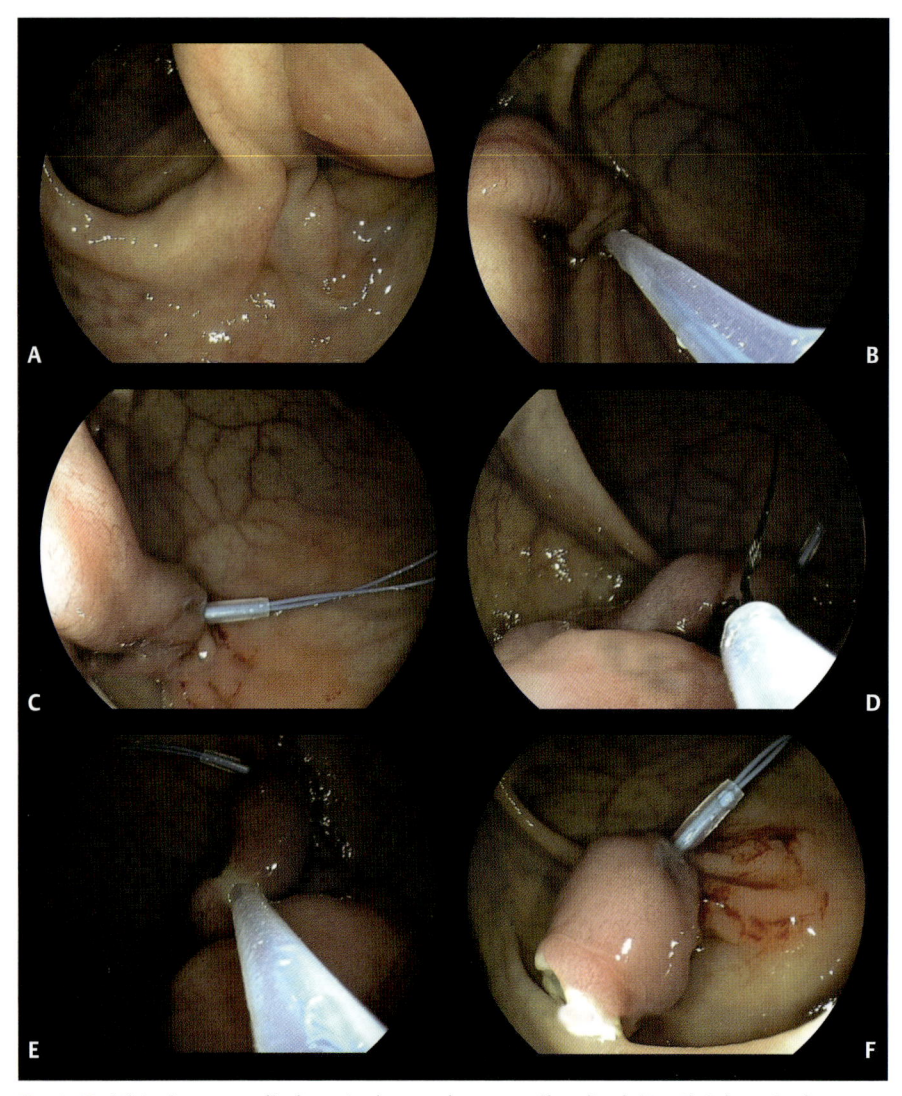

Fig. 1-42. (**A**) Lesão com pedículo muito longo e largo no cólon distal. (**B** e **C**) Colocação de um *endoloop* profilático no terço proximal do pedículo. (**D** e **E**) Posicionamento da alça acima do *endoloop* e secção do pedículo. (**F**) Aspecto final.

Tratamento

- *Via endoscópica:* identificação imediata da perfuração; realizado através da colocação de clipes metálicos inseridos pelo canal de trabalho *(through the scope – TTS)* ou sobre o aparelho *(over the scope – OTSC)*.[40]
- *Cirúrgico:* nos casos de insucesso no tratamento endoscópico, piora clínica ou naqueles de diagnóstico tardio, nos quais contaminação peritoneal está frequentemente presente (Figs. 1-43 e 1-44).[39]

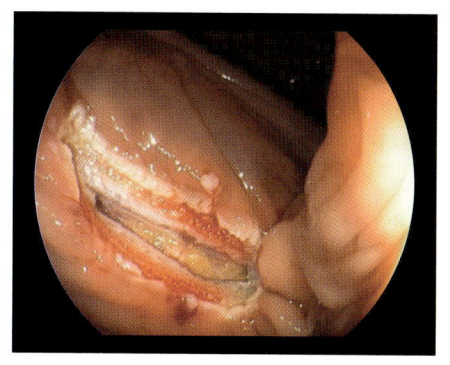

Fig. 1-43. Perfuração pós-polipectomia – observam-se a ruptura da camada muscular e o aparecimento do tecido adiposo do mesentério da alça intestinal.

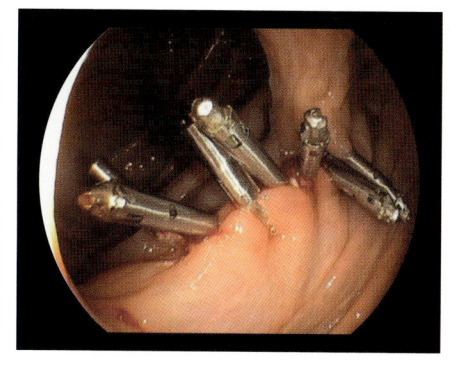

Fig. 1-44. Reparo da perfuração da Figura 1-43 com clipes metálicos.

NEOPLASIA NEUROENDÓCRINA ("CARCINOIDE")[24]

- *Incidência:* até 7% dos pólipos do cólon.
- *Localização:* mais frequentes no reto.
- *Malignização:* rara.

Lesões no reto

- Investigação laboratorial: não indicada.
- Conduta:
  - *Lesões < de 1 cm:* tratamento endoscópico.
  - *Lesões ≥ 1 cm:* estadiamento TNM (ultrassonografia ou ressonância magnética, ambas pela via endorretal).
    - ◆ T1 → ressecção endoscópica (ou transanal), sem a necessidade de investigação adicional.
    - ◆ T2-T4: → estadiamento sistêmico completo.
      - ◊ Lesões 1 a 2 cm: ressecção local ~ T1.
      - ◊ Lesões ≥ 2 cm: contraindicado o tratamento local *(endoscópico ou transanal)*.
- Acompanhamento clínico-endoscópico:
  - *Lesões < 1 cm:* não há necessidade de exames adicionais ou acompanhamento, desde que completamente ressecadas.
  - *Lesões 1 a 2 cm:* controle endoscópico + ultrassonografia ou ressonância via endorretal, após 6 e 12 meses e, então, conforme recomendação clínica (Figs. 1-45 e 1-46).

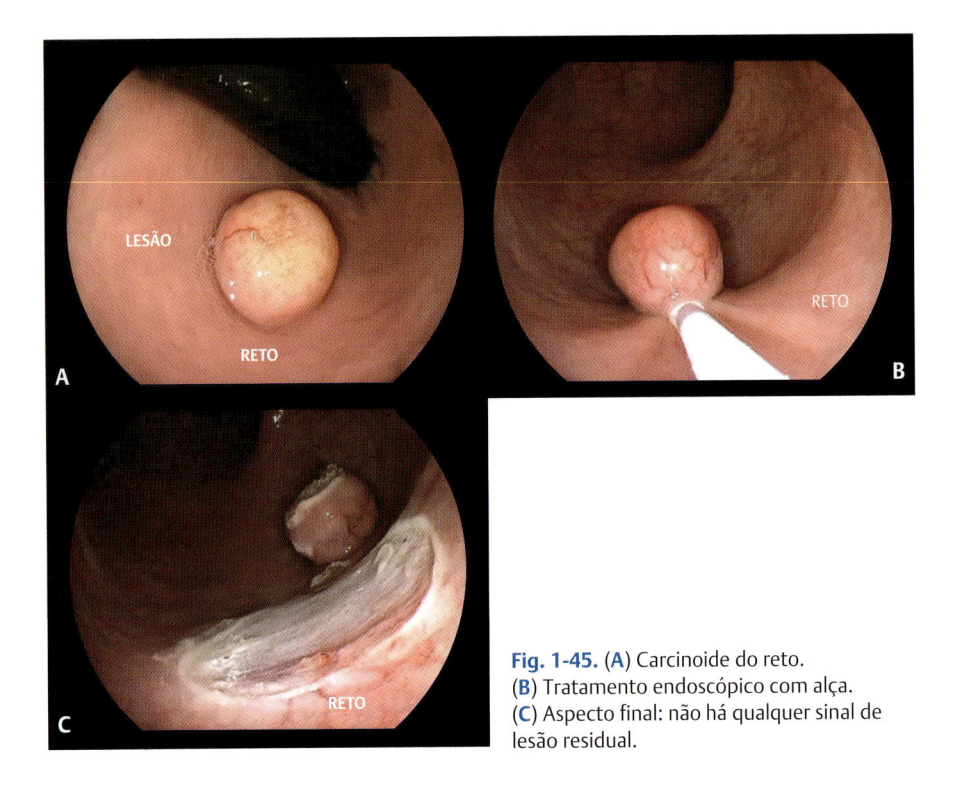

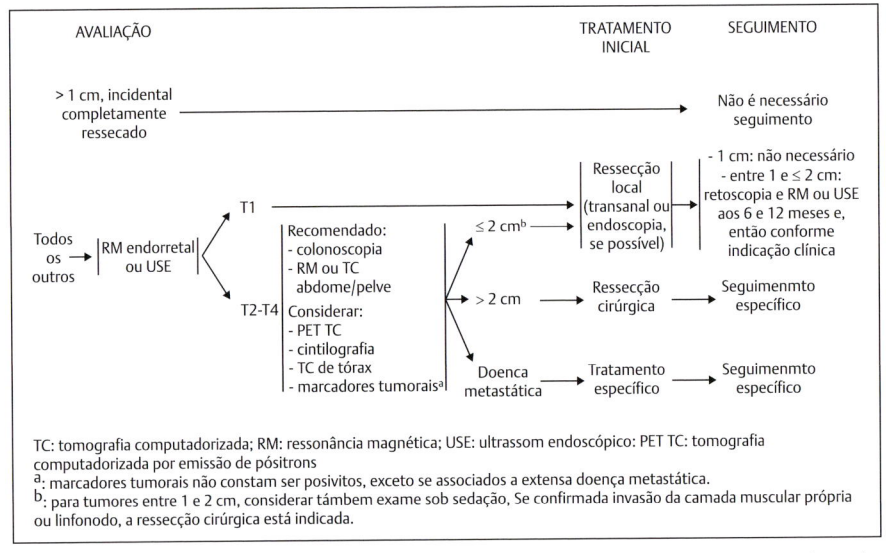

Fig. 1-45. (**A**) Carcinoide do reto. (**B**) Tratamento endoscópico com alça. (**C**) Aspecto final: não há qualquer sinal de lesão residual.

TC: tomografia computadorizada; RM: ressonância magnética; USE: ultrassom endoscópico: PET TC: tomografia computadorizada por emissão de pósitrons
a: marcadores tumorais não constam ser posivitos, exceto se associados a extensa doença metastática.
b: para tumores entre 1 e 2 cm, considerar támbem exame sob sedação, Se confirmada invasão da camada muscular própria ou linfonodo, a ressecção cirúrgica está indicada.

Fig. 1-46. Algoritmo – tratamento e seguimento dos tumores neuroendócrinos do reto. Adaptada de *Neuroendocrine Tumors – NCCN Guidelines – version* 1.2017.[24]

Lesões no cólon
- Investigação laboratorial.
- Conduta: estadiamento sistêmico completo; contraindicado o tratamento endoscópico.

MUCOSECTOMIA
Indicação
- Lesões epiteliais adenomatosas > 1 cm, especialmente quando planas ou sésseis; suspeita de lesão superficialmente invasiva, mesmo que ≤ 1cm.

Técnica
- Injeção de solução fisiológica (dentre outras opções) no plano submucoso, com criação de um coxim ("bolha"), seguida da apreensão e ressecção da lesão com alça diatérmica (Fig. 1-47).[41]

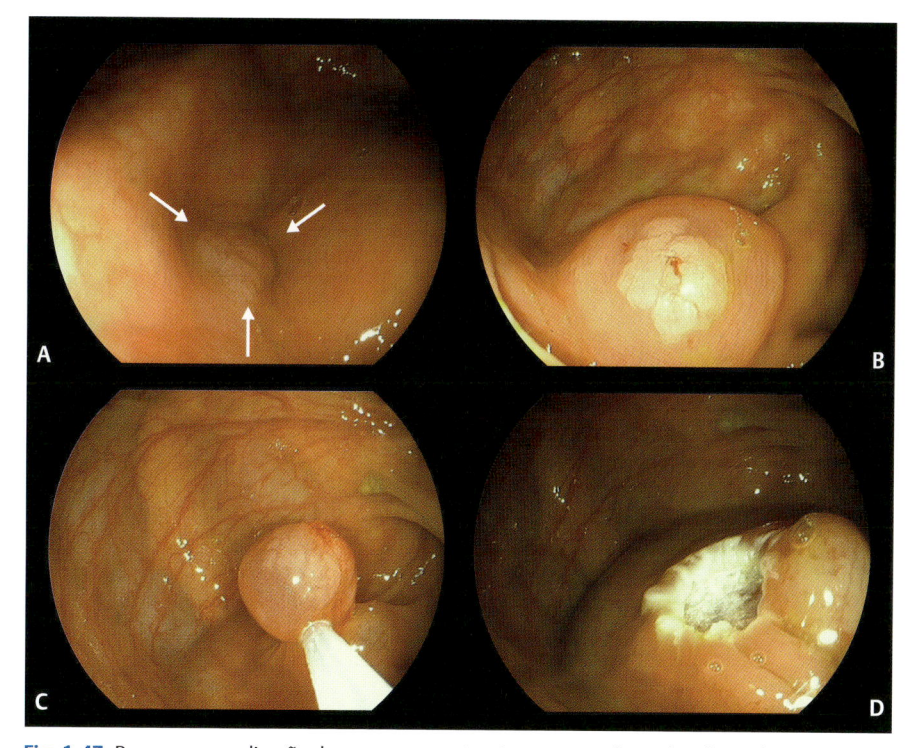

Fig. 1-47. Passos para realização de uma mucosectomia ou ressecção endoscópica da mucosa. (**A**) Lesão do ceco. (**B**) Injeção de solução na submucosa sublesional (solução fisiológica (SF) – NaCl 0,9 %), criando-se um pseudopedículo ("bolha"). (**C**) Apreensão da lesão procurando-se manter as margens laterais e profundas adequadas. (**D**) Escara residual.

DISSECÇÃO ENDOSCÓPICA DA SUBMUCOSA
Vantagem
- Possibilidade de ressecção de lesões maiores (principalmente ≥ 2 cm) em fragmento único.

Indicação
- Lesões com risco aumentado para ressecções incompletas (p. ex., áreas deprimidas ou pseudodeprimidas) e recidivadas (Fig. 1-48).

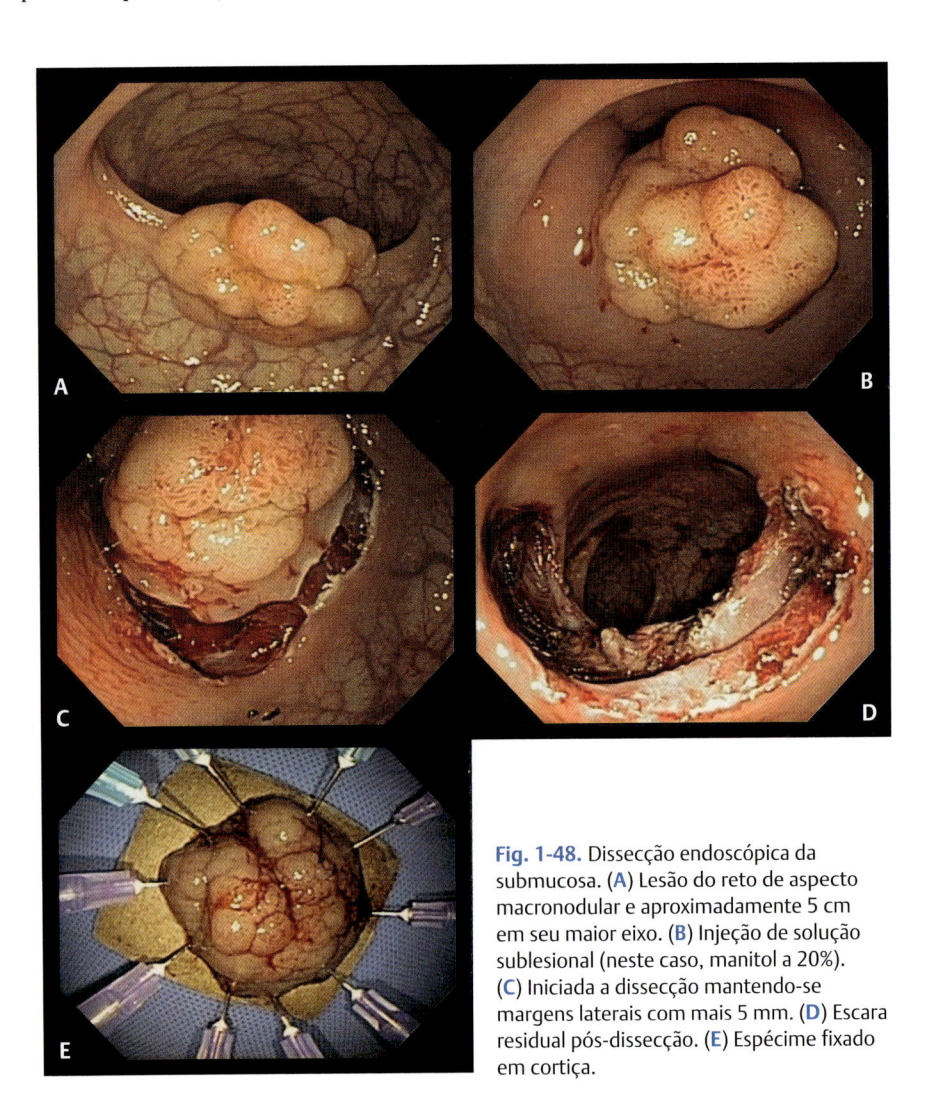

Fig. 1-48. Dissecção endoscópica da submucosa. (**A**) Lesão do reto de aspecto macronodular e aproximadamente 5 cm em seu maior eixo. (**B**) Injeção de solução sublesional (neste caso, manitol a 20%). (**C**) Iniciada a dissecção mantendo-se margens laterais com mais 5 mm. (**D**) Escara residual pós-dissecção. (**E**) Espécime fixado em cortiça.

RECUPERAÇÃO DO ESPÉCIME

A recuperação do material ressecado pode ser obtida através de algumas formas: retirada com pinça, aspiração com filtro, sucção contínua de peças maiores e exteriorização do aparelho, apreensão com alça e, por fim, com um Roth-Net®, acessório composto por uma alça envolta em malha formando uma rede (Figs. 1-49 e 1-50).

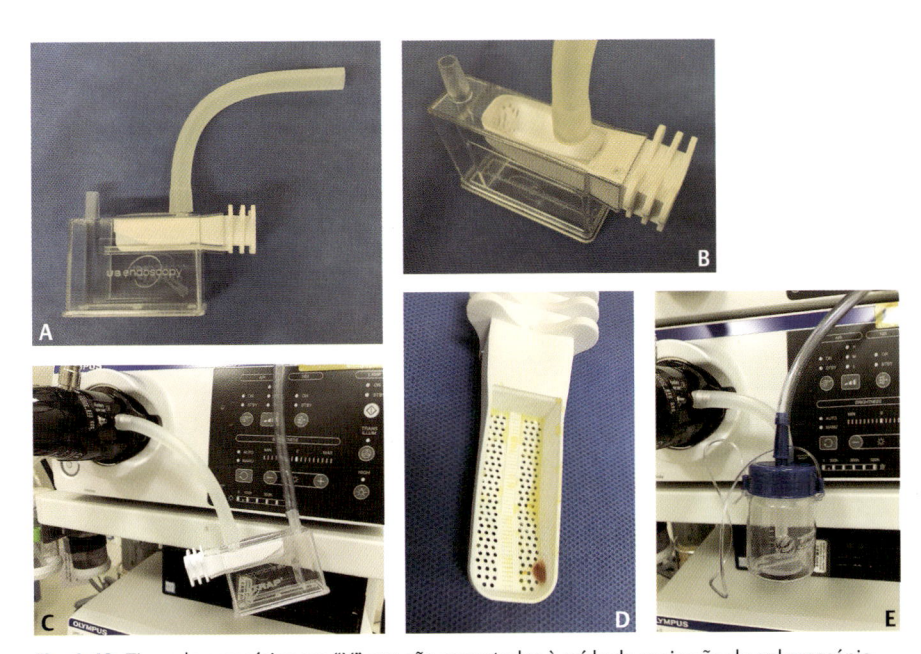

Fig. 1-49. Tipos de acessórios em "Y" que são conectados à saída de aspiração do colonoscópio junto ao *rack*, para resgate de lesões pequenas ou fragmentos pequenos de lesões grandes, que foram fatiadas. (**A-D**) Acessório com "rede". (**E**) Recipiente maior e sem rede.

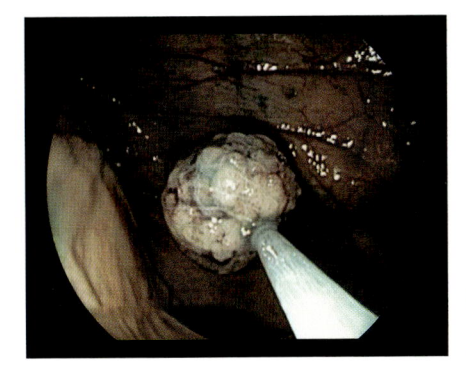

Fig. 1-50. Uso da Roth-Net® para resgate e retirada de lesões grandes que foram fatiadas.

TRATAMENTO DO CÂNCER PRECOCE

Hassan *et al.* demonstraram que 51% dos diminutos pólipos ressecados de 18.549 pacientes submetidos à colonoscopia para rastreamento de CCR eram adenomatosos.[42] A incidência de pólipos malignos dentre todos removidos é de aproximadamente 4,7% (2,9 a 9,7%), sendo os adenomas a maior parte destes.[43]

Todo adenoma apresenta algum grau de displasia, representada por hipercelularidade, hipercromatismo celular, graus variáveis de estratificação e perda da polaridade glandular.

São consideradas malignas as lesões adenomatosas com alteração citoarquitetural intensa ou displasia de alto grau (DAG), onde o fator mais marcante é a perda da polaridade glandular. A DAG pode também ser chamada de câncer ou carcinoma *in situ*, intramucoso ou intraepitelial, termos atualmente em desuso.

Na mucosa cólica e retal não há vasos sanguíneos ou linfáticos, desta forma a disseminação vascular ou linfonodal de lesões malignas quando restritas à camada mucosa não é possível. Assim sendo, a adequada remoção endoscópica destas lesões possibilita a cura. No tubo digestivo esta é uma característica peculiar do cólon e do reto.

Quando diagnosticada a invasão por células tumorais ultrapassando a *muscularis* da mucosa e comprometendo a camada submucosa, estamos diante do diagnóstico de um câncer invasivo, situação em que a possibilidade de disseminação vascular ou linfonodal passa a existir.

Segundo a escola japonesa, lesões malignas precoces do cólon e do reto são aquelas em que a profundidade de invasão limita-se à camada mucosa ou submucosa, independente da presença ou não de comprometimento linfonodal.[44]

O papel terapêutico da endoscopia se restringe ao tratamento das lesões malignas precoces.

Assim, algumas lesões invasivas sésseis ou planas (extensão profunda além da membrana basal), porém ainda denominadas precoces (invasão até a submucosa ou T1 segundo a classificação TNM), podem ser curadas exclusivamente por via endoscópica.

Critérios de cura para tratamento endoscópico (**todos** devem estar presentes):

- Invasão da camada submucosa:
  - *Lesões sésseis ou planas:* ≤ 1.000 micra (1 mm), aferida a partir da *muscularis mucosae*.[45,46]
  - *Lesões pediculadas:* como a distância da região cefálica dos pólipos (primeiro local de ocorrência de invasão) até os vasos da submucosa é maior em razão da presença do pedículo, considera-se margem de ressecção endoscópica maior de 2 mm do ponto mais profundo da invasão.[47]
- Margens laterais e profundas livres.
- Neoplasia com grau histológico bem ou moderadamente diferenciado.
- Ausência de invasão vascular sanguínea ou linfática.
- Brotamento grau I.

O brotamento (*budding*) representa a formação de grupos de células malignas (de 5 a 10) próximas ao tumor. Define-se grau I quando se encontra no máximo cinco destes grupos por CGA à microscopia no estudo anatomopatológico.

Quando algum dos critérios anteriores não for preenchido, o tratamento cirúrgico complementar estará indicado (Fig. 1-51).

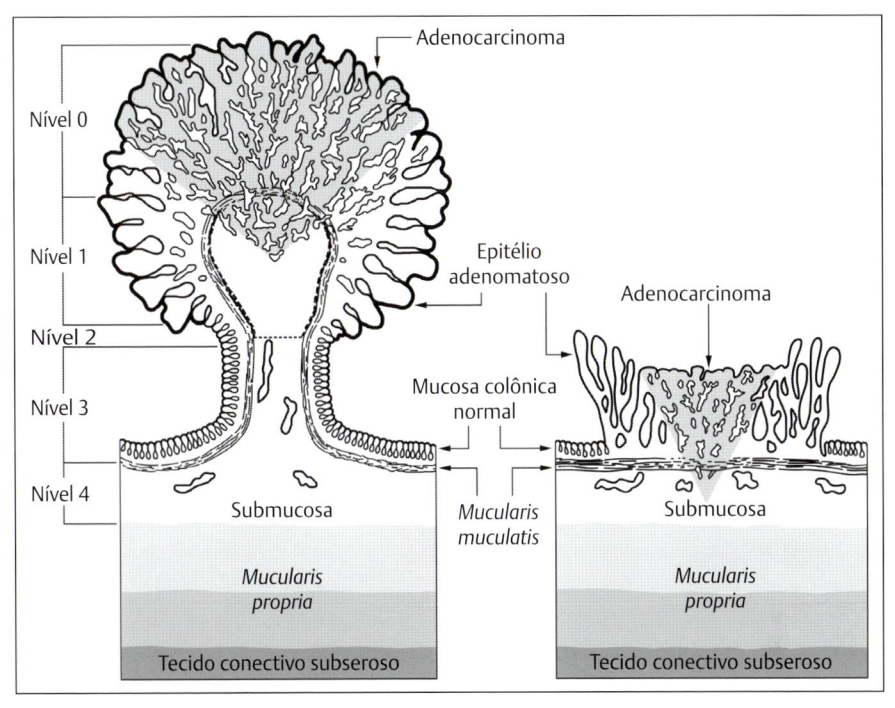

Fig. 1-51. Esquema proposto por Haggitt.[47]

TATUAGEM ENDOSCÓPICA
- Principais segmentos nos quais se deve considerar a realização: flexura hepática, transverso, flexura esplênica e sigmoide.
- Indicações:
  - Após ressecção de lesões maiores ou com aspecto macroscópico endoscópico duvidoso quanto à eventual presença de componente maligno invasivo profundo na submucosa, para os quais a complementação cirúrgica após análise anatomopatológica pode ser necessária.
  - Contraindicação para ressecção endoscópica.
  - Lesão ressecada com margem duvidosa ou em mais de um fragmento (*piecemeal* ou técnica de fatiamento).

  Técnica – passo a passo:

1. Injeção de solução fisiológica (SF) em volume mínimo (2 a 3 mL), suficiente para confecção de uma pequena "bolha" e identificação do plano submucoso.[48,49]
2. Mantendo-se a ponta do cateter estática, com a agulha ainda dentro da "bolha" recém-criada, troca-se a seringa com SF por outra contendo aproximadamente 1 mL de tinta da China estéril, na diluição de 1 a 5%.
3. "Empurra-se" com 2 a 3 mL de SF o corante do interior do cateter até que se observe a formação de uma bolha enegrecida.
4. Nos casos que serão submetidos à cirurgia, sugere-se realizar dois pontos de injeção na mesma topografia, em paredes contralaterais.

5. Por fim, descrição através de um relatório minucioso e completo, contendo informações precisas sobre o procedimento, para que, *a posteriori*, possa ser feita correlação correta da localização da tatuagem com a lesão ou à área de manipulação prévia, em caso de revisão endoscópica tardia pós-ressecção (Fig. 1-52).

O local escolhido para a realização da tatuagem depende da localização da lesão e do seu objetivo. Desta forma, preconiza-se:

- Da flexura hepática ao cólon descendente distal: tatuagem proximal e distal à lesão (1 a 2 cm).
- Sigmoide: tatuagem distal à lesão, para melhor definição da margem distal de ressecção (Fig. 1-53).
- Ceco, ascendente e reto médio e distal: *não* há indicação de realização da tatuagem. Lesões nestas topografias são facilmente identificadas e a estratégia cirúrgica para ressecção destes segmentos, na maioria das vezes, padronizadas (p. ex., colectomia direita) (Fig. 1-54).

Nos casos que serão submetidos à cirurgia, a injeção do corante deve ser feita, sempre que possível, na parede anterior, facilitando a localização da tatuagem no intraoperatório. Para tal, especialmente quando as lesões se localizam no cólon transverso, sugere-se a mudança do paciente para decúbito dorsal, seguida da infusão de líquido (água ou SF) na luz cólica. A parede anterior estará situada na topografia contrária ao depósito de líquido.

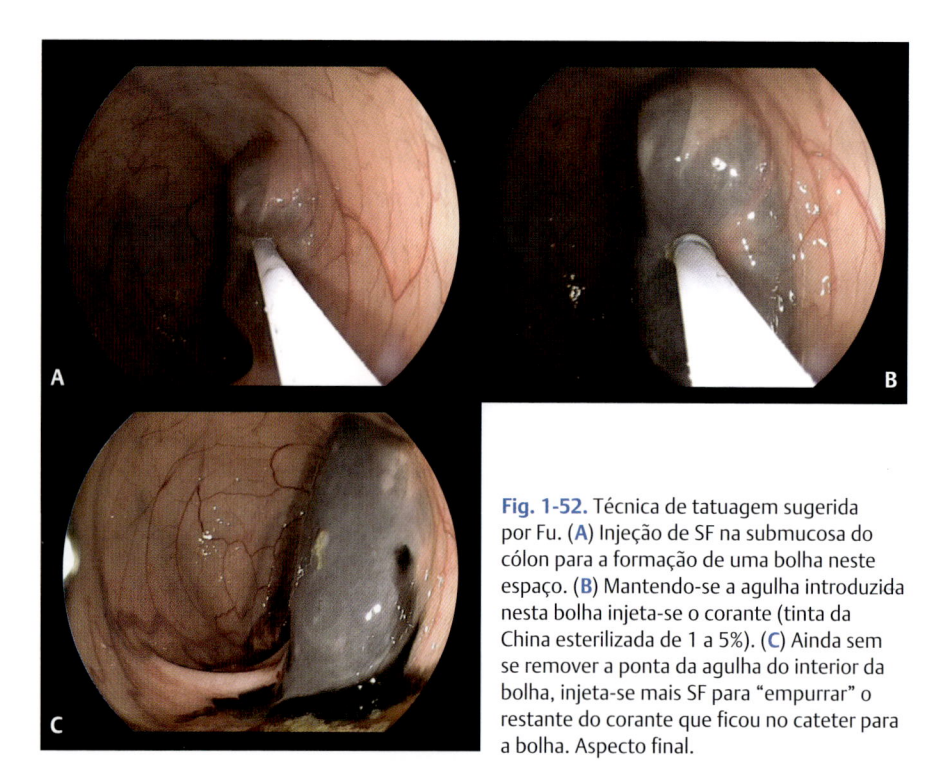

Fig. 1-52. Técnica de tatuagem sugerida por Fu. (**A**) Injeção de SF na submucosa do cólon para a formação de uma bolha neste espaço. (**B**) Mantendo-se a agulha introduzida nesta bolha injeta-se o corante (tinta da China esterilizada de 1 a 5%). (**C**) Ainda sem se remover a ponta da agulha do interior da bolha, injeta-se mais SF para "empurrar" o restante do corante que ficou no cateter para a bolha. Aspecto final.

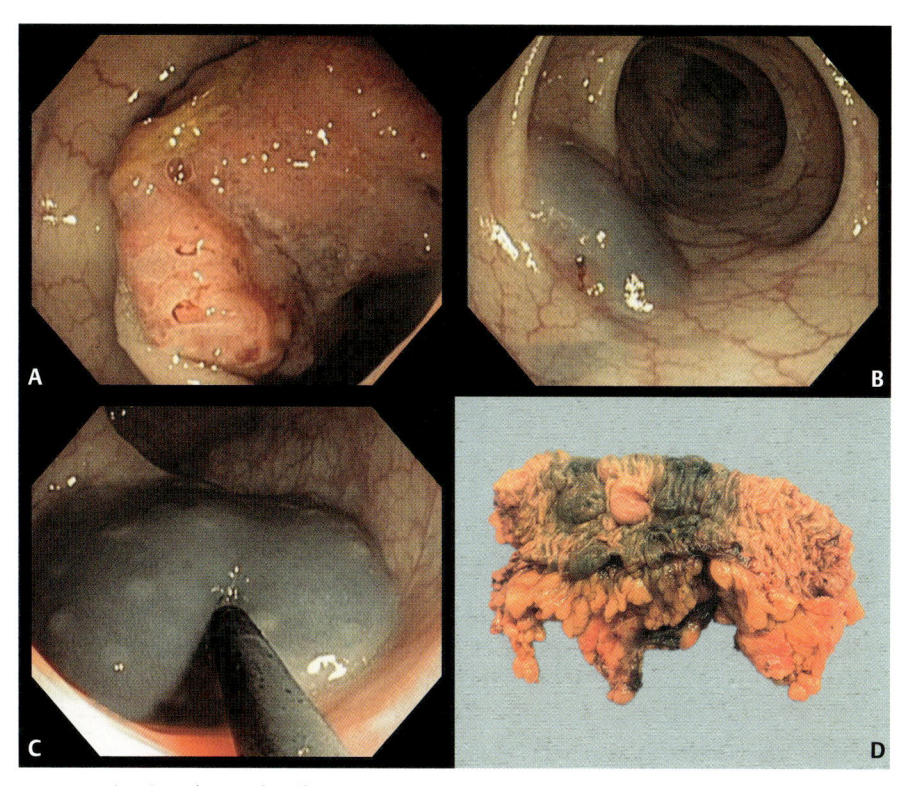

POLIPECTOMIA E MUCOSECTOMIA NOS CÓLONS E RETO 35

Fig. 1-53. (**A-C**) Em lesões do cólon transverso, descendente ou sigmoide proximal, temos preferido fazer uma tatuagem à montante e outra à jusante, para definir melhor o segmento a ser removido por cirurgia; como podemos ver nesta peça cirúrgica (**D**).

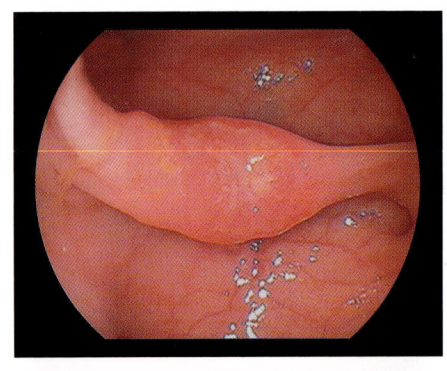

Fig. 1-54. No cólon sigmoide distal ou reto proximal, o mais importante é a margem de segurança distal – nestes casos só fazemos uma tatuagem, portanto, distal (à jusante).

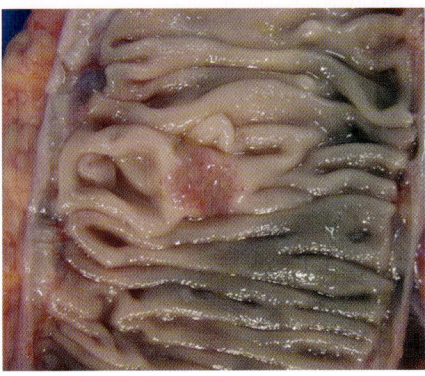

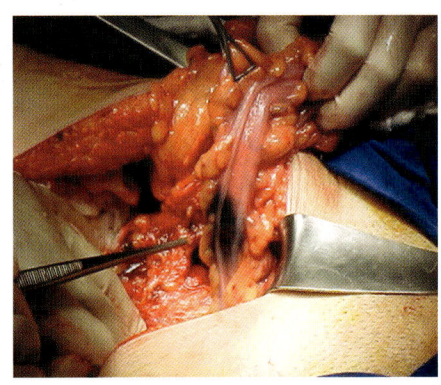

REFERÊNCIAS BIBLIOGRÁFICAS

1. Rubio CA, Jaramillo E, Lindblom A, Fogt F. Classification of colorectal polyps: guidelines for the endoscopist. *Endoscopy.* 2002;226-36.
2. Calderwood AH, Lasser KE, Roy HK. Colon adenoma features and their impact on risk of future advanced adenomas and colorectal cancer. *World J Gastrointest Oncol.* 2016;8(12):826.
3. Corrêa P, Averbach M, Milani CA. Pólipos e polipectomias do cólon. In: Averbach M, Corrêa P, editores. *Colonoscopia.* Rio Janeiro: Revinter, 2009.
4. Aghdaei HA, Mojarad EN, Ashtari S *et al.* Polyp detection rate and pathological features in patients undergoing a comprehensive colonoscopy screening. *World J Gastrointest Pathophysiol.* 2017;8(1):3-10.
5. Loureiro JFM, Corrêa P. Pólipos e poliposes do cólon. In: Zaterka S Eisig JN (Eds.). *Tratado de Gastroenterologia: da graduação à pós-graduação.* São Paulo: Atheneu, 2011. p. 701-16.
6. Axon A, Diebold MD, Fujino M *et al.* Update on the Paris classification of superficial neoplastic lesions in the digestive tract. *Endoscopy.* 2005;37(6):570-8.
7. Thorlacius H, Takeuchi Y, Kanesaka T *et al.* Serrated polyps – a concealed but prevalent precursor of colorectal cancer. *Scand J Gastroenterol.* 2017;1-8.
8. Crockett SD. Sessile serrated polyps and colorectal cancer. *JAMA.* 2017;317(9):975.
9. Kudo S. Endoscopic mucosal resection of flat and depressed types of early colorectal cancer. *Endoscopy.* 1993;25(7):455-61.
10. Kudo S. *Early colorectal cancer: detection of depressed types of colorectal carcinoma.* Tokyo: Lgaku-Shoin, 1996.
11. Teixeira CR, Zanoni E. Magnificação de imagem e cromoscopia. In: FH AMCAE (Ed.). *Atlas de endoscopia digestiva da SOBED.* Rio de Janeiro: Revinter, 2011.

12. Tung SY, Wu CS, Su MY. Magnifying colonoscopy in differentiating neoplastic from nonneoplastic colorectal lesions. *Am J Gastroenterol.* 2001;96(9 SUPPL.):2628-32.
13. Kato S, Fu KI, Sano Y et al. Magnifying colonoscopy as a non-biopsy technique for differential diagnosis of non-neoplastic and neoplastic lesions. *World J Gastroenterol.* 2006;12(9):1416-20.
14. Zanoni ECA, Cutait R, Averbach M et al. Magnifying colonoscopy: Interobserver agreement in the assessment of colonic pit patterns and its correlation with histopathological findings. *Int J Colorectal Dis.* 2007;22(11):1383-8.
15. Kudo Pit Pattern Classification. UpToDate. 2011; Available from: http://cursoenarm.net/UPTODATE/contents/mobipreview.htm?30/3/30770
16. Bernal J, Sánchez FJ, Fernández-Esparrach G, Rodríguez de Miguel C. Building up the future of colonoscopy – A synergy between clinicians and computer scientists. Colonoscopy and colorectal book. In: Ettarh R (Ed.). Screening for colorectal cancer with colonoscopy. 2015. Available from: https://www.intechopen.com/books/screening-for-colorectal-cancer-with-colonoscopy/building-up-the-future-of-colonoscopy-a-synergy-between-clinicians-and-computer-scientists
17. Sano Y, Horimatsu T, Fu KI et al. Magnifying observation of microvascular architecture of colorectal lesions using a narrow-band imaging system. *Dig Endosc.* 2006;18:s44-51.
18. Tanaka S, Hirata M, Oka S et al. Clinical significance of narrow band imaging (NBI) in diagnosis and treatment of colorectal tumor. *Gastroenterol Endosc.* 2008;50(5):1289-97.
19. Kanao H, Tanaka S, Oka S et al. Narrow-band imaging magnification predicts the histology and invasion depth of colorectal tumors. *Gastrointest Endosc.* 2009;69(3 Suppl.):631-6.
20. Hewett DG, Kaltenbach T, Sano Y et al. Validation of a simple classification system for endoscopic diagnosis of small colorectal polyps using narrow-band imaging. *Gastroenterology.* 2012;143(3).
21. Hayashi N, Tanaka S, Hewett DG et al. Endoscopic prediction of deep submucosal invasive carcinoma: validation of the Narrow-Band Imaging International Colorectal Endoscopic (NICE) classification. *Gastrointest Endosc.* 2013;78(4):625-32.
22. Sano Y, Tanaka S, Kudo SE et al. Narrow-band imaging (NBI) magnifying endoscopic classification of colorectal tumors proposed by the Japan NBI expert team. *Dig Endosc.* 2016;28(5):526-33.
23. Teixeira CR, Torresini RS, Canali C et al. Endoscopic classification of the capillary-vessel pattern of colorectal lesions by spectral estimation technology and magnifying zoom imaging. *Gastrointest Endosc.* 2009;69(3 Suppl.):750-6.
24. National Comprehensive Cancer Netwok. Neuroendocrine tumors. NCCN Guidelines. 2017. Available from: https://www.nccn.org/professionals/physician_gls/PDF/neuroendocrine.pdf
25. Anderson MA, Ben-Menachem T, Gan SI et al. Management of antithrombotic agents for endoscopic procedures. *Gastrointest Endosc.* 2009;70(6):1060-70.
26. Rubin PH, Wayne J. Colonoscopic polypectomy. In: Wu GY, Sridhar S (Eds.). *Clinical gastroenterology. Diagnostic and therapeutic procedures in gastroenterology.* Totowa, NJ: Humana Press, 2011. p. 291-305.
27. Ko CW, Dominitz JA. Complications of colonoscopy: magnitude and management. Gastrointestinal Endoscopy Clinics of North America. Seattle: Elsevier Ltd, 2010. p. 659-71.
28. Murino A, Hassan C, Repici A. The diminutive colon polyp: biopsy, snare, leave alone? *Curr Opin Gastroenterol.* 2016;32(1):38-43.
29. Komeda Y, Kashida H, Sakurai T et al. Removal of diminutive colorectal polyps: a prospective randomized clinical trial between cold snare polypectomy and hot forceps biopsy. *World J Gastroenterol.* 2017;23(2):328-35.
30. Jehangir A, Bennett KM, Rettew AC et al. Post-polypectomy electrocoagulation syndrome: a rare cause of acute abdominal pain. *J Community Hosp Intern Med Perspect.* 2015;5(5):29147.
31. Boumitri C, Mir FA, Ashraf I et al. Prophylactic clipping and post-polypectomy bleeding: a meta-analysis and systematic review. *Ann Gastroenterol.* 2016 Oct-Dec;29(4):502-8.
32. Fisher DA, Maple JT, Ben-Menachem T et al. Complications of colonoscopy. *Gastrointest Endosc.* 2011;74(4):745-52.

33. Thirumurthi S, Raju GS. Management of polypectomy complications. *Gastrointest Endosc Clin N Am.* 2015;25(2):335-57.
34. Giorgio P, De Luca L, Calcagno G *et al.* Detachable snare versus epinephrine injection in the prevention of postpolypectomy bleeding: a randomized and controlled study. *Endoscopy.* 2004;36(10):860-3.
35. Folwaczny C, Heldwein W, Obermaier G, Schindlbeck N. Influence of prophylactic local administration of epinephrine on bleeding complications after polypectomy. *Endoscopy.* 1997;29(01):31-3.
36. Matsumoto M, Kato M, Oba K *et al.* Multicenter randomized controlled study to assess the effect of prophylactic clipping on post-polypectomy delayed bleeding. *Dig Endosc.* 2016;28(5):570-6.
37. Liaquat H, Rohn E, Rex DK. Prophylactic clip closure reduced the risk of delayed postpolypectomy hemorrhage: Experience in 277 clipped large sessile or flat colorectal lesions and 247 control lesions. *Gastrointest Endosc.* 2013;77(3):401-7.
38. Paspatis G, Dumonceau J-M, Barthet M *et al.* Diagnosis and management of iatrogenic endoscopic perforations: European Society of Gastrointestinal Endoscopy (ESGE) Position Statement. *Endoscopy.* 2014 July 21;46(08):693-711.
39. Ma MX, Fracp M. Complications of endoscopic polypectomy, endoscopic mucosal resection and endoscopic submucosal dissection in the colon. *Best Pract Res Clin Gastroenterol.* 2016 Oct.;30(5):749-67.
40. Rex DK, Schoenfeld PS, Cohen J *et al.* Quality indicators for colonoscopy. *Gastrointest Endosc.* 2015;81(1):31-53.
41. Sorbello MP, Corrêa P. Mucosectomia – Técnicas e resultados. In: Averbach M, Corrêa P (Eds.). *Colonoscopia.* 2.ed. Rio de Janeiro: Revinter, 2014. pp. 175-88.
42. Hassan C, Repici A, Zullo A *et al.* Colonic polyps: are we ready to resect and discard? *Gastrointest Endosc Clin N Am.* 2013:663-78.
43. Hassan C, Pickhardt PJ, Kim DH A *et al.* Systematic review: Distribution of advanced neoplasia according to polyp size at screening colonoscopy. *Aliment Pharmacol Ther.* 2010;31(2):210-7.
44. Kashida H, Kudo S. Early colorectal cancer: concept, diagnosis, and management. *Int J Clin Oncol.* 2006 Feb. 28;11(1):1-8.
45. Ueno H, Mochizuki H, Hashiguchi Y *et al.* Risk factors for an adverse outcome in early invasive colorectal carcinoma. *Gastroenterology.* 2004;127(2):385-94.
46. Cooper HS. Pathologic issues in the treatment of endoscopically removed malignant colorectal polyps. *JNCCN J Natl Compr Cancer Netw.* 2007;5(9):991-6.
47. Haggitt RC, Glotzbach RE, Soffer EE, Wruble LD. Prognostic factors in colorectal carcinomas arising in adenomas: implications for lesions removed by endoscopic polypectomy. *Gastroenterology.* 1985;89(2):328-36.
48. Fu KI, Fujii T, Kato S *et al.* A new endoscopic tattooing technique for identifying the location of colonic lesions during laparoscopic surgery: a comparison with the conventional technique. *Endoscopy.* 2001;33(8):687-91.
49. Stanciu C, Trifan A, Khder SA. Accuracy of colonoscopy in localizing colonic cancer. *Rev Med Chir Soc Med Nat Iasi.* 2007;111(1):39-43.

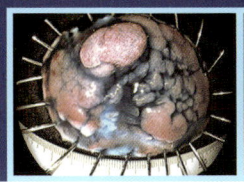

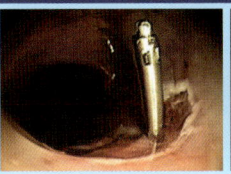

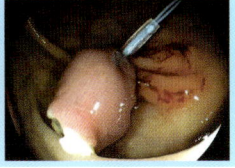

Acompanhamento Endoscópico Pós-Polipectomia Colorretal

Rodrigo de Rezende Zago
Mayra Fleury
Pedro Popoutchi
Marcelo Averbach

INTRODUÇÃO

O câncer colorretal (CCR) é uma das neoplasias mais frequentes no Brasil, correspondendo ao segundo tipo de câncer mais frequente na região Sudeste. O CCR é esporádico na maioria dos casos, surgindo da progressão de lesões benignas, os pólipos. Até o final do século passado, os pólipos epiteliais eram classificados em neoplásicos adenomatosos e pólipos hiperplásicos, não neoplásicos. No ano de 1988, Volgestein descreveu a sequência adenoma-carcinoma, uma série de alterações e defeitos genéticos sucessivos que determinam a progressão dos adenomas para adenocarcinoma. Mais recentemente, houve aumento do interesse em relação aos pólipos hiperplásicos, que inicialmente não eram considerados precursores do CCR. Jass descreveu uma via alternativa, conhecida como sequência de pólipo hiperplásico-carcinoma. Estudos moleculares permitem afirmar que, atualmente, 15 a 20% dos casos de CCR são originários deste tipo de lesão. O grupo de lesões hiperplásicas/serrilhadas incluem os pólipos hiperplásicos, as lesões serrilhadas sésseis que anteriormente eram denominadas também como adenoma serrilhado séssil, o adenoma serrilhado tradicional e a síndrome da polipose serrilhada. O risco de progressão maligna das lesões hiperplásicas/serrilhadas é diferente para cada subtipo, ressaltando a importância da análise histopatológica adequada.

A existência de um estágio pré-maligno, muitas vezes assintomático e relativamente longo, tanto na via adenoma-carcinoma quanto na via serrilhada abre uma janela de oportunidade para realização de medidas de caráter preventivo. A partir da década de 1980, as sociedades de especialidade médicas preconizaram o rastreamento do CCR em indivíduos com 50 anos, sem outros fatores de risco adicionais. Os métodos para rastreamento são divididos nos testes fecais que identificam sangue oculto e nos exames estruturais (retossigmoidoscopia, enema baritado, colonografia por tomografia computadorizada e a colonoscopia). A colonoscopia assumiu papel relevante nestes programas pela possibilidade da identificação e ressecção de pólipos pré-malignos, interrompendo a história natural da doença. Em 2012, um estudo demonstrou redução de 53% na mortalidade por CCR em pacientes que foram submetidos a polipectomias de lesões adenomatosas. Os pacientes submetidos a colonoscopia com polipectomia devem entrar em programa de vigilância para o surgimento de lesões metacrônicas, assunto a ser abordado em detalhe neste capítulo.

COLONOSCOPIA INICIAL E QUALIDADE

A primeira colonoscopia deve ser realizada com alta qualidade para evitar o chamado câncer de intervalo, que é definido quando o CCR é diagnosticado no período de tempo entre duas colonoscopias de rastreamento. As principais causas do câncer de intervalo são lesões não detectadas no exame inicial (57%), ressecções incompletas (20%) e o câncer de novo (13%). Portanto, o foco do colonoscopista deve ser em identificar e ressecar adequadamente as lesões. O preparo intestinal inadequado é a principal razão para pólipos não serem identificados. Sugerimos dividir a dose do laxante entre a véspera e o dia do exame, assim como a utilização de métodos objetivos de avaliação da qualidade do preparo intestinal, como a Escala de Preparo de Boston (Quadro 2-1).

Uma forma objetiva de avaliar a qualidade do rastreamento, é pela taxa de detecção de adenoma (TDA). Esta é uma avaliação do médico colonoscopista, obtida pela divisão do número de pacientes em que pelo menos um pólipo com histologia adenomatosa foi diagnosticado e ressecado pelo número total de pacientes submetidos à colonoscopia para rastreamento (primeiro exame e acima de 50 anos). Apesar de várias ressalvas a este método, a TDA permanece como critério mais simples e objetivo, apresentando um valor mínimo aceitável de 25% (20% em mulheres e 30% em homens). Há evidência relacionando TDA acima de 25% com menor incidência de câncer de intervalo. As lesões serrilhadas são mais frequentes no cólon direito, tem morfologia plana ou discretamente elevada e recobertas por uma fina capa de muco, portanto, muitas vezes mais difíceis de serem identificadas.

Após a identificação adequada dos pólipos e lesões colorretais, o método de ressecção irá influenciar na recidiva e, portanto, na ocorrência do câncer de intervalo. Acreditamos ser de fundamental importância a avaliação do colonoscopista quanto à ressecção completa da lesão durante o procedimento e o relato no laudo do método utilizado. Lesões diminutas podem ser removidas com pinça a frio, mas caso não seja possível a ressecção em um fragmento único, preferimos a utilização de alça a frio. Pólipos e lesões maiores podem ser removidos em múltiplos fragmentos e as margens podem ser complementadas com aplicação de plasma de argônio. Nestes casos é fundamental o acompanhamento precoce para a identificação e tratamento endoscópico das recidivas. A avaliação do local de ressecção após o intervalo entre 3 a 6 meses é consenso entre as diversas recomendações.

Uma vez ressaltado esses pontos, podemos discutir os critérios fundamentais que determinarão o intervalo de acompanhamento após a polipectomia colorretal.

ACOMPANHAMENTO ENDOSCÓPICO PÓS-POLIPECTOMIA COLORRETAL 41

Quadro 2-1. Escala de Boston para Preparo Intestinal: O Escore Total da Escala de Boston é Calculado Somando-se a Nota Atribuída (0 a 3) a cada Segmento Cólico: Direito, Transverso e Esquerdo. O Valor Total Varia de 0 (Preparo Ruim) a 9 (Preparo Excelente)

Avaliação dos segmentos cólicos
0: Cólon com fezes sólidas, mesmo após limpeza durante exame 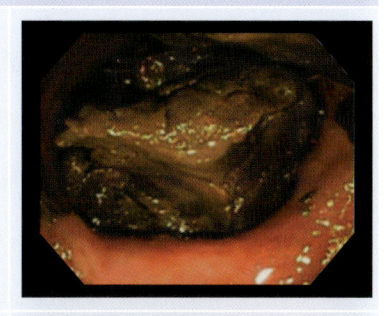
1: Parte da mucosa é visualizada após a limpeza, mas outras áreas permanecem sujas com material fecal 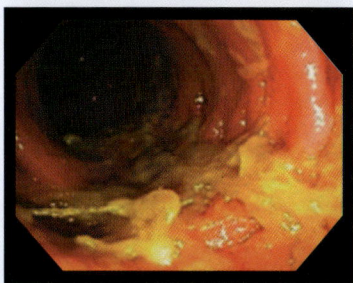
2: Mínimo resíduo fecal após a limpeza, com a maior parte da mucosa podendo ser bem avaliada 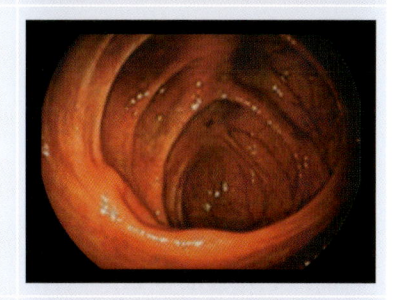
3: Toda a mucosa é bem visualizada após a limpeza do cólon 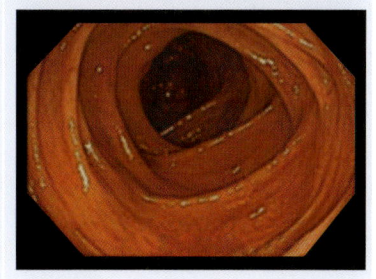

DETERMINAÇÃO DO ACOMPANHAMENTO PÓS-POLIPECTOMIA COLORRETAL

O paciente submetido à uma colonoscopia de alta qualidade, com a ressecção de todos os pólipos diagnosticados deverá repetir o procedimento em um intervalo estabelecido pelos consensos de especialistas. Estes consensos utilizam três critérios básicos para a determinação do intervalo: o número de lesões, o tamanho e a histologia. Os pacientes são classificados em grupo de baixo risco ou alto risco para lesões metacrônicas, conforme o Quadro 2-2.

A partir da classificação em alto e baixo risco é que será determinado o intervalo de acompanhamento pós-polipectomia. Ambas sociedades (ver a seguir) recomendam que os pacientes submetidos a colonoscopia sem alterações permaneçam nos programas de rastreamento com nova colonoscopia após 10 anos. Não há indicação de realizar pesquisa de sangue oculto anual como forma de rastreamento adicional nestes pacientes. As recomendações recentes contemplam as lesões/pólipos serrilhados apesar das fracas evidências científicas disponíveis. No futuro próximo, novas evidências serão incorporadas às recomendações, alterando o intervalo de acompanhamento sugerido atualmente. Pacientes com lesões serrilhadas menores que 10 mm ou sem displasia devem ser considerados como baixo risco. Pacientes com lesões serrilhadas com tamanho igual ou maior que 10 mm ou com displasia deve ser considerado como grupo de alto risco. Os critérios diagnósticos de polipose serrilhada definidos pela Organização Mundial da Saúde são pacientes que apresentem cinco ou mais pólipos serrilhados proximal ao cólon sigmoide, sendo que pelo menos dois destes tenham tamanho maior que 10 mm ou vinte ou mais lesões serrilhadas de qualquer tamanho, distribuídas por todos os segmentos do cólon. Estes pacientes devem receber aconselhamento genético e acompanhamento colonoscópico anual. A American Society for Gastrointestinal Endoscopy (ASGE) também recomenda que pacientes que apresentem mais que 10 pólipos adenomatosos sejam encaminhados para avaliação genética para o diagnóstico de variantes das síndromes polipoides e o intervalo de acompanhamento seja com base nesta avaliação. Demais pacientes que apresentem condições de alto risco para o desenvolvimento do CCR que independem dos achados na colonoscopia, como portadores de doença inflamatória intestinal, síndromes genéticas, devem ser seguidos conforme orientações específicas para cada uma destas situações e não serão abordados neste capítulo.

Apesar da ASGE e da European Society of Gastrointestinal Endoscopy (ESGE) compartilharem intervalos de acompanhamento semelhante, a British Society of Gastroenterology (BSG) sugeriu a divisão dos pacientes com pólipos de alto risco em duas classes. Pacientes com risco intermediário são aqueles com três ou quatro adenomas tubulares menores que 10 mm ou um adenoma com tamanho igual ou maior que 10 mm. Os pacientes com alto risco são aqueles com 5 ou mais adenomas menores que 10 mm ou pelo menos três

Quadro 2-2. Classificação dos pacientes em alto risco e baixo risco (ASGE/ESGE)

Baixo risco	Alto risco
1 a 2 adenomas tubulares	3 ou mais adenomas
< 10 mm	> 10 mm
Histologia tubular	Histologia vilosa
Displasia de baixo grau	Displasia de alto grau

adenomas, sendo um com tamanho igual ou maior que 10 mm. A BSG ressalta quando há um grande número de lesões identificadas, a possibilidade de outras lesões não serem identificadas aumenta, sendo esta a justificativa para o intervalo em um ano. Os intervalos de acompanhamento sugerido pela BSG, ASGE e ESGE são mostrados nos Quadros 2-3 e 2-4.

Quadro 2-3. Intervalo de Acompanhamento Pós-Polipectomia Conforme a Estratificação de Risco pela BSG

Achado na colonoscopia	Intervalo de acompanhamento
Colonoscopia normal	Não repetir ou 10 anos
Baixo risco ■ 1 a 2 adenomas < 10 mm	Não repetir ou 5 anos
Risco intermediário ■ 3 a 4 adenomas < 10 mm ■ 1 adenoma ≥ 10 mm	3 anos
Alto risco ■ ≥ 5 adenomas < 10 mm ■ ≥ 3 adenomas, sendo pelo menos 1 ≥ 10 mm	1 ano
Polipose serrilhada	1 ano
Lesões serrilhadas de alto risco ■ ≥ 10 mm, com displasia ou serrilhado tradicional	3 anos
Lesões serrilhadas de baixo risco ■ pólipos hiperplásicos, < 10 mm, sem displasia	Acompanhamento discutível
Lesões ressecadas em vários fragmentos	2 a 6 meses

Quadro 2-4. Intervalo de Acompanhamento Pós-Polipectomia Conforme a Estratificação de Risco pela ASGE e ESGE

Achado na colonoscopia	ASGE	ESGE
Colonoscopia normal	10 anos	10 anos
Baixo risco ■ 1 a 2 adenomas < 10 mm	5 a 10 anos	10 anos
Alto risco ■ ≥ 3 adenomas, ≥ 10 mm, histologia vilosa, displasia de alto grau	3 anos	3 anos
Polipose serrilhada	1 ano	1 ano
Lesões serrilhadas de alto risco ■ ≥ 10 mm, com displasia ou serrilhado tradicional	3 anos	3 anos
Lesões serrilhadas de baixo risco ■ pólipos hiperplásicos, < 10 mm, sem displasia	5 anos	10 anos
Lesões ressecadas em vários fragmentos	3 a 6 meses	até 6 meses
Pólipos hiperplásicos pequenos do reto e sigmoide	10 anos	10 anos

Algumas considerações adicionais após a determinação do IS são necessárias. A disponibilidade de um patologista com experiência em trato gastrointestinal é fundamental para a classificação correta das lesões, principalmente quanto a diferenciação no grau de displasia dos adenomas e na diferenciação das lesões serrilhadas sésseis dos pólipos hiperplásicos. Outro ponto que deve ser ressaltado é o método de mensuração do tamanho das lesões. Evidências demonstram que os colonoscopistas apresentam a tendência de superestimar o tamanho dos pólipos. Idealmente, deve-se utilizar algum parâmetro objetivo para comparação, como o tamanho da pinça de biópsia aberta por exemplo. O espécime ressecado pode sofrer alteração no tamanho pelo processo de fixação no formol, ainda assim sugerimos a utilização do tamanho relatado pela análise histopatológica nos casos de pólipos ressecados em fragmento único. Nos casos de ressecções fragmentadas das lesões, principalmente nos casos de múltiplos fragmentos, a avaliação endoscópica é mais fidedigna.

As recomendações das sociedades de especialidade reconhecem benefícios no rastreamento e vigilância dos pólipos até os 75 anos. Após os 85 anos, a maioria das sociedades sugere interromper a vigilância, devido a menor expectativa de vida. As recomendações relativas à faixa etária de 75 e 85 anos são escassas. Deste modo, a realização de colonoscopia com objetivo de rastreamento de CCR em pacientes idosos deve ser avaliado individualmente, considerando-se o impacto da polipectomia na redução do CCR por um período de 10 anos e pesando os riscos relativos às comorbidades e da realização de um procedimento invasivo.

Uma vez que a disponibilidade de recursos para rastreamento do CCR na população é limitada, e os intervalos de acompanhamento sugeridos pelas sociedades com base em evidências científicas é maior que o habitualmente observado na prática clínica, os autores consideram de extrema importância que o endoscopista tenha como meta realizar a colonoscopia de alta qualidade em todas as ocasiões e que disponibilize informações atualizadas para auxiliar os médicos que solicitam a colonoscopia a determinar o intervalo de acompanhamento ideal para o paciente, principalmente nos casos de médicos menos familiarizados com a gastroenterologia, como clínicos, geriatras e ginecologistas. Finalmente, ressalta-se que estas recomendações são generalizadas e devem ser aplicadas à grande maioria dos pacientes, porém situações específicas devem ser consideradas individualmente, necessitando modificação nos intervalos de acompanhamento.

DIAGNÓSTICO ÓPTICO DA HISTOLOGIA DOS PÓLIPOS E A ESTRATÉGIA DE RESSECAR E DESCARTAR

Os endoscópios modernos com alta definição, associados à magnificação e cromoscopia eletrônica como Narrow Band Imaging (NBI) e Blue Laser Imaging (BLI) permitem a avaliação da histologia dos pólipos em tempo real durante a colonoscopia. Uma vez que os pólipos diminutos, com tamanho até 5 mm raramente apresentam câncer invasivo, foi sugerida a estratégia de ressecar e descartar estas lesões sem análise histopatológica. A estratégia de não ressecar e deixar lesões hiperplásicas no reto e sigmoide distal é sugerida pelo mesmo princípio do diagnóstico *in vivo* da histologia dos pólipos, por não apresentarem risco de degeneração. Estas estratégias representariam uma redução significativa nos custos dos programas de rastreamento e vigilância do CCR. A ASGE estipulou critérios mínimos para a aplicação prática destes princípios. Na estratégia de ressecar e descartar, o método de avaliação da histologia dos pólipos quando associado à análise da patologia dos pólipos maiores que 0,5 cm deve proporcionar concordância na determinação do intervalo de acompanhamento em 90% dos casos quando comparado com o padrão ouro (análise histopatológica de todos os pólipos). Em relação à estratégia de não ressecar, o método utilizado deve proporcionar valor preditivo negativo ≥ 90% para os pólipos hiperplásicos. Em ambas as situações, a avaliação do endoscopista é fundamental, pois existem lesões que não se encaixam nos padrões e classificações, não sendo possível a presunção da histologia do pólipo em tempo real com confiabilidade. Estudos recentes com a tecnologia NBI e magnificação de imagem fixa, utilizando a classificação NICE obtiveram performance próxima aos requisitos mínimos necessários. Porém a maioria destes estudos foram realizados em ambientes acadêmicos, sendo necessário mais evidências da utilização na prática diária em outras instituições.

CASOS CLÍNICOS
Caso 1
C.C.M, sexo masculino, 70 anos, hipertenso e diabético, em uso de Enalapril e Metformina, realizou sua primeira colonoscopia para rastreamento, que evidenciou 6 adenomas tubulares e de baixo grau, todos menores que 10 mm. Refere estar preocupada se já deve repetir sua colonoscopia pois sua vizinha disse ter realizado colonoscopia há três anos e apresentava somente 1 pólipo grande, mas foi orientada a repetir o exame em 06 meses.

Discussão
Pacientes com adenomas de alto risco (> 10 mm, histologia vilosa, 3 ou mais adenomas, com displasia de alto grau).

Estudos mais recentes mostram que estes pacientes possuem um risco maior de desenvolvimento de neoplasia avançada. Deste modo, estes pacientes devem ser seguidos em três anos. Para estas recomendações, a colonoscopia deve ter sido realizada após um preparo com qualidade, uma avaliação minuciosa e por um colonoscopista bem treinado. Caso haja dúvida sobre qualquer um destes quesitos, incluindo a ressecção completa das lesões quando a ressecção é realizada em fragmentos, outra colonoscopia mais precoce deve ser realizada. Em relação aos pacientes com mais de 5 adenomas em um exame colonoscópico, existem algumas divergências sobre as recomendações. Quando não existem síndromes genéticas, a ASGE e a ESGE incluem estes pacientes no grupo de alto risco e com recomendação de acompanhamento em 3 anos. No entanto, o consenso britânico recomenda acompanhamento em 1 ano, pelo maior risco de adenomas metacrônicos comparado à pacientes com menos que 5 adenomas. Porém, não há estudos com alto grau de evidência de que esses pacientes possuam um risco maior para o desenvolvimento de câncer colorretal (Figs. 2-1 a 2-3).

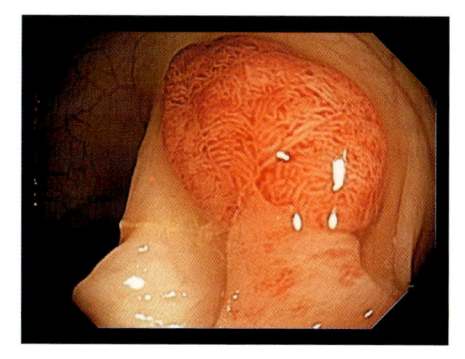

Fig. 2-1. Adenoma tubular com displasia de baixo grau no cólon transverso.

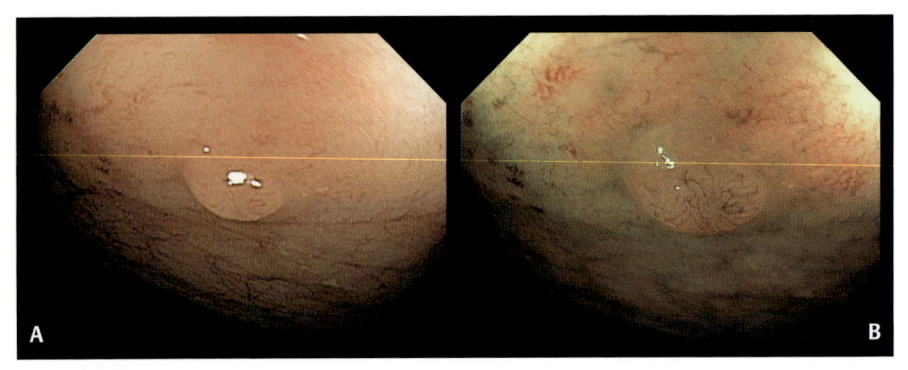

Fig. 2-2. Adenoma tubular com displasia de baixo grau. (A) Avaliação com luz branca. (B) Avaliação com NBI e *Near Focus*.

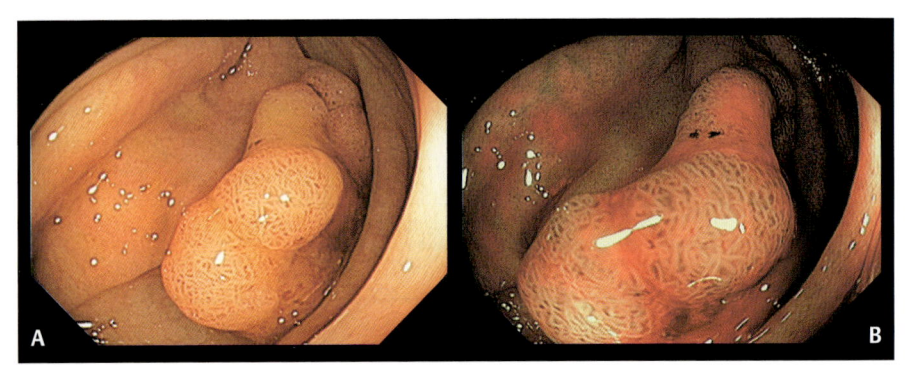

Fig. 2-3. Adenoma tubuloviloso com displasia de alto grau no cólon transverso. (A) Imagem com luz branca. (B) Imagem com NBI.

Caso 2
S.N.C, sexo masculino, 51 anos, assintomático, optou por fazer um *check-up* com seu clínico geral. Foi solicitada colonoscopia que evidenciou lesão plano-elevada de 15 mm, compatível com adenoma séssil serrilhado sem displasia. Realizada ressecção da lesão por mucosectomia, sem intercorrências.

Discussão
As implicações das lesões serrilhadas ainda são incertas. Os estudos recentes, porém, sem alto grau de evidência, mostram que lesões maiores que 10 mm e a presença de displasia são fatores que provavelmente aumentam o risco para neoplasias. Estas lesões são classificadas como lesões de alto risco, e devem ser acompanhadas assim como os adenomas de alto risco, ou seja, em 3 anos. As demais lesões serrilhadas são consideradas de baixo risco e podem ser acompanhadas em 5 anos.

Observação: a detecção e identificação de lesões serrilhadas apresenta uma grande variação entre endoscopistas e inclusive a classificação dessas lesões, varia bastante entre os patologistas. Devido esta variação, recomenda-se que toda lesão serrilhada maior que 10 mm no cólon proximal deve ser considerada e acompanhada como um adenoma séssil serrilhado (Figs. 2-4 e 2-5).

Fig. 2-4. (**A**) Adenoma séssil serrilhado no cólon direito com capa de muco. (**B**) Imagem com *Near Focus*. (**C**) Imagem com *Near Focus* e NBI.

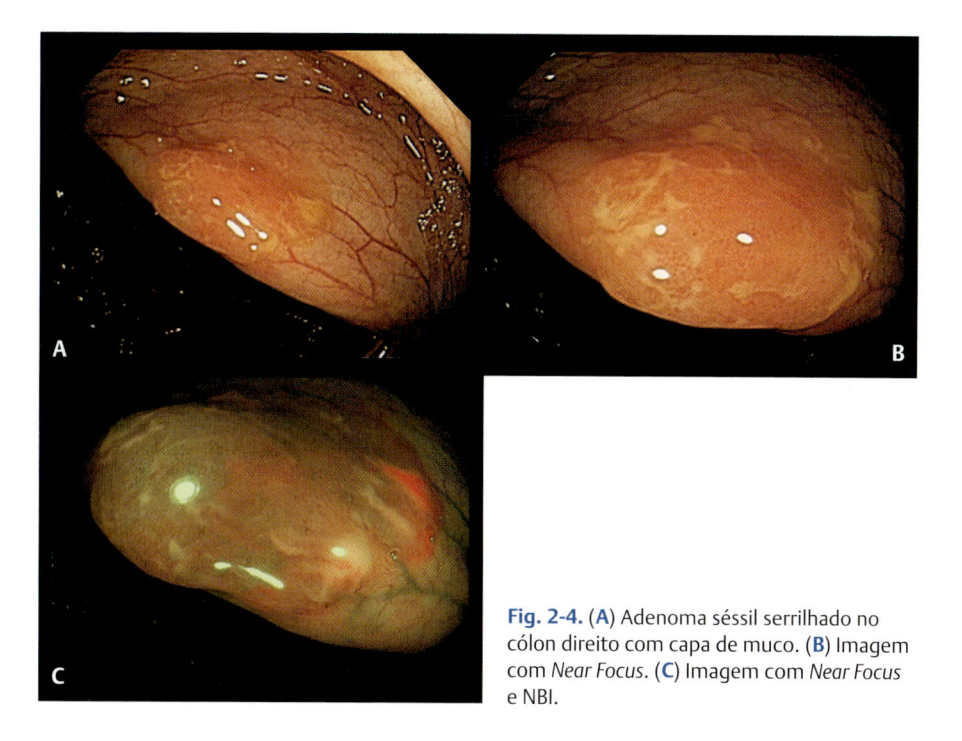

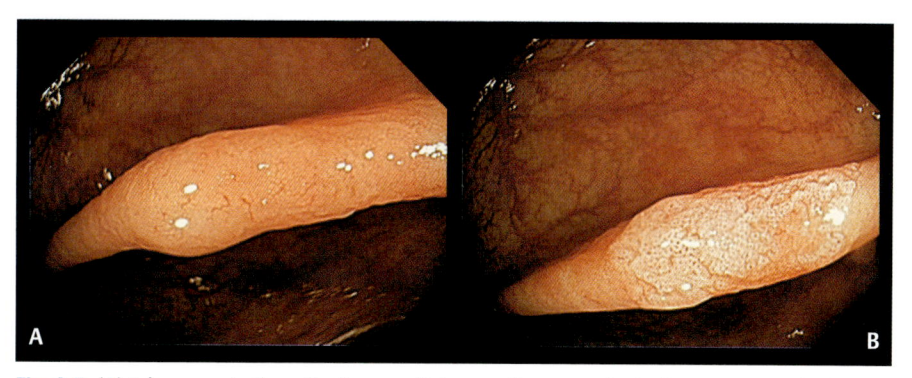

Fig. 2-5. (**A**) Adenoma séssil serrilhado sem atipias no cólon ascendente, imagem com *Near Focus*. (**B**) Imagem com *Near Focus* após cromoscopia com ácido acético.

Caso 3

V.S.C, sexo masculino, 60 anos, hipertenso e diabético, em uso de Anlodipino, Losartana e Metformina, realizou colonoscopia há 3 anos que evidenciou 4 adenomas tubulares e menores que 10 mm. No último mês, realizou colonoscopia controle, sem achados. Vem ao gastroenterologista para saber quando deverá ser a próxima colonoscopia.

Discussão

Ainda não existem evidências suficientes para recomendações após a primeira colonoscopia de vigilância. Existem alguns coortes que seguiram pacientes após a primeira vigilância para determinar o risco do surgimento de neoplasias/lesões avançadas nos exames subsequentes. Estes estudos apresentam vários vieses, mas sugerem que pacientes com adenomas avançados devem ter uma segunda vigilância mais próxima. Assim, pacientes com adenomas de baixo risco e segunda colonoscopia normal, podem ser acompanhados em 10 anos. Pacientes com adenomas de alto risco em qualquer exame devem ser acompanhados com nova colonoscopia em 3 anos, segundo o consenso britânico (Quadro 2-5).

Quadro 2-5. Orientação de Acompanhamento pela SBG

Primeira colonoscopia	Segunda colonoscopia	Intervalo para terceira colonoscopia
Adenoma de baixo risco	Adenoma de alto risco Adenoma de baixo risco Sem adenomas	3 anos 5 anos 10 anos
Adenoma de alto risco	Adenoma de alto risco Adenoma de baixo risco Sem adenomas	3 anos 5 anos 5 anos

BIBLIOGRAFIA

Arditi C, Gonvers J, Burnand B et al. Appropriateness of colonoscopy in Europe (EPAGE II) – Surveillance after polypectomy and after resection of colorectal cancer. *Endoscopy.* 2009;41(03):209-17.

Bogie R, Sanduleanu S. Optimizing post-polypectomy surveillance: A practical guide for the endoscopist. *Dig Endosc.* 2015;28(3):348-59.

Britto-Arias M, Waldmann E, Jeschek P et al. Forceps versus snare polypectomies in colorectal cancer screening: are we adhering to the guidelines? *Endoscopy.* 2015;47(10):898-902.

Cairns S, Scholefield J, Steele R et al. Guidelines for colorectal cancer screening and surveillance in moderate and high risk groups (update from 2002). *Gut.* 2010;59(5):666-89.

Calderwood A, Lieberman D, Logan J et al. 188 Boston Bowel Preparation Scale Scores Provide a Standardized Definition of "Adequate" for Describing Bowel Cleanliness. *Gastrointest Endoscopy.* 2013;77(5):AB130-1.

Castells A, Andreu M, Binefa G et al. Postpolypectomy surveillance in patients with adenomas and serrated lesions: a proposal for risk stratification in the context of organized colorectal cancer-screening programs. *Endoscopy.* 2014;47(01):86-7.

Corley D, Jensen C, Marks A et al. Adenoma detection rate and risk of colorectal cancer and death. *N Eng J of Med.* 2014;370(14):1298-306.

East J, Atkin W, Bateman A et al. British Society of Gastroenterology position statement on serrated polyps in the colon and rectum. *Gut.* 2017;66(7):1181-96.

Estimativa 2016 – Incidência de câncer no Brasil [Internet]. INCA – Instituto Nacional de Câncer José Alencar Gomes da Silva. 2016. [Acesso em 2018 May 22]. Disponível em: http://www.inca.gov.br/estimativa/2016/

Hassan C, Quintero E, Dumonceau J et al. Post-polypectomy colonoscopy surveillance: European Society of Gastrointestinal Endoscopy (ESGE) Guideline. *Endoscopy.* 2013;45(10):842-64.

Jass JR. Classification of colorectal cancer based on correlation of clinical, morphological and molecular features. *Histopathology.* 2007;50:113-30.

Kaminski M, Regula J, Kraszewska E et al. Quality indicators for colonoscopy and the risk of interval cancer. *N Eng J Med.* 2010;362(19):1795-803.

le Clercq C, Bouwens M, Rondagh E et al. Postcolonoscopy colorectal cancers are preventable: a population-based study. *Gut.* 2013;63(6):957-63.

Levin B, Lieberman D, McFarland B et al. Screening and surveillance for the early detection of colorectal cancer and adenomatous polyps, 2008: a joint guideline from the American Cancer Society, the US Multi-Society Task Force on Colorectal Cancer, and the American College of Radiology. *CA: Cancer J Clin.* 2008;58(3):130-60.

Lieberman D, Rex D, Winawer S et al. Guidelines for colonoscopy surveillance after screening and polypectomy: a consensus update by the US Multi-Society Task Force on Colorectal Cancer. *Gastroenterology.* 2012;143(3):844-57.

Orlowska J. Serrated lesions and hyperplastic (serrated) polyposis relationship with colorectal cancer: classification and surveillance recommendations. *Gastrointest Endosc.* 2013;77(6):858-71.

Patel N, Tong L, Ahn C et al. Post-polypectomy Guideline Adherence: Importance of Belief in Guidelines, Not Guideline Knowledge or Fear of Missed Cancer. *Digestive Diseases and Sciences.* 2015;60(10):2937-45.

Rex D, Schoenfeld P, Cohen J et al. Quality indicators for colonoscopy. Gastrointest *Endosc.* 2015;81(1):31-53.

Rex DK, Kahi C, O'Brien M et al. The American Society for Gastrointestinal Endoscopy PIVI (Preservation and Incorporation of Valuable Endoscopic Innovations) on real-time endoscopic assessment of the histology of diminutive colorectal polyps. *Gastrointest Endosc.* 2011;73(3):419-22.

Vogelstein B, Fearon ER, Hamilton SR et al. Genetic alterations during colorectal-tumor development. *N Engl J Med.* 1988;319:525-32.

Zauber A, Winawer S, O'Brien M et al. Colonoscopic polypectomy and long-term prevention of colorectal cancer deaths. *Obstetrical & Gynecological Survey.* 2012;67(6):355-6.

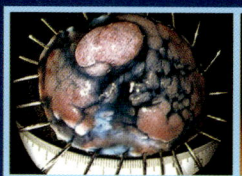

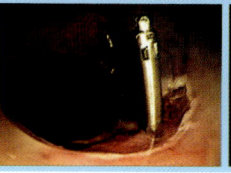

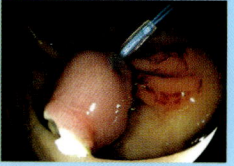

Dissecção Endoscópica Submucosa (ESD) Colorretal

Ossamu Okazaki
Hugo Gonçalo Guedes
Nelson Tomio Miyajima

INTRODUÇÃO

O câncer colorretal (CCR) é o terceiro mais comum e a quarta causa de morte relacionada com câncer no mundo. Em 2015, aproximadamente 774.000 óbitos foram associados ao CCR.[1]

Atualmente, acredita-se que a sequência adenoma-carcinoma represente o processo de desenvolvimento de grande parte dos CCRs.[2] É também aceita a teoria do câncer *de novo*, segundo a qual o CCR pode-se desenvolver a partir de lesões planas ou deprimidas, sem o desenvolvimento do estágio precursor com formação de pólipos adenomatosos.[3]

Uma vez que lesões adenomatosas são consideradas precursoras de câncer, medidas para detecção precoce e ressecção dessas lesões são de fundamental importância na prevenção do CCR.[4,5] Nesse contexto, a endoscopia apresenta papel central, tanto no rastreamento quanto no diagnóstico, prevenção e tratamento.[4,6]

Para lesões ≤ 5 mm, recomenda-se polipectomia com pinça de biópsia ou alça a frio, e, para as maiores que 5 mm, alça a frio, para garantir ressecção completa.[7]

Lesões mais complexas, por muitos anos, apresentavam como único tratamento endoscópico disponível a mucosectomia (EMR).[8,9] Entretanto, para lesões com mais de 20 mm, este método está associado à maior taxa de ressecção incompleta ou em *piecemeal*[10,11] e, consequentemente, à recorrência.[12,13] Dessa forma, grande parte dos pacientes portadores de lesões potencialmente curáveis endoscopicamente era submetida à ressecção cirúrgica.

Nesse contexto, a técnica de dissecção endoscópica submucosa (ESD), consolidada no tratamento de lesões gástricas e esofágicas precoces, foi descrita, inicialmente, no início dos anos 2000 para o tratamento de lesões colorretais precoces.[14,15] Apesar de estar associada a maior tempo de procedimento, maior taxa de complicações e alto nível de dificuldade técnica quando comparado à mucosectomia, a ESD permite a resseção *en bloc* de lesões com mais de 20 mm e também de lesões com componentes fibróticos ou cicatriciais,[16-20] potencializando a capacidade de ressecções por via endoscópica, evitando procedimento cirúrgico desnecessário.

Atualmente a ESD colorretal é realizada de maneira segura e eficaz, com alta taxa de ressecção curativa, tanto em países orientais quanto nos ocidentais.[8,9,17,21-23]

INDICAÇÕES PARA TRATAMENTO ENDOSCÓPICO

O tratamento endoscópico das lesões colorretais é indicado para lesões pré-malignas e malignas consideradas não invasivas, com baixo risco de metástase linfonodal, confinadas até a camada submucosa da parede intestinal.

Os fatores de risco para metástase linfonodal, cuja presença indica tratamento cirúrgico, de acordo com o *guideline* de 2016 para tratamento do câncer colorretal da *Japanese Society for Cancer of the Colon and Rectum* (JSCCR), são:

- Invasão da submucosa ≥ 1.000 μm.[24,25]
- Adenocarcinoma pouco diferenciado, carcinoma com células em anel de sinete e carcinoma mucinoso.[26]
- Invasão vascular.[26]
- *Budding* grau 2 ou 3.[26]

Alguns desses fatores podem ser avaliados previamente ao procedimento. A profundidade de invasão da submucosa pode ser predita por meio de magnificação endoscópica com avaliação do padrão de criptas. A presença de padrão invasivo está intimamente relacionada com a invasão submucosa maciça (≥ 1.000 μm), contraindicando a ressecção endoscópica.[27,28]

Outros, como a avaliação de invasão vascular e do *budding* podem ser realizadas apenas após a ressecção do espécime e adequada avaliação histopatológica.

AVALIAÇÃO PRÉ-PROCEDIMENTO

Diante do que já foi discutido, já devemos entender, até esse momento, que a maior parte das lesões colorretais superficiais pode ser ressecada curativamente por polipectomia com alça ou mucosectomia.[29] Entretanto, para definição da técnica ideal de ressecção endoscópica, é de fundamental importância identificar as lesões com maior risco de malignidade e de invasão da submucosa, que devem ser ressecadas, preferencialmente, em monobloco, uma vez que a ressecção, dessa forma, está associada à menor recorrência quando comparada a multifragmentos. Além disso, permite adequada avaliação das margens da lesão, fator determinante na definição de tratamento curativo.[16-20] Portanto é de suma importância realizar uma avaliação minuciosa das lesões anteriormente ao procedimento.

TIPO MORFOLÓGICO

A simples avaliação macroscópica do tipo morfológico da lesão pode predizer maior risco de invasão submucosa.

Sabe-se que as lesões de crescimento lateral (LST) do tipo granular (LST-G) misto ≥ 30 mm e LST não granular (LST-NG) ≥ 20 mm, especialmente o subtipo pseudodeprimido (PD) (Fig. 3-1), apresentam maior risco de invasão submucosa e, por este motivo, devem ser ressecadas em monobloco.[30,31]

Um trabalho realizado por Oka *et al.* determinou a taxa de invasão submucosa dos LSTs de acordo com seu tamanho e subtipo, com resultados conforme o Quadro 3-1.[31]

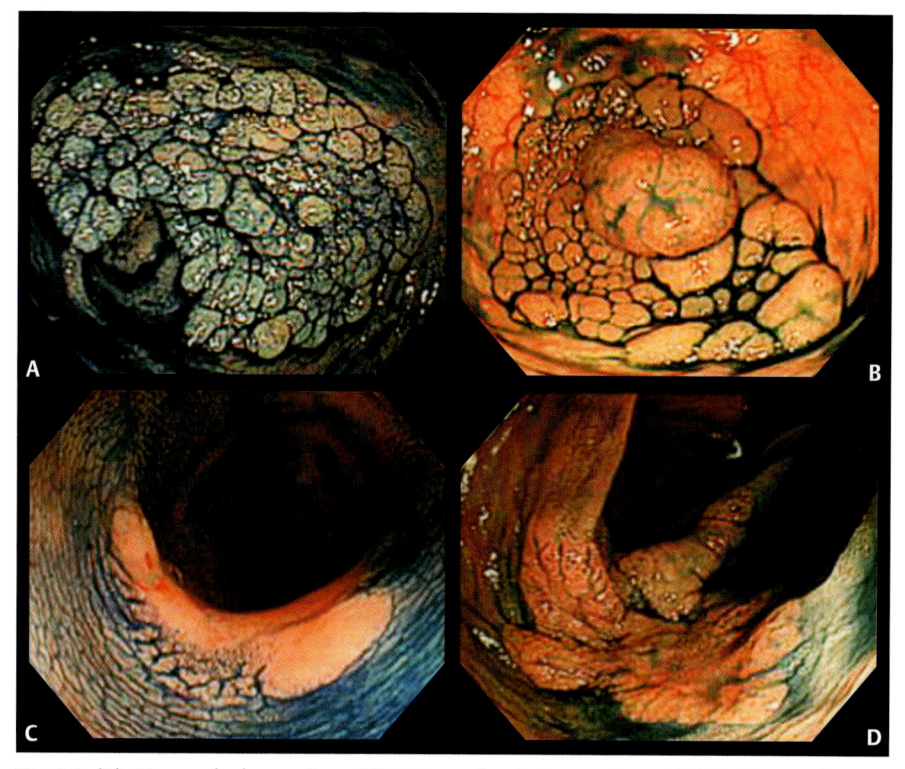

Fig. 3-1. (**A**) LST granular homogêneo. (**B**) LST granular não homogêneo. (**C**) LST não granular. (**D**) LST *pseudo*deprimido. Fonte: Tanaka et al., 2015.[25]

Quadro 3-1. Taxa de Invasão Submucosa das LSTS para cada Subtipo e Tamanho da Lesão

Tipo	Tamanho (mm)			
	10-19	20-29	≥ 30	Total
LST-G homogênea	0/140 (0%)	1/109 (0,9%)	2/132 (1,5%)	3/351 (0,9%)
LST-G mista	3/50 (3%)	11/79 (13,9%)	22/142 (15,5%)	36/271 (13,3%)
LST-NG plana	21/414 (5,1%)	16/232 (6,9%)	43/703 (6,1%)	43/703 (6,1%)
LST-NG pseudodeprimida	5/21 (23,8%)	8/14 (57,1%)	16/38 (42,1%)	16/38 (42,1%)

Fonte: Adaptado de Oka S, Tanaka S, Kanao H et al., 2009.[31]

As lesões deprimidas, responsáveis pelo desenvolvimento do câncer *de novo*, podem invadir a submucosa mesmo com tamanho inferior a 10 mm. Kudo *et al.* relataram incidência de invasão submucosa em 39,1% das lesões deprimidas com diâmetro entre 6 e 10 mm, portanto, também devem ser ressecadas em monobloco.[32] De acordo com a teoria do câncer *de novo*, as lesões tipo IIc evoluem para lesões tipo IIa + IIc quando invadem maciçamente a camada submucosa e, finalmente, evoluem para um tumor avançado[32] (Fig. 3-2).

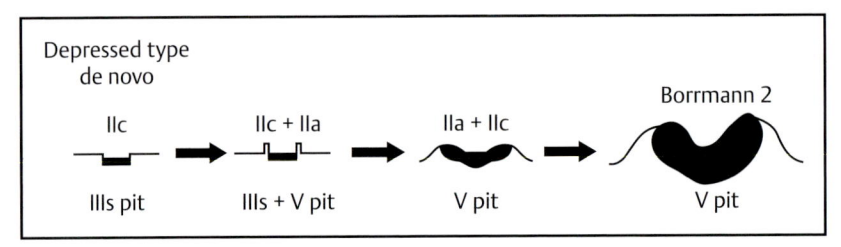

Fig. 3-2. Evolução do câncer *de novo*. Fonte: Adaptada de Kudo S, Tamura S, Hirota S *et al.*, 1995.[32]

SINAL DO *NON-LIFTING*

A presença de sinal do *non-lifting* foi inicialmente relatada por Uno *et al.*, como indicativa de lesão com alto potencial de infiltração maciça da submucosa[33,34] (Fig. 3-3). Kobayashi *et al.*, em estudo multicêntrico, relataram que a presença do sinal do *non-lifting* apresentou sensibilidade de 61%, especificidade de 98%, valor preditivo positivo de 80%, valor preditivo negativo de 96% e acurácia de 94% para o diagnóstico de invasão maciça da submucosa. Entretanto, neste mesmo estudo, o sinal do *non-lifting* apresentou sensibilidade e acurácia inferiores à avaliação endoscópica convencional na predição de lesão com invasão submucosa maciça.[35] Na prática, a presença de sinal do *non-lifting* realmente sugere invasão maciça da submucosa. Por outro lado, a ausência do sinal não garante que a lesão seja não invasiva.

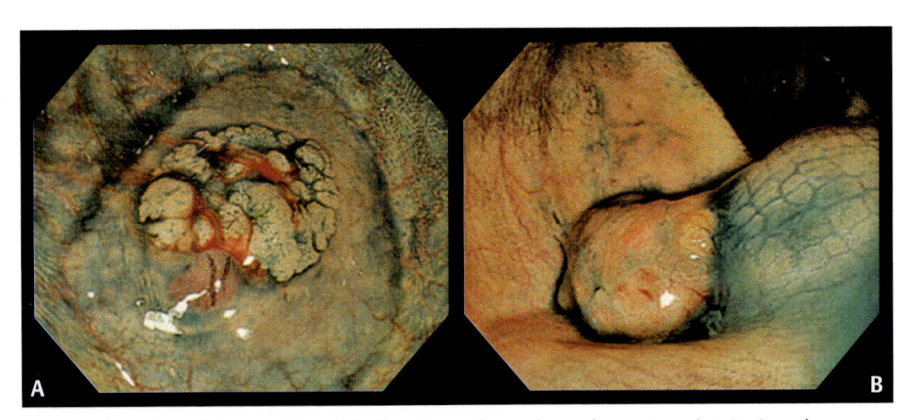

Fig. 3-3. (A e B) Sinal do *non-lifting*. A lesão não se eleva adequadamente após injeção submucosa de solução sob a mesma. É sinal sugestivo, pelo menos, de invasão profunda da submucosa. Fonte: Kobayashi N, Saito Y, Sano Y *et al.*, 2007.[35]

CROMOSCOPIA COM MAGNIFICAÇÃO
Classificação de Kudo/Classificação Clínica

A cromoendoscopia com magnificação (MCE) é uma técnica validada para avaliação do padrão de criptas das lesões, de acordo com a classificação dos *pit patterns* desenvolvida por Kudo *et al.*[36] Após adequada cromoscopia com solução de índigo carmim, ou violeta cresil, o padrão de criptas da lesão deve ser cuidadosamente avaliado. A MCE é comprovadamente efetiva na diferenciação de lesões neoplásicas e não neoplásicas. As lesões com padrão de criptas do tipo I e II são consideradas lesões não neoplásicas, enquanto o padrão de criptas do tipo III, IV e V estão presentes em lesões consideradas neoplásicas.[27]

Em relação à avaliação da profundidade de invasão, os padrões de criptas tipo III, IV são encontrados em pólipos adenomatosos e o tipo Vn, em lesões com alta suspeita de invasão maciça da submucosa (sm2 ou mais/ $\geq$ 1.000 μm). O padrão de criptas tipo Vi pode ser encontrado em lesões com invasão maciça da submucosa, bem como em lesões com invasão superficial da submucosa (sm1/ < 1.000 μm).[27,37] O padrão de criptas tipo Vi, portanto, compreende tanto lesões ressecáveis (sm1/ < 1.000 μm) quanto irressecáveis (sm2 ou mais/ $\geq$ 1.000 μm) endoscopicamente (Fig. 3-4).

No intuito de identificar as lesões ressecáveis por endoscopia previamente ao procedimento, Matsuda *et al.* desenvolveram um novo sistema de avaliação do padrão de criptas, a classificação clínica[38] (Fig. 3-5).

Essa classificação divide as lesões neoplásicas em invasivas e não invasivas, avaliando a morfologia das criptas e presença de áreas demarcadas. A presença de criptas irregulares ou distorcidas em áreas demarcadas indica lesão invasiva, enquanto a presença de irregularidade ou distorção de criptas sem área demarcada (usualmente encontradas nos tipos Vn e alguns casos de Vi de Kudo) e criptas regulares com área demarcada indica lesão não invasiva (usualmente encontradas nos tipos IIIs, IIIL, IV e alguns casos de Vi de Kudo). Na prática, essa classificação permite diferenciar as lesões que são ressecáveis endoscopicamente daquelas que necessitam de tratamento cirúrgico com sensibilidade, especificidade, valor preditivo positivo, valor preditivo negativo e acurácia de 85,6%, 99,4%, 86,5%, 99,4% e 98,8%, respectivamente.[38]

Tipo	Esquema	Imagens endoscópicas	Descrição	Patologia sugerida	Tratamento ideal
I	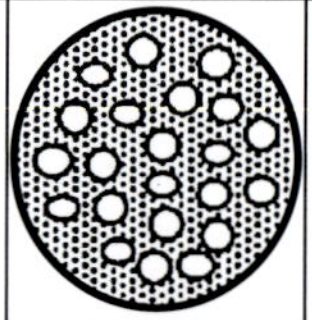	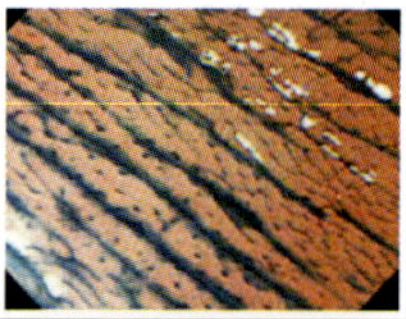	Criptas arredondadas	Não neoplásica	Nenhum ou endoscopia
II	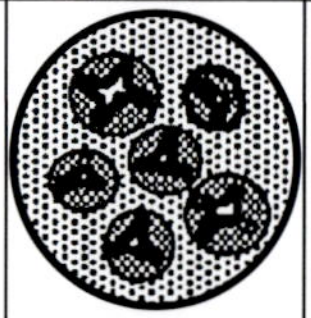	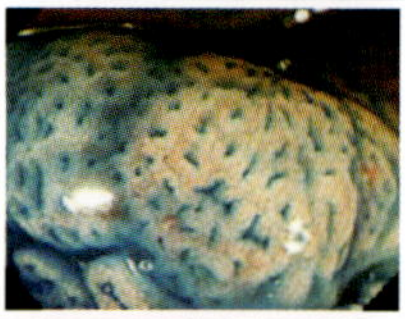	Criptas papilares ou em forma de estrela	Não neoplásica	Nenhum ou endoscopia
IIIs	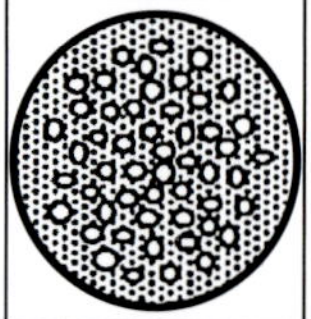	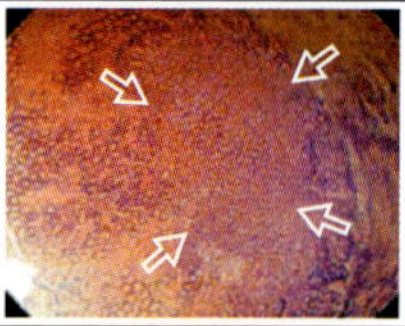	Criptas pequenas tubulares ou arredondadas menores que criptas normais	Neoplásica	Endoscopia
IIIL	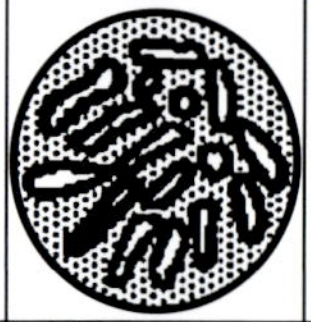	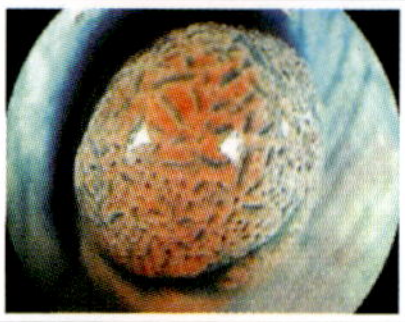	Criptas arrendondadas ou tubulares maiores que as criptais normais	Neoplásica	Endoscopia
IV	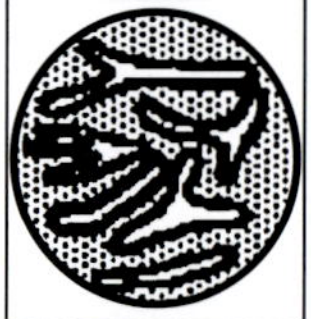	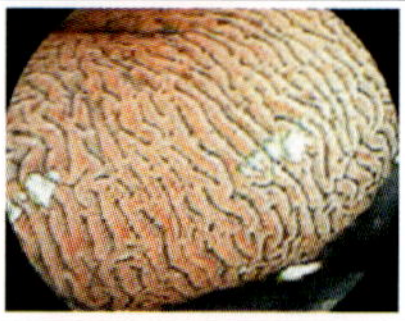	Cripstas cerebelares	Neoplásica	Endoscopia
VI	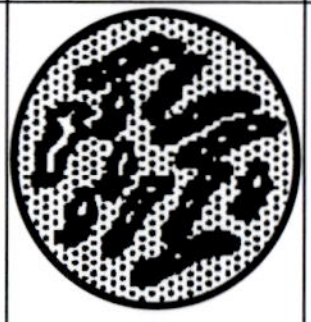	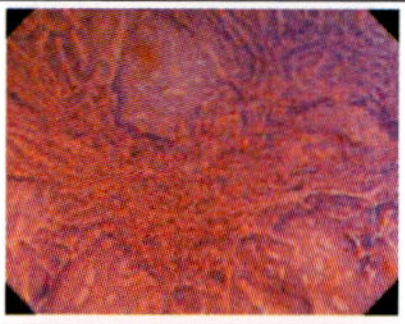	Cripstas irregulares, com padrões dos IIIs, IIIL, e IV	Neoplásica (Invasiva)	Endoscopia ou cirurgia
VN	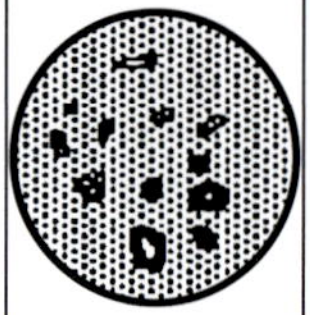	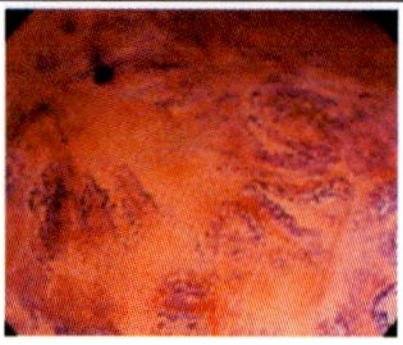	Criptas não estruturais	Neoplásica (Invasão massiva da submucosa)	Cirurgia

Fig. 3-4. Classificação de Kudo. Tanaka *et al. Gastrointest Endosc* 2006;64:604-13.

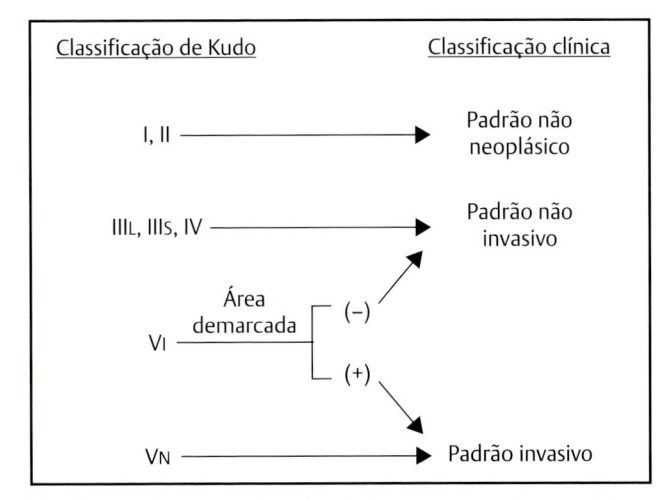

```
Classificação de Kudo          Classificação clínica

    I, II  ─────────────────▶   Padrão não
                                 neoplásico

    IIIL, IIIs, IV  ──────────▶  Padrão não
                                 invasivo
                    Área    ┌ (−) ↗
              VI  demarcada │
                            └ (+) ↘
    VN  ──────────────────▶      Padrão invasivo
```

Fig. 3-5. Relação entre a classificação de Kudo e a classificação clínica. Fonte: Matsuda T, Fujii T, Saito Y *et al.*, 2008.[28]

Classificação NICE (NBI International Colorectal Endoscopic)

A classificação de Sano[39] foi a primeira classificação endoscópica que utilizou NBI e magnificação para avaliação e diagnóstico diferencial de lesões colorretais. Essa classificação é baseada na avaliação da vascularização. Desde então, diversas outras classificações, como a classificação de Hiroshima,[40] classificação de Showa,[41] classificação de Jikei, foram desenvolvidas.

Em 2010 o grupo Colon Tumor NBI Interest Group (CTNIG), composto por membros de centros asiáticos, europeus e americanos, criou a classificação NICE, que avalia cor, vascularização e padrão da superfície das lesões, identificando lesões hiperplásicas, adenomatosas e lesões com invasão profunda da submucosa[42,43] (Fig. 3-6).

	Tipo 1	Tipo 2	Tipo 3
Cor	Similar ou mais clara que a mucosa adjacente	Acastanhada em relação à muscosa adjacente	Acastanhada escura, por vezes entremeada com áreas mais claras
Padrão vascular	Não visível, as vezes podem ser vistos vasos isolados cruzando a lesão	Vasos acastanhados rodeados por estruturas esbranquiçadas	Com áreas de interrupção ou ausência de vasos
Padrão da superfície	Pontos escurecidos ou brancos com tamanho uniforme ou ausência de padrão homogêneo	Ovaladas, tubulares ou com estrutura ramificada rodeadas por vazos escurecidos	Padrão ausente ou amorfo
Histologia provável	Hiperplásico	Adenoma***	Câncer invasivo submucoso profundo
Imagens endoscópicas	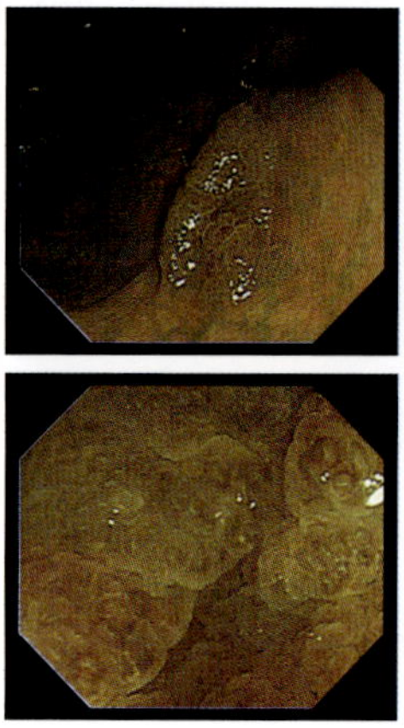	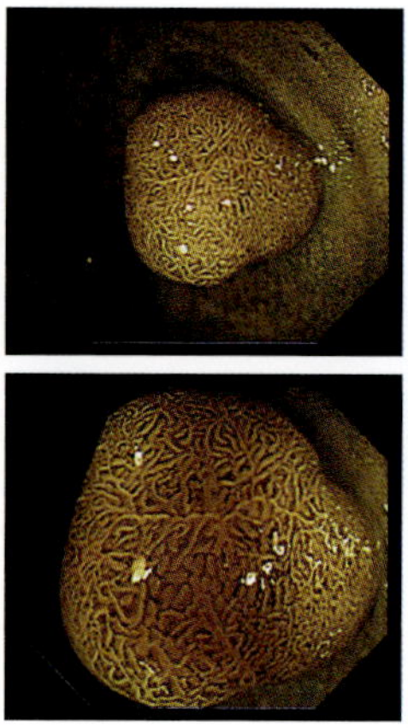	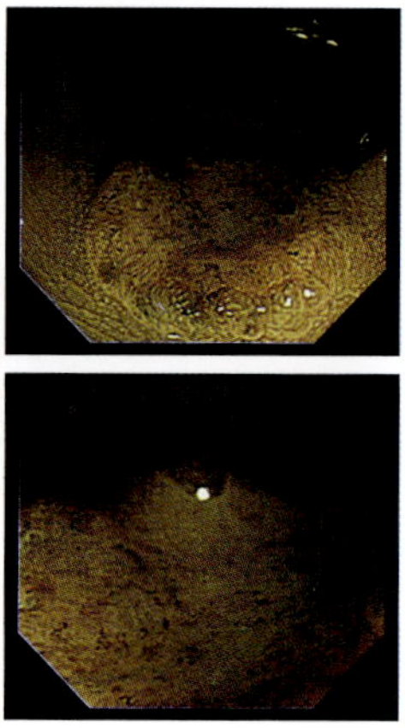

Fig. 3-6. Classificação de NICE. Fonte: Sano Y, Tanaka S, Kudo S-E et al., 2016.[44]

Classificação JNET (Japan NBI Expert Team)

Para estabelecer uma classificação universal de NBI com magnificação, um grupo de 38 especialistas em colonoscopia do Japão criou a classificação JNET. Essa classificação avalia tanto o padrão vascular quanto o padrão da superfície das lesões, classificando-as em tipo 1, 2A, 2B e 3, correspondentes, respectivamente, a lesões hiperplásicas/serrilhadas, neoplasia intramucosa da baixo grau, neoplasia intramucosa de alto grau/invasão superficial da submucosa e câncer com invasão profunda da submucosa (Fig. 3-7).[44]

	Tipo 1	Tipo 2A	Tipo 2B	Tipo 3
Padrão vascular	Invisível	Calibre e distribuição regular	Calibres variados e distribuição irregular	Interrupção de vasos
Padrão de superfície	Pontos brancos ou pretos regulares similares a mucosa adjacente	Regular	Irregular ou obscuro	Áreas amorfas
Histologia sugerida	Hiperplásico ou serrilhado	Neoplasia intraepitelial de baixo grau	Neoplasia intraepitelial de alto grau ou câncer invasivo superficial	Câncer com invasão profunda
Imagens endoscópicas	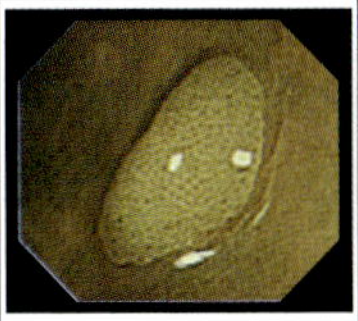	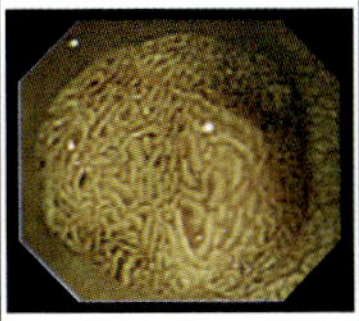	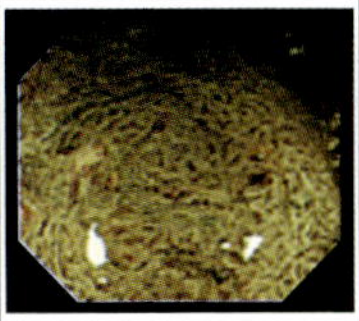	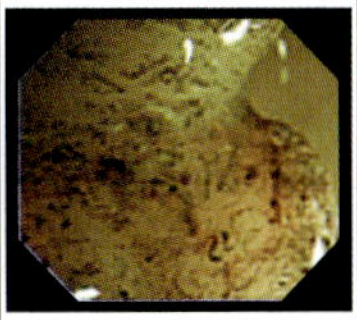

Fig. 3-7. Classificação de JNET. Fonte: Sano Y, Tanaka S, Kudo S-E et al.,2016.[44]

ECOENDOSCOPIA

Alguns estudos relataram que a ecoendoscopia com *miniprobe* pode ser efetiva no estadiamento do câncer colorretal, identificando pacientes que podem ser encaminhados para tratamento não cirúrgico. Entretanto, para lesões superficiais, a acurácia para identificar a profundidade de invasão da lesão (distinguir entre T1a e T1b) pode ser baixa, com tendência a superestadiamento, o que pode levar a tratamento cirúrgico desnecessário em alguns pacientes.[38]

De acordo com as recomendações da European Society of Gastrointestinal Endoscopy (ESGE), ressecção endoscópica sempre será a melhor ferramenta para estadiamento e, por este motivo, se o endoscopista sentir que a lesão é ressecável, provavelmente não haverá necessidade de ecoendoscopia. Entretanto, para lesões retais com achados endoscópicos sugestivos de invasão submucosa, ecoendoscopia ou ressonância magnética podem ser consideradas, uma vez que o achado de linfonodos suspeitos pode ser uma indicação de tratamento neoadjuvante.[45]

ESD ou EMR

Segundo a ESGE, em sua diretriz publicada em 2017, para os casos de neoplasia colorretal superficial séssil ou plana, que a avaliação endoscópica sugere ser restrita a mucosa, a ressecção endoscópica por mucosectomia é a escolhida, quando a lesão tiver entre 11 e 20 mm. Já quando a avaliação endoscópica sugerir invasão superficial da submucosa, com base em dois critérios principais de morfologia deprimida e irregular ou superfície não granular, particularmente se a lesão for maior que 20 mm, o tratamento de escolha é a ESD. Essa técnica também é a alternativa endoscópica nos casos de lesões previamente ressecadas, com recidiva ou lesão residual, onde a presença de fibrose dificulta o tratamento endoscópico e para lesões colorretais que não podem ser ressecadas de maneira efetiva através de EMR.[45]

Segundo o *guideline* para dissecção endoscópica submucosa/ressecção endoscópica mucosa da Sociedade Japonesa de Endoscopia Gastrointestinal (JGES), as indicações para ESD de tumores colorretais são basicamente aquelas que necessitam de ressecção em bloco[46]:

- Lesões em que a ressecção em bloco por mucosectomia é difícil.
- LST-NG, particularmente LST-NG (PD).
- Lesões que apresentam *pit pattern* tipo Vi.
- Carcinoma com invasão submucosa superficial T1 (SM).
- Tumores grandes do tipo deprimido.
- Lesões protrusas grandes com suspeita de carcinoma, incluindo LST-G tipo misto.
- Tumores mucosos com fibrose da camada submucosa, como resultado de biópsia prévia ou prolapso causado pelo peristaltismo do intestino.
- Tumores esporádicos encontrados em pacientes com doença inflamatória intestinal.
- Após recorrência local ou recorrência precoce após ressecção endoscópica.

As demais lesões podem ser ressecadas por EMR em monobloco ou em *piecemeal*.

SALA, ACESSÓRIOS E PROCEDIMENTO

É constituída, basicamente, pelas seguintes etapas: delimitação, incisão e dissecção. Mas antes de iniciar a técnica da ESD é necessário ter proficiência nos procedimentos terapêuticos como ligadura, hemostasia, polipectomia e mucosectomia e familiaridade com acessórios como cateter injetor, *endoloop* e clipador. Antes de se aventurar em novas terapêuticas, o endoscopista deve estar capacitado para tratar suas eventuais complicações ou ter recurso técnico para variações táticas.

As etapas fundamentais são: assistir a vários procedimentos em cursos ou vídeos com diferentes *knifes* e técnicas e também realizar leitura específica; ter contato direto com a técnica auxiliando nos procedimentos e participando de *workshops* de ESD em modelos animais; realizar primeiros procedimentos em conjunto com colega com mais experiência, iniciando por lesões menores, em localização mais favorável e sem componente cicatricial, em pacientes sem comorbidades.

Materiais de Sala e Preparo do Paciente

O preparo da sala deve ser sistematizado para a equipe multiprofissional, onde são necessários sistema de videoendoscopia (idealmente com recursos da cromoscopia digital com magnificação e gravador de vídeo), unidade eletrocirúrgica com recursos de corte pulsado e coagulação *soft* e *forced*. Insuflador de CO_2 é desejável para intervenções no esôfago, cólon e reto e, particularmente, na ocorrência de perfuração.

O bisturi elétrico tem papel fundamental no sucesso do procedimento e deve possuir recursos como corte pulsado e coagulação no modo *soft*. O corte pulsado é caracterizado pelo pulso intermitente mesmo com acionamento contínuo do pedal, além de ser constituído, parcialmente, por corrente de corte (*high cut*) e coagulação (*soft*), resultando em menor risco de corte descontrolado e a hemorragia.

Antes de iniciar a ESD é importante assinar o termo de consentimento livre e esclarecido por parte do paciente. O procedimento é realizado após preparo intestinal habitual com o paciente sedado ou anestesiado, posicionado em decúbito lateral esquerdo. A mudança de decúbito pode ser realizada com a finalidade de alterar a ação da gravidade sobre o cólon e facilitar o procedimento. Recomenda-se realizar troca gasosa antes da utilização do eletrocautério para prevenir explosão.

Acessórios

Com relação aos aparelhos e acessórios é importante destacar:

Os endoscópios devem estar com iluminação, comandos e angulações em perfeitas condições. É desejável ter aparelhos com diferentes características como terapêutico, duplo canal, pediátrico e *multibanding scope* para serem utilizados diante de alguma dificuldade nas manobras ou no posicionamento.

Caps ou *attachment* que são adaptados na ponta do endoscópio para manter distância e campo visual entre a lente e o tecido, facilitam acesso à camada submucosa para dissecção e compressão na contenção momentânea de sangramento.

Cateter injetor ou de esclerose para injeção de solução na camada submucosa para criar coxim de segurança para incisão e dissecção. O cateter ideal é de fino calibre, alto fluxo e bisel curto para aumentar a eficiência da punção e da injeção.

Pinça de coagulação (*coagrasper*) para pré-coagulação mecânica do vaso identificado e isolado ou para hemostasia do foco hemorrágico (*soft* coagulação 80 W *Effect* 5). Quadro 3-2.

Clipador para síntese da parede intestinal em caso de perfuração, hemostasia de vaso de maior calibre ou com sangramento refratário à coagulação com pinça e também para aproximação das bordas ao final do procedimento. A perfuração durante a dissecção deve ser controlada com maior brevidade possível, após dissecção suficiente do leito para a aplicação de clipe. Como mencionado anteriormente, a insuflação com CO_2 é fundamental nesta circunstância.

Knifes são os acessórios para realizar a demarcação, incisão e a própria dissecção, sendo que atualmente existem diversos tipos disponíveis. É fundamental o conhecimento das propriedades elétricas para manuseio adequado e obtenção do melhor desempenho tanto do corte quanto da coagulação, reduzindo o risco de sangramento e perfuração. A prática em modelos animais é a melhor maneira para ganhar familiaridade com o *knife*. Em geral

Quadro 3-2. Descrição das Predefinições do Bisturi Elétrico e Acessórios para Cada Etapa da ESD

Etapa	Acessório	VIO 300D	ICC 200
Incisão	Flush knife 1,5/2 mm Dual knife Needle knife IT knife nano	Endo cut I Effect 2~3 Duration 1~2 Interval 2~3 Dry cut 40~60 W Effect 2~4	Endo cut 60~80 W Effect 2~3
Dissecção	Flush knife 1,5/2 mm Dual knife Needle knife IT knife nano	Coag. forced 30~50 W Effect 2~3 Coag. swift 40~50 W Effect 3~4	Coag. forced 30~50 W
Hemostasia	Pinça de coagulação	Coag. soft 60~80 W Effect 4~6	Coag. soft 60~90 W

Valores de referência para ajuste do bisturi elétrico ERBE modelos VIO 300D e ICC 200. Coag. = *Coagulation*.

optamos pela utilização de apenas um tipo de *knife*, no qual temos melhor adaptação e segurança no seu manejo.

Solução para cromoscopia: a avaliação das lesões esofágicas com a solução de lugol (1 a 1,5%) é melhor que a cromoscopia digital para a definição das bordas. O índigo carmim é utilizado para a avaliação das lesões gástricas e colorretais. As lesões gástricas, por vezes, são de difícil identificação das bordas à luz branca ou com índigo carmim e, nestes casos, a cromoscopia digital com magnificação é muito útil. No cólon e no esôfago estes recursos são úteis para estimar o nível de invasão (profundidade) da lesão.

Soluções para injeção: podemos utilizar solução fisiológica, solução de manitol com soro fisiológico, solução de voluven, ácido hialurônico entre outras, com diversas concentrações. É necessário que a solução seja eletrolítica para que ocorra a transmissão da corrente elétrica. Soluções com maior osmolaridade apresentam menor absorção e, portanto, maior tempo de permanência na camada submucosa.

PROCEDIMENTO

A delimitação é a etapa inicial e de extrema importância para garantir a radicalidade da ressecção. A delimitação das lesões colorretais é realizada com o próprio *knife*, distando 05 mm da lesão, e com uso da corrente de coagulação modo *soft* ou *forced*. Quando a ressecção for realizada com o *IT knife* que tem a ponta isolada, a delimitação pode ser realizada com o *needle knife*.

Na sequência tem-se a infiltração da solução escolhida, com cateter injetor, deve ser realizada na margem externa da demarcação. A infiltração bem-sucedida com formação de um bom coxim facilita as etapas subsequentes, reduzindo os riscos de complicação. É necessário optar pelo cateter adequado, puncionar obliquamente e sem força excessiva para atingir a camada submucosa, evitando a injeção inadvertida na camada muscular própria ou transfixação da parede. Cuidados adicionais são evitar a punção de vasos visíveis e a insuflação exagerada do órgão. A injeção, de volume suficiente para boa elevação, deve ser iniciada por local a facilitar as injeções subsequentes.

Parte-se, então, para o pré-*cut* e a incisão deve ser iniciada de acordo com a estratégia e o *knife* selecionado para o procedimento. Em geral, a ESD deve ser iniciada pelo local de maior dificuldade de abordagem e pela porção inferior em relação à ação gravitacional. A técnica para evitar sangramento e perfuração nesta etapa é o ajuste adequado do bisturi no modo *endo cut* (VIO 300: Efeito 2 a 4 duração 2 ou 3 intervalos 2 ou 3/ICC 200: *endo cut* 80 a 100 W efeito 3 ou 4), avançar o *knife* lentamente e realizar incisão superficial, sem atingir planos profundos, evitando-se a secção dos vasos calibrosos e da muscular própria. Dependendo da estratégia e do tipo de *knife* a incisão pode ser inicialmente parcial, seguida de dissecção também parcial antes de se completar toda a circunferência (ver Quadro 3-2).

A dissecção é a etapa mais trabalhosa do procedimento, que é realizada com o *knife* utilizando corrente de coagulação *forced* ou *swift* (ICC 200: 40 W efeito 3/VIO 300: 40 W, efeito 3 ou 4). Os fatores importantes para uma dissecção de qualidade e segura são trabalhar sempre com boa visão, utilizar o *cap* de forma adequada e com bom posicionamento do aparelho, trabalhar com coxim submucoso adequado e dissecar junto à camada muscular própria. A dissecção sob visão direta evita a lesão da camada muscular própria e vasos, prevenindo a perfuração e o sangramento (ver Quadro 3-2).

Na pré-coagulação e hemostasia os vasos devem ser previamente identificados e seccionados diretamente com o *knife* quando de fino calibre, porém, os mais calibrosos devem ser pré-coagulados previamente à secção com o *knife*, utilizando-se a pinça de coagulação

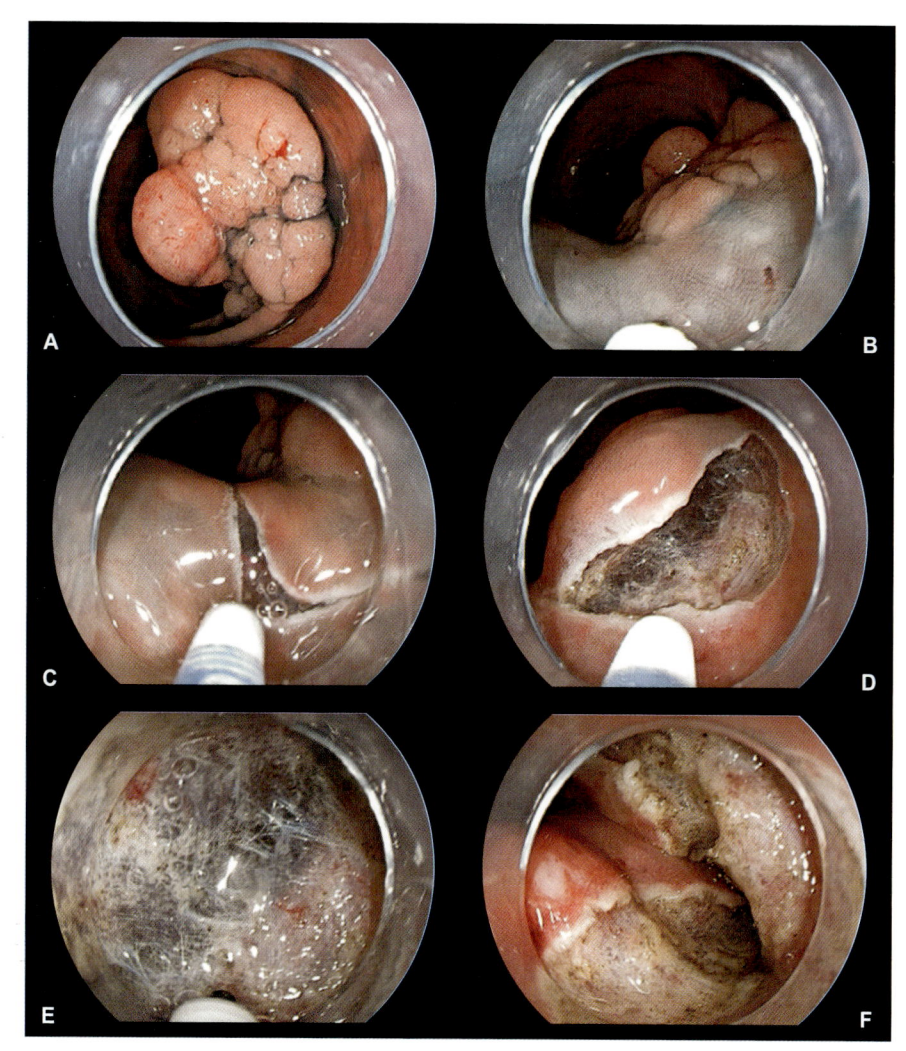

DISSECÇÃO ENDOSCÓPICA SUBMUCOSA (ESD) COLORRETAL

Fig. 3-8. (**A**) Pólipo do tipo LST granular misto de 3,5 cm, em cólon descendente. (**B**) Início do procedimento após infiltração submucosa. (**C**) Incisão superficial com *Flush Knife* com margem de segurança. (**D**) Incisão e dissecção parcial com exposição da camada submucosa. (**E**) Exposição da camada submucosa com auxílio do *cap* e dissecção imediatamente acima da camada muscular. (**F**) Leito após ressecção sem sinais de sangramento ou perfuração.

(ICC 200: *soft* 80 W, efeito 5/VIO 300 *soft* 80 W, efeito 5). Caso ocorra sangramento durante a dissecção, o tratamento depende da natureza venosa ou arterial e da intensidade: sangramento em babação pode ser tratado com próprio *knife* com a corrente de coagulação, porém, sangramento arterial ou volumoso deve ser controlado imediatamente com pinça de coagulação (Fig. 3-9).

Por fim, uma revisão cuidadosa é obrigatória para identificar vasos que requeiram coagulação complementar, de pontos de perfuração ou áreas com lesão da camada mus-

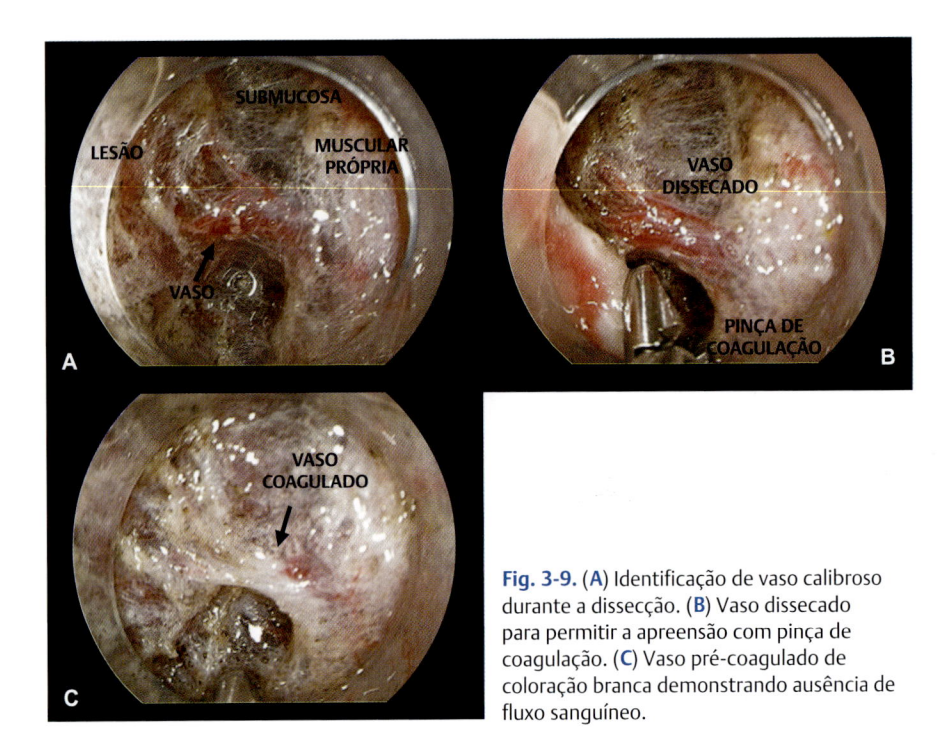

Fig. 3-9. (**A**) Identificação de vaso calibroso durante a dissecção. (**B**) Vaso dissecado para permitir a apreensão com pinça de coagulação. (**C**) Vaso pré-coagulado de coloração branca demonstrando ausência de fluxo sanguíneo.

cular própria com risco de perfuração tardia. Nestes casos são mandatórios o uso de clipes que devem ser aplicados de forma cuidadosa para evitar laceração e mais danos à camada muscular.

Ao se retirar a peça os cuidados com o espécime ressecado são: recuperar em bloco, evitando a fragmentação; fixar sobre uma base utilizando alfinetes, com a devida orientação; medir e examinar a peça quanto ao comprometimento das margens; documentação fotográfica; imergir em solução de formol (Fig. 3-10).

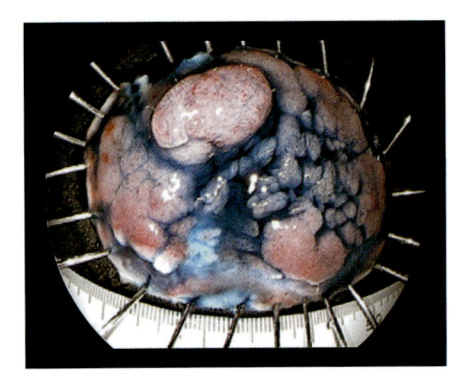

Fig. 3-10. Peça ressecada deve ser recuperada com cuidado para evitar danos e fragmentação e afixada antes da imersão em formol, permitindo exame anatomopatológico preciso.

COMPLICAÇÕES RELACIONADAS COM O PROCEDIMENTO

As principais complicações no intraoperatório e no pós-operatório são a perfuração e o sangramento. Durante o procedimento a taxa de perfuração varia entre 2 e 14%, enquanto a taxa de sangramento tardio varia entre 0,7 a 2,2%.[14,17,21,47,48]

Sangramento

Usualmente o tratamento endoscópico com colocação de clipes ou eletrocoagulação é efetivo e raros casos necessitam de tratamento cirúrgico. O sangramento tardio acontece mais frequentemente entre o 2º e o 7º dia, mas pode ocorrer até o 10º dia após o procedimento.[17]

Em relação à profilaxia do sangramento, Nishizawa *et al.*, em metanálise recente, relataram que a colocação de clipes para fechamento do leito pós-ressecção endoscópica não se mostrou efetiva na redução do sangramento tardio.[49]

Perfuração

Quando a perfuração ocorre durante o procedimento, na maior parte dos casos forma-se um pequeno pneumoperitônio, sem repercussão clínica. Entretanto, em alguns casos, um pneumoperitônio de grande volume pode causar síndrome compartimental, com consequente diminuição da expansibilidade torácica, hipercapnia, hipoxemia, redução do retorno venoso e choque. Nessa situação, o endoscopista deve realizar punção abdominal com jelco calibroso, após adequada assepsia e antissepsia, para drenagem do ar coletado na cavidade peritoneal.

Deve ser tentado tratamento endoscópico com colocação clipes metálicos visando completo fechamento do orifício, independentemente da sua localização.[25] Se o fechamento for completo, procedimento cirúrgico pode ser evitado e a perfuração tratada de forma conservadora, com jejum e antibioticoterapia.[50]

Após o procedimento, a presença de pneumoperitônio à tomografia computadorizada (TC), pode corresponder ao ar residual que invadiu a cavidade peritoneal previamente ao fechamento da perfuração, por este motivo não é indica, necessariamente, abordagem cirúrgica.[51] Entretanto, na impossibilidade de fechamento completo da perfuração, cirurgia deve ser indicada precocemente para evitar peritonite difusa.[25]

As lesões do reto inferior, em razão de sua localização extraperitoneal, não evoluem com peritonite difusa e, portanto, podem ser submetidas a tratamento conservador com mais segurança.

A perfuração tardia tem incidência de 0,1 a 0,4% e ocorre, em um terço dos casos, nas primeiras 24 horas após o procedimento.[17,52] A TC é o exame de escolha para o diagnóstico, visto que, em alguns casos, a radiografia simples não é capaz de detectar ar livre na cavidade peritoneal. Caso haja suspeita de perfuração, a equipe cirúrgica deve ser acionada para cirurgia de urgência.

Síndrome da Eletrocoagulação Pós-ESD

É caracterizada por inflamação peritoneal na ausência de perfuração evidente após o procedimento. O quadro clínico é composto por dor abdominal, febre e leucocitose. O tratamento geralmente é conservador, com jejum e antibioticoterapia.[53,54]

CRITÉRIOS DE CURA

A ressecção endoscópica pode ser definida de acordo com o resultado do espécime em:

- *Ressecção em monobloco:* ressecção do tumor em um único fragmento.
- *Ressecção em monobloco R0:* ressecção do tumor em um único fragmento, sem evidências de adenoma ou carcinoma nas margens horizontal ou vertical.
- *Ressecção em monobloco R0 curativa:* ressecção em monobloco R0 que cumpre os critérios de cura e não necessitam de tratamento adicional.

Segundo o *guideline* da JSCCR para o tratamento do câncer colorretal, os critérios de cura após ressecção endoscópica de tumores colorretais são:

- Adenocarcinoma tubular ou papilar.
- Ausência de invasão vascular.
- Lesão intramucosa ou com invasão submucosa mínima (< 1.000 μm).
- *Budding* grau 1.
- Margens livres.

Na presença de carcinoma mucinoso, adenocarcinoma pouco diferenciado ou com células de anel de sinete, ou invasão vascular, ou invasão submucosa maciça (> 1.000 mm), ou *budding* grau 2 ou 3 a JSCCR recomenda que ressecção intestinal com linfadenectomia seja considerada. Na presença de margem vertical acometida, a JSCCR recomenda ressecção intestinal com linfadenectomia.[55]

De acordo com a ESGE, uma ressecção em monobloco R0 de uma lesão superficial com histologia não mais avançada do que adenocarcinoma bem diferenciado (G1/G2), sm1 (invasão submucosa < 1.000 mm), sem invasão linfovascular é considerada curativa. Cirurgia é recomendada quando houver invasão linfovascular, invasão da submucosa superior à sm1, margem vertical positiva ou não avaliável ou tumores pouco diferenciados, com invasão submucosa. Se a margem horizontal é positiva, mas não há nenhum outro critério de alto risco, acompanhamento endoscópico/retratamento devem ser considerados.[45]

ACOMPANHAMENTO PÓS-ESD

O objetivo do acompanhamento após o procedimento é a detecção precoce de lesão recorrente/residual, metástase e lesões metacrônicas.[12,56]

A ESGE recomenda endoscopia de vigilância em 3 a 6 meses após o tratamento. Na ausência de recorrência, uma nova colonoscopia de acompanhamento deve ser realizada em 1 ano.[45]

Após ressecção multifragmentar, ou na presença de margem lateral comprometida, sem indicação cirúrgica, colonoscopia em 3 meses após o tratamento é recomendada.[45]

REFERÊNCIAS BIBLIOGRÁFICAS

1. World Cancer Research Fund and American Institute for Cancer Research. Food, Nutrition, Physical Activity, and the Prevention of Cancer: A Global Perspective. Washington, DC: American Institute for Cancer Research. (Acesso em 2007). Disponível em: http://www.who.int/mediacentre/factsheets/fs297/en/.
2. Leslie A, Carey FA, Pratt NR, Steele RJC. The colorectal adenoma-carcinoma sequence. *Br J Surg.* 2002;89(7):845-60.
3. Kudo S, Kashida H, Tamura T. Current Status of Early Colon Cancer and Chronic Pancreatitis in Japan Early Colorectal Cancer: Flat or depressed type. 2000;15:66-70.

4. Zauber AG, Winawer SJ, O'Brien MJ et al. Colonoscopic Polypectomy and Long-Term Prevention of Colorectal-Cancer Deaths. *N Engl J Med.* 2012;366(8):687-96.
5. Puli SR, Kakugawa Y, Gotoda T et al. Meta-analysis and systematic review of colorectal endoscopic mucosal resection. *World J Gastroenterol.* 2009;15(34):4273.
6. Citarda F, Tomaselli G, Capocaccia R et al. Efficacy in standard clinical practice of colonoscopic polypectomy in reducing colorectal cancer incidence. *Gut.* 2001;48(6):812-5.
7. Steele RJC, Pox C, Kuipers EJ et al. European guidelines for quality assurance in colorectal cancer screening and diagnosis. First Edition - Management of lesions detected in colorectal cancer screening. *Endoscopy.* 2012;44 Suppl 3(S 03):SE140-50.
8. Saito Y, Fujii T, Kondo H et al. Endoscopic treatment for laterally spreading tumors in the colon. *Endoscopy.* 2001;33(8):682-6.
9. Higaki S, Hashimoto S, Harada K et al. Long-term follow-up of large flat colorectal tumors resected endoscopically. *Endoscopy.* 2003;35(10):845-9.
10. Tanaka S, Haruma K, Oka S et al. Clinicopathologic features and endoscopic treatment of superficially spreading colorectal neoplasms larger than 20 mm. *Gastrointest Endosc.* 2001;54(1):62-66.
11. Soetikno RM, Inoue H, Chang KJ. Endoscopic mucosal resection. Current concepts. *Gastrointest Endosc Clin N Am.* 2000;10(4):595-617, vi.
12. Hotta K, Fujii T, Saito Y, Matsuda T. Local recurrence after endoscopic resection of colorectal tumors. *Int J Colorectal Dis.* 2009;24(2):225-30.
13. Saito Y, Fukuzawa M, Matsuda T et al. Clinical outcome of endoscopic submucosal dissection versus endoscopic mucosal resection of large colorectal tumors as determined by curative resection. *Surg Endosc.* 2010;24(2):343-52.
14. Fujishiro M, Yahagi N, Kakushima N et al. Outcomes of endoscopic submucosal dissection for colorectal epithelial neoplasms in 200 consecutive cases. *Clin Gastroenterol Hepatol.* 2007;5(6):678-83; quiz 645.
15. Yamamoto H, Kawata H, Sunada K et al. Successful en-bloc resection of large superficial tumors in the stomach and colon using sodium hyaluronate and small-caliber-tip transparent hood. *Endoscopy.* 2003;35(8):690-4.
16. Kobayashi N, Saito Y, Uraoka T et al. Treatment strategy for laterally spreading tumors in Japan: Before and after the introduction of endoscopic submucosal dissection. *J Gastroenterol Hepatol.* 2009;24(8):1387-92.
17. Saito Y, Uraoka T, Yamaguchi Y et al. A prospective, multicenter study of 1111 colorectal endoscopic submucosal dissections (with video). *Gastrointest Endosc.* 2010;72(6):1217-25.
18. Repici A, Hassan C, De Paula Pessoa D et al. Efficacy and safety of endoscopic submucosal dissection for colorectal neoplasia: a systematic review. *Endoscopy.* 2012;44(2):137-50.
19. Saito Y, Kawano H, Takeuchi Y et al. Current status of colorectal endoscopic submucosal dissection in Japan and other asian countries: progressing towards technical standardization. *Dig Endosc.* 2012;24:67-72.
20. Oka S, Tanaka S, Kanao H et al. Current status in the occurrence of postoperative bleeding, perforation and residual/local recurrence during colonoscopic treatment in Japan. *Dig Endosc.* 2010;22(4):376-80.
21. Watanabe K, Ogata S, Kawazoe S et al. Clinical outcomes of EMR for gastric tumors: historical pilot evaluation between endoscopic submucosal dissection and conventional mucosal resection. *Gastrointest Endosc.* 2006;63(6):776-82.
22. Probst A, Golger D, Anthuber M et al. Endoscopic submucosal dissection in large sessile lesions of the rectosigmoid: learning curve in a European center. *Endoscopy.* 2012;44(7):660-7.
23. Kawaguti FS, Nahas CSR, Marques CFS et al. Endoscopic submucosal dissection versus transanal endoscopic microsurgery for the treatment of early rectal cancer. *Surg Endosc.* 2014;28(4):1173-9.
24. Kitajima K, Fujimori T, Fujii S et al. Correlations between lymph node metastasis and depth of submucosal invasion in submucosal invasive colorectal carcinoma: a Japanese collaborative study. *J Gastroenterol.* 2004;39(6):534-43.

25. Tanaka S, Kashida H, Saito Y et al. JGES guidelines for colorectal endoscopic submucosal dissection/endoscopic mucosal resection. *Dig Endosc.* 2015;27(4):417-34.
26. Ueno H, Mochizuki H, Hashiguchi Y et al. Risk factors for an adverse outcome in early invasive colorectal carcinoma. *Gastroenterology.* 2004;127(2):385-94.
27. Kudo S, Tamura S, Nakajima T et al. Diagnosis of colorectal tumorous lesions by magnifying endoscopy. *Gastrointest Endosc.* 1996;44(1):8-14.
28. Matsuda T, Fujii T, Saito Y et al. Efficacy of the invasive/non-invasive pattern by magnifying chromoendoscopy to estimate the depth of invasion of early colorectal neoplasms. *Am J Gastroenterol.* 2008;103(11):2700-6.
29. Pimentel-Nunes P, Dinis-Ribeiro M, Ponchon T et al. Endoscopic submucosal dissection: European Society of Gastrointestinal Endoscopy (ESGE) Guideline. *Endoscopy.* 2015;47(9):829-54.
30. Uraoka T, Saito Y, Matsuda T et al. Endoscopic indications for endoscopic mucosal resection of laterally spreading tumours in the colorectum. *Gut.* 2006;55(11):1592-7.
31. Oka S, Tanaka S, Kanao H et al. Therapeutic strategy for colorectal laterally spreading tumor. *Dig Endosc.* 2009;21:S43-6.
32. Kudo S, Tamura S, Hirota S et al. The problem of de novo colorectal carcinoma. *Eur J Cancer.* 31A(7-8):1118-20.
33. Uno Y, Munakata A. The non-lifting sign of invasive colon cancer. *Gastrointest Endosc.* 40(4):485-9.
34. Ishiguro A, Uno Y, Ishiguro Y, Munakata A, Morita T. Correlation of lifting versus non-lifting and microscopic depth of invasion in early colorectal cancer. *Gastrointest Endosc.* 1999;50(3):329-33.
35. Kobayashi N, Saito Y, Sano Y et al. Determining the treatment strategy for colorectal neoplastic lesions: endoscopic assessment or the non-lifting sign for diagnosing invasion depth? *Endoscopy.* 2007;39(8):701-5.
36. Kudo S, Hirota S, Nakajima T et al. Colorectal tumours and pit pattern. *J Clin Pathol.* 1994;47(10):880-5.
37. Kudo S, Kashida H, Tamura T et al. Colonoscopic diagnosis and management of nonpolypoid early colorectal cancer. *World J Surg.* 2000;24(9):1081-90.
38. Matsuda T, Fujii T, Saito Y et al. Efficacy of the invasive/non-invasive pattern by magnifying chromoendoscopy to estimate the depth of invasion of early colorectal neoplasms. *Am J Gastroenterol.* 2008;103(11):2700-6.
39. Sano Y, Ikematsu H, Fu KI et al. Meshed capillary vessels by use of narrow-band imaging for differential diagnosis of small colorectal polyps. *Gastrointest Endosc.* 2009;69(2):278-83.
40. Kanao H, Tanaka S, Oka S et al. Narrow-band imaging magnification predicts the histology and invasion depth of colorectal tumors. *Gastrointest Endosc.* 2009;69(3 Pt 2):631-6.
41. Wada Y, Kudo S, Kashida H et al. Diagnosis of colorectal lesions with the magnifying narrow-band imaging system. *Gastrointest Endosc.* 2009;70(3):522-31.
42. DG H, Kaltenbach T, Sano Y. Validation of a simple classification system for endoscopic diagnosis of small colorectal polyps using narrow-band imaging. *Gastroenterol Endosc.* 2012;54(11):3642.
43. Hayashi N, Tanaka S, Hewett DG et al. Endoscopic prediction of deep submucosal invasive carcinoma: Validation of the Narrow-Band Imaging International Colorectal Endoscopic (NICE) classification. *Gastrointest Endosc.* 2013;78(4):625-32.
44. Sano Y, Tanaka S, Kudo S-E et al. Narrow-band imaging (NBI) magnifying endoscopic classification of colorectal tumors proposed by the Japan NBI Expert Team. *Dig Endosc.* 2016;28(5):526-33.
45. Pimentel-Nunes P, Dinis-Ribeiro M, Ponchon T et al. Endoscopic submucosal dissection: European Society of Gastrointestinal Endoscopy (ESGE) Guideline. *Endoscopy.* 2015;47(9):829-54.
46. Tanaka S, Kashida H, Saito Y et al. JGES guidelines for colorectal endoscopic submucosal dissection/endoscopic mucosal resection. *Dig Endosc.* 2015;27(4):417-34.

47. Kobayashi N, Yoshitake N, Hirahara Y *et al.* Matched case-control study comparing endoscopic submucosal dissection and endoscopic mucosal resection for colorectal tumors. *J Gastroenterol Hepatol.* 2012;27(4):728-33.
48. Isomoto H, Nishiyama H, Yamaguchi N *et al.* Clinicopathological factors associated with clinical outcomes of endoscopic submucosal dissection for colorectal epithelial neoplasms. *Endoscopy.* 2009;41(8):679-83.
49. Nishizawa T, Suzuki H, Goto O *et al.* Effect of prophylactic clipping in colorectal endoscopic resection: A meta-analysis of randomized controlled studies. *United Eur Gastroenterol J.* 2017;5(6):859-67.
50. Taku K, Sano Y, Fu K-I *et al.* Iatrogenic perforation associated with therapeutic colonoscopy: a multicenter study in Japan. *J Gastroenterol Hepatol.* 2007;22(9):1409-14.
51. Repici A, Pellicano R, Strangio G *et al.* Endoscopic mucosal resection for early colorectal neoplasia: pathologic basis, procedures, and outcomes. *Dis Colon Rectum.* 2009;52(8):1502-15.
52. Nakajima T, Saito Y, Tanaka S *et al.* Current status of endoscopic resection strategy for large, early colorectal neoplasia in Japan. *Surg Endosc.* 2013;27(9):3262-70.
53. Jung D, Youn YH, Jahng J *et al.* Risk of electrocoagulation syndrome after endoscopic submucosal dissection in the colon and rectum. *Endoscopy.* 2013;45(9):714-7.
54. Lee SP, Sung I-K, Kim JH *et al.* A randomized controlled trial of prophylactic antibiotics in the prevention of electrocoagulation syndrome after colorectal endoscopic submucosal dissection. *Gastrointest Endosc.* 2017;86(2):349-357.e2.
55. Watanabe T, Muro K, Ajioka Y *et al.* Japanese Society for Cancer of the Colon and Rectum (JSCCR) guidelines 2016 for the treatment of colorectal cancer. *Int J Clin Oncol.* March 2017.
56. Kim B, Choi AR, Park SJ *et al.* Long-term outcome and surveillance colonoscopy after successful endoscopic treatment of large sessile colorectal polyps. *Yonsei Med J.* 2016;57(5):1106-14.

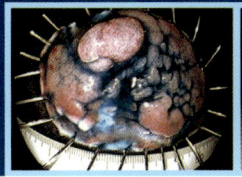

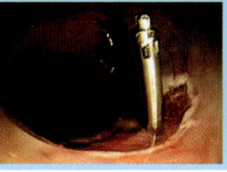

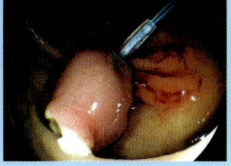

Tatuagem dos Cólons: Indicação, Sistematização e Técnica

Maria Cristina Sartor

A chegada dos procedimentos minimamente invasivos sobre o cólon, como a videolaparoscopia e, mais recentemente, a cirurgia robótica, limitando a sensação tátil da cirurgia aberta, especialmente sobre lesões pequenas ou pouco infiltrativas, trouxe a necessidade de novas formas de localização e identificação dos sítios de interesse para ressecção ou vigilância.

A localização intraoperatória de pequenas lesões no cólon ou de sítios de polipectomias prévias é fundamental para a boa prática cirúrgica e pode tornar-se grande problema quando ineficaz, levando a tempo desnecessariamente prolongado de exposição cirúrgica ou ressecções intestinais inadequadas (Fig. 4-1). Mesmo que seja possível refazer o exame endoscópico durante a operação, a insuflação, seja de ar ambiente, seja de gás carbônico, pode comprometer tecnicamente a cirurgia em função da distensão das alças intestinais, especialmente na videolaparoscopia, além de aumentar o tempo cirúrgico.

Considera-se que a avaliação pré-operatória de tumores, indicando sua localização por meio de colonoscopia, possa ser complementada, quando do estadiamento com tomografia computadorizada, minimizando a possibilidade de erro. No entanto, mesmo assim a identificação correta do sítio tumoral depende da anatomia e do tamanho do tumor, com margem de erro significativa em ambos os métodos, quando comparados ao achado

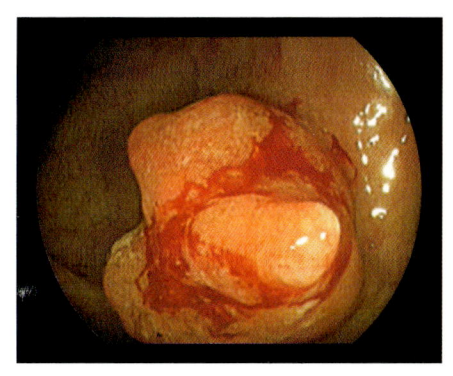

Fig. 4-1. Neoplasia no cólon sigmoide distal.

cirúrgico. Lee *et al.*, num estudo publicado em 2010, e Piscatelli *et al.*, em outro estudo de 2005, demonstraram que 10 a 20% dos sítios tumorais identificados na colonoscopia não correspondiam ao achado cirúrgico.[1-3] No estudo de Lee *et al.* os tumores corretamente localizados pela colonoscopia eram menores do que os erroneamente apontados. Tal fato sugere que a acurácia em se localizar tumores por colonoscopia seja mais dependente da ciência da geografia colônica e dos reparos anatômicos do que o tamanho do tumor. De modo inverso, os tumores corretamente localizados pela tomografia eram maiores do que os incorretamente localizados ou não vistos. Solon *et al.* estudaram 101 pacientes e identificaram erros de localização usando tomografia computadorizada e colonoscopia em 29% dos casos; no cólon transverso a acurácia para a colonoscopia foi de 37,5% apenas, aumentando para 62,5%, quando somada à tomografia.[4]

Classicamente, espera-se que a visão endoscópica do cólon normal forneça marcas bem conhecidas, mais bem visualizadas na retirada do aparelho, como o fundo cecal, a sombra azulada do fígado na flexura hepática, o formato triangular do cólon transverso (Fig. 4-2), a sombra azulada do baço no ângulo esplênico, o segmento retificado logo em seguida, a jusante do cólon descendente, a tortuosidade do cólon sigmoide e, finalmente, o reto, com sua vascularização submucosa característica e as pregas semilunares típicas das válvulas de Houston. Apontar a localização das lesões segundo esses pontos de referência é suficiente na maioria das vezes, principalmente se forem lesões maiores que um centímetro e se a descrição das mesmas no laudo do endoscopista for adequada, fornecendo detalhes propedêuticos. Se o relatório for detalhado e o registro fotográfico na endoscopia for apropriado, demonstrando a relação entre as demarcações endoscópicas anatômicas e a lesão de interesse para ressecção cirúrgica ou reabordagem endoscópica, poderá haver bom grau de confiança na maioria das vezes.[5] Lesões no ceco ou próximas a ele, bem como no reto, especialmente relacionadas com as válvulas de Houston, não costumam deixar dúvidas, especialmente se puderem ser adequadamente fotografadas junto aos pontos de interesse, como a válvula ileocecal. A precisão na localização de todas as lesões do cólon e a marcação apropriada das que precisarão ser revistas, ressecadas a posterior ou seguidas também pode ser considerada um marcador de qualidade em colonoscopia.[5]

O cólon tem muitas variações, com características individuais, dependendo da sua extensão, fixações, tortuosidades e configuração, variando de um paciente para outro, podendo criar algumas armadilhas para o laudo do endoscopista. Outros fatores que podem mascarar os marcadores topográficos são obesidade e intervenções cirúrgicas prévias. Num paciente com cólon transverso longo, óstios diverticulares esparsos e áreas de

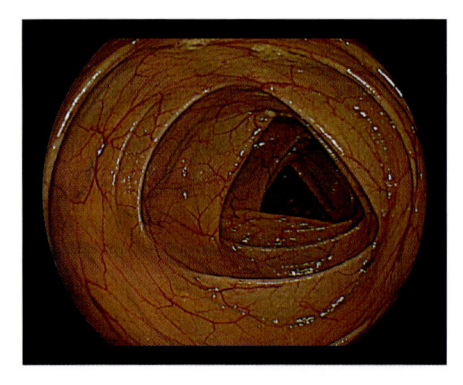

Fig. 4-2. Cólon transverso – aspecto típico.

infiltração gordurosa submucosa, como se observa na válvula ileocecal, especialmente nas criptas das pregas semilunares, pode haver confusão como sendo a passagem pelo ângulo hepático e a chegada ao ceco, deixando de se examinar todo o cólon proximal, o que configuraria evento adverso da colonoscopia. Cólons transversos muito longos, com sua porção média localizada mais inferiormente, também podem confundir o examinador quanto aos parâmetros anatômicos.

Com base nessas variações anatômicas e na necessidade de retificação do aparelho dentro do cólon para que se evite formação de alças e confira-se maior conforto ao paciente, a medida da distância a partir do ânus até a lesão de interesse no cólon, por meio de endoscopia flexível, deve ser abolida. Church lembra que, mesmo lesões no reto têm problemas para serem devidamente descritas quanto à sua localização precisa, se for usado esse parâmetro por meio de um endoscópio flexível.[5] Para tanto, deve ser usado instrumento rígido.[6] Quanto mais proximal for a lesão, menos indicada está a informação de distância a partir da borda anal. Além de a informação não ajudar, pode levar a erros técnicos grosseiros e equívocos críticos de abordagem cirúrgica. A informação da distância de uma lesão no cólon, mesmo distal, a partir da borda anal, por meio de endoscópio flexível, registrada numericamente no laudo, consiste em técnica inadequada.[5]

Enfim, a localização intraoperatória de uma lesão pequena no cólon durante a colectomia ou da cicatriz de ressecção endoscópica prévia, para avaliar recidiva por meio de nova endoscopia, pode tornar-se um desafio. Há alguns meios descritos que podem ser úteis na demarcação de lesões a serem ressecadas, como uso de clipes metálicos e indocianina pré-operatórios que, no entanto, não se mantêm por muito tempo.[1] A colonografia virtual e, quando disponível, o uso de Scope Guide® (Olympus Co.) também podem aumentar a precisão da localização da lesão, mas igualmente sujeitos a erros de interpretação e variando conforme o tamanho da lesão e a disponibilidade do método. Sendo assim, a tatuagem endoscópica vem-se mostrando bastante útil, tanto para abordagens cirúrgicas quanto para reabordagens endoscópicas, por ser de fácil execução e bastante acessível.

A primeira descrição sobre uma técnica para tatuar o reto após polipectomias por meio de retoscopia rígida data de 1958, muito antes do aparecimento dos primeiros endoscópios flexíveis de uso regular. Sauntry e Knudtson, do Veterans Administration Hospital, em Seattle, EUA, buscaram um corante com partículas grandes para que permanecessem no tecido por tempo prolongado e fossem minimamente absorvidas pelo sistema linfático, além de não produzirem toxicidade tecidual. Desenvolveram um composto à base de um corante chamado Lusane *Brilliant Blue* B, ativado por ácido ascórbico, com pH equilibrado por trietanolamina, produzindo cor azul intensa e que foi inicialmente testado em ratos e cães para comprovação de segurança[7] (Fig. 4-3). Seguiu-se publicação de Knoernschild HE, em 1962, com 190 casos.[8] Em 1975, usando um fibroscópio, Ponsky *et al.* propuseram a tatuagem endoscópica para localização intraoperatória de lesões de interesse, com injeção de nanquim dentro da submucosa na borda antimesentérica, quando possível caracterizá-la ou com vários pontos de injeção na circunferência da luz. A tatuagem, então, foi mais difundida, principalmente por ter boa acurácia e riscos mínimos.[9]

A TECHNIQUE FOR MARKING THE MUCOSA OF THE GASTROINTESTINAL TRACT AFTER POLYPECTOMY

J. P. SAUNTRY, M.D., AND K. P. KNUDTSON, M.D.

THE DESIRABILITY of having some way to mark the mucosa of the gastrointestinal tract has no doubt occurred to many. The removal of a rectal polyp and the subsequent report by the pathologist of malignant change not infrequently gives rise to an unsuccessful search for the site of excision. However, the 10 days to 2 weeks between removal and the pathology report are sufficient for healing to take place, and the exact site of the excision can no longer be found. Although there may be other uses for the technique to be described, it was this specific problem that spurred us to attempt to devise a suitable method for marking the mucous membrane of the gastrointestinal tract.

In our search for a suitable dye, two factors were of paramount importance: (1), that the dye be of large particle size to ensure maintenance of the dye in the injected area with only minimal lymphatic spread; and (2), that the dye be well tolerated by the tissues locally and, if absorbed, be nontoxic to other tissues in the body.

From the departments of Surgery and Pathology, Veterans Administration Hospital, and the University of Washington School of Medicine, Seattle, Wash.
Received for publication July 30, 1957.

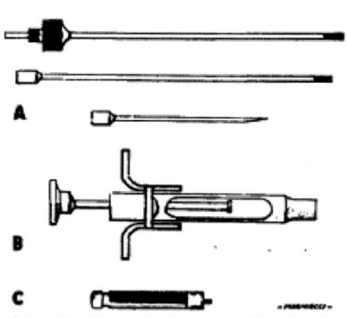

Fig. 1. Drawing of the type of needle and syringe used for injecting the dye through a standard sigmoidoscope. A, needle with 2 threaded joints; B, syringe handle; C, dye capsule.

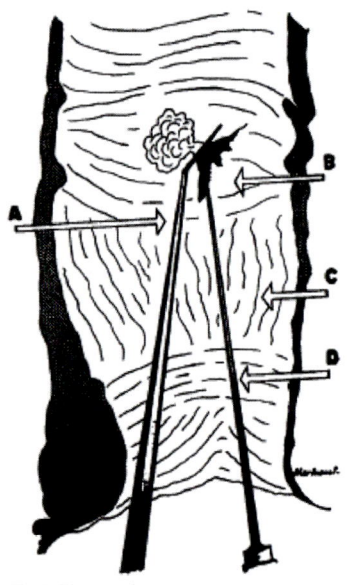

Fig. 2. Diagram of the technique for injecting the dye into the base of polyps through a long needle and syringe. A, snare; B, base of polyp; C, rectal mucosa; D, needle.

On the advice of the staff of the Research Laboratories of E. I. du Pont de Nemours & Co., New York, N.Y., a recently developed dye known as Lusane Brilliant Blue B was made available. This is a precursor type dye, i.e., it requires activation by some agent in order to produce the true color. The activator used with this dye is ascorbic acid, which brings out an intense blue color. Triethanolamine proved to be a satisfactory solvent when the pH was lowered to 7.0 with acetic acid.

The toxicity of the dye was tested on a series of rabbits. Using serial dilutions of the dye, doses were injected intravenously in amounts up to 2 cc. No ill effects were noted, and at

Fig. 4-3. Primeira publicação sobre tatuagem endoscópica, Revista *Cancer* 1958.

CORANTE UTILIZADO

O corante mais comum e mais difundido é a tinta da China, também conhecida como nanquim ou tinta da Índia.

Essa tinta, originária da região de Nankin, ou Nanjing, que já foi a capital da China em diferentes ocasiões, já era conhecida há mais de dois mil anos antes da era cristã, sendo muito usada até os dias de hoje para a escrita, o desenho e a pintura.

Os chineses obtinham a tinta misturando pigmento escuro (carvão) em solução aquosa e aplicavam na seda, usando pincéis de madeira ou bambu. Muitos artistas se intoxicavam com o uso prolongado por causa da sua alta toxicidade em razão de incluir pigmentos com metais pesados na sua fórmula.

Em 1856, William Henry Perkin, estudando a tinta, desenvolveu os primeiros corantes sintéticos. Assim, o nanquim passou a ser produzido sinteticamente pela combustão parcial de compostos orgânicos, como o acetileno e o metano.

Embora de origem comprovadamente chinesa, em inglês a tinta é mais conhecida como tinta da Índia, em razão das navegações mercantis inglesas, rumo ao oriente, para comercialização de produtos e especiarias.

Habitualmente, desde 1970, usa-se corante composto por suspensão coloidal de partículas de carbono numa solução aquosa, com substâncias orgânicas e inorgânicas, com o papel de estabilizadores e surfactantes.[9] Em virtude dessa composição, pode-se causar reações inflamatórias no local de injeção. Durante muito tempo não havia soluções comercializadas de forma estéril, sendo aconselhada a autoclavagem da tinta, diluída em solução salina, por 20 minutos, em temperaturas entre 110 a 121°C e pressão de 26 kPa.[10]

Existe produto com suspensão de partículas de carbono altamente purificadas, especificamente para tatuagem endoscópica, apresentado em seringas de 5 mL, pronto para uso, mas não comercializado no Brasil (Spot®, *GI Supply, Camp Hill, Pa, EUA*), sendo atualmente o único produto aprovado e com registro na Food and Drug Administration, porque assim o requereu. Há, contudo, comercialização regular de produção nacional de tinta nanquim já estéril, em frascos, para uso em endoscopia.

Há outras tintas que podem ser usadas para tatuagem, mas geralmente de permanência muito efêmera, como azul de metileno, índigo-carmim, azul de toluidina, hematoxilina, eosina e verde indocianina. A indocianina, bem mais onerosa, tem o agravante de não poder ser usada em pacientes com alergia a iodina.[11]

TÉCNICA

Para uma boa tatuagem será necessário dispor de agulha injetora, solução salina e tinta nanquim, de preferência em virtude de a marcação permanecer por longo tempo, permitindo a localização intraoperatória ou o exame endoscópico posterior com a aplicação desse tipo de tintura.

A agulha injetora deverá transfixar a mucosa da parede intestinal até a submucosa, num ângulo oblíquo, de preferência injetando lentamente 2 a 3 mL de tinta da China, classicamente em 4 quadrantes para que não se percam marcações na face mesentérica. Outra opção, à qual damos preferência, é inicialmente injetar solução salina na submucosa, demarcando a interface correta. A injeção de salina pela agulha inicia antes mesmo de penetrar a mucosa. Quando alcançar a submucosa, a solução imediatamente infiltrar-se-á, elevando a mucosa. A bolha deverá ser pequena, para não provocar dissecção lateral extensa e, consequentemente, espraiamento da tinta de modo desnecessário. Em seguida, sem retirar a agulha da submucosa, injeta-se 0,1 a 0,2 mL de tinta nanquim, seguindo-se mais 2 ou 3 mL de solução salina, que levará a tinta nanquim no interior do cateter até a submucosa. A injeção deve ocorrer de forma suave. Caso se perceba resistência, significa que, provavelmente, a agulha está na camada errada da parede, geralmente na muscular própria. Deve-se tomar cuidado para não ultrapassar totalmente a parede do intestino ou a camada muscular, injetando-se a tinta na cavidade peritoneal. Também deve-se cuidar para que a injeção não seja muito superficial, dentro de uma flictena da mucosa, pois certamente a tintura não será percebida através da serosa numa videolaparoscopia, ou mesmo cirurgia aberta (Fig. 4-4).

Há endoscopistas que preferem a técnica convencional, injetando diretamente a tinta nanquim na submucosa, diluída, sem formar a bolha previamente, o que aumenta a chance de injeção intraperitoneal. A injeção inicial de solução salina para certificar o plano correto na submucosa, seguindo-se a injeção de nanquim, foi inicialmente descrita por Fu *et al.*, em 2001, num estudo não aleatório, comparando essa abordagem com a técnica convencional, de aplicação direta. Observou-se que as lesões foram mais bem identificadas na cirurgia e houve menos extravasamento para a cavidade peritoneal (Fig. 4-5), assim como não ocorreu linfonodite causada pelo corante quando se produziu a bolha inicial de solução salina, que funcionou como verdadeiro marcador do plano desejado.[12,13]

A tatuagem deve ser feita em três ou quatro pontos da luz intestinal para não haver risco de fazer a bolha justamente na face mesentérica ou retroperitoneal, o que pode não ser percebido na visão cirúrgica, especialmente laparoscópica. A confecção de uma bolha,

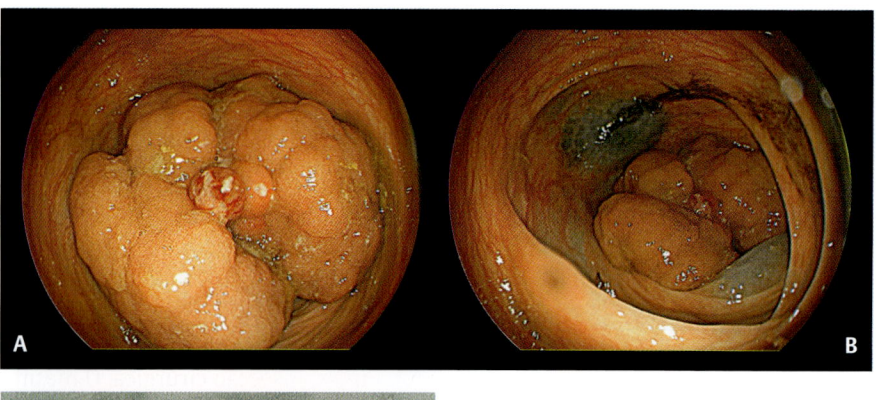

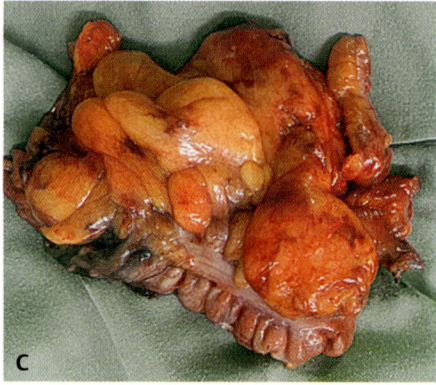

Fig. 4-4. (**A**) Lesão vegetante no transverso proximal; (**B**) tatuagem em dois pontos precedida de bolha de solução salina; (**C**) aspecto da peça cirúrgica.

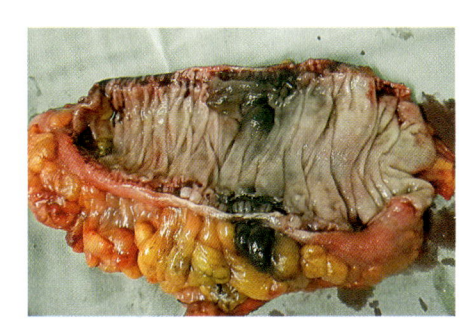

Fig. 4-5. Tatuagem de área de ressecção de pólipo maligno com a técnica de Fu *et al.* Observar o pouco extravasamento da tatuagem.

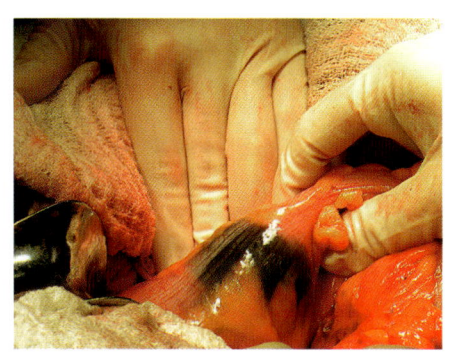

Fig. 4-6. Aspecto da tatuagem na cirurgia aberta.

além de diminuir a chance de injeção intraperitoneal, promove maior diluição da tinta no tecido, com menos eventos adversos.

Observou-se que tinta nanquim não diluída ou diluída 1:10 causa ulcerações na mucosa em modelos animais.[11] Em diluições a 10% não produz inflamação grosseira e a tatuagem pode ser adequadamente visibilizada na colonoscopia, laparoscopia e laparotomia por longo tempo, ao menos por 5 meses, embora as tatuagens possam ser visualizadas indefinidamente em colonoscopias subsequentes.[11]

Recomendamos que, para lesões que deverão ser submetidas à cirurgia convencional ou videolaparoscópica, a tatuagem deva ser feita 1 a 2 cm distais à lesão, em 3 ou 4 quadrantes, o que deve ser adequadamente registrado no laudo (Fig. 4-6). Em raras situações há necessidade de tatuar proximalmente uma lesão. Isso pode, inclusive, confundir o cirurgião, especialmente se a tatuagem distal não estiver bem visível.

Para os casos em que se deseja tatuar uma lesão para novas abordagens endoscópicas ou para protelar uma abordagem endoscópica terapêutica, não deve ser feita infiltração de nanquim junto à lesão, mas ao menos cerca de 2 cm distais, de preferência na face oposta, registrando de forma objetiva no laudo. Uma tatuagem muito próxima à lesão certamente produziria inflamação e cicatriz, podendo inviabilizar a ressecção endoscópica posterior ou tornar obrigatória a aplicação de técnicas mais avançadas e onerosas, como a dissecção endoscópica da submucosa ou mesmo precipitar uma ressecção cirúrgica. O mesmo vale para a marcação de áreas que despertem interesse subsequente, como nos exames de acompanhamento de retocolite ulcerativa de longa data, quando se deseja reexaminar áreas suspeitas de displasia.

Geralmente a injeção de tinta nanquim como marcadora de lesão, de forma apropriada, é segura, sendo que a maioria dos eventos adversos relatados está relacionada com a injeção intraperitoneal acidental (Fig. 4-7). Há um relato de caso sugerindo implante de tumor próximo à área tatuada.[14]

A utilidade da tatuagem no reto para orientar o nível de ressecção é um aspecto controverso. Nas ressecções anteriores do reto, especialmente as videolaparoscópicas, ou mesmo as abertas, mas com lesões pequenas ou planas e macias, a confirmação de margem distal suficiente pode ser difícil. A dificuldade pode aumentar naqueles pacientes submetidos à neoadjuvância com diminuição significativa da lesão inicial ou mesmo desaparecimento, mas que não têm indicação de preservação do órgão, sendo levados à cirurgia. A deter-

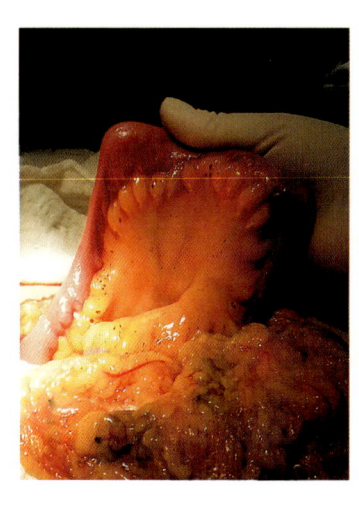

Fig. 4-7. Pequeno extravasamento da tinta no mesentério e omento.

minação do nível de ressecção distal do reto que confira critérios oncológicos adequados pode ser até mais importante do que a localização exata do tumor.[15] Há a possibilidade de endoscopia retal intraoperatória, flexível ou rígida, mas nem todos os estabelecimentos dispõem desse conforto e nem sempre é tão confortável assim realizá-la. A manipulação do reto e a colocação adequada de um endogrampeador também pode trazer dúvidas quanto à margem, mesmo com o auxílio de um endoscópio, justamente pela ausência da sensação táctil. Recomendamos que seja feita a tatuagem ao menos nas paredes anterior e posterior do reto, imediatamente abaixo do limite inferior da lesão. Assim, na dissecção da fáscia anterior do reto e na determinação do nível adequado de transecção do mesorreto, especialmente para tumores proximais e médios, o cirurgião poderá se guiar pela tatuagem observada na parede muscular do segmento (Fig. 4-8). A proposta da tatuagem prévia junto à lesão evitaria que fosse dado margem distal exagerada, comprometendo a função de reservatório retal de modo desnecessário no pós-operatório, principalmente contando com o espraiamento distal do corante, o que poderia aumentar a chance da ocorrência da síndrome da ressecção anterior para exoneração do reto, causa de muito desconforto em alguns pacientes após a recuperação cirúrgica tardia (Fig. 4-9). Nessa situação julgamos ser muito importante a aplicação da técnica de bolha inicial de solução salina, proposta por

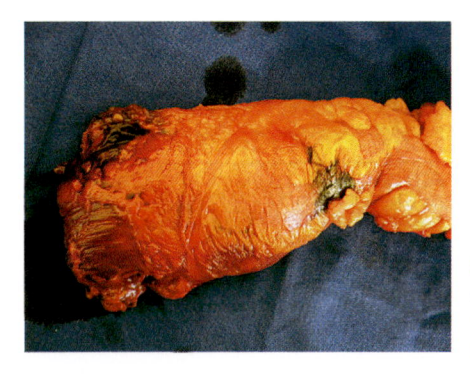

Fig. 4-8. Tatuagem para determinar margem distal e marcação de lesão sincrônica no reto proximal.

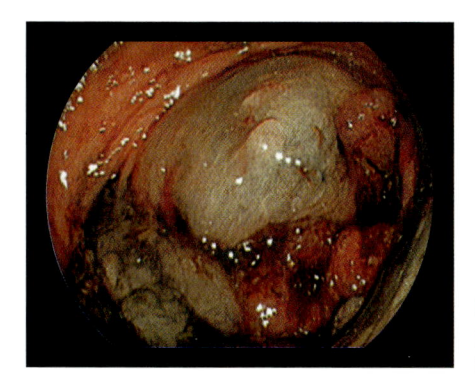

Fig. 4-9. Tumor reto proximal tatuado.

Fu *et al.*, para que não haja extravasamento para a gordura mesorretal ou para a fáscia de Denonvilliers, o que prejudicaria muito a avaliação da adequação da linha de secção distal.

Kirchoff *et al.*, em 2014, propuseram a realização da tatuagem submucosa e transmural no momento da cirurgia, por meio de endoscópio flexível de dois canais, após a liberação cirúrgica do reto, quando se palparia a distância desejada do tumor para a secção retal com uma pinça de biópsia introduzida no canal de trabalho do endoscópio, cujo relevo seria visualizado na pelve pela visão videolaparoscópica, demarcando o local exato para a introdução da agulha injetora e aplicação de nanquim, nos quatro quadrantes da luz, o que orientaria, na videolaparoscopia, o local exato da aplicação do grampeador articulável e secção do reto.[15]

Não há consenso sobre quais situações e para quais lesões se deve realizar tatuagens, especialmente antes de cirurgias. A decisão de tatuar pode vir do endoscopista, já no exame diagnóstico, em razão do tamanho e localização da lesão.[16] Ou pode ser solicitada pelo cirurgião pelos mesmos motivos, para identificação intraoperatória, o que leva a novo procedimento endoscópico. Neoplasias mais avançadas geralmente são passíveis de ser vistas mesmo na cirurgia videolaparoscópica, não necessitando de marcação. Alonso *et al.* sugerem que sejam demarcadas as neoplasias com morfologia polipoide para futura cirurgia e as que ocupam menos da metade da luz intestinal.[17] Lesões não neoplásicas também podem ser interessantes para se tatuar. Um bom exemplo são os divertículos reconhecidos como fonte de sangramento agudo e que são tratados endoscopicamente. Recomenda-se sua tatuagem para eventual ressangramento, que leve à laparotomia e à colectomia, que pode ser minimizada se for conhecida a área do sangramento (Fig. 4-10).

A tatuagem endoscópica é uma das ferramentas mais úteis para se localizar lesões colorretais pequenas que precisam ser abordadas a posterior, complementando o conceito de abordagem minimamente invasiva e com índice baixo de complicações.

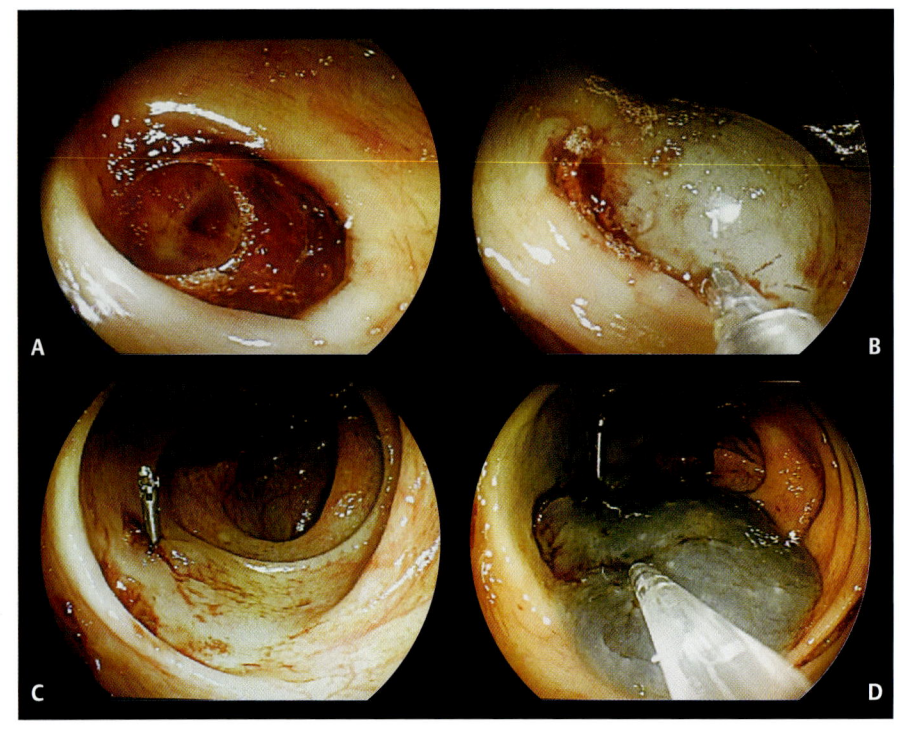

Fig. 4-10. Sequência de tratamento endoscópico de sangramento diverticular. **(A)** Vaso sangrante; **(B)** bolha de adrenalina 1:20.000 em solução salina; **(C)** colocação de clipe hemostático obliterando o óstio apendicular; **(D)** tatuagem com tinta nanquim.

REFERÊNCIAS BIBLIOGRÁFICAS

1. Adler DG, Saltzman JR, Robson, KM. Tatooing and other methods for localizing colonic lesions. Up to Date, Literature review current through: Jul 2018. This topic last updated: Jan 9, 2018.
2. Lee J, Voytovich A, Pennoyer W et al. Accuracy of colon tumor localization: Computed tomography scanning as a complement to colonoscopy. *World J Gastrointest Surg.* 2010 Jan;27;2(1):22-5.
3. Piscatelli N, Hyman N, Osler T. Localizing colorectal cancer by colonoscopy. *Arch Surg.* 2005;140:932-5.
4. Solon JG, Al-Azawi D, Hill A et al. Colonoscopy and computerized tomography scan are not sufficient to localize right-sided colonic lesions accurately. *Colorectal Dis.* 2010 Oct;12(10 Online):e267-72.
5. Church J. Localizing colonic lesions. *Dis Colon Rectum.* 2015;58:7.
6. Sartor MC, Ferreira JM, Martins JF. Exame endoscópico das doenças do reto distal e do canal anal. In: Averbach M et al. *Endoscopia digestiva – Diagnóstico e tratamento – SOBED.* Rio de Janeiro: Revinter, 2013. p. 547-56.
7. Sauntry JP, Knudtson KP. A technique for marking the mucosa of the gastrointestinal tract after polypectomy. *Cancer.* 1958;11:607-10.
8. Knoernschild HE. The use of a tattooing instrument for marking colonic mucosa. *Am J Surg.* 1962;103(1):83-5.

9. Ponsky JL, King JF. Endoscopic marking of colonic lesions. *Gastrointest Endosc.* 1975;22:42-3.
10. Salamon P, Berner JS, Waye JD. Endoscopic India ink injection: a method for preparation, sterilization, and administration. *Gastrointest Endosc.* 1993;39:803-5.
11. American Society for Gastrointestinal Endoscopy. Technology status evaluation report: endoscopic tattooing. *Gastrointest Endoscopy.* 2010;72(4):681-5.
12. Fu KI, Fujii T, Kato S *et al.* A new endoscopic tattooing technique for identifying the location of colonic lesions during laparoscopic surgery: a comparison with the conventional technique. *Endoscopy.* 2001;33:687-91.
13. Trakarnsanga A, Akaraviputh T. Endoscopic tattooing of colorectal lesions: Is it a risk-free procedure? *World J Gastrointest Endosc.* 2011 Dec 16;3(12):256-60.
14. Raju GS. What is new in tattooing? Custom tattooing. *Gastrointest Endosc.* 2004;59:328-9.
15. Kirchoff DD, Hang JH, Cekic V *et al.* Endoscopic tattooing to mark distal margin for low anterior rectal and select sigmoid resections. *Surgical Innovation.* 2014;21(4):376-80.
16. Yang M, Pepe D, Schlachta CM, Alkhamesi NA. Endoscopic tattoo: the importance and need for standardised guidelines and protocol. *J Royal Soc Med.* 2017;110(7):287-91.
17. Alonso S, Pérez S, Argudo N *et al.* El tatuaje endoscópico en las neoplasias colorrectales intervenidas vía laparoscópica: una propuesta de marcaje selectivo. *Rev Esp Enferm Dig.* 2018;110(1):25-9.

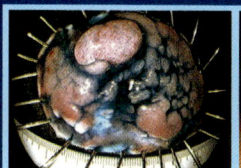

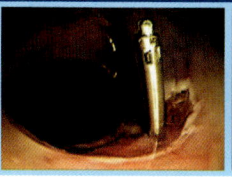

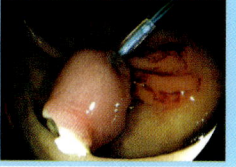

Tratamento Endoscópico das Estenoses Benignas dos Cólons e Reto

Luiz Leite Luna
Mônica Soldan
João Autran
Patricia A. Luna
Alexandre D. Pelosi
Renato A. Luna

INTRODUÇÃO

As estenoses colorretais são encontradas com relativa frequência na prática dos colonoscopistas e têm aumentado com o passar dos anos. Seu tratamento é imperativo, já que na sua maioria são sintomáticas, com possibilidade de agravamento e consequente diminuição da qualidade de vida. Outra razão importante é a necessidade, nestes pacientes, de vigilância colonoscópica até o ceco, pois a maioria é portadora de estenose de anastomose pós-colectomia por adenocarcinoma com a possibilidade de lesões metacrônicas ou recidiva local.

No passado, os pacientes eram, necessariamente, tratados por cirurgia com morbidade e mortalidade significantes, além da possibilidade de reestenose.[1] Atualmente, com o desenvolvimento de várias técnicas, a quase totalidade das estenoses benignas e algumas malignas são tratadas por endoscopia.

A definição de estenose dos cólons não é precisa na literatura e varia desde a qualquer diminuição da luz colônica que cause sintomas obstrutivos, a uma diminuição que impeça a passagem de um videocolonoscópio convencional de 13 mm de diâmetro. Alguns trabalhos só a diagnosticam quando um videogastroscópio de 9 mm não consegue penetrá-la.[2]

Embora estenoses assintomáticas com menos de 13 mm sejam encontradas em colonoscopia de acompanhamento após ressecção de cólon, a possibilidade de evoluírem para estenose mais severa e sintomática é motivo suficiente para tratá-las. Estenoses com menos de 10 mm de diâmetro causam sintomas obstrutivos, e no cólon descendente e reto com 20 mm ou menos costumam ser sintomáticas. Truong[2] classificou as estenoses em 3 graus de acordo com seu diâmetro e as com menos de 5 mm (grau 3), sistematicamente, levam a sintomas obstrutivos graves (Quadro 5-1).

As estenoses benignas dos cólons e reto (EBCR) têm várias etiologias, sendo as mais frequentes listadas no Quadro 5-2.

Quadro 5-1. Classificação das Estenoses Anastomóticas Colorretais Benignas

	Diâmetro da estenose	Sintomas
Grau 1	10 a 20 mm	Cólicas abdominais ocasionais
Grau 2	5 a 9 mm	Cólicas abdominais frequentes
Grau 3	< 5 mm	Sintomas clínicos de obstrução

Quadro 5-2. Etiologia das Estenoses Colorretais Benignas

- Estenoses cicatriciais anastomóticas
- Doença diverticular dos cólons
- Doença inflamatória intestinal
- Pós-radioterapia
- Isquêmicas
- Uso crônico de AINEs
- Infecciosas (tuberculose, CMV etc.)
- Endometriose
- Pancreatite

Neste capítulo abordaremos o tratamento endoscópico das EBCR de origem pós-cirúrgica com as técnicas mais comumente usadas: mecânica, hidrostática, eletrocirúrgica (estenostomia), com prótese autoexpansível ou a combinação destas. O sucesso varia, nos relatos, de 86 a 97%, números estes relatados em trabalhos, na sua maioria, com pequeno número de casos não controlados e por vezes com a associação de técnicas, o que dificulta sua análise.[2]

ESTENOSES BENIGNAS PÓS-CIRÚRGICAS (EBPC)
Fatores de Risco

As complicações pós-ressecção retocolônicas com reconstrução do trânsito são relatadas na literatura médica em frequências de 1,8 a 19,8%, e as estenoses, de 5 a 30%,[1-7] variação esta que depende da definição de estenose.

A técnica e o tipo da sutura (manual ou mecânica), radioterapia pré-operatória, IMC alto, hipoalbuminemia, colostomia, anastomoses baixas junto ao ânus, isquemia, hemorragia e tensão ao nível da anastomose, secção proximal da artéria e veia mesentéricas inferiores, entre outros, têm sido implicados como fatores de risco.

Se teoriza, também, que a baixa oxigenação (doença pulmonar, tabagismo, anemia etc.), anormalidades vasculares e inflamatórias (aterosclerose, tabagismo), integridade do tecido envolvido na anastomose (radiação, inflamação) etc. contribuam para as complicações. Numa revisão sistemática da Cochrane,[8] anastomoses laterolateral com grampeadores são recomendadas para anastomoses ileocolônicas, pós-hemecolectomia, porque são passíveis de menos fístulas e estenoses.

O advento dos grampeadores circulares melhorou a prática da cirurgia colorretal, proporcionando anastomoses baixas ou justa-anais com segurança similar às anastomoses convencionais altas. Estima-se que esta técnica evite até 60% de colostomias nas ressecções anteriores baixas. Em 1960, os russos foram pioneiros no desenvolvimento do grampeador circular, sendo os primeiros trabalhos ocidentais publicados nos anos 1970[9,10] e representando uma segunda geração destes instrumentos. São indicados para as anastomoses colônicas transluminais, particularmente as transanais. Opõe as bordas do cólon/reto com um anel de grampos metálicos, invertendo-as com uma lâmina circular, ao contrário dos grampeadores lineares que as evertem.

A etiologia das estenoses após o uso de grampeadores é até certo ponto desconhecida. Estudos histológicos experimentais em animais mostram que pode estar relacionada com a cicatrização por tecido da camada seromuscular intraluminal exposta, combinada com o esmagamento e isquemia do tecidual.[11] A fibrose pode ser tão severa que produza uma membrana anelar com luz mínima. Kissin et al.[12] atribuíram a maior frequência de estenoses pós-cirúrgicas à popularização do uso do *stapler* circular.

Revendo 116 pacientes com anastomoses colorretais terminoterminais no reto proximal, depois de ressecções eletivas para doença diverticular complicada, Selezneff et al.[13] encontraram estenoses mais frequentes nos pacientes com grampeadores do que nos anastomosados manualmente. Igualmente, Beitler et al.[14] afirmam que as anastomoses realizadas com grampeador circular estão relacionadas com maior incidência de estenoses, de até 30%, independentemente do seu calibre, quando comparadas com as manualmente confeccionadas.

Outros autores relatam maior incidência de estenose quando a anastomose é realizada abaixo da reflexão peritoneal.[15]

Em um estudo prospectivo de Polese et al.,[16] com 211 pacientes operados em uma única instituição, 195 foram submetidos a retoscopias regulares no acompanhamento. EBPCs foram encontradas em 26 pacientes (13%) e, destes, 19 (73%) eram sintomáticas. Quinze foram tratados com dilatações endoscópicas com velas de Savary,[12] balões (3) e incisões diatérmicas (4), todos com sucesso. Os fatores de risco, em uma análise univariável foram sexo feminino, diverticulite, anastomose mecânica e aquelas localizadas de 8 a 12 cm da margem anal. Análise multivariável apontou como fatores de risco diverticulite (OR 5, p = 0,002) e anastomose mecânica (OR 9, p = 0,04). Estes autores especulam que a colostomia é também um fator de risco. O trânsito de fezes produziria distensão e sua ausência poderia induzir a atrofia das células musculares com subsequente estenose.

Hayden et al.[17] analisaram, retrospectivamente, 123 pacientes submetidos à ressecção de câncer retal com preservação do esfíncter anal em um centro médico terciário. Encontraram 33 complicações anastomóticas, em 32 pacientes (27%), sendo a estenose a complicação mais frequente (24/33 - 72%). Onze pacientes foram submetidos a dilatações mecânicas e quatro pacientes à revisão da anastomose. Quatro pacientes foram colostomisados definitivamente. Cirurgias laparoscópicas, IMC alto, idade, tabagismo e a distância da anastomose à margem anal não foram fatores de risco. Após análise multivariável, quimiorradioterapia neoadjuvante foi considerada fator de risco (p = 0,05).

Luchtefeld et al.[4] relatam anéis de ressecção (*donuts*) incompletos pós-grampeamento como fator independente de estenose. Paradoxalmente, outros autores relatam como fator de risco a realização manual de anastomose.[18,19]

Tucson e Everett de Cambridge UK,[20] retrospectivamente, estudaram fístulas e estenoses pós-anastomose colorretal em 360 pacientes submetidos a ressecções eletivas de cólon esquerdo e reto. As estenoses ocorreram em 5,8%, sendo 25% destas secundárias à recorrência local de tumor. Nos 15 casos de estenoses não malignas (4,2%), a ocorrência de fístulas foi a principal causa de estenoses e as que mais frequentemente necessitaram de reintervenção cirúrgica. Estenoses apareceram em 10 de 88 casos com fístulas (11,4%)

e em 5 de 272 sem fístulas (1,8%). Em 5 casos, a estenose foi um achado endoscópico, sem sintoma e não necessitou de tratamento. Em 10 casos foi necessário tratamento por causa de sintomas obstrutivos ou para permitir um fechamento da colostomia com menos risco.

Também não encontraram evidência de que a demora no fechamento da colostomia tenha contribuído para o aparecimento de estenoses.

Kirkegaard et al.[21] confirmam que o aparecimento de fístula anastomótica foi o único fator etiológico estatisticamente significante no desenvolvimento das estenoses não malignas e as relacionou com a fibrose cicatricial e a contração da cavidade do abscesso. Em sua opinião, a estenose benigna que se desenvolve sem a presença de fístulas decorre do comprometimento vascular arterial do cólon, proximal à anastomose.

Já Accordi et al.[22] afirmam que a estenose diafragmática cicatricial resulta da inversão de bordas produzida pelo grampeador, especialmente quando são usados os de diâmetros menores. Concordam que as estenoses que se desenvolvem associadas a fístulas mais frequentemente necessitam de tratamento cirúrgico em comparação às sem fístulas. Embora Antonsen[23] tenha sugerido que os sintomas de estenose sem evidências de fístula sejam mais frequentemente explicados por recorrência local de malignidade, outros autores não concordam com esta afirmação.[21]

SINTOMAS E MÉTODOS DIAGNÓSTICOS DA ESTENOSE ANASTOMÓTICA COLORRETAL BENIGNA

As estenoses anastomóticas benignas ocorrem com maior frequência após colorretostomias do que nas anastomoses em segmentos mais altos dos cólons.

Weinstock e Shatz[7] relatam estenoses que se desenvolveram de 0,5 a 11 anos após cirurgia, e Lustosa et al.,[24] em 1,5 a 4% após ressecção de adenocarcinoma do reto e sigmoide. Algumas delas são discretas e assintomáticas e provavelmente se dilatarão espontaneamente com o trânsito das fezes (Fig. 5-1).[25,26]

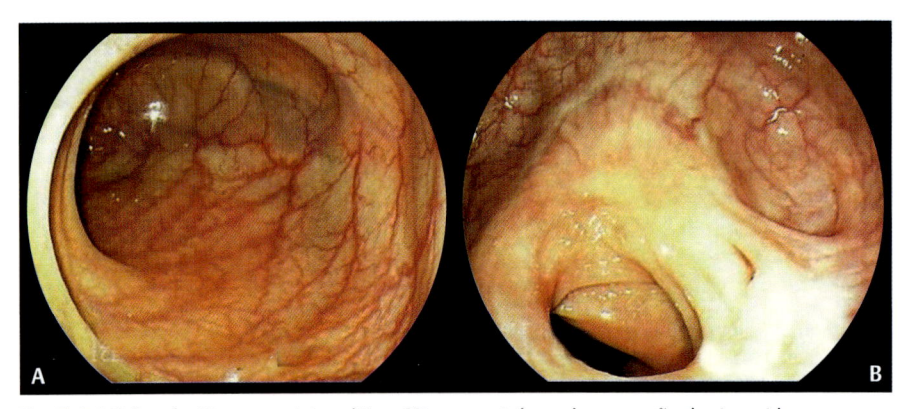

Fig. 5-1. Médica de 48 anos assintomática. Oito anos atrás, após ressecção de sigmoide com anastomose colorretal, desenvolveu fístula retovaginal que fechou com tratamento conservador. Veio para colonoscopia de controle que mostrou estenose moderada 6 cm acima do ânus, permitindo fácil passagem de um videocolonoscópio *standart*. Não foi dilatada. (**A**) Cólon acima da estenose. (**B**) Estenose na anastomose.

Algumas vezes são achados em colonoscopias de controle pós-ressecções, em pacientes assintomáticos ou com sintomas não característicos. Já outros apresentam cólicas que aliviam com a defecação, constipação intestinal progressiva, flatulência, distensão abdominal com peristalse exacerbada, diarreia paradoxal, escape fecal etc. Estes sintomas em pós-operatório de ressecção retocolônica alertam o médico para uma possível estenose.

Atualmente, as tomografias computadorizadas e, mais raramente, os exames contrastados dos cólons evidenciam as estenoses. Entretanto, na maioria das vezes, é a videocolonoscopia que faz com precisão o seu diagnóstico. Nos casos em que a ressecção foi realizada por lesão maligna, é primordial afastar recidiva tumoral com a realização de biópsias múltiplas. São também importantes os detalhes da estenose, tais como simetria, angulação, comprimento, espessura da membrana, diâmetro da luz etc., que fornecem dados para o diagnóstico diferencial, e também são úteis na escolha do método a ser usado no tratamento. O preparo para o exame endoscópico vai depender do grau da alteração da defecação. Em pacientes com poucos distúrbios evacuatórios, o preparo pode ser feito da maneira convencional, com laxantes e dieta orais acrescidos da ingesta de soluções osmóticas. Nos pacientes com dificuldade de trânsito ou semiocluídos, o preparo com enemas é o indicado. Nos casos em que o preparo colônico não é completo, deve-se evitar métodos de tratamento que utilizem corrente de alta frequência pela possibilidade de explosão.

TIPOS DE TRATAMENTO ENDOSCÓPICO NAS ESTENOSES ANASTOMÓTICAS BENIGNAS COLORRETAIS

As reoperações no tratamento das estenoses cicatriciais retocolônicas baixas costumam ser tecnicamente difíceis e têm alta possibilidade de complicações.

Com o passar dos anos, várias técnicas endoscópicas têm surgido para o tratamento das EB pós-cirúrgicas dos cólons e reto (Quadro 5-3).

Quadro 5-3. Métodos Endoscópicos Usados na Dilatação das Estenoses Benignas Colorretais

Dilatação mecânica	Digital	Sem fio-guia
	Velas de Hegar	
	Dilatadores de Maloney	
	Dilatadores de Hurst	
	Dilatadores de Eder Puestow	Com fio-guia
	Dilatadores de Savary Gilliard	
Dilatação hidrostática	Balões OTW	Com fio-guia
	Balões TTS	
Dilatação com eletrocautério monopolar (estenotomias)	RI (incisões radiais)	
	RIC (incisões radiais + corte)	
	RISC (incisões radiais + corte seletivo	
	APC	
	Laser	

(Continua)

Quadro 5-3. *(Cont.)* Métodos Endoscópicos Usados na Dilatação das Estenoses Benignas Colorretais

Dilatação com prótese autoexpansível	Descobertas
	Parcialmente recobertas
	Totalmente recobertas
	Plásticas
	Biodegradáveis
Combinação de métodos	

Velas de Hegar, Hurts e Maloney

Quando as estenoses são baixas, alcançáveis com o toque retal e não muito severas, podem ser dilatadas ou digitalmente[27] ou com velas de Hegar, que são hastes cilíndricas metálicas rígidas de aço inoxidável de ponta romba e arredondada, com 3 a 18 mm (9 a 54 Fr) de calibre e 20,5 cm de comprimento[28] ou, ainda, com bougias sem luz (bougias de Hurt e Maloney)[29] em sessões repetidas e calibre crescente com bons resultados. Os dilatadores de Hurst (ponta romba) e Maloney (ponta afilada) são tubos de borracha enchidos com mercúrio líquido inicialmente usados nas dilatações esofagianas. Mazier relatou também o uso de sondas de Foley para a dilatação destas estenoses baixas (Fig. 5-2).[30]

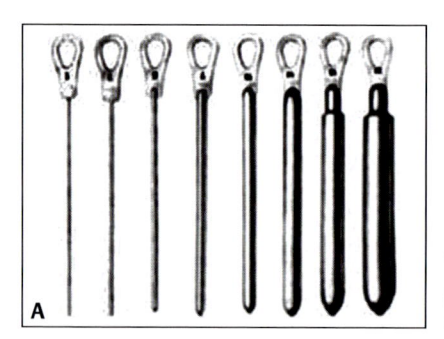

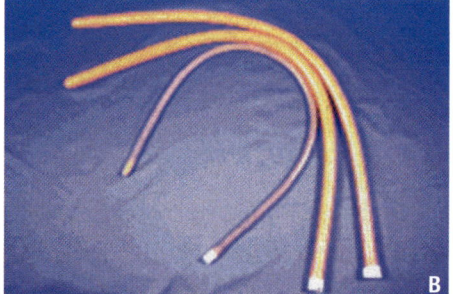

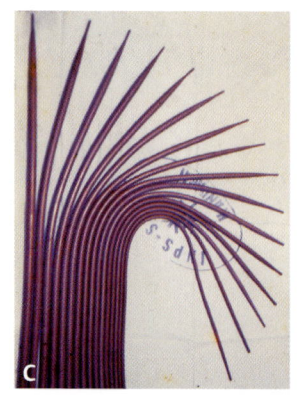

Fig. 5-2. (A) Dilatadores de Hegar; (B) Hurst; (C) Maloney.

Olivas de Eder-Puestow e Velas de Savary-Gilliard

As estenoses retocolônicas anastomóticas localizadas acima da reflexão peritoneal são tratadas com vários tipos de instrumentos que causam forças expansivas contra a estenose. Os mais comumente usados são de dois tipos: as de diâmetro fixo (*push type*) representadas pelas olivas metálicas de Eder-Puestow, e as velas de Savary-Gilliard que exercem força radial e longitudinal quando forçados pela estenose, aumentando progressivamente seu calibre e os balões hidrostáticos com os quais a dilatação é causada somente com a força radial da sua expansão. Os primeiros usados foram as olivas metálicas de Eder-Puestow, comercializadas em 1955,[31] e as velas de Savary-Gilliard, ambas já usadas rotineiramente nas dilatações das estenoses do esôfago. Hiperestendendo o pescoço, cria-se uma linha quase reta para sua penetração. Similarmente nos cólons, a ressecção do sigmoide torna o trajeto da penetração destes dilatadores semiflexíveis facilitada (Fig. 5-3).

Com estes instrumentos, o procedimento geralmente é realizado sob sedação moderada. Nos casos em que se prevê maior dificuldade, é feito sob sedação profunda com anesteologista. Com o paciente em decúbito esquerdo utiliza-se videoendoscópio que permita ultrapassar a estenose (5 a 13 mm) e posiciona-se fio-guia rígido de 15 a 30 cm acima dela. Nos pacientes com colostomia, o posicionamento do guia penetrando pelo ânus e exteriorizado pela colostomia, permite uma melhor fixação do mesmo. As olivas de aço inoxidável, de calibre crescente (16 até 60 Fr), previamente enroscadas entre a haste metálica semiflexível de 80 cm de comprimento e ponteira espiral flexível também de aço, são lentamente introduzidas sobre o fio-guia rígido. Sucessivamente a estenose é lentamente dilatada com a passagem das olivas, começando com uma de número igual ao calibre da estenose e progredindo-se até encontrar resistência. Não é raro, já na primeira sessão, dilatar-se com facilidade até 60 Fr sem sangramento importante, resistência ou dor. É fundamental que o auxiliar mantenha o fio-guia sem deslocamentos, razão pela qual alguns endoscopistas preferem realizá-la sob controle fluoroscópico. Este controle também pode ser feito com visualização endoscópica, com o videoendoscópio introduzido em paralelo ao dilatador. Após a dilatação, uma videocolonoscopia total é realizada. Após algumas horas de observação o paciente retorna acompanhado para sua residência. Sessões de acompanhamento são repetidas de acordo com a sintomatologia de cada paciente, normalmente a cada mês, até a estabilização da estenose. É um método barato, comumente encontrado nos serviços de endoscopia, e nunca tivemos complicações com ele (Fig. 5-4).

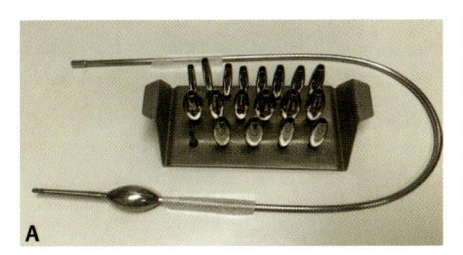

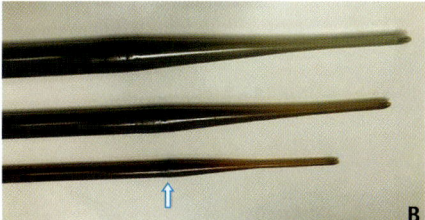

Fig. 5-3. (**A**) Dilatadores de Eder Puestow e (**B**) Savary-Gilliard. A seta indica a faixa radiopaca.

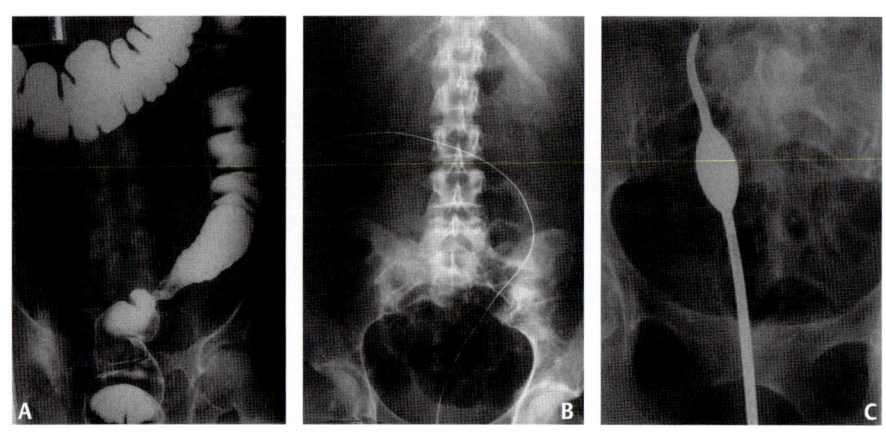

Fig. 5-4. Dilatação de estenose cicatricial de anastomose colorretal com olivas de Eder Puestow. (**A**) Clister opaco mostrando estenose pós-anastomose colorretal. (**B**) Fio-guia bem posicionado. (**C**) Sucessivas passagens de olivas de Eder Puestow de calibre crescente.

Os dilatadores de Savary-Gilliard desenvolvidos em 1980 (Fig. 5-3B) são "velas" semirrígidas feitas de cloreto de polivinil de 80 cm de comprimento, com calibres de 15 até 60 Fr, e extremidade distal cônica. Na base da porção cônica existe faixa circular de 1 cm de largura, radiopaca, que permite identificá-la quando se usa fluoroscopia (Figs. 5-5 e 5-6). Tem um canal central que permite serem introduzidos também sobre fio-guia. Tendo em vista sua extremidade distal cônica de até 15 cm, todo este segmento tem que ultrapassar a estenose para dilatá-la. Isto pode ser controlado ou pela sensação táctil ou pela visualização fluoroscópica. O preparo e a técnica usados são os mesmos das olivas de Eder-Puestow. Também não tivemos complicações com o método. Diferentemente do esôfago, nas dilatações de cólon não se costuma usar a regra de 3, pela qual só se introduzem 3 números sequenciais de dilatadores.

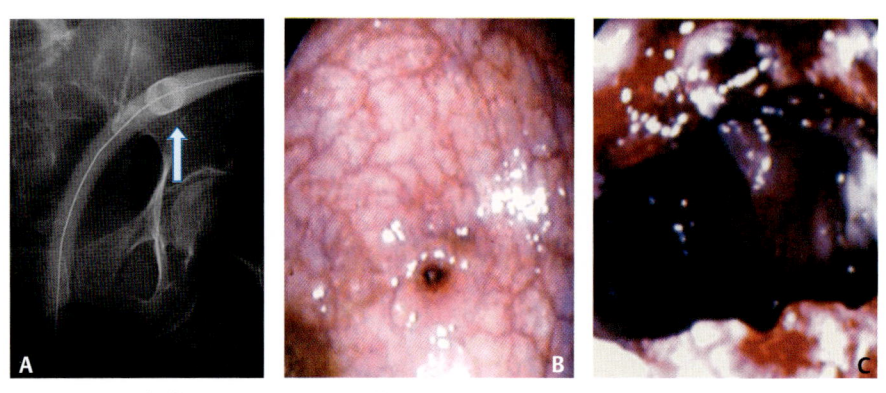

Fig. 5-5. Controle fluoroscópico de uma dilatação com vela de Savary-Gilliard. Notar a marca radiopaca passando pela estenose (*seta*). (**A**) Dilatador de Savary-Gilliard ultrapassando a estenose. (**B**) Visão endoscópica da estenose cerrada. (**C**) Imediatamente após a dilatação.

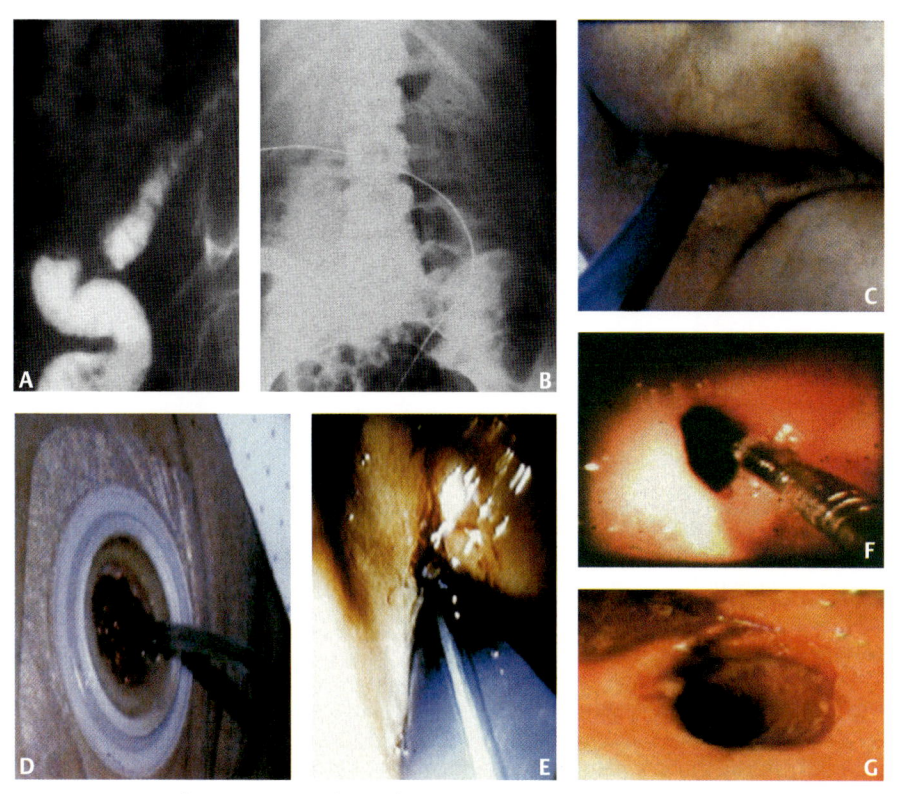

TRATAMENTO ENDOSCÓPICO DAS ESTENOSES BENIGNAS DOS CÓLONS E RETO 91

Fig. 5-6. Estenose de anastomose colorretal pós-ressecção de adenocarcinoma do sigmoide com transversostomia. (**A**) Radiografia contrastada com *hypaque* mostrando a estenose.
(**B**) Fio-guia posicionado com videoscópio de 5 mm. (**C**) Visão da introdução do dilatador de Savary-Gilliard pelo ânus. (**D**) Visão da exteriorização da ponta do dilatador pela colostomia.
(**E**) Visão endoscópica da dilatação. (**F**) Estenose pré-dilatação. (**G**) Estenose pós-dilatação.

Tanto as olivas de Eder-Puestow quanto as velas de Savary-Gilliard são muito duráveis e reutilizadas, o que diminui o custo do procedimento (Fig. 5-7).

Were *et al.*[32] relatam a experiência de um único centro holandês onde, de 256 pacientes consecutivamente submetidos à ressecção anterior baixa, 21 (8,2%) desenvolveram estenose ao nível da anastomose, todas diagnosticadas por endoscopia. Em três pacientes a estenose deveu-se à recorrência da malignidade. Os sintomas foram incontinência ou escape fecal, aumento da frequência das evacuações, dor abdominal e constipação, que surgiram de 1 a 24 meses (média de 7,7) após a cirurgia. Três pacientes não tinham queixas. Dos 15 com estenoses benignas, 4 tinham-se submetido à radioterapia.

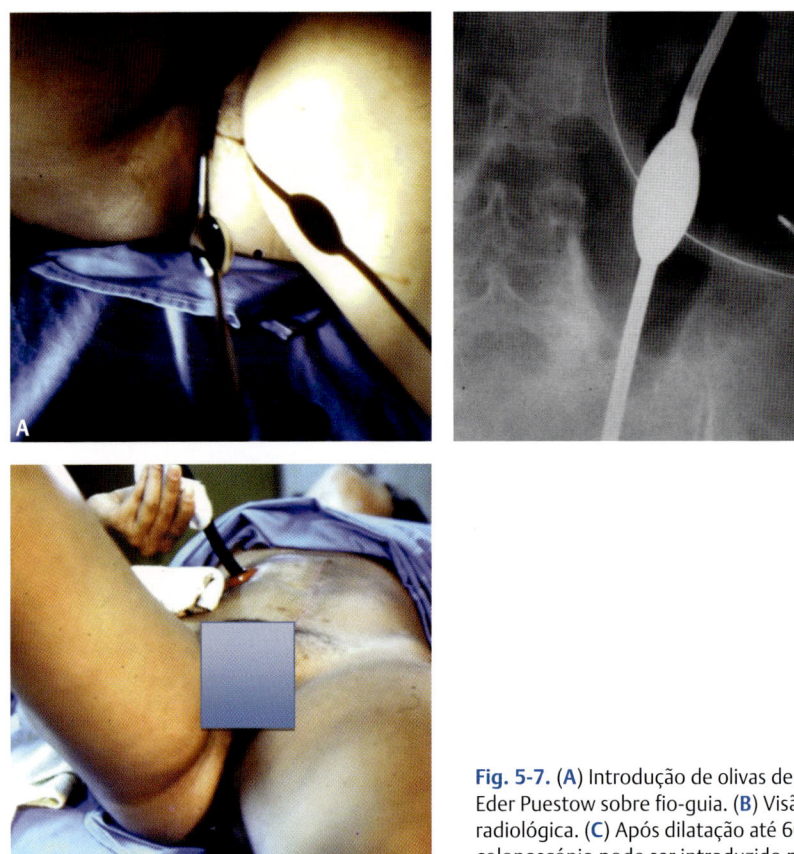

Fig. 5-7. (A) Introdução de olivas de Eder Puestow sobre fio-guia. (B) Visão radiológica. (C) Após dilatação até 60 Fr. Um colonoscópio pode ser introduzido pelo ânus e exteriorizado pela colostomia.

Foram tratados com dilatação endoscópica em tempo médio de 2,8 meses (0 a 10) com 1 a 9 sessões (média de 3,1 por paciente), usando-se velas de Savary-Gilliard. Nos 15 pacientes tratados, os sintomas desapareceram ou melhoraram, sendo a evacuação normal em 10. Em cinco pacientes a melhora dos sintomas foi somente parcial e 3 deles precisaram de outro tipo de tratamento (2 endoscópicos e 1 cirúrgico). De quatro pacientes que tinham sido submetidos à radioterapia, só dois tiveram sucesso com as dilatações. Uma evacuação totalmente normal não foi alcançada por nenhum paciente que necessitou de mais de 3 sessões de dilatação. Não tiveram complicação com este método de dilatação.

Na Figura 5-8 relatamos um caso pouco frequente:

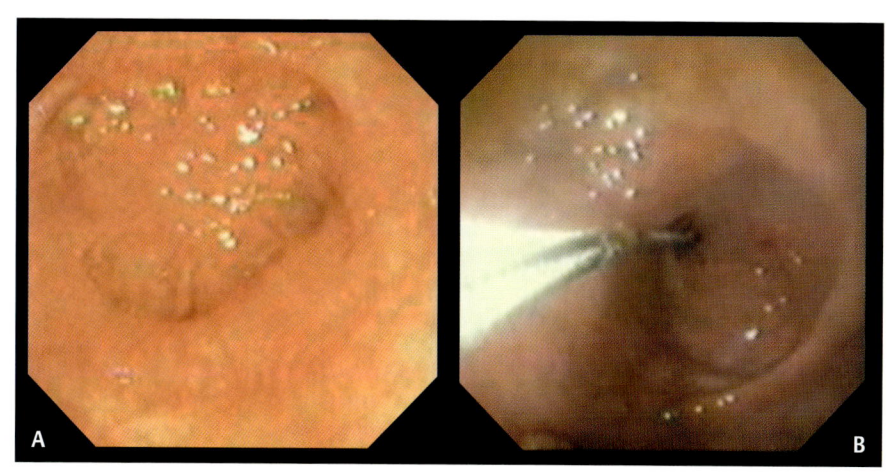

Fig. 5-8. Paciente do sexo feminino, 73 anos. Em julho de 2001, realizou ressecção do sigmoide em caráter de urgência por adenocarcioma perfurado com trasversostomia de segurança. Em fevereiro de 2002, refez o trânsito, desenvolvendo constipação intestinal progressiva que culminou em obstrução intestinal 20 dias depois. Realizamos retossigmoidoscopia com o intuito de dilatação de estenose da anastomose. Apesar de cuidadosa e prolongada inspeção, não identificamos o local da anastomose, terminando o reto em fundo cego. (A) Explorando o fundo cego com fio-guia na tentativa de se encontrar pequeno pertuito foi sem sucesso. (B) Foi então realizada nova transversostomia. No pós-operatório foi feito estudo radiológico, introduzindo-se sonda pela transversostomia com infusão de bário que mostrou *stop* total na anastomose colorretal. *(Continua)*

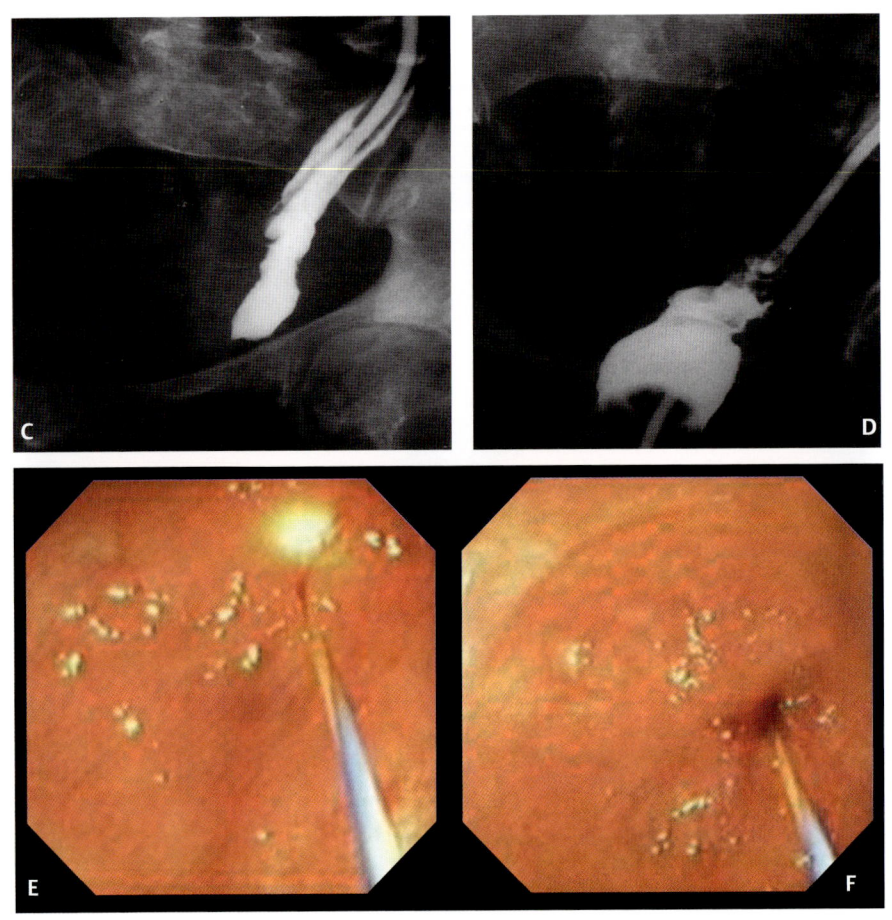

Fig. 5-8. *(Cont.)* (**C**) O estudo radiológico foi complementado com introdução de sonda Folley pelo ânus. Injeção de bário mostrou também que o reto terminava em fundo cego, evidenciando fina membrana estenosante. (**D**) Foram então introduzidos colonoscópios pela transversostomia e pelo ânus. Pelo reto observamos a transiluminação produzida pelo colonoscópio introduzido pela transversostomia, e com ponta rígida de fio-guia jagwire conseguimos, com alguma pressão, perfurar o septo (**E** e **F**) posicionando-o pelo ânus, através do septo perfurado e exteriorizado pela transversostomia. Com guia o mais retificado possível, e orientado por colonoscópio posicionado no reto, em paralelo ao frio-guia, passamos sem dificuldade olivas de Eder Puestow até 60 Fr, sem provocar dor ou qualquer sangramento, *(Continua)*

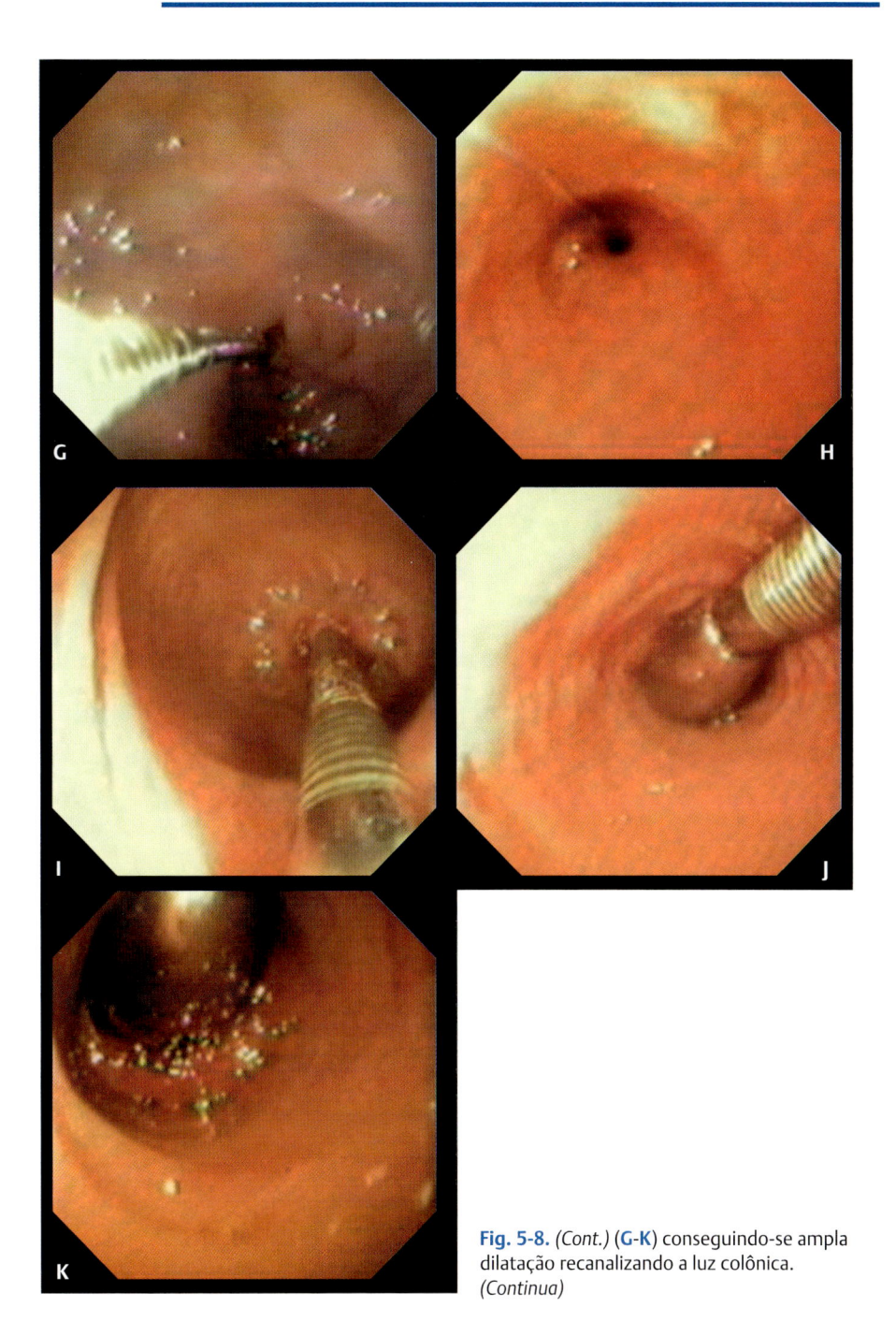

TRATAMENTO ENDOSCÓPICO DAS ESTENOSES BENIGNAS DOS CÓLONS E RETO

Fig. 5-8. *(Cont.)* (**G-K**) conseguindo-se ampla dilatação recanalizando a luz colônica.
(Continua)

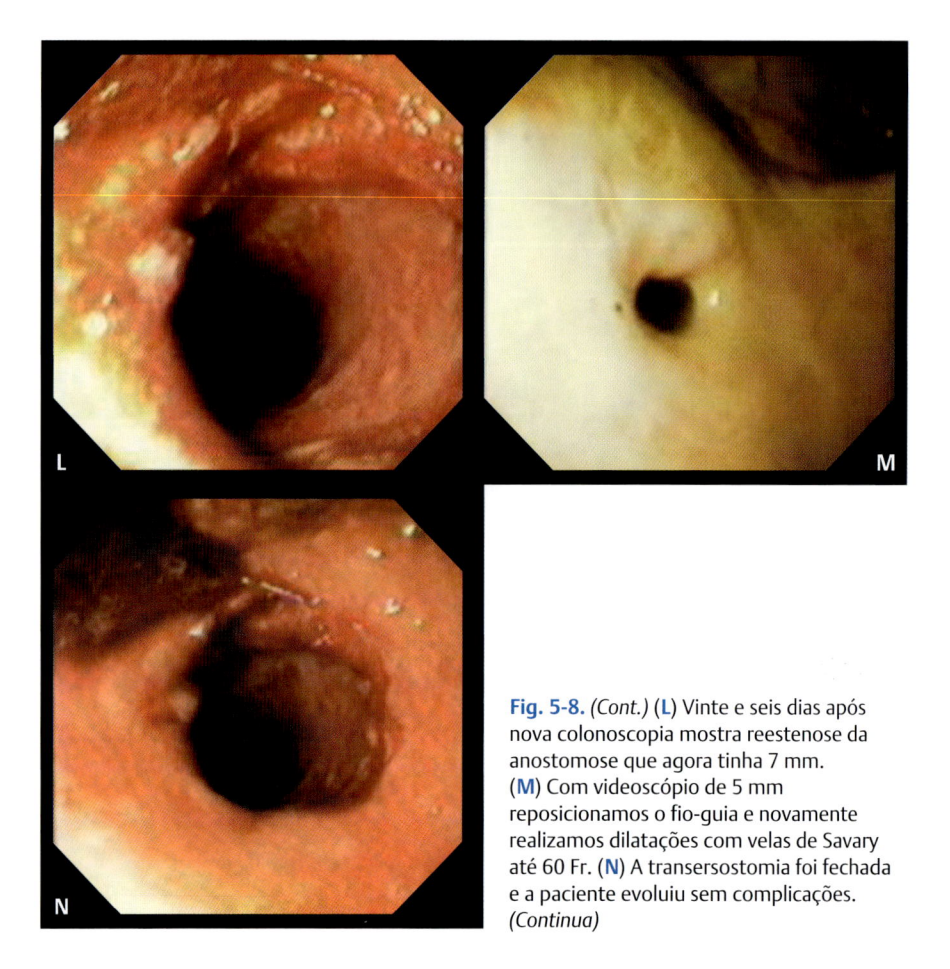

Fig. 5-8. *(Cont.)* (**L**) Vinte e seis dias após nova colonoscopia mostra reestenose da anostomose que agora tinha 7 mm. (**M**) Com videoscópio de 5 mm reposicionamos o fio-guia e novamente realizamos dilatações com velas de Savary até 60 Fr. (**N**) A transersostomia foi fechada e a paciente evoluiu sem complicações. *(Continua)*

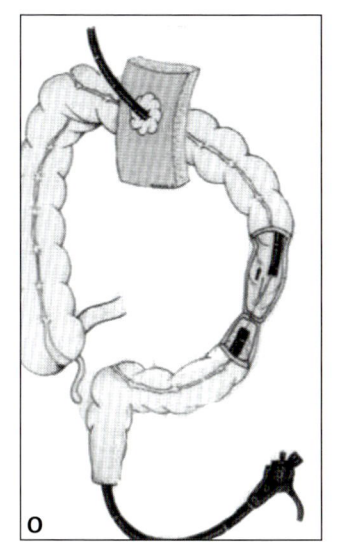

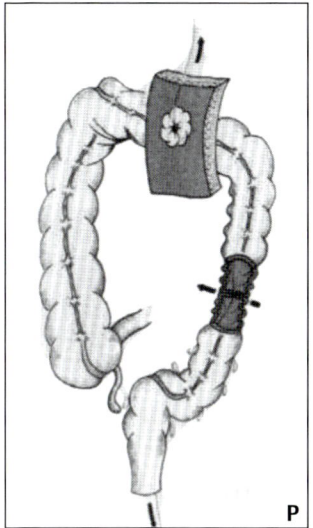

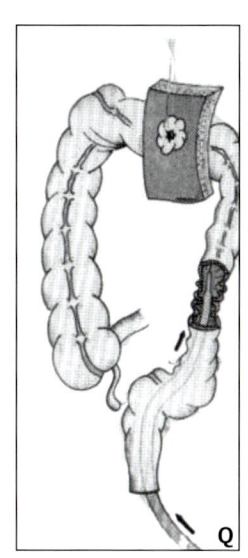

Fig. 5-8. *(Cont.)* **(O-Q)** Mostramos esquema do procedimento.

Balões Hidrostáticos

Os cateteres-balões foram originalmente desenvolvidos para a dilatação de estenoses vasculares[33] e posteriormente adaptados a dilatações esofágicas[34,35] do piloro[36] e vias biliares.[37]

A primeira dilatação com balão para uma estenose benigna em uma anastomose retocolônica foi realizada em 1984[38] em um paciente de 31 anos operado de adenocarcinoma Dukes C com uma ressecção anterior e pós-operatório complicado com abscesso justoanastomótico, tratado com sucesso com drenagem transanal. Foi irradiado com 5.590 rads. Nos meses seguintes desenvolveu cólicas e constipação progressivas. Retossigmoidoscopia e radiografia contrastada demonstraram uma estenose severa 8 cm acima do ânus. Com dificuldade, um fibroscópio fino ACMI FX (este fabricante americano não mais existe) atravessou a estenose e um guia flexível foi introduzido pelo canal de biópsias, sendo o fibroscópio removido e a seguir reintroduzido em paralelo ao fio-guia. Sobre o guia foi introduzido um cateter-balão de 36 Fr e posicionado na estenose sob visão endoscópica. O balão foi insuflado manualmente com uma seringa cheia com salina e azul de metileno e mantida insuflada por 15 segundos, 2 vezes consecutivas. O processo foi repetido algumas semanas após com balões de 45 e 60 F. Após a segunda dilatação, um colonoscópio Olympus CF-LB3W com diâmetro de 13 mm transpôs a estenose facilmente e uma colonoscopia total foi realizada.

Em 1986 tratamos uma estenose retocolônica pós-ressecção para endometriose em paciente de 36 anos, usando-se um balão dilatador de Mosher que, na época, era usado para acalasia. Trata-se de instrumento de borracha com um espiral em mola na extremidade distal acoplado a balão longo (8 cm) cuja expansão é limitada a 4 cm de diâmetro por uma cobertura de tecido recoberta por película de borracha, à semelhança aos balões atuais de baixa complacência. Uma haste semiflexível plástica era introduzida na sua luz, retificando-a. O conjunto foi introduzido pela estenose sob controle fluoroscópico. Após a remoção da haste semiflexível, uma pera semelhante às de aparelho de pressão acoplada a um esfingomanômetro permitia a insuflação do balão dilatador sob pressão de 300 mmHg.

O procedimento não teve complicações e a paciente evoluiu com remissão completa dos seus sintomas obstrutivos (Fig. 5-9).

Os balões dilatadores usados atualmente evoluíram muito, simplificando seu uso.[39] São fabricados com polímeros termoplásticos e a força dilatadora é exclusivamente radial, exercida em todo o perímetro da estenose, o que reduz a possibilidade de complicações. São de baixa complacência e permitem expansão uniforme e reproduzível, não ultrapassando o calibre preestabelecido mesmo com o aumento da pressão. Atualmente são os instrumentos mais usados nas dilatações das EB dos cólons. Na maioria das vezes se utiliza os que permitem a passagem sobre fio-guia, o que dá segurança ao método, impedindo falso trajeto e perfuração. Estes balões são expandidos com insufladores dedicados e usam água para sua insuflação, por vezes misturada com contraste hidrossolúvel quando se necessita de um controle fluoroscópico (Fig. 5-10).

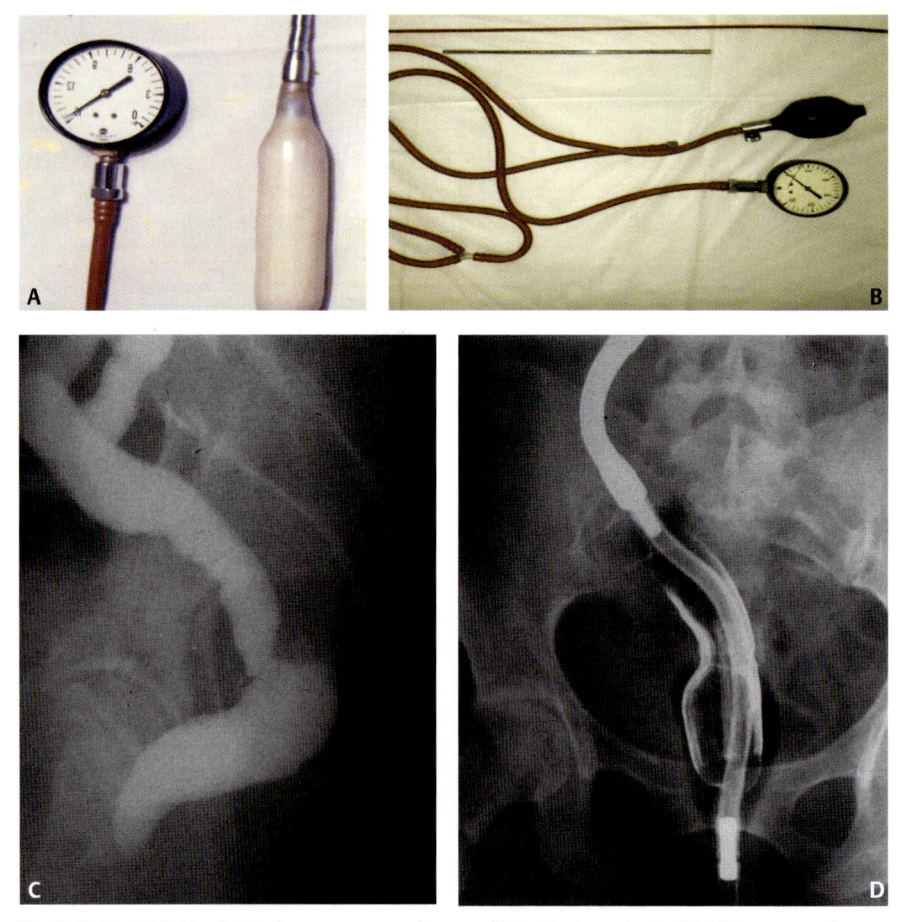

Fig. 5-9. (**A** e **B**) Balão de Mosher que era usado para dilatação de acalasia. (**C**) Clister opaco de estenose cicatricial de anastomose colorretal pós-ressecção por endometriose. (**D**) Balão de Mosher posicionado na estenose e parcialmente insuflado – notar o anel de grampos ao nível da estenose (cintura do balão).

Os **TTS**s (**T**hru **T**he **S**cop) (Fig. 5-10A) são de vários comprimentos (5,5 a 8 cm) e de calibres que variam de 7 a 20 mm (21 a 60 Fr). Estão posicionados na extremidade de cateteres e introduzidos sobre fio-guia flexível passado pelo canal de biópsias de videoendoscópios de 2,8 a 3,8 mm. Mais recentemente foram comercializados os balões tipo **CRE** (**C**ontrol **R**adial **E**xpantion) (Fig. 5-11) que permitem em um só balão e com o aumento da pressão hidrostática, variar seu calibre em três níveis sucessivos, por exemplo, 18, 19 e 20 mm, o que diminui a necessidade da troca dos mesmos, facilitando em muito o procedimento.

Após observação e estudo da estenose, afastando-se recidiva tumoral (com biópsias se necessário), o fio-guia flexível é posicionado acima da estenose. Os balões TTS bem lubrificados são introduzidos sobre o fio-guia pelo canal de trabalho do videoscópio de calibre adequado ao balão e sua porção média é posicionado na estenose. São insuflados lentamente com água (misturada com contraste hidrossolúvel se houver controle fluoroscópico) até a pressão indicada pelo fabricante, que vem impressa no cateter, por tempo não padronizado, variando entre os autores de 30 a 120 segundos, alguns repetindo a insuflação 2 vezes. Esta insuflação é controlada com manômetro acoplado ao insuflador. Deve-se ter cuidado para impedir o deslocamento do balão para a frente ou atrás da estenose com sua insuflação. Todo o procedimento é realizado com visualização endoscópica e após a desinsuflação, o resultado final do procedimento é imediatamente analisado endoscopicamente. Já com os balões **OTW** (**O**ver **T**he **W**ire) (Fig. 5-10B) Rigiflex (desenvolvido primariamente para a dilatação de acalasia da cárdia e mais raramente usado nos cólons), de 30, 35 e 40 mm de diâmetro e 8 cm de comprimento, o procedimento é feito sob controle fluoroscópico. O fio-guia rígido (de Savary ou Jagwire stiff – Boston Scientific) é posicionado 20 cm acima da estenose (de preferência com o uso de videoendoscópio de calibre que possa transpor a estenose). O balão é introduzido em paralelo ao videoendoscópio e posicionado na estenose, com sua posterior expansão à semelhança dos balões TTS. Os pacientes são observados por algumas horas e, se permanecerem bem, retornam para casa (Figs. 5-12 e 5-13).

Igualmente com os dois tipos de balões, reexamina-se o paciente após 15 a 30 dias, com videocolonoscópio de 13 mm e são considerados sucesso de dilatação os assintomáticos cujas anastomose são facilmente penetrados com este instrumento. O procedimento é repetido se a anastomose não permitir a passagem do videocolonoscópio.

Virgilio *et al.*[40] relatam um caso perfuração e esgarçamento com o uso de balões OTW.

A maioria dos trabalhos de dilatação hidrostática endoscópica dos cólons é relato retrospectivo não controlado de casos e com acompanhamento curto.[41-44]

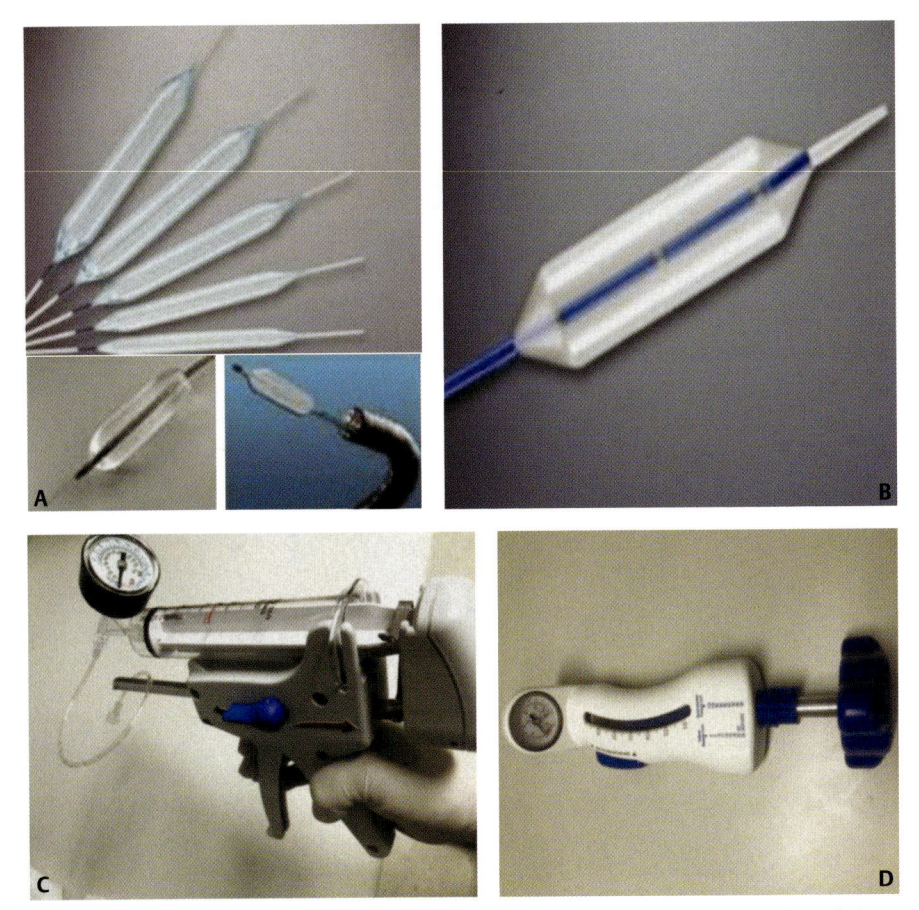

Fig. 5-10. Balões hidrostáticos. (**A**) TTS. (**B**) OTW Rigiflex. (**C**) Insuflador da Boston. (**D**) Insuflador da Cook.

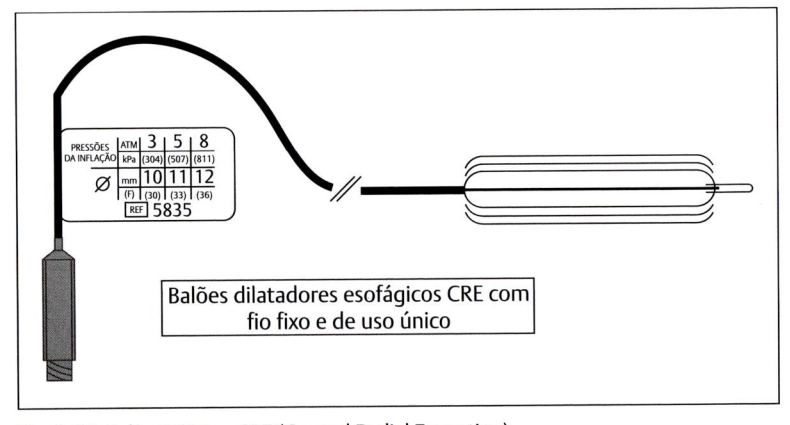

Fig. 5-11. Balão TTS tipo **CRE** (**C**ontrol **R**adial **E**xpantion).

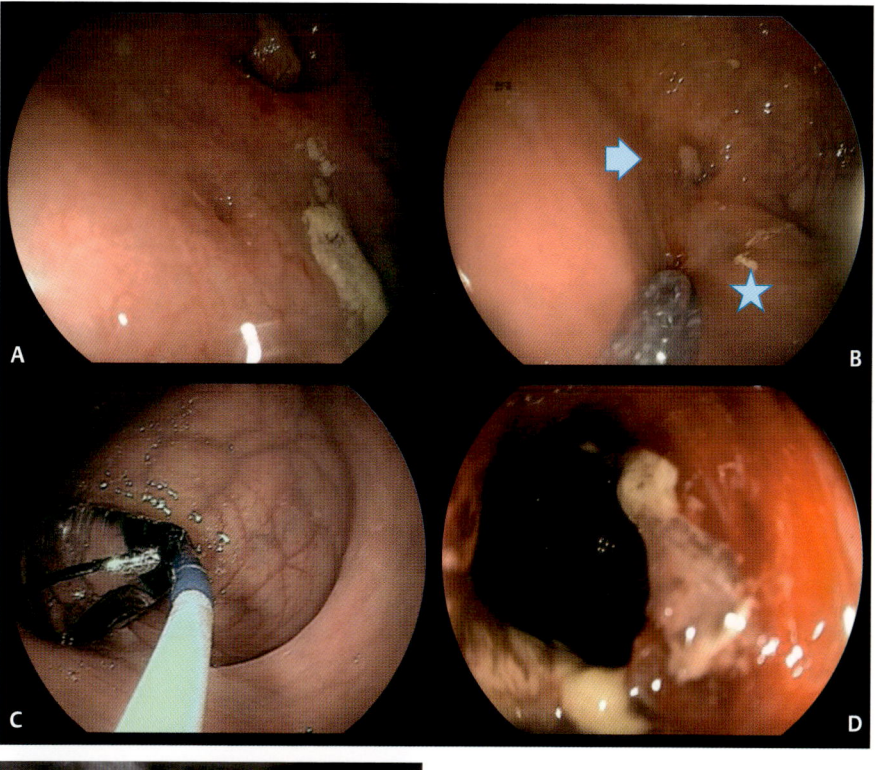

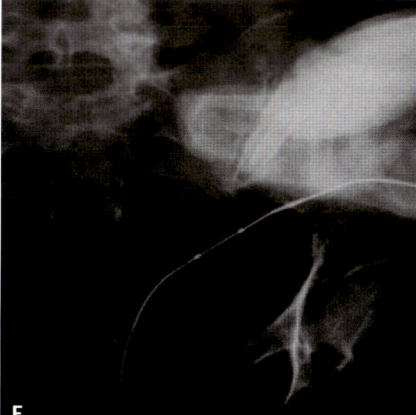

TRATAMENTO ENDOSCÓPICO DAS ESTENOSES BENIGNAS DOS CÓLONS E RETO 101

Fig. 5-12. Dilatação hidrostática com balões de baixa complacência TTS de estenose cerrada pós-anastomose colorretal (notar que a anastomose foi terminolateral – fundo cego [seta] – anastomose punctiforme [estrela]). **(A)** Estenose punctiforme. **(B)** Posicionamento do balão sobre fio-guia. **(C)** Balão insuflado. **(D)** Pós-dilatação. **(E)** Radiografia do balão insuflado.

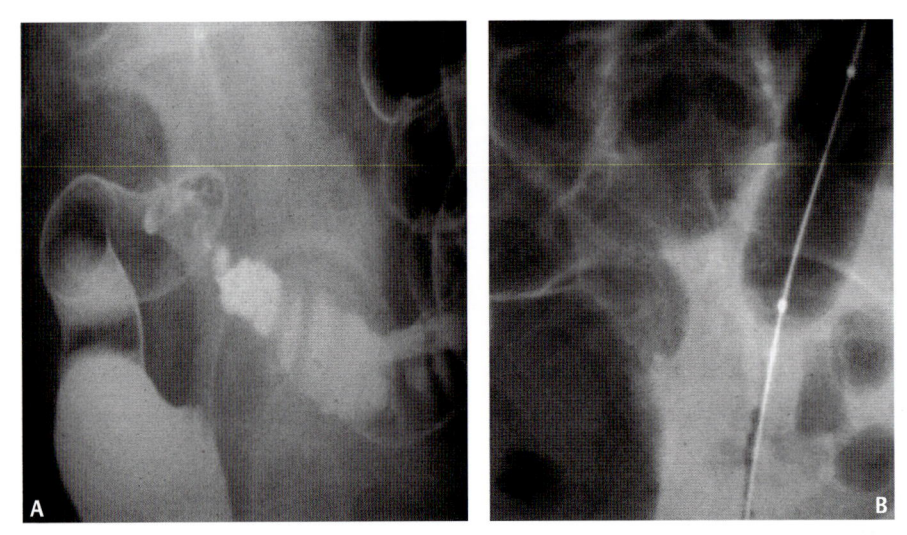

Fig. 5-13. Estenose pós-ressecção do sigmoide. (**A**) Radiografia contrastada. (**B**) Balão hidrostático Rigiflex de 30 mm completamente insuflado.

Duas pequenas séries retrospectivas usando dilatação hidrostática em 16 e 18 pacientes, respectivamente, mostraram baixo índice de recorrência (6 a 10%), mas necessitaram de até 5 sessões, ocorrendo 1 perfuração e 1 sangramento significante.[40,45]

Num estudo prospectivo randomizado de 30 pacientes com estenoses pós-operatórias benignas e sintomáticas, 12 pacientes tinham anastomoses terminoterminal e 18 terminolateral, que se tornaram sintomáticas, em média, 6,8 meses após ressecção anterior baixa. Comparou-se o uso de balão TTS de 18 mm (introduzido sobre fio-guia e pelo canal de biópsias) insuflado com uma pressão de 12 psi (*pound per square inch*), com balão Rigiflex de 35 mm (15 psi), também introduzido sobre fio-guia em paralelo ao videoscópio ou sob fluoroscopia.[46] As dilatações foram bem-sucedidas em todos os pacientes, sem complicações em ambos os grupos. Entretanto, o grupo com balões Rigiflex de 3,5 cm necessitou de menor número de sessões (1,6 × 2,6 p = 0,009) e teve uma resposta mais duradoura (560,8 dias × 245,2 dias p = 0,016).

Virgilio *et al.*[40] trataram 17 pacientes com balões hidrostáticos para acalasia, de 30 a 40 mm de diâmetro; 5 pacientes realizaram uma única sessão e 8 duas sessões. Em outros 4 pacientes o número médio de sessões foi de 4 a 5. Em 16 pacientes o resultado a longo prazo foi bom. Ocorreu 1 caso de perfuração e 1 de sangramento.

Um estudo de Araujo *et al.*[42] com 24 pacientes portadores de estenose de anastomose mostrou que o tratamento com balões TTS hidrostáticos teve um sucesso de 92%, não ocorrendo complicações. A recorrência foi de 18%. A maioria dos pacientes necessitaram de 2 a 4 sessões de dilatação para alcançarem sucesso. Já Belvedere *et al.*[47] trataram 31 pacientes com balões Rigiflex; foram obtidos bons resultados a curto prazo (3 semanas) em 87%, e a longo prazo (3 a 4 meses) em 66%, todos sem complicações. Entretanto, 17% dos pacientes necessitaram de cirurgia ou *stenting*.

Vários outros estudos de dilatação nas estenoses de anastomose colônica com balões mostram resultados positivos de 86 a 97%.[42,44,45,48,49]

TRATAMENTO ENDOSCÓPICO DAS ESTENOSES BENIGNAS DOS CÓLONS E RETO 103

Pietropaolo *et al.*[50] concluíram que a dilatação nas estenoses pós-cirúrgicas dos cólons usando-se balões hidrostáticos foram mais efetivas que com bougias em respeito a pacientes bem-sucedidos com uma única sessão (76,9 × 51,8%).

Na Figura 5-14 mostramos um caso de estenose da anastomose colorretal após ressecção por endometriose. A dilatação inicial com olivas de Eder-Puestow que, apesar de bom resultado, evoluiu com reestenose necessitando de nova dilatação do balão TTS com excelente evolução.

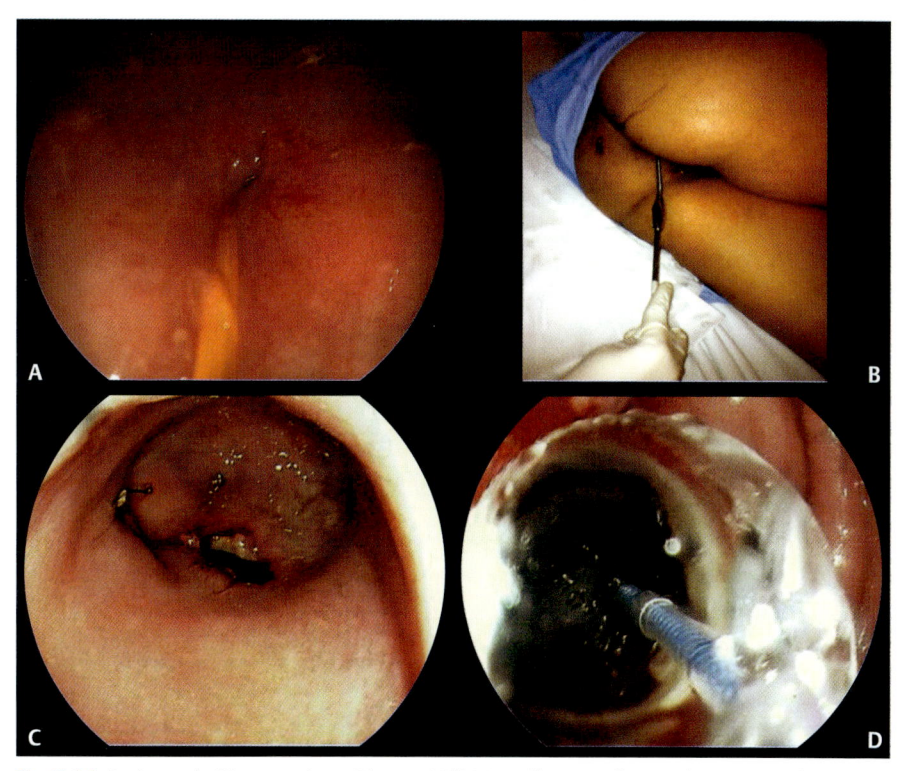

Fig. 5-14. Paciente de 35 anos submetida, em 09/2014, pelo ginecologista, à ressecção de nódulo de endometriose no septo retovaginal. Dado único ponto na parede do reto (*sic*). Desenvolveu grave peritonite purulenta. Foi realizada cirurgia de Hartman e colostomia por laparoscopia. Em 1-2015, foi refeito o trânsito com grampeador 28. Evoluiu com constipação progressiva, distensão abdominal e fezes em lápis. Toque retal evidenciou estenose severa da anastomose impermeável a polpa digital. Retossigmoidoscopia mostrou estenose cerrada da estenose aos 7 cm do ânus intransponível ao videogastroscópio de 8,2 mm. Realizamos dilatações com olivas de Eder Puestow até 39 Fr. Um mês após volta para acompanhamento relatando somente leve melhora. Realizamos dilatação hidrostática com balão CRE até 60 Fr com excelente evolução, passando a evacuar normalmente. (**A**) Estenose cerrada da anastomose CR. (**B**) Dilatações com olivas de Eder Puestow. (**C**) Depois de 1 mês, persiste estenose. (**D**) Dilatação hidrostática com balão CRE até 60 Fr com boa evolução.

ESTENOTOMIA – INCISÕES RADIAIS (RI) COM ELETROCAUTÉRIO

À semelhança do tratamento da EBCR com os dilatadores mecânicos e balões, as estenotomias foram inicialmente usadas do trato digestório alto e reproduzidas nos cólons e reto. Na Figura 5-15 mostra-se, esquematicamente, a técnica da estenotomia endoscópica, segundo Tuong, e na Figura 5-16 caso de estenostomia em estenose de anastomose colorretal.

Na era dos eletrocáuterios inteligentes (Erbe etc.) usa-se o modo Endocut I ou Q, efeito 2 ou 3 para as incisões. São utilizados os vários tipos de esfincterótomos para pré-corte (*needle knive*) para a realização das incisões. Ultimamente, alguns autores têm relatado o uso da I-T *Knife*, usadas nas dissecções da submucosa no intuito de se evitar complicações.

Hagiwara *et al.*[51] relataram a combinação de incisões radiais associadas à dilatação com balão nas estenoses cicatriciais anastomóticas, pós-ressecção anterior baixa do reto em 5 pacientes com sucesso de 100%, sem complicações. Realizaram 2 ou 3 incisões radiais na estenose com eletrocautério, sob controle endoscópico seguidas de dilatação com balão por 15 a 20 minutos.

Brandimarte *et al.*[52] obtiveram sucesso com o uso de eletrocáuterio em 39 pacientes com uma única sessão, sem complicações, realizando 3 eletrossecções radiais na estenose com papilótomo ou *needle knives*, sem recorrência em um acompanhamento de 25 meses.

Já Luck *et al.*[53] usaram *laser* de *neodymium-yttrium aluminum garnet Yag laser*) associado a balão em 10 pacientes. O tratamento foi bem-sucedido e sem recorrência ou complicações em 9, com Acompanhamento médio de 82 meses. Em um paciente houve recorrência da estenose após 6 anos.

Bravi *et al.*[54] estudaram, retrospectivamente, a segurança e a eficácia da dilatação de estenoses benignas dos cólons em anastomose anelares impenetráveis com colonos-

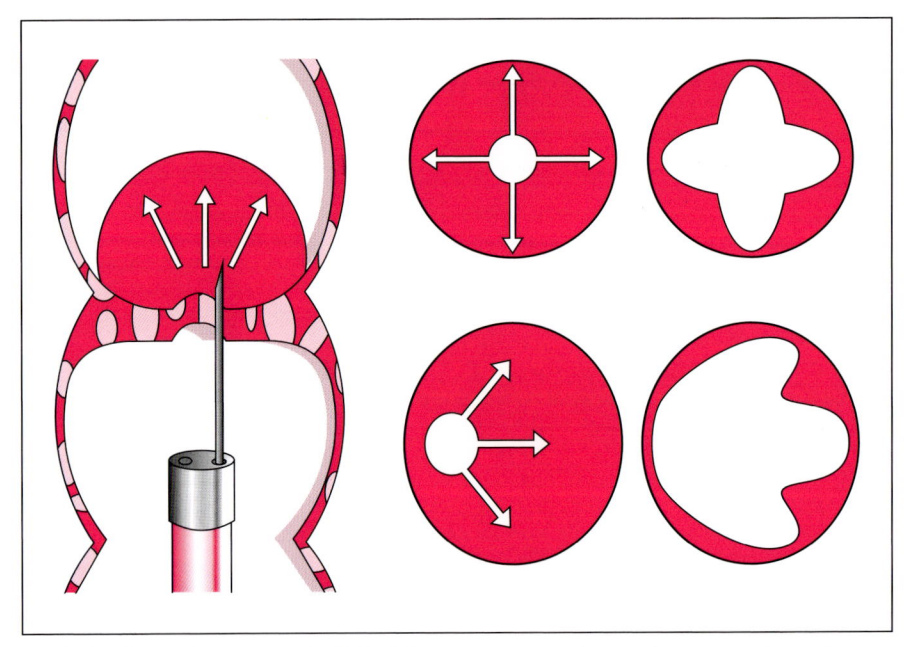

Fig. 5-15. Técnica da estenotomia. (**A**) Incisões nos quatro quadrantes de estenose de anastomose colorretal. (**B**) *Needle knife*. (Fonte: Truong *et al.*, 1997.[2])

copia convencional com a técnica da estenotomia, em 60 pacientes com idade média de 63,6 anos (22,6-81,7) sendo 37 femininas. Os procedimentos foram realizados sem ou sob sedação moderada (consciente) em regime ambulatorial. Foram realizadas incisões radiais com um esfincterótomo de pré-*cut* (KD-10Q-1 Olympus). O tempo médio entre a cirurgia e o aparecimento dos sintomas foi 7,3 meses (1,3-60,7). O número de incisões ficou a critério do endoscopista, nunca menor de 4. Considerou-se o procedimento bem-sucedido quando um colonoscópio de 13 mm pudesse atravessar e anastomose, sem pressão. A recorrência foi definida quando no acompanhamento a anastomose não pode ser penetrada com o colonoscópio. O método foi bem-sucedido em todos os pacientes e não ocorreram complicações relacionadas com o procedimento. A média de acompanhamento foi de 35,5 meses (2,0-144,0). A recorrência da estenose foi observada em 3 pacientes (5%), retratados com nova sessão de eletrocautério (2) e dilatações com velas de Savary (1). Não relataram dor ou desconforto mesmo nos pacientes tratados sem sedação. Os autores concluíram que o método é seguro, efetivo, barato, e por ser facilmente encontrado nos serviços de endoscopia digestiva, pode ser a primeira escolha para tratar as estenoses anastomóticas benignas.

Wallstable *et al.*[55] incisaram estenoses em bolsas anais em 3 pontos usando esfincterótomos e *needle knives*. Aconselham que estas incisões nunca incluam a *muscularis* própria.

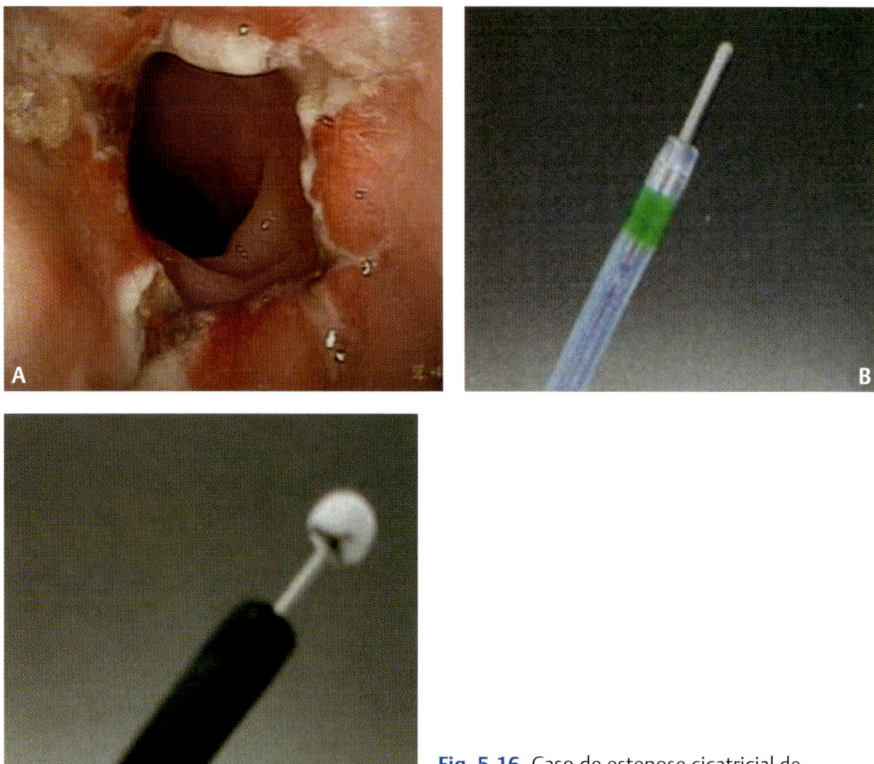

Fig. 5-16. Caso de estenose cicatricial de anastomose colorretal tratada com estenotomia. (**A**) Aspecto final. (**B**) *Needle knife*. (**C**) I-T *knife*.

Deepanshu Jain et al.[56] sumarizaram relato de casos, séries, estudos retrospectivos e prospectivos utilizando eletroincisões no tratamento de estenoses anastomóticas colorretais na literatura inglesa. Esta técnica isolada ou em combinação com outras modalidades (balões, coagulação com plasma de argônio, injeção de esteroides) foram efetivas como primeira opção de tratamento ou em estenoses refratárias, com um sucesso de 98,4% e uma taxa de recorrência de 6%. Não ocorreram complicações severas. Somente efeitos adversos leves (dor abdominal) em 3,8% dos pacientes foram relatados.

Para estenoses refratárias ou recorrente, alguns autores desenvolveram a técnica chamada de **RIC** (**R**adial **I**ncision and **C**utting) que, essencialmente, é igual à estenotomia pela qual se realizam incisões radiais da membrana estenosante, mas também ressecam o tecido mucoso fibrosado entre as incisões. Em 2012, Muto et al.[57] descreveram o método em uma estenose refratária pós-anastomose esofagogástrica. Em 2014, Osera et al.,[58] do Japão, utilizaram o método em estenoses severas pós-ressecção anterior baixa, ou interesfinctérica para cânceres retais. De 405 pacientes submetidos a estas ressecções, 38 (9,4%) desenvolveram estenoses que foram mais incidentes nas ressecções intraesfincterianas. Destes 38, 7 pacientes foram refratários a dilatações endoscópicas convencionais e foram submetidos à RIC (todos tinham sido submetidos à colostomia de segurança). As estenoses distavam do ânus de 3,5 a 9 cm e o tempo entre a cirurgia e RIC variou de 5 a 44 meses. Obtiveram sucesso em 5, sendo 4 após uma única sessão e um após 2 sessões. Dois pacientes não tiveram boa resposta, mesmo após 4 em um e 6 sessões no outro. Não relataram complicações. Em todos foi usada a IT-*knife*.

Flavio Kawaguti et al., do Hospital Sírio Libânes de São Paulo, relatam um caso de um paciente de 67 anos com estenose cerrada após ressecção de um adenocarcinoma retal e com ileostomia temporária usando com sucesso a técnica RIC[59] na qual levaram 12 minutos. Utilizaram uma IT-*knife* (KG611L Olympus) e um bisturi ERBE no *mode* Endocut.

Yuyong Tan et al.[60] argumentam que a técnica de RIC, por causar uma ressecção circular completa, com ampla exposição da submucosa e à semelhança da ESD (dissecção submucosa) poderia evoluir com reestenoses. Eles modificaram a técnica fazendo somente ressecções seletivas do tecido fibrosado entre as incisões radiais, argumento que assim existe chance menor de uma reestenose. Chamaram a técnica de EISC (*Endoscopic incision and selective cutting*). Relatam sua experiência com 8 casos de estenoses anastomóticas refratárias a três ou mais sessões de tratamento endoscópico. Todos os tratamentos foram realizados sob sedação com diazepan IV. Incisões radiais foram realizadas com IT-*knife* em cada ponto e o tecido fibroso entre elas foi ressecado, deixando-se, entretanto, áreas sem exposição da submucosa entre os pontos excisados. Foi usada a antibioticoterapia profilática em todos os pacientes. A distância entre as estenoses e o ânus foi, em média, de 5,5 cm. O tempo cirúrgico médio foi de 9,5 minutos e os pacientes permaneceram hospitalizados de 2 a 6 dias. Em todos os pacientes os sintomas desapareceram em um acompanhamento de 3 a 45 meses. O diâmetro das estenoses era de 0,1 a 0,8 cm no pré-operatório, e de 1,8 a 2,5 cm no pós-operatório.

Dieruf et al.[61] relataram, após as incisões radiais, injeções de 7 a 10 mg de triancinolona em cada incisão usando uma agulha de escleroterapia, em um total de 35 mg na tentativa de prevenir reestenoses.

PRÓTESES METÁLICAS AUTOEXPANSÍVEIS

Próteses metálicas autoexpansíveis (SEMS – *Self Expanding Metal Stent*) têm sido usadas com sucesso como uma "ponte" para cirurgia em pacientes com adenocarcinomas

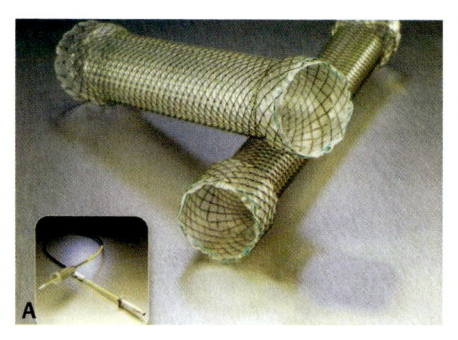

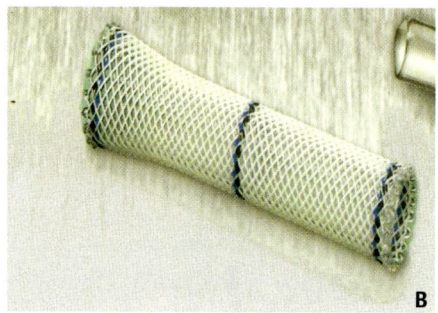

Fig. 5-17. Próteses autoexpansíveis metálicas totalmente recobertas (**A**) e plástica (**B**).

obstrutivos tornando uma operação de urgência em pacientes por vezes mal preparados e em péssimo estado em eletivas, evitando-se assim colostomias de segurança. Também têm sido usadas, paliativamente, em pacientes obstruídos sem qualquer condição operatória. A literatura é mais escassa no uso de próteses autoexpansivas em doenças retocolônicas obstrutivas benignas. A racionalidade de seu uso em EBCR é que sua permanência por vários dias dilate e estabilize esta dilatação, tornando sua recorrência menos frequente (Fig. 5-17).

Técnica

As próteses são colocadas endoscopicamente sob sedação e controle fluoroscópico. Podem ser usados videoscópios para o trato digestório alto ou videocolonoscópios. O tamanho do canal de trabalho deverá ser adequado ao calibre da prótese quando se usa as TTS. Com próteses que são posicionadas em paralelo aos videoscópios, não se necessita canal calibroso. As próteses não recobertas são indicadas quando se planeja cirurgia próxima nas quais se resseca a estenose juntamente com a prótese. Quando não se planeja cirurgia, são usadas próteses totalmente recobertas que são removidas após determinado tempo quando, presuntivamente, a estenose já foi dilatada e estabilizada. Por vezes são eliminadas espontaneamente indicando que a estenose foi dilatada adequadamente. Progride-se até o limite distal da estenose e com cateter balonado usado em CPER, em conjunto com fio-guia flexível (p. ex., Jagwire 0,035) a estenose é atravessada. O uso de contraste hidrossolúvel mostra o comprimento da estenose e permite a escolha adequada da prótese. Injeção de lipiodol transendoscópico nos limites da estenose ou marcas radiopacas são posicionadas nas extremidades da estenose, ao nível da pele do paciente. Quando são utilizadas próteses introduzidas em paralelo aos videoendoscópios, o fio-guia rígido é mais seguro. Se necessário, a estenose é dilatada com balões TTS até 18 mm. Após a liberação da prótese, sua boa posição é confirmada endoscópica e fluoroscopicamente (Fig. 5-18). Depois do procedimento os pacientes usam laxantes osmóticos e dieta com pouco resíduo.

Vários trabalhos têm demonstrado resultados conflitantes com a colocação de prótese autoexpansíveis no tratamento de EBCRO.[62,63]

Em uma revisão sistemática realizada por Khot *et al.*,[64] somente 3% de 600 próteses colocadas nos cólons foram para doenças benignas obstrutivas.

Na opinião de Geiger *et al.*,[65] a permanência da prótese por 5 dias seria suficiente para uma boa dilatação.

Small *et al.*[66] relataram uma coletânea prospectiva de 23 pacientes com estenoses colônicas benignas obstrutivas de cólon esquerdo (diverticular 16, pós-cirúrgica 3, pós-

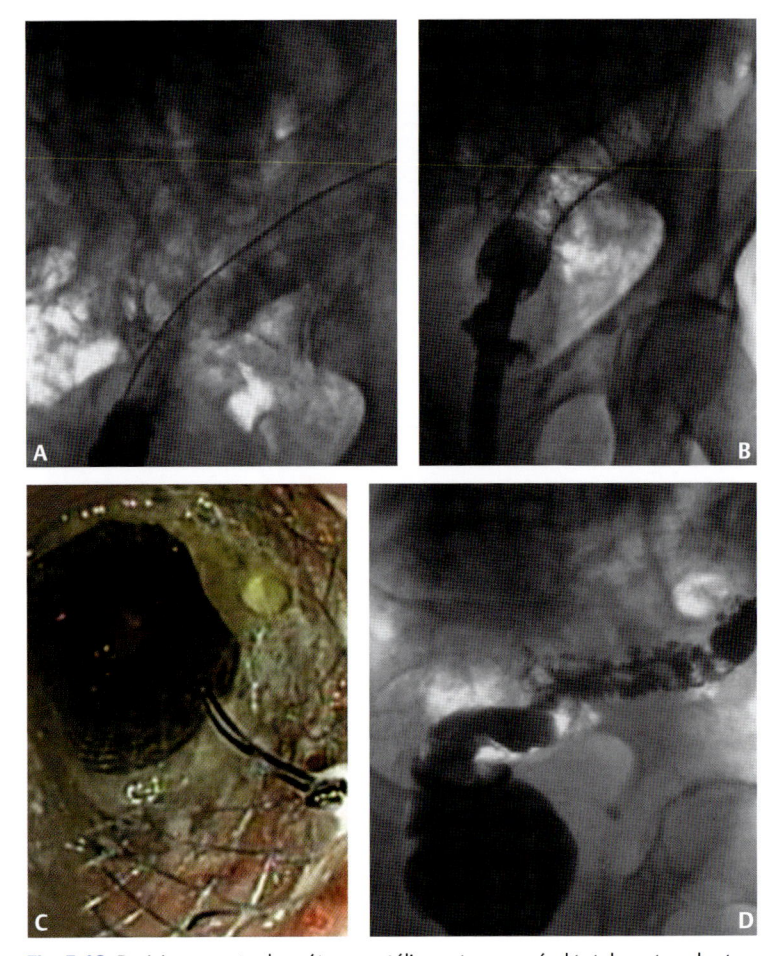

Fig. 5-18. Posicionamento de prótese metálica autoexpansível totalmente coberta em estenose benigna colorretal. (**A**) Posicionamento do fio-guia. (**B**) Prótese posicionada e liberada. (**C**) Foto da prótese expandida. (**D**) Radiografia contrastada após retirada da prótese. (Fonte Cereatti F, Fiocca F et al. 2016.[71])

-radioterapia 3 e por doença de Crohn 1). Cinco pacientes tinham fístulas associadas. Próteses enterais não cobertas (Wallstents ou ultraflex) foram colocadas por via endoscópica. Houve sucesso técnico em todos os 23, sendo a obstrução resolvida em 22 (95%). Complicações graves ocorreram em 38%, incluindo migração em 2, reobstrução em 4, e perfuração em 2. Cerca de 87% destas complicações ocorreram após 7 dias e 4 pacientes não necessitaram de operação. Dos 19 pacientes que foram operados eletivamente, 16 foram descomprimidos com sucesso e converteram uma cirurgia emergencial em eletiva. A cirurgia foi realizada mais de 30 dias depois da colocação da prótese em 6 pacientes. Dos 19 pacientes submetidos à colectomia, 8 (42%) não necessitaram de colostomia. Os autores concluíram que as próteses, efetivamente, descomprimem estenoses colônicas benignas de alto grau, permitindo cirurgias eletivas, mas associadas a alto número de complicações tardias. Portanto, se cirurgia eletiva é planejada, ela deve ser realizada dentro de 7 dias após o posicionamento da prótese.

Próteses Metálicas Autoexpansíveis Totalmente Recobertas *(FCSEMS – Full Covered Self Expanded Metal Stents)* e próteses plásticas (Polyflex) reduzem a hiperplasia racional ou tumoral que ocluem as não recobertas. Além da diminuição da reação tecidual local *(ingrowth)*, facilita sua remoção quando for necessário. Por estas razões têm sido usados em casos de obstruções benignas.

Yang *et al.*[67] relataram que nos casos nos quais ocorre reação tecidual com *ingrowth*, a introdução de um FCSEMS por dentro de uma prótese não ou parcialmente recoberta por 48 horas (*stent-in-stent*) facilitaria a sua remoção.

Um estudo retrospectivo em 21 pacientes realizada na Universidade de Helssinki, Filândia[68] analisou o uso de próteses em 21 pacientes, a maioria com comorbidades graves, 8 com estenoses benignas pós-cirúrgicas, 2 com estenoses anastomóticas pós-ressecções em pacientes com doença de Crohn, 10 com estenoses em doença diverticular e 1 pós-radioterapia. O acompanhamento médio foi de 137 dias (2 dias – 6 anos e 3 meses – médio de 1,8 meses). Em todos os casos a prótese foi posicionada adequadamente havendo, portanto, 100% de sucesso técnico. Entretanto, o sucesso clínico foi alcançado em 16/21 pacientes (76%). Complicações ocorreram em 10/21 pacientes (43%), a grande maioria nos portadores de doença diverticular. A mortalidade em 30 dias foi de 1/21(4,8%). Dos 8 casos de estenoses anastomóticas, 5 foram resolvidas com a prótese (63%). Dois destes pacientes eliminaram a prótese em 6 e 14 dias respectivamente. Um destes pacientes foi operado 4 meses depois, por recorrência da estenose. Os outros pacientes com estenoses de anastomose tiveram uma evolução favorável, sendo as próteses removidas eletivamente de 16 a 48 dias depois. O sucesso foi menor quando usados em portadores de doença diverticular do sigmoide, onde as estenoses são mais compridas que nas estenoses anastomóticas. Somente 3/10 pacientes (30%) com DDS tiveram sucesso, ocorrendo 3 casos de perfuração.

Os autores concluíram que próteses são uma boa opção de tratamento nas estenoses anastomóticas benignas dos cólons. Podem ser usadas como uma ponte para cirurgia na obstrução diverticular, evitando-se cirurgias emergenciais e colostomias, mas com alto índice de complicações e devendo-se realizar a cirurgia eletiva no máximo em 30 dias. Dos 10 pacientes com DDS, 7 terminaram em cirurgias e em 3 ocorreram perfurações. O paciente com estenose actínica evoluiu bem. Aconselham o uso de próteses não cobertas quando usadas como ponte para uma cirurgia eletiva, que deve ser realizada em 1 mês para evitar perfuração. Nos casos de estenose de anastomose, próteses recobertas devem ser preferidas e removidas endoscopicamente em tempo hábil, se não forem eliminadas espontaneamente.

Um trabalho francês multicêntrico[68] envolvendo 10 serviços relatou o uso de próteses metálicas totalmente recobertas em 43 pacientes com estenoses colônicas benignas com oclusão (18) ou semioclusão (25), causadas respectivamente por estenoses anastomóticas (40, sendo 21 pós-cirurgia por doença diverticular e 19 por cirurgia oncológica), pós-isquêmicas (2) e radioterapia (1), após fracasso de tratamento por dilatação com balões. As estenoses eram no reto em 28 pacientes (65%), no sigmoide em 14 (33%) e no transverso em 1 (2%). As próteses eram do tipo TTS ou OTW, 2-4 cm mais compridos que as estenoses. Foram introduzidas com colonoscópio com canal de trabalho de 3,8 mm sobre fio-guia rígido e controle fluoroscópico. O sucesso técnico foi de 100% e o clínico de 81%. Ocorreu migração da prótese em 81% (27/43). A média da permanência da prótese foi de 21 dias (17,8 a 35,4). Em 12 pacientes (44%), a migração ocorreu nos 5 primeiros dias, e em 16 as próteses foram retiradas endoscopicamente (sem migração em média de 31,1 dias (5 a 130 dias). Análise multivariável mostrou que próteses com mais de 20 mm de diâmetro migraram significantemente menos. A recorrência da estenose foi observada em 23 pacientes (53%), não respectivamente, da retirada ou migração espontânea. Não foi identificado qualquer fator preditivo de eficácia ou recorrência. Nenhuma queixa grave foi relatada com a passagem das próteses. Após 6 meses, 41% dos pacientes com próteses migrados permaneceram sem sintomas comparados com 56% dos pacientes com próteses não migradas. Outras complicações notadas foram perfuração do ceco durante o posicionamento (barotrauma) em 1, que necessitou de cirurgia, e uma impacção da prótese no reto após migração, que necessitou de cirurgia depois do insucesso endoscópico para sua remoção.

Park et al.[70] trataram, consecutivamente, 43 pacientes com estenose colorretal benigna com dilatações com balões, (29 pacientes), com próteses metálicas autoexpansíveis (SEMS) (7 pacientes) e outros 7 com dilatação hidrostática e próteses. Os balões TTS de 15 a 20 mm foram insuflados com água por 30 segundos duas vezes. As próteses usadas foram de várias marcas, recobertos ou não e com diâmetros e comprimentos de acordo com a estenose. O único fator univariável preditivo de sucesso com o uso de balões foi boa *performance* funcional de 0-1. Idade, sexo, etiologia da estenose, sua localização e comprimento e tratamentos endoscópicos prévios não foram relacionados com sucesso clínico. Radioterapia prévia e estenoses com mais de 4 cm de comprimento foram fatores significantes de risco para o insucesso da dilatação com balão (p = 0,014). Dos 11 casos com insucesso do tratamento endoscópico, 7 foram submetidos ou a uma ileostomia/colostomia e 3 à ressecção segmentar ou cirurgia de Hartman. Nos 35 pacientes submetidos à dilatação com balão, 51,4% (18 pacientes) necessitaram de outro tratamento. Nos tratados inicialmente com próteses, 37,5% também necessitaram de uma segunda forma de tratamento. Insucesso do tratamento foi observado em 10,3% (3/29) dos tratados com balões, 28,6% (2/7) no grupo com próteses e 85,7% (6/7) com ambas as técnicas. Nenhum fator preditivo foi identificado. O sucesso inicial foi similar com balões e próteses (89,1% *vs.* 87,5%). A reobstrução também foi semelhante nos dois grupos (54,4% *vs.* 57,1%) e a duração da patência foi significativamente maior com balões (65,5 ± 13,3 meses × 2,0 ± 0,6 meses; p = 0,031).

Cereatti et al.[71] relatam 29 pacientes com 32 próteses totalmente recobertas (FCSEMS) posicionadas em 17 estenoses anastomóticas (3 completas), 4 anastomoses com fístulas, 7 em estenoses + fístulas e 1 em uma fístula retovaginal. Os autores relatam sucesso clínico em 18/29 (62,1%) pacientes. Nos outros 11 pacientes, outros métodos de tratamento tiveram que ser associados: 4 necessitaram de dilatações múltiplas, 4 realizaram de colostomia, 1 de ileostomia definitiva e 3 de nova cirurgia revisional. As próteses permaneceram nas estenoses de 6 a 65 dias (média de 34) para as estenoses e fistulas pós-ressecção retocolônica, com uma eficácia somente moderada e com alto índice de migração. Complicações severas ocorreram em 12/29 (41,4%) pacientes. Concluíram que os FCSEMS são uma opção de tratamento das estenoses pós-cirúrgicas e fístulas. Entretanto sua eficácia em garantir a patência da estenose e fechamento das fístulas a longo prazo é moderada, sendo sua maior complicação a migração da prótese. As estenoses na doença diverticular, doença de Crohn e pós-isquemia respondem pior ao tratamento endoscópico. Já as estenoses de anastomose costumam ter bons resultados. Alguns autores têm tentado, sem sucesso, impedir a migração das próteses totalmente recobertas com vários tipos de clipes ou usando próteses parcialmente recobertas para permitir a penetração de tecido de granulação nas margens não recobertas da mesma, fixando-a. Entretanto, Small et al.[66] relatam sangramento e perfuração na retirada destas próteses.

As próteses metálicas tipo Axios (AXS15-10 Xlumena Inc. Mountain View Ca, USA) foram recentemente desenvolvidas para o tratamento endoscópico de coleções peripancreáticas, com grande sucesso, e desde então têm sido usadas em várias outras situações. Martinez Alcala *et al.* de Sevilha Espanha[72] relataram um caso de uma estenose de anastomose retal excêntrica e filiforme, resistente à múltiplas dilatações endoscópicas e recorrente mesmo após novas cirurgias, em um paciente de 49 anos, localizada 5 cm acima do ânus. Sob controle endoscópico e fluoroscópico foi facilmente posicionada uma prótese AXIOS que permaneceu por 40 dias sem causar sintomas, quando foi retirada endoscopicamente. Num curto acompanhamento de 2 meses não houve recorrência dos sintomas (Fig. 5-19).

Teoricamente, este tipo de prótese metálica autoexpansível e totalmente recoberta, com flanges nas extremidades que impedem sua migração, com secção central tubular de 1 a 1,5 cm de comprimento e luz de 2 cm parece ideal para as estenoses cicatriciais (curtas) e próximas ao ânus, local deste mal tolerado pelos pacientes com as próteses convencionais. Esperamos novos estudos com acompanhamentos mais longos com este tipo de prótese.

Propomos o Fluxograma 5-1 para o tratamento das estenoses anastomóticas benignas colorretais.

Em nossa experiência pessoal em 32 pacientes com EBCR anastomóticas tivemos 1 caso de perfuração. Análise retrospectiva mostra que esta dilatação deveria ter sido contraindicada: a paciente de 63 anos tinha se submetido à ressecção anterior de um adenocarcinoma do sigmoide 40 dias antes. Evoluiu com decência da anastomose e abcesso. Foi tratada conservadoramente, vindo a apresentar sinais de semioclusão colônica. A TC mostrou dilatação gasosa dos cólons até o local da anastomose e regressão do abscesso. Sob supervisão da cirurgia realizamos endoscopia com videoendoscópio de 9 mm que mostrou estenose instransponível com este instrumento e área cruenta sugestiva de tamponamento. Com videoscópio de 5 cm conseguimos transpor a estenose e posicionar fio-guia rígido de Savary na região da flexura esplênica. Realizamos dilatações com E-P até 45 Fr que transcorreram sem acidentes. A paciente não relatou queixas após o pro-

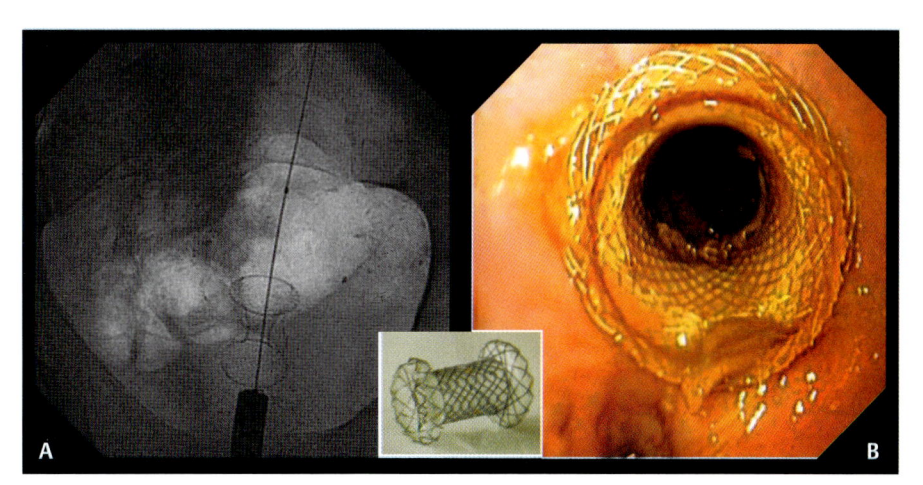

Fig. 5-19. Prótese metálica autoexpansível totalmente recoberta do tipo AXIOS posicionada com sucesso em estenose de anastomose colorretal resistente a dilatações e cirurgia. (**A**) Visão radiológica da prótese posicionada sobre fio-guia já expandida. (**B**) Visão endoscópica da prótese posicionada e expandida. (Fonte: Martinez *et al.*, 2015.[72])

```
Fluxograma para o tratamento das estenoses anastomóticas benignas colorretais
                               ↓
           Estenoses com < de 2 cm de luz ou sintomática
                               ↓
                      Afastar malignidade
                               ↓
                 Dilatação hidrostática com balões
                               ↓
       Eventualmente dil. digital, velas de Hegar, Savary ou E-Puestow
                    ↙                              ↘
              Sucesso                     Insucesso após 3 tentativas
                 ↓                                   ↓
             Seguimento                  Estenotomia  IR  IRC (EISC?)
                                            ↙                  ↘
                                       Sucesso             Insucesso
                                          ↓                    ↓
                                      Seguimento         Prótese (axios?)
                                                         ↙          ↘
                                                     Sucesso      Insucesso
                                                        ↓              ↓
                                               Retirada da prótese     |
                                                        ↓              |
                                                    Recidiva           |
                                                        ↘              ↓
                                                         Reoperação
```

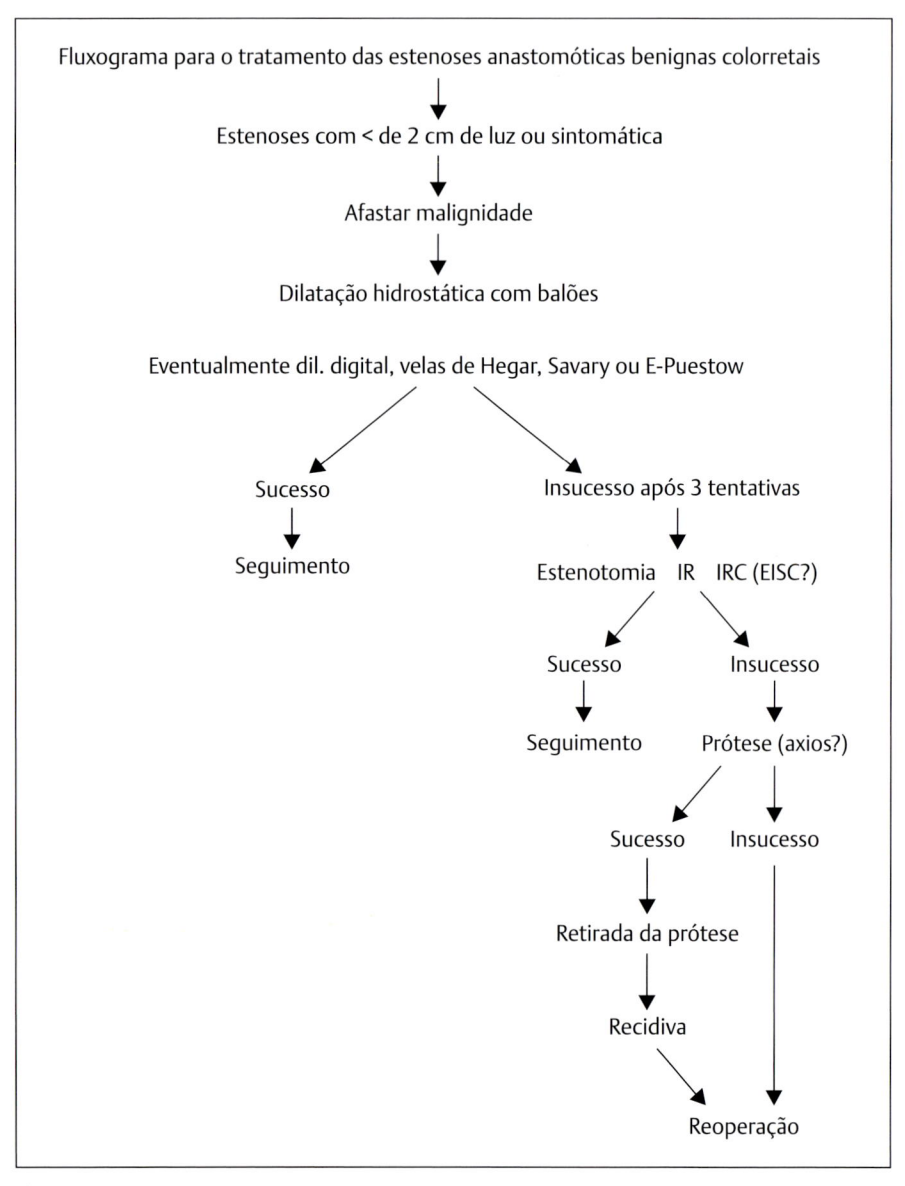

Fluxograma 5-1.

cedimento, mas 8 horas após desenvolveu dor no QIE e TC confirmou pneumoperitônio. Foi reoperada encontrando-se perfuração na área dilatada. Realizou-se colostomia e nova anastomose, com boa evolução.

Os outros 31 pacientes tratados com olivas de E-P, velas de Savary-Gilliard, balões e IR (estenotomia) evoluíram satisfatoriamente em curto acompanhamento e não voltaram a nos procurar.

Com base na revisão dos 70 trabalhos revisados e na experiência pessoal com 32 pacientes, podemos concluir:

- As EBCRs anastomóticas veem aumentando de frequência. Embora a razão não seja totalmente conhecida, especulamos que o maior número de cirurgias realizadas e o uso mais frequente de grampeadores (de calibres menores) estejam entre as causas. Sua frequência varia na literatura entre 5 a 30% pós-ressecções colorretais. São a causa mais frequente das estenoses benignas colorretais.
- A etiopatogenia da EBCR anastomóticas não está totalmente esclarecida. Entre os fatores de risco mais citados estão as fístulas/abcesso perianastomóticos, o uso de grampeadores de pequeno calibre, radioterapia pré-operatória, anastomoses abaixo da reflexão peritoneal justa-anais. Vários outros possíveis fatores como sexo, idade, experiência do cirurgião, cirurgias laparoscópicas, obesidade, desnutrição, tabagismo, colostomias concomitantes, altura da secção da veia e artéria mesentérica inferior, diverticulites de repetição, tensão ao nível da anastomose, etiologia da indicação da ressecção, entre outros são controversos.
- A maioria destas estenoses podem ser tratadas endoscopicamente com bons resultados: as justa-anais com dilatações digitais ou velas cegas. Aquelas acima da reflexão peritoneal são, atualmente, mais frequentemente tratadas com balões hidrostáticos de baixa complacência TTS e, mais raramente, com velas de Savary-Gilliard ou olivas de Eder Puestow. Os balões tipo OTW, mais calibrosos, em alguns trabalhos necessitaram de menor número de sessões, mas às custas de maior incidência de complicações.
- Os casos resistentes devem ser submetidos a estenotomias endoscópicas também com bons resultados.
- As próteses metálicas autoexpansíveis têm sido usadas recentemente com resultados menos expressivos. Um único caso do uso de prótese metálica autoexpansível totalmente recoberto, tipo AXIOS, foi descrito na literatura em um caso de estenose refratária, com ótimo resultado, mas com curto segmento. Teoricamente achamos seu desenho ideal para as estenoses colorretais anastomóticas baixas e curtas, mas devemos aguardar estudos futuros para sua avaliação.

REFERÊNCIAS BIBLIOGRÁFICAS

1. Schlegel RD, Dheni N, Parc R *et al.* Results of reoperation in colorectal anastomosis strictures. *Dis Colorectum.* 2001;44:146-8.
2. Truong S, Willis S, Schumpelick V. Endoscopic therapy of benign strictures of the colorectum by eletroincision and balloon dilatation. *Endoscopy.* 1997;29:845-9.
3. Akiyoshi T, Ueno M, Fukunaga Y *et al.* A retrospective study of colostomies, leaks and strictures after colorectal anastomosis. *Int J Colorectal Dis.* 1990;5:44-8.
4. Luchtefeld MA, Milsom JW, Senagore A *et al.* Colorectal anastomosis stenosis. Result of a survey of the ASCRS membership. *Dis Colon Rectum.* 1989;32:733.
5. Repici A, Pagano N, Rando G *et al.* A retrospective analysis of early and late outcome of biodegradable stent placement in the management of refractory anastomotic colorectal strictures *Surg Endosc.* 2013 July;27:2487-91.
6. Smith LE. Anastomosis with EEA stapler after anterior colonic resection. Symposium: the use and misuse of Staples incolonic surgery. *Dis Colon Rectum.* 1981;24:231-46.
7. Weinstock LB, Shatz BA. Endoscopic anormalities of the anastomosis following resection of colic neoplasmas. *Gastrointest Endosc.* 1994;40:558-61.
8. Choy PY, Bissett JP, Parry BR, Merrie AE. Stapled versus handsewn methods for ileocolic anastomosis. *Cochrane Database Syst Rev.* 2007;(3):CD004320.

9. Gautier-Benoit C, Hobin B. La suture mecanique aprés resection anterieur dans le câncer de la junction recto-sigmoideanne et du haut rectum. *Chirugie.* 1974;100:746-9.
10. Fain SN, Patin CS, Mogenstern L. Use of mechanical suturing apparatus in low colorectal anastomosis *Arc Surg.* 1975;110:1079-82.
11. Polglase AL, Hughes ESR, McDermont FT *et al.* A comparison of end-to-end stapler and suture colorectal anastomosis in the dog. *Surg Gynecol Obstre.* 1981;152;792-6.
12. Kissin MW, Cox AG, Wilkins RA, Kark AE. The fate of the EEA stapled anastomosis: a clinic-radiological study of 38 patients. *Ann R Coll Surg Engl.* 1985;67:20-2.
13. Selezneff I, Malouf AJ, Pirro N *et al.* Short-term functional outcomes following elective surgery for complicated sigmoid diverticular disease: suture or stapled end-to-end anastomosis to end proximal rectum. *Colorectal Dis.* 2001;3:7.
14. Beitler AL, Urchel JD. Comparison of stapler and hand-sewn esofagogastric anastomosis. *Am J Surg.* 1998;175:337-34.
15. Lucha PA Jr., Fticsar JE, Francis MJ. The strictured anastomosis: successful treatment by corticosteroid injections-report of three cases and review of the literature. *Dis Colon Rectum.* 2005;48:862-5.
16. Polese L, VecchiatoM, Frigo AC *et al.* Risk factor for colorectal anastomotic stenoses and their impact on quality of life: what are the lessons to learn. *Colorectal Dis.* 2012 Mar;14(3):e128-8.
17. Hayden DM, Pinzon MCM, Francescatti AB. Patients factor may predict anastomotic complications after rectal cancer surgery. Anastomotic complications in rectal cancer. *Ann Med Surg.* 2015;4:11-6.
18. Neutzling C, Lustosa SAS, Proença I *et al.* Stapler versus handsewn methods for colorectal anastomosis sugery. *Cochrane Database Syst Rev.* 2012;2:CD003144.
19. Sciume C, Geraci G, Pisello F *et al.* Mechanical versus manual anastomosis in colorectal surgery. *Personal Experience G Chir.* 2008;29:505-10.
20. Tucson JRD, Everett WG. A retrospective study of colostomies, leaks and strictures after colorectal anastomosis. *Int J Colorectal Dis.* 1990;5:44-8.
21. Kirkegaard P, Christiansen J, Hjortrup A. Anterior resection for mild-rectal cancer with the EEA stapling instrument. *Am J Surg.* 1980;140:312-4.
22. Accordi F, Sogno O, Carnioto S *et al.* Endoscopic treatment of stenosis following stapler anastomosis. *Dis Colon Rectum.* 1987;30:647-9.
23. Antosen HK, KroNborg O. Early complications after low anterior resection for rectal cancer using the EEA stapling device: a prospective trial. *Dis Colon Rectum.* 1987;30:579-83.
24. Lustosa SA, Matos D, Atallah AN *et al.* Stapler versus handsewn methods for colorectal anastomosis surgery. *Cochrane Syst Rev.* 2001;(3):CD003144.
25. Blamey SL, Lee PWR. A comparison of circular stapling devices in colorectal anastomoses. *Br J Surg.* 1982;69:19-22.
26. Goligher JC, Graham NG, De Dombal FT. Anastomotic dehiscence after anterior resection of rectum and sigmoid. *Br J Surg.* 1970;57:109-18.
27. Goldberg SM, Gordon PH, Nivatvongs SS (Eds.) *Essentials of anorectal surgery.* Philadelphia: LB Lippincott, 1980. p. 337.
28. Golingher JC. Surgery of the anus, rectum and colon, 4th ed. London: Bailliere Tindall, 1980. p. 606.
29. Denker H, Johansson JI, Norryd C, Tranberg KG. Dilator for treatment of strictures in the upper part of the rectum and the sigmoid. *Dis Colon Rectum.* 1973;16:113-6.
30. Mazier WP. A technique for the management of low colonic anastomotic stricture. *Dis Colon Rectum.* 1973;16:113-6.
31. Hunt RH, Waye JD (Eds.) *Colonoscopy.* London: Chapman and Hall, 1981. p. 371-2.
32. Werre A, Mulder C, Van Heteren C *et al.* Dilation of benign strictures following low anterior resection using Savary-Gilliard bougies. *Endoscopy.* 2000;32:385-8.
33. Freiman DB, Ring J, Oleaga JA *et al.* Transluminal angioplasty of the iliac femoral and poplitea arteries. *Radiology* 1979;132:285-6e.

34. London RL, Trotman BW, DiMarino AJ. Dilation of severe esophageal strictures by an inflatable balloon catheter. *Gastroenterology* 1981;80:173-5.
35. Morrel N, McCray RS. Balloon cateter dilation of a severe esophageal stricture. *Gastrointest Endosc.* 1982;28:254-5.
36. Benjamin SB, Cattau FC, Glass RL. Balloon dilation of the pylorus: therapy for gastric outlet obstruction. *Gastrointest Endosc.* 1982;28:253-4.
37. Pollack TW, Ring EJ, Oleag JA et al. Percutaneous descompression of benign and malignant biliary obstruction. *Arc Surg.* 1979;114:148-51.
38. Brower RA, Freeman LD. Balloon cateter diltation of a rectal stricture. *Gastrointestin Endosc.* 1984;30:95-7.
39. Kimmey MB, Al Kawas FH, Gannan RM et al. Technology assessment status evaluation: balloon dilatation of gastrointestinal tract strictures. *Gastrointest Endosc.* 1995;42:608.
40. Virgilio C, Consentino S, Favara C et al. A endoscopic treatment of postoperative colonic strictures using an acalasia dilator: short term and long term results. *Endoscopy.* 1995;27:219-22.
41. Gopal DV, Katon RM. Endoscopic balloon dilation of multiple NSAID induced colonic strictures; case report and review of literature on NSAID related colopathy. *Gastrointest Endosc.* 1999;50:120-3.
42. Araujo SE, Costa AF. Efficacy and safety of endoscopic balloon of benign anastomotic strictures after oncologic rectal resection: report of 24 cases. *Sug Laparosc Endosc Percutan Tech.* 2008;18:565-8.
43. Oz MC, Forde KA Endoscopic alternatives in the management of colonic strictures. *Surgery* 1990;108:513.
44. Venkatesh KS, Ramanujam PS, McGee S. Hydrostatic balloon dilation of benign colonic anastomosis strictures. *Dis Colon Rectum.* 1992;35:789-91.
45. Fregonese D, Di Falco G, Di Toma F. Balloom dilatation of anastomotis intestinal stenoses: long term results. *Endoscopy.* 1990;22:249-53.
46. DiGiorgio P, De Luca L, Rivellini G et al. Endoscopic dilation of benign coloretal anastomotic stricture after low anterior resection: a prospective comparison study of two balloons types. *Gastrointest Endosc.* 2004;60:347-50.
47. Belvedere B, Frattoroli S, Carbone A, Viceconte G. Anastomotic stricture in colorectal surgery: treatment with endoscopic balloon dilatation. *G Chir.* 2012;33:243-5.
48. Aston NO, Owen WJ, Irwing JD. Endoscopic balloon dilation of colonic anastomotic strictures. *Br J Surg.* 1989;76:780-2.
49. Dinneen MD, Motson RW. Treatment of colonic anastomotic strictures with "through the scope" balloon dilatation. *J R Soc Med.* 1991;84:264-6.
50. Pietropaolo V, Masoni L, Ferrara M, Montori A. Endoscopic dilatation of colonic postoperative strictures. *Sug Endosc.* 1990;4:26-30.
51. Hagiwara H, Sakakura C, Shirasu M, Torii T et al. Sigmoid-fiberscopic incision plus balloon dilation for anastomotic cicatricial stricture after anterior resection of the rectum. *World J Surg.* 1999;23:717-20.
52. Brandimarte G, Tursi A, Gasparrini G. Endoscopic treatment of benign anastomotic colorectal stenosis with electrocautery. *Endoscopy.* 2000;32(6):461-3.
53. Luck A, Chapuis P, Sinclair G, Hood J. Endoscopic laser stricturotomy and balloon dilation for benign colorectal strictures. *ANZ J Surg.* 2001;71:594-7.
54. Endoscopic electrocautery dilation of benign anastomotic colonic strictures: a single center experience. *Sug Endosc.* 2015;published on line 03-april 2015.
55. Wallstable I, Teich N. Successful endoscopic incision of pouch-anal stricture in patients with ulcerative colits. *Tech Coloproctol.* 2015;19:429-30.
56. Jain D, Sandu N, Singhal SE. Endoscopic eletrocautery incision therapy (EECI) for benign lower gastrointestinal tract anastomotic strictures. *Annals of Gastroenterology.* 2017;30:1-13.

57. Muto E, Ezoe Y, Yano T et al. Usefulness of endoscopic radial incision and cutting method for refratory esofagogastric anastomosis stricute (with video). *Gastrointest Endosc.* 2010;75:965-72.
58. Osera S, Ikematsu H, Odagaki T et al. Efficacy and safety of endoscopic radial incision and cutting for benign severe anastomotic stricture after surgery for low rectal cancer (with video). *Gastrointest Endosc.* 2015;81(3):770-3.
59. Kawaguti FS, Costa Martins B, Nahas CS et al. Endoscopic radial incision and cutting for a colorectal anastomosis stricture. *Gastrointestinal Endosc.* 2015;82:408-9.
60. Tan Y, Liang LV, Duan T, Zhou J, Liu D. Endoscopic incision and selective cutting for the treatment of refractory colorectal anastomosis strictures. *Int J Colorectal Dis.* Published online 26 September 2015(Letter to the Editor).
61. Dieruf LM, Prakash C. Endoscopic incision of a postoperative colonic stricture. *Gastrointest Endosc.* 2001;53:522-34.
62. Bonin EA, Baron TH. Update on the indications and use of colonic stents. *Curr Gastroenterol Rep.* 2010;12:374-82.
63. Feo L, Schaffizin DM. Colonic stents: the modern treatment of colonic obstruction. *Adv Ther.* 2011;28:73-86.
64. Khot UP, Lang AW, Murali K et al. Systematic review of the efficacy and safety of colorectal stents. *Br J Surg.* 2002;89:1086-102.
65. Geiger TM, Miedema BW, Tsereteli Z et al. Stent placement for benign colonic stenosis: case report, review of the literature and animal pilot data. *Int J Colorectal Dis.* 2008;23:1007-12.
66. Small AJ, Young-Fadok TM, Baron TH. Expandable metal stents placement for benign colorectal obstruction: outcomes for 23 cases. *Surg Endosc.* 2008;22:454-62.
67. Yang D, Seo M, Lee H, Park S et al. Stent-in-stent technique and endoscopic resection of granulation tissue to remove a migrated metal duodenal stent embedded in the colon. *Endoscopy.* 2014;46:E159-60.
68. Keranen I, Lepisto A, Udd M et al. Outcome of patients after endoluminal stent placement for benign colorectal obstruction. *Scandinavian J Gastroenterol.* 2010;45:725-31.
69. Vanbiervliet C, Bichard P, Demarquay JF et al. Fully covered self-expanding metal stents for benign colonic strictures. *Endoscopy.* 2013;45(1):35-41.
70. Park CH, Yoon JY, Park SJ et al. Clinical efficacy of endoscopic treatment for benign colorectal stricture: Balloon dilation versus stenting. *Gut Liver.* 2015;9(1):73-9.
71. Cereatti F, Fiocca F, Dumont JL et al. Fully covered self-expandable metal stent in the treatment of postsurgical colorectal diseases: outcome in 29 patients. *Ther Adv Gastroenterl.* 2016;9(2):180-88.
72. Martínez Alcalá F, Martínez-Alcalá García FR, Sánchez-Yague A et al. Treatment of a benign anastomotic refractory rectal stricture with an AXIOS stent. *Endoscopy.* 2015;47:E413-14.

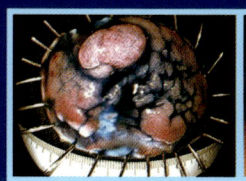

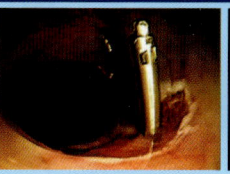

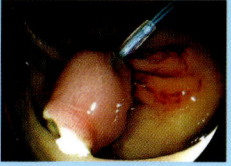

TRATAMENTO ENDOSCÓPICO DO CÂNCER COLORRETAL OBSTRUTIVO

Wagner Colaiacovo
Thiago Rabelo da Cunha
Emiliano de Carvalho Almodova

INTRODUÇÃO

No mundo, o câncer colorretal (CCR) representa uma das neoplasias mais comumente diagnosticadas, sendo a terceira mais frequente em homens e a segunda em mulheres, com aproximadamente 1,4 milhões de casos novos e cerca de 700.000 mortes por ano.[1]

No Brasil, estimam-se, para o ano de 2018, 17.380 novos casos de CCR em homens e 18.980 em mulheres.[2] No que tange à mortalidade, em 2015, 16.291 brasileiros foram a óbito em decorrência do CCR, sendo 8.015 homens e 8.275 mulheres.[3]

De todos os tipos de cânceres colorretais, aproximadamente 95% são adenocarcinomas, normalmente decorrentes de lesões adenomatosas que costumam não ter sintomatologia clínica. Dessa forma, quando diagnosticados, cerca de 85% deles encontram-se em estágios avançados e com chances mais reduzidas de tratamento curativo.

Estima-se que 10 a 30% dos CCRs cursem com algum grau de obstrução e que mais de 70% das vezes o acometimento acontece no cólon esquerdo e reto.[4,5]

QUADRO CLÍNICO E DIAGNÓSTICO

Dentre as principais queixas relatadas pelos pacientes, destacam-se a alteração do hábito intestinal, modificações nas características das fezes, dor e distensão abdominal, sangramento às evacuações, tenesmo e sintomas gerais como fraqueza, fadiga e emagrecimento.

No diagnóstico do CCR, a colonoscopia surge como exame de eleição em todos os pacientes, pois, além de possibilitar a realização de biópsias, permite o diagnóstico de lesões e/ou tumores sincrônicos, assim como realizar terapêutica em situações específicas. Nesse contexto, tem-se a colonoscopia virtual como importante modalidade diagnóstica comparável à colonoscopia convencional, todavia reservada a casos selecionados onde tenha ocorrido avaliação incompleta do cólon (dificuldade técnica ou lesões estenosantes intransponíveis).[6] A tomografia computadorizada de abdome também tem papel importantíssimo no diagnóstico e estadiamento tumoral.

TRATAMENTO

A emergência médica propriamente dita, decorrente do abdome agudo obstrutivo, acontece em cerca de 8 a 13% dos casos e é nesse cenário que a abordagem endoscópica apresenta sua importância, notadamente, no que tange às descompressões do cólon.[7-9]

Atualmente a principal ferramenta endoscópica utilizada no tratamento da obstrução colônica por CCR é a inserção de próteses metálicas autoexpansíveis.[5,10]

Os primeiros relatos publicados na literatura em relação à utilização das próteses metálicas autoexpansíveis iniciaram na década de 1990, com Dohmoto *et al.*, em 1991, e Tejero *et al.* em 1994, com resultados encorajadores em relação ao sucesso técnico e clínico, além de baixa taxa de complicações.[11,12] Já na segunda metade da mesma década, os estudos evoluíram e essa possibilidade terapêutica já era uma realidade e estava estabelecida como tratamento da obstrução colorretal aguda neoplásica.[13]

Vantagens da Prótese Metálica Autoexpansível

Há vasto número de estudos publicados que comprovam a eficácia das próteses metálicas autoexpansíveis, com taxas de sucesso, tanto clínico como técnico, superiores a 85%.[14,15] Sagar *et al.*, em 2011, mostraram que o alívio clínico da obstrução no grupo de prótese colônica ocorreu em 0,66 dias, ao passo que no grupo de cirurgia de emergência foi de 3,55 dias, com taxa de sucesso de 86%.[16] Outrossim, os pacientes com prótese receberam alta hospitalar mais precoce do que os que foram submetidos à descompressão cirúrgica.[17]

Outra vantagem considerável da prótese colônica é a diminuição das taxas de ostomias, com melhora significativa do paciente em relação à recuperação física e à qualidade de vida.[12,18-24] Além disso, em estudo publicado por Leong *et al.*, os autores revelaram que o trânsito intestinal não foi restabelecido em cerca de 40% das cirurgias de Hartmann realizadas na urgência.[25]

Várias publicações têm evidenciado, também, que a taxa de mortalidade nas cirurgias de emergência são significativamente maiores (10 a 30%), quando comparadas à cirurgia eletiva (< 5%).[5,10,26,27] Por outro lado, outros autores demonstraram que o grupo que recebeu prótese como "ponte cirúrgica" apresentou taxa maior de anastomose primária e menor morbidade.[4,28]

Ademais, as próteses, além de possibilitarem o início mais rápido da quimioterapia,[29,30] **também** promovem a limpeza intestinal, facilitando o diagnóstico pré-operatório de lesões tumorais sincrônicas (que ocorre em 2 a 3% dos pacientes com CCR)[31,32] e melhor qualidade cirúrgica. Alguns estudos têm mostrado que em pacientes que foram submetidos à cirurgia eletiva após a inserção de próteses, o número de linfonodos ressecados foi maior quando comparado à cirurgia de emergência.[33,34]

Dentre as complicações pós-operatórias, notadamente as infecções, o índice no grupo de pacientes submetidos à prótese também foi menor, o que pode influenciar na sobrevida global e em menor tempo de internação, apesar de a maioria dos trabalhos ainda não mostrar diferença significativa.[28,35,36]

Mais um grande benefício das próteses é a maior possibilidade de realização de cirurgias videolaparoscópicas,[37,38] contribuindo sobremaneira com menor taxa de recidiva tumoral e menor mortalidade quando comparadas à cirurgia aberta.[39]

No que tange a custos, um trabalho realizado no Reino Unido demonstrou que os gastos com a inserção da prótese de forma paliativa foi 50% menor que a descompressão cirúrgica e que a despesa da "ponte cirúrgica" foi reduzida em 12%, tornando a prótese uma opção muito mais custo-efetiva.[40]

Desvantagens/Complicações da Prótese Metálica Autoexpansível

Apesar dos vários benefícios que a prótese metálica autoexpansível traz na obstrução aguda colorretal neoplásica, pontos importantes levantados por estudos recentes devem ser avaliados com bastante cautela.

Alguns resultados publicados têm mostrado que a inserção de próteses como "ponte cirúrgica" têm implicado no tratamento oncológico posterior, podendo converter uma doença localizada, potencialmente curável, em incurável.[41,42] Maruthachalam *et al.* demonstraram que os níveis sanguíneos periféricos do marcador tumoral, CK20, RNAm, aumentaram após a inserção da prótese, ao passo que, durante colonoscopia diagnóstica tumoral, não houve modificação, apesar de esse achado ainda ser incerto no comportamento tumoral.[43] Além disso, outros autores relataram aumento da invasão tumoral perineural nos pacientes tratados com prótese em comparação com pacientes submetidos à cirurgia de emergência. Apesar desses achados, não ocorreram diferenças significativas no que se refere à recidiva tumoral e sobrevida.[33,44,45]

Nesse contexto oncológico, avaliando potencial disseminação tumoral pela prótese, uma recente publicação, até então considerada a maior em relação ao período de acompanhamento (por 10 anos), revelou que não houve diferença estatística nem na sobrevida nem na incidência de metástases peritoneais quando comparadas aos pacientes que tiveram perfuração relacionada com a prótese com os que não tiveram perfuração, embora ambos os grupos fossem bastante pequenos.[46]

As próteses não são isentas de riscos e têm suas complicações divididas em precoces (< 30 dias da inserção) e tardias (> 30 dias da inserção). Em relação às complicações precoces, destacam-se perfuração (0-12,8%), falha técnica (0-11,7%), reobstrução (0-4,9%), dor (0-7,4%) e sangramento (0-3,7%). Já entre as tardias, a migração (1-12,5%), perfuração (0-4%) e reobstrução (4-22,9%) são as mais frequentes.[29,47-51]

Dentre todas as complicações, a mais temida é a perfuração, que pode ocorrer por mau posicionamento do cateter ou fio-guia, dilatação da estenose antes ou após a inserção da prótese e insuflação excessiva de ar durante o procedimento, ou seja, inexperiência do endoscopista.[52] O resultado final da perfuração pós-prótese foi relatado na literatura com taxa de mortalidade de cerca de 50% em vários estudos retrospectivos e prospectivos.[53-56]

Outra desvantagem relacionada com o emprego das próteses refere-se à impossibilidade de realização de quimioterapia com agentes antiangiogênicos, tanto antes como após a inserção, em razão dos altos índices de perfuração. Vários estudos demonstraram aumento de perfuração pós-prótese, com valores que chegam a 50% quando inserida concomitantemente com a terapia com bevacizumab.[31,50,54,57]

Indicações da Prótese Metálica Autoexpansível

A inserção de próteses metálicas autoexpansíveis no tratamento da obstrução aguda por CCR é recomendada no tratamento paliativo e como "ponte para cirurgia eletiva" em pacientes potencialmente curáveis, porém, com alto risco cirúrgico (mais de 70 anos e ASA ≥ 3).[58]

A colocação de prótese colônica deve ser realizada ou supervisionada diretamente por um endoscopista experiente que tenha realizado pelo menos 20 procedimentos.[60]

Contraindicações/Recomendações

As próteses metálicas autoexpansíveis não são recomendadas para profilaxia da obstrução intestinal nem em casos de suspeita de peritonite por perfuração colorretal.[13]

Em pacientes que estão em uso ou que poderão ser tratados com drogas antiangiogênicas, também não se recomenda a inserção de próteses.[58]

Nos tumores de cólon direito, tumores retais localizados a menos de 5 cm da borda anal e na carcinomatose peritoneal, as próteses podem ser usadas, porém, com resultados ainda conflitantes. Nesse contexto, cabe à equipe médica balancear o risco-benefício da cirurgia × prótese.[58]

Consideram-se contraindicações relativas à presença de massa inflamatória ou abscesso por provável perfuração "bloqueada", a existência de lesões sincrônicas estenosantes em diferentes níveis do intestino e distúrbios graves de coagulação ou terapia anticoagulante não revertida.[59]

TÉCNICA DE INSERÇÃO DA PRÓTESE

Antes do encaminhamento do paciente ao departamento de endoscopia, medidas iniciais relativas ao tratamento clínico do abdome agudo obstrutivo devem ser realizadas, como por exemplo: jejum, sonda nasogástrica em drenagem, hidratação venosa, exames laboratoriais e de imagem.

Após a exclusão de pneumoperitônio, lavagens intestinais com enemas são realizadas, assim como antibioticoprofilaxia. Além disso, todos os riscos e benefícios do procedimento são explicados ao paciente e familiares e, somente após autorização por meio de assinatura do termo de consentimento livre e esclarecido, o paciente é encaminhado à sala de exame.

O paciente é posicionado em decúbito dorsal em maca acrílica e, sob sedação profunda acompanhada por médico anestesiologista, o procedimento pode ser iniciado. Vale ressaltar que a intubação orotraqueal destina-se a casos excepcionais e isolados.

Antes do início do procedimento é fundamental que esteja à disposição do endoscopista aparelhos endoscópios de diâmetros diferentes, aparelho de radioscopia, próteses com diversos tamanhos e diâmetros, acessórios, como cateter *standard*, fios-guia metálicos e hidrofílicos, além de contraste iodado.

Quando tudo estiver pronto, inicia-se a retossigmoidoscopia ou colonoscopia com técnica utilizando-se água para o avanço do aparelho até localizar a obstrução a ser tratada, evitando-se, sempre, a insuflação de ar.

Caso a estenose tumoral seja transponível ao endoscópio, a marcação dos limites superior e inferior é realizada por meio de injeção submucosa de contraste iodado. Se a transposição não for possível, é introduzido um cateter *standard* através da pequena luz deixada pelo tumor e, sob controle radioscópico, cerca de 20 mL de contraste iodado é injetado na porção proximal da obstrução, estimando-se, dessa forma, a extensão tumoral e escolha da prótese adequada. Recomenda-se que o tamanho da prótese seja 4 cm maior que o tamanho do tumor, 2 cm acima e abaixo dos limites do tumor.

O próximo passo é a passagem do fio-guia pelo tumor, que também deve ser acompanhada por controle radioscópico, podendo ser o metálico ou hidrofílico, a depender das condições locais. Posteriormente, o sistema de liberação da prótese é introduzido pelo canal de trabalho do endoscópio utilizado e a prótese é posicionada de forma a ficar centralizada na estenose. A liberação da prótese deve ser realizada de forma lenta e cuidadosa, sempre acompanhada de controle rádio e endoscópico e verificando, a todo momento, se o posicionamento é adequado. A dilatação tumoral não é recomendada nem antes da inserção da prótese nem depois da liberação da mesma, pelo risco aumentado de perfuração colônica (Fig. 6-1).

TRATAMENTO ENDOSCÓPICO DO CÂNCER COLORRETAL OBSTRUTIVO 121

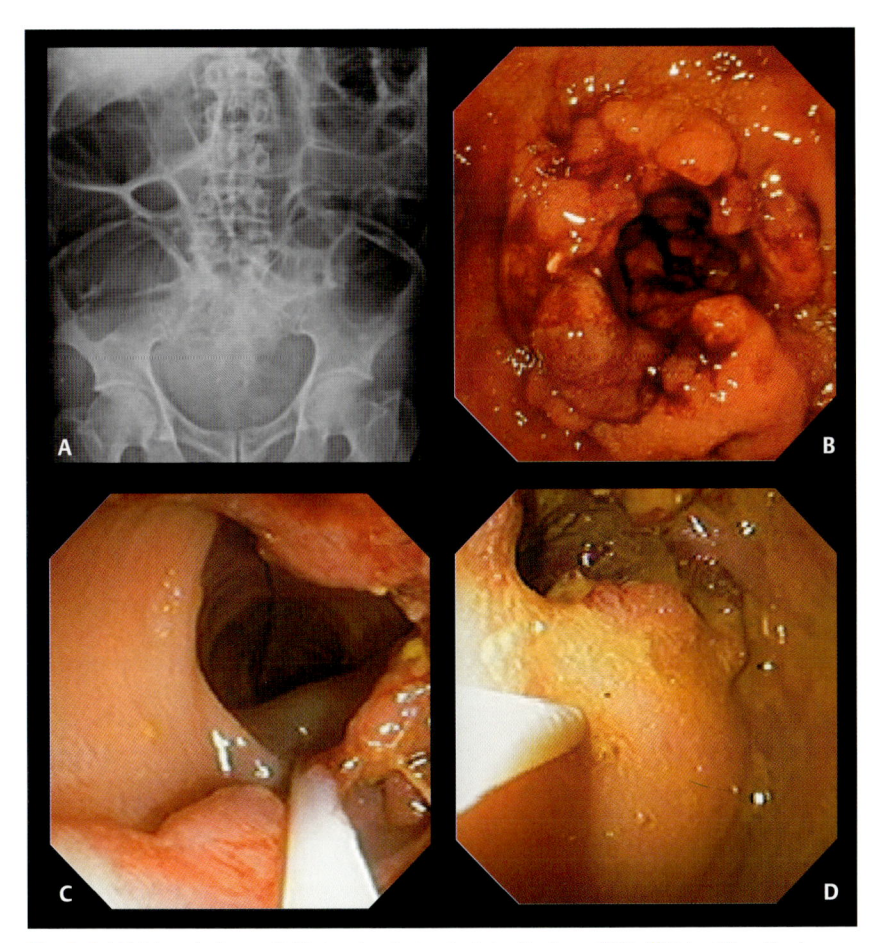

Fig. 6-1. (**A**) Diagnóstico radiológico da obstrução intestinal por CCR. (**B**) Identificação da neoplasia. (**C**) Injeção submucosa de contraste iodado na extremidade proximal do tumor. (**D**) Injeção submucosa de contraste iodado na extremidade distal do tumor. *(Continua)*

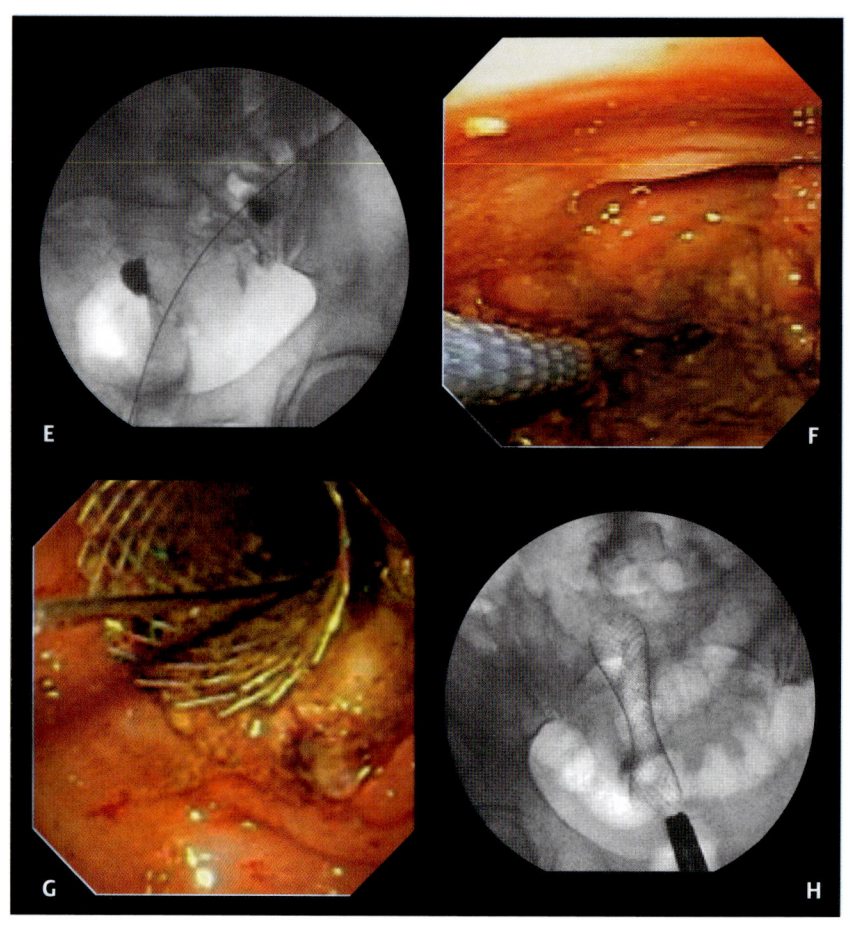

Fig. 6-1. *(Cont.)* (**E**) Passagem de fio-guia pelo tumor e mensuração do tamanho da estenose. (**F**) Passagem da prótese pelo tumor e posicionamento da mesma de forma centralizada. (**G**) Aspecto endoscópico após liberação da prótese. (**H**) Aspecto radioscópico após liberação da prótese.

TRATAMENTO ALTERNATIVO

Uma possibilidade terapêutica opcional no tratamento endoscópico no CCR obstrutivo é a utilização de sonda transanal de drenagem. Essa alternativa, relatada por alguns autores como "ponte cirúrgica", apresentou boa efetividade e segurança, com altas taxas de sucesso clínico e técnico, além do reduzido custo e baixo índice de complicações. Contudo, essa técnica está restrita apenas a obstruções tumorais do cólon esquerdo e reto.[60-64]

Na maioria dos estudos essa sonda possui 22 Fr e duas vias que permitem a irrigação diária do cólon, possibilitando, em média, a intervenção cirúrgica após duas semanas[60-63] (Figs. 6-2 e 6-3).

A técnica de inserção é semelhante à da prótese metálica autoexpansível. O primeiro passo é mensurar o tamanho da estenose tumoral, seja ela transponível ou não ao colonoscópio, com medidas já relatadas previamente. Em seguida, sob controle radioscópico, um fio-guia é passado pelo tumor e, sobre o mesmo, a sonda é introduzida. Por fim, ainda sob controle radioscópico, o balão da sonda é inflado com 20 mL de contraste iodado e posicionado junto à borda proximal do tumor, o que permite estabilidade da localização e atuação da sonda.

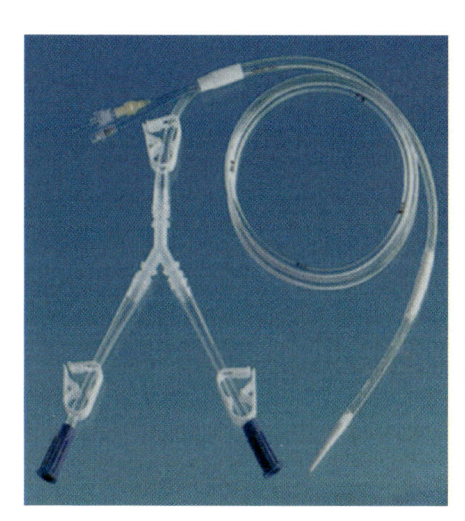

Fig. 6-2. Sonda de Dennis tem extremidade afilada e flexível, balão inflável para prevenir migração e orifícios laterais para drenagem. Seu comprimento é de 120 c e calibre 22 Fr.
Fonte: Yamada T *et al.* 2013.[63]

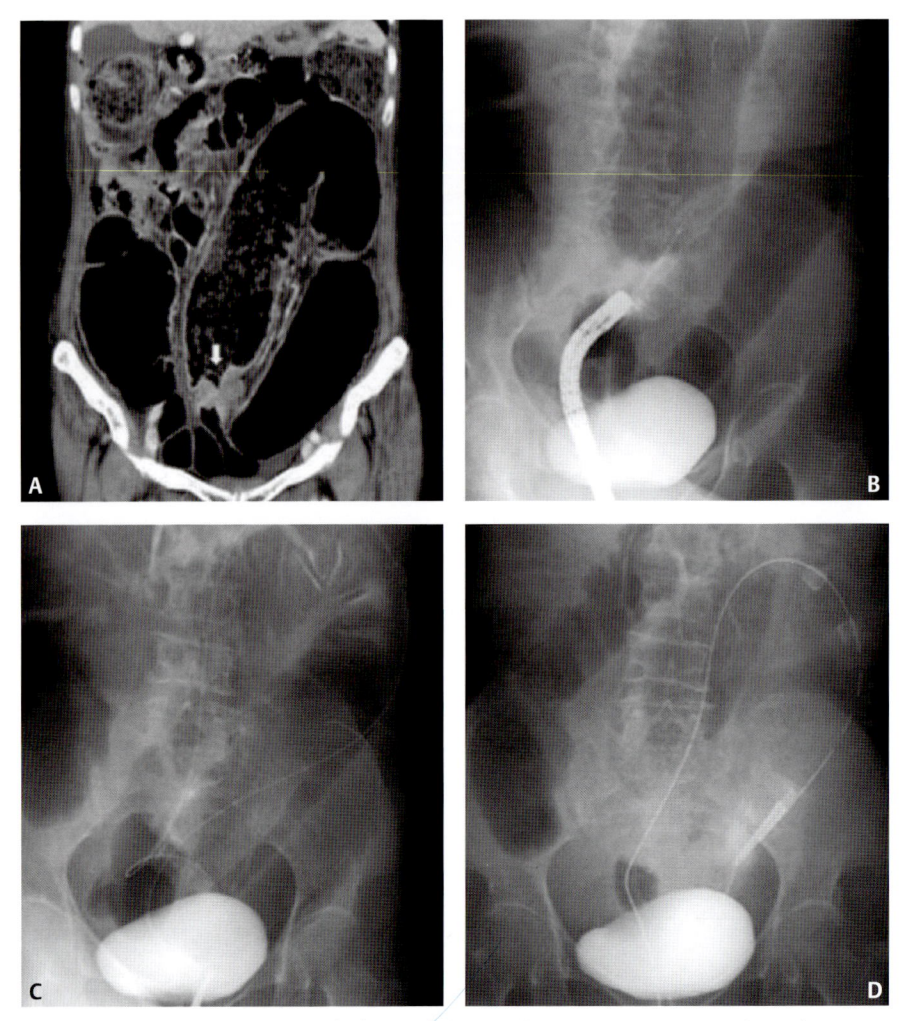

Fig. 6-3. (A) TC com obstrução aguda do sigmoide por adenocarcinoma. **(B)** Introdução de fio-guia rígido sob controle fluoroscópico e endoscópico. **(C)** Fio-guia bem posicionado após retirada do videoscópio. **(D)** Sonda de Dennis posicionada acima da estenose. Fonte: Yamada T et al., 2013.[63]

CONCLUSÃO

O CCR é uma neoplasia muito prevalente no mundo e, infelizmente, diagnosticada, na maioria das vezes, em fases avançadas, com pequenas chances de cura. A escassez de sintomas clínicos contribui sobremaneira com essa realidade, sendo que o abdome agudo obstrutivo, em boa parte dos pacientes, é o momento do diagnóstico.

Em relação ao tratamento, a terapia endoscópica com próteses metálicas autoexpansíveis aparece como boa alternativa à cirurgia de emergência para descompressão colônica. Além de apresentarem alta efetividade, em mãos treinadas e seguindo rigorosamente a técnica, podem promover aumento de sobrevida com baixos índices de complicações, sendo, portanto, o tratamento endoscópico de eleição.

Todavia, o impacto das próteses a longo prazo, notadamente no que tange a resultados oncológicos adversos, é um ponto importante a ser analisado; mesmo que alguns estudos recentes mostrem não haver essa associação, o número de pacientes incluídos ainda é pequeno, sugerindo a realização de estudos prospectivos com longo acompanhamento para melhor avaliação. Por isso, as evidências atuais recomendam que o emprego das próteses seja destinado apenas em pacientes paliativos ou como "ponte cirúrgica" para pacientes idosos e/ou com alto risco cirúrgico.

Uma alternativa endoscópica no tratamento da obstrução aguda neoplásica como "ponte cirúrgica" é a sonda transanal, com benefícios relacionados não apenas com o custo, mas também com pacientes onde a prótese está contraindicada. Contudo, estudos prospectivos randomizados devem ser conduzidos para validar a eficácia desse método quando comparado à prótese metálica autoexpansível e/ou cirurgia de urgência.

REFERÊNCIAS BIBLIOGRÁFICAS

1. IARC. International Agency for Research on Cancer – GLOBOCAN 2012. Disponível em: http://globocan.iarc.fr;12/02/2017.
2. INCA. Instituto Nacional de Câncer. (Acesso em 2018 abr. 28). Disponível em: http://www.inca.gov.br/estimativa/2018/sintese-de-resultados-comentarios.asp.
3. INCA. Instituto Nacional de Câncer. (Acesso em 2018 abr. 28). Disponível em: https://mortalidade.inca.gov.br/MortalidadeWeb/pages/Modelo03/consultar.xhtml#panelResultado.
4. Tan CJ, Dasari BV, Gardiner K. Systematic review and meta-analysis of randomized clinical trials of self-expanding metallic stents as a bridge to surgery versus emergency surgery for malignant left-sided large bowel obstruction. *Br J Surg*. 2012;99:469-76.
5. Tekkis PP, Kinsman R, Thompson MR, Stamatakis JD. The Association of Coloproctology of Great Britain and Ireland study of large bowel obstruction caused by colorectal cancer. *Ann Surg*. 2004;240.
6. Kim DH, Pickhardt PJ, Taylor AJ et al. CT colonography versus colonoscopy for the detection of advanced neoplasia. *N Engl J Med* 2007;357:1403-12.
7. Winner M, Mooney SJ, Hershman DL et al. Incidence and predictors of bowel obstruction in elderly patients with stage IV colon cancer: a population-based cohort study. *JAMA Surg*. 2013;148:715-22.
8. Jullumstro E, Wibe A, Lydersen S, Edna TH. Colon cancer incidence, presentation, treatment and outcomes over 25 years. *Colorectal Dis*. 2011;13:512-8.
9. Cheynel N, Cortet M, Lepage C et al. Trends in frequency and management of obstructing colorectal cancers in a well-defined population. *Dis Colon Rectum* 2007;50:1568-75.
10. Jung SH, Kim JH. Comparative study of postoperative complications in patients with and without an obstruction who had left sided colorectal cancer and underwent a single-stage operation after mechanical bowel preparation. *Ann Coloproctol* 2014.
11. Dohmoto M. New method. Endoscopic implantations of rectal stent in palliative treatment of colorectal neoplastic obstructions. *Endosc Dig* 1991;3:1507-12.
12. Tejero E, Mainar A, Fernández L et al. New procedure for the treatment of colorectal neoplastic obstructions. *Dis Colon Rectum*. 1994;37:1158-9.
13. Baron TH, Dean PA, Yates MR et al. Expandable metal stent for the treatment of colonic obstruction: techniques and outcomes. *Gastrointest Endosc*. 1998;47:277-86.
14. Watt AM, Faragher IG, Griffin TT et al. Self-expanding metallic stents for relieving malignant colorectal obstruction: a systematic review. *Ann Surg*. 2007;246:24-30.
15. Jiménez-Pérez J, Casellas J, García-Cano J et al. Colonic stenting as a bridge to surgery in malignant large-bowel obstruction: a report from two large multinational registries. *Am J Gastroenterol*. 2011;106:2174-80.

16. Sagar J. Colorectal stents for the management of malignant colonic obstructions. *Cochrane Database Syst Rev.* 2011;(11):CD007378.
17. Ho KS, Quah HM, Lim JF *et al.* Endoscopic stenting and elective surgery versus emergency surgery for left-sided malignant colonic obstruction: a prospective randomized trial. *Int J Colorectal Dis.* 2012;27:355-62.
18. Young CJ, De-Loyde KJ, Young JM *et al.* Improving quality of life for people with incurable large-bowel obstruction: randomized control trial of colonic stent insertion. *Dis Colon Rectum.* 2015;58:838-49.
19. Fiori E, Lamazza A, De Cesare A *et al.* Palliative management of malignant rectosigmoidal obstruction. Colostomy vs. endoscopic stenting. A randomized prospective trial. *Anticancer Res.* 2004;24:265-8.
20. Van Hooft JE, Fockens P, Marinelli AW *et al.* Early closure of a multicenter randomized clinical trial of endoscopic stenting versus surgery for stage IV left-sided colorectal cancer. *Endoscopy.* 2008;40:184-91.
21. Zhao X, Liu B, Zhao E *et al.* The safety and efficiency of surgery with colonic stents in left-sided malignant colonic obstruction: a metaanalysis. *Gastroenterol Res Pract.* 2014;2014:407325.
22. Law WL, Choi HK, Chu KW. Comparison of stenting with emergency surgery as palliative treatment for obstructing primary left-sided colorectal cancer. *Br J Surg.* 2003;90:1429-33.
23. Cennamo V, Luigiano C, Coccolini F et al. Meta-analysis of randomized trials comparing endoscopic stenting and surgical decompression for colorectal câncer obstruction. *Int J Colorectal Dis.* 2013;28:855-63.
24. Young CJ, De-Loyde KJ, Young JM *et al.* Improving quality of life for people with incurable large-bowel obstruction: randomized control trial of colonic stent insertion. *Dis Colon Rectum.* 2015;58:838-49.
25. Leong QM, Koh DC, Ho CK. Emergency Hartmann's procedure: morbidity, mortality and reversal rates among Asians. *Tech Coloproctol.* 2008.
26. Khot UP, Lang AW, Murali K, Parker MC. Systematic review of the efficacy and safety of colorectal stents. *Br J Surg.* 2002;89:1096-102.
27. Stamatakis J, Thompson M, Chave H. *National Audit of Bowel Obstruction due to Colorectal Cancer, April 1998-March 1999.* London: Association of Coloproctology of Great Britain and Ireland, 2000.
28. Zhang Y, Shi J, Shi B *et al.* Self-expanding metallic stent as a bridge to surgery versus emergency surgery for obstructive colorectal cancer: a meta-analysis. *Surg Endosc.* 2012;26:110-9.
29. Zhao XD, Cai BB, Cao RS *et al.* Palliative treatment for incurable malignant colorectal obstructions: a meta-analysis. *World J Gastroenterol.* 2013;19:5565-74.
30. Karoui M, Charachon A, Delbaldo C *et al.* Stents for palliation of obstructive metastatic colon cancer: impact on management and chemotherapy administration. *Arch Surg.* 2007;142:619-23.
31. Small AJ, Coelho-Prabhu N, Baron TH. Endoscopic placement of self-expandable metal stents for malignant colonic obstruction: long-term outcomes and complication factors. *Gastrointest Endosc.* 2010;71:560-72.
32. Geraghty J, Sarkar S, Cox T *et al.* Management of large bowel obstruction with self-expanding metal stents. A multicentre retrospective study of factors determining outcome. *Colorectal Dis.* 2014;16:476-83.
33. Sabbagh C, Browet F, Diouf M *et al.* Is stenting as "a bridge to surgery" an oncologically safe strategy for the management of acute, left-sided, malignant, colonic obstruction? A comparative study with a propensity score analysis. *Ann Surg.* 2013;258:107-15.
34. Tung KL, Cheung HY, Ng LW *et al.* Endolaparoscopic approach versus conventional open surgery in the treatment of obstructing left-sided colon cancer: long-term follow-up of a randomized trial. *Asian J Endosc Surg.* 2013;6:78-81.
35. Huang X, Lv B, Zhang S, Meng L. Preoperative colonic stents versus emergency surgery for acute left-sided malignant colonic obstruction: a meta-analysis. *J Gastrointest Surg.* 2014;18:584-91.

36. Artinyan A, Orcutt ST, Anaya DA *et al*. Infectious postoperative complications decrease long-term survival in patients undergoing curative surgery for colorectal cancer: a study of 12,075 patients. *Ann Surg*. 2015;261:497-505.
37. Gorissen KJ, Tuynman JB, Fryer E *et al*. Local recurrence after stenting for obstructing left-sided colonic cancer. *Br J Surg*. 2013;100:1805-9.
38. Gianotti L, Tamini N, Nespoli L *et al*. A prospective evaluation of short-term and long-term results from colonic stenting for palliation or as a bridge to elective operation versus immediate surgery for large-bowel obstruction. *Surg Endosc*. 2013;27:832-42.
39. Lacy AM, Delgado S, Castells A *et al*. The long-term results of a randomized clinical trial of laparoscopy-assisted versus open surgery for colon cancer. *Ann Surg*. 2008;248:1-7.
40. Osman HS, Rashid HI, Sathananthan N, Parker MC. The cost effectiveness of self-expanding metal stents in the management of malignant left-sided large bowel obstruction. *Colorectal Dis*. 2000;2:233-7.
41. Kyllönen LE. Obstruction and perforation complicating colorectal carcinoma. An epidemiologic and clinical study with special reference to incidence and survival. *Acta Chir Scand*. 1987;153:607-14.
42. Young CJ, Solomon MJ. Acute malignant colorectal obstruction and self-expandable metallic stents. *ANZ J Surg*. 2002;72:851.
43. Maruthachalam K, Lash GE, Shenton BK, Horgan AF. Tumour cell dissemination following endoscopic stent insertion. *Br J Surg*. 2007;94:1151-4.
44. Kim HJ, Choi GS, Park JS *et al*. Higher rate of perineural invasion in stent-laparoscopic approach in comparison to emergent open resection for obstructing left-sided colon cancer. *Int J Colorectal Dis*. 2013;28:407-14.
45. Matsuda A, Miyashita M, Matsumoto S *et al*. Comparison of long-term outcomes of colonic stent as "bridge to surgery" and emergency surgery for malignant large-bowel obstruction: a metaanalysis. *Ann Surg Oncol*. 2015;22:497-504.
46. Verstockt B, Van Driessche A, De Man M *et al*. Ten-year survival after endoscopic stent placement as a bridge to surgery in obstructing colon cancer. *Gastrointestinal Endoscopy*. 2018;87:705-13.
47. Yoon JY, Jung YS, Hong SP *et al*. Clinical outcomes and risk factors for technical and clinical failures of self-expandable metal stent insertion for malignant colorectal obstruction. *Gastrointest Endosc*. 2011;74:858-68.
48. Abbott S, Eglinton TW, Ma Y *et al*. Predictors of outcome in palliative colonic stent placement for malignant obstruction. *Br J Surg*. 2014;101:121-6.
49. Meisner S, Gonzalez-Huix F, Vandervoort JG *et al*. Self-expanding metal stenting for palliation of patients with malignant colonic obstruction: effectiveness and efficacy on 255 patients with 12-month's follow-up. *Gastroenterol Res Pract*. 2012;2012.
50. Di Mitri R, Mocciaro F, Traina M *et al*. Self-expandable metal stents for malignant colonic obstruction: data from a retrospective regional SIED-AIGO study. *Dig Liver Dis*. 2014;46:279-82.
51. Young CJ, Suen MK, Young J *et al*. Stenting large bowel obstruction avoids a stoma: consecutive series of 100 patients. *Colorectal Dis*. 2011;13:1138-41.
52. Baron TH, Wong KeeSong LM, Repici A. Role of self-expandable stents for patients with colon cancer (with videos). *Gastrointest Endosc*. 2012;75:653-62.
53. Abbott S, Eglinton TW, Ma Y *et al*. Predictors of outcome in palliative colonic stent placement for malignant obstruction. *Br J Surg*. 2014;101:121-6.
54. Manes G, de Bellis M, Fuccio L *et al*. Endoscopic palliation in patients with incurable malignant colorectal obstruction by means of self-expanding metal stent: analysis of results and predictors of outcomes in a large multicenter series. *Arch Surg*. 2011;146:1157-62.
55. Fernandez-Esparrach G, Bordas JM, Giraldez MD *et al*. Severe complications limit long-term clinical success of self-expanding metal stents in patients with obstructive colorectal cancer. *Am J Gastroenterol*. 2010;105:1087-93.

56. Fernandez-Esparrach G, Bordas JM, Giraldez MD *et al.* Severe complications limit long-term clinical success of self-expanding metal stents in patients with obstructive colorectal cancer. *Am J Gastroenterol.* 2010;105:1087-93.
57. Cennamo V, Fuccio L, Mutri V *et al.* Does stent placement for advanced colon cancer increase the risk of perforation during bevacizumab-based therapy? *Clin Gastroenterol Hepatol.* 2009;7:1174-6.
58. Van Hooft JE, Van Halsema EE, Vanbiervliet G *et al.* "Self-expandable metal stents for obstructing colonic and extracolonic cancer: European Society of Gastrointestinal Endoscopy (ESGE) Clinical Guideline," *Gastrointestinal Endoscopy* 2014;80(5):747-61.e75.
59. Baron TH, Harewood GC. Enteral self-expandable stents. *Gastrointest Endosc.* 2003;58:421-33.
60. Horiuchi A, Maeyama H, Ochi Y *et al.* Usefulness of Dennis Colorectal Tube in endoscopic decompression of acute, malignant colonic obstruction. *Gastrointest Endosc.* 2001;54:229-32.
61. Horiuchi A, Nakayama Y, Tanaka N *et al.* Acute colorectal obstruction treated by means of transanal drainage tube: effectiveness before surgery and stenting. *Am J Gastroenterol.* 2005;100:2765-70.
62. Ichise Y, Horiuchi A, Nakayama Y, Tanaka N. Techniques and outcomes of endoscopic decompression using transanal drainage tube placement for acute left-sided colorectal obstruction. *Gastroenterology.* 2010;3(5):201-6.
63. Yamada T, Shimura T, Sakamoto E *et al.* Preoperative drainage using a transanal tube enable selective laparoscopic colectomy for obstructive distal colorectal cancer. *Endoscopy* 2013;45:265-71.
64. Xu M, Zhong Y, Yao L *et al.* Endoscopic decompression using a transanal drainage tube for acute obstruction of the rectum and left colon as a bridge to curative surgery. *Colorectal Dis.* 2009;11(4):405-9.

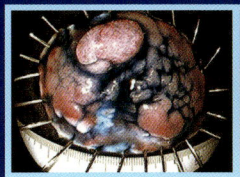

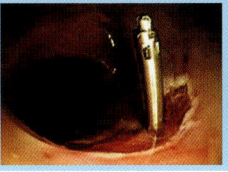

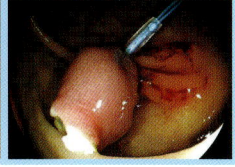

CORPO ESTRANHO COLORRETAL

Alexandre D. Pelosi
Gustavo F. S. Mello
Fernanda S. A. dos Anjos
Giovani M. Antonello
Luiz Leite Luna

INTRODUÇÃO

A ingestão de corpos estranhos (CEs) é um evento comum, bem documentado e bem estudado. A maioria dos CEs ingeridos passa, espontaneamente, pelo trato digestório e a taxa de mortalidade é inferior a 0,1%.[1]

Existem várias recomendações com forte nível de evidência para a abordagem dos CEs impactados no trato gastrointestinal (TGI) alto. Entretanto, pela menor incidência, a literatura não é tão robusta quando falamos de CE no TGI baixo. A maioria das publicações relacionadas com o tema trata de relato de um ou poucos casos. Por esse motivo não é possível, ainda, sistematizar o atendimento do paciente com impactação de corpo estranho no cólon e reto, sendo necessária a avaliação caso a caso para definição diagnóstica e terapêutica.

Neste capítulo, forneceremos dados epidemiológicos, quadro clínico, rotina de investigação diagnóstica e tratamento desse tipo de condição.

EPIDEMIOLOGIA

A apresentação de corpo estranho colorretal é comum nas emergências e prontos-socorros. Contudo, dados epidemiológicos confiáveis são limitados. Como mencionado anteriormente, a maior parte da literatura a respeito do tema consiste em séries ou relatos de casos.[2] Apesar de existirem relatos de corpos estranhos colorretais retidos (CECRR) datados do século 16 (Gould & Pyle, 1901), até 2017 apenas três grandes publicações relataram números mais expressivos, com séries variando entre 87 e 112 pacientes.[3] O número de pacientes que apresentam CECRR parece ter aumentado nas últimas décadas, embora sua incidência real não tenha sido registrada com precisão. Em estudos envolvendo grandes hospitais de ensino, a incidência, na última década, foi de aproximadamente um corpo estranho colorretal por mês. Esse número é ainda menor em hospitais comunitários de menor porte.[4,5]

A impactação de corpos estranhos no cólon e reto pode ocorrer de duas maneiras: ingestão através da via oral ou por inserção através do canal anal, sendo a segunda muito mais frequente.[6] Quando ingeridos por via oral, de 80 a 93% dos objetos passarão por todo o TGI sem problemas.[7] Já os CECRR introduzidos retrogradamente pelo canal anal podem ser mais problemáticos e causam, proporcionalmente, mais sintomas e complicações. Além destas duas maneiras principais, CEs podem atingir esporadicamente o cólon ou o reto pela migração a partir de órgãos adjacentes.[8,9] A literatura descreve pelo menos 10 casos de migração de um CE da cavidade peritoneal para o cólon,[10] sendo a maior parte destes constituída por gazes ou compressas cirúrgicas. Mais recentemente, com o advento das modalidades terapêuticas endoscópicas, as complicações com CE estão se tornando mais frequentes após posicionamento e migração de *stents* (gastrointestinal e biliar), *caps* e após a injeção de materiais como cianoacrilato para tratamento de varizes.[11,12]

Impactação Via Retrógrada

Embora os CECRR tenham sido relatados em pacientes de todas as idades e etnias, mais de dois terços dos pacientes são homens, normalmente entre 20 e 40 anos de idade, sendo descrita predominância no gênero masculino numa razão de até 28:1.[2,4] Essa relação existe por ser muito mais comum a impactação de objetos introduzidos por via retal do que os ingeridos por via oral. A predominância masculina reflete a incidência maior em indivíduos homossexuais. Não podemos esquecer, ainda, os pacientes com distúrbios psiquiátricos que muitas vezes têm histórias repetidas de impactação. Uma distribuição de idade bimodal pode ser vista, com um novo pico de incidência em pacientes mais idosos (60 a 80 anos), em que a introdução acidental do CE por via anal acontece por autotratamento de impactação fecal.[2,6] Geralmente os pacientes buscam auxílio, em média, entre 6 a 48 horas após a inserção transanal, e 48 horas a 3 meses depois, quando ingeridos por via oral.[13,14]

Segundo estudos, na maioria dos pacientes com CECRR os objetos foram usados na prática sexual consentida (75 a 78%). Numa parcela menor (10 a 12,5%), eles foram inseridos como resultado de abuso sexual.[2,15-17] Outras causas incluem alívio de condições anorretais, instrumentação médica, introdução acidental e doenças psiquiátricas.[18,19] Mais uma situação especial são os pacientes que tentam ocultar drogas ilícitas ou mesmo armas (como facas ou armas de fogo) em ambiente prisional.[2,5,20] Os corpos estranhos retais são muito raros em crianças e geralmente são resultado de agressão ou abuso infantil, que devem ser cuidadosamente investigados.[2,5,15]

Impactação por Via Anterógrada

Adultos que intencionalmente ingerem CE em geral têm transtornos psiquiátricos, retardo mental, alcoolismo ou estão na prisão. Aqueles que ingerem acidentalmente são predispostos em decorrência de descuido, alimentação rápida, visão fraca, intoxicação alcoólica ou uso de próteses (com a resultante falta de sensibilidade no palato duro). As crianças frequentemente ingerem corpos estranhos enquanto brincam. Apesar de a maioria dos CEs ingeridos percorrerem todo o comprimento do TGI e saírem naturalmente, complicações como impactação, obstrução, perfuração e hemorragia ocasionalmente ocorrem. A impactação quase sempre ocorre em locais de estreitamento: piloro, ligamento de Treitz, válvula ileocecal e junção retossigmoide. Ainda assim, alguns CEs podem vencer esses obstáculos e impactar mais abaixo no reto e canal anal.[18,21] O risco de obstrução do intestino delgado existe, particularmente, com objetos maiores que 6 cm.[22,23] Perfuração é rara, ocorrendo em menos de 1% dos pacientes.[24] Materiais com extremidades afiadas e pontiagudas, como ossos de peixe, ossos de frango, agulhas, palitos de dentes e materiais dentários, são os CEs que mais comumente causam perfuração do TGI.[24,25]

A diverticulose de sigmoide é um segmento dos cólons com luz mais estreita, frequentemente com hipertonia muscular, angulada e tortuosa, com bolsas diverticulares onde corpos estranhos lineares e longos como palitos, ossos de galinha (osso do desejo), espinhas de peixe e próteses plásticas de vias biliares migradas frequentemente encravam. Podem permanecer assintomáticos por longos períodos ou originar dor abdominal baixa e alteração do ritmo intestinal. Podem, também, evoluir com inflamação (diverticulite), perfuração com formação de abscessos e, mais raramente, fístulas. As perfurações costumam estar bloqueadas e quase nunca estão associadas a volumosos pneumoperitôneos. A TC mostra, além do espessamento das paredes do cólon, bolhas de gás pericolônicas ou abscesso. O tratamento destes casos geralmente é orientado pelas consequências e não pela natureza do corpo estranho. Quando só existem processos inflamatórios, o tratamento é com a remoção colonoscópica e os casos associados a perfuração, abscesso e fístulas em geral são tratados por cirurgia. Ross et al.[26] reviram a literatura inglesa de 1947 a 2017 e analisaram 40 artigos com relato de 50 corpos estranhos retidos em doença diverticular do sigmoide. A maioria foi de osso de galinha (21 casos), palitos (7 casos), espinha de peixe (5 casos), prótese biliar plástica migrada (5 casos) e outros. Vinte e dois casos complicaram com diverticulite, 17 com perfuração bloqueada, fístula colovesical em 4 casos, meningite por perfuração do forame sacro em 1 caso, abscesso pericolônico em 3 casos e fístula enterocolônica em 1 caso. Nestes casos, em 23 o diagnóstico foi com TC, 12 com colonoscopia, 13 com laparoscopia, e 1 somente na autópsia. O tratamento em 23 casos foi com ressecção cirúrgica, 12 com remoção colonoscópica, 13 com laparoscopia. A remoção colonoscópica utilizou pinças de biópsias, alças de polipectomia, redes de Roth, fragmentação com *laser*, e, em um dos casos, usou-se *needle knife* para ressecção de ponte mucosa.

Os palitos são usados para a limpeza dos dentes e também no preparo de alimentos. A ingestão acidental geralmente é relatada em adultos alcoolizados ou com dentaduras e não se recordam quando ingeriram o corpo estranho. Yang et al.[27] relatam 5 casos de ingestão inadvertida de palitos que perfuraram o trato digestório um deles no sigmoide, tratados com remoção laparoscópica, sem ressecção. Um relato da CPSCNIC (Consumer Product, Safety Commission National Injury Information Clearhouse), dos USA,[28] informa que a incidência de lesões no trato digestório entre 1979 e 1982 foi 0,2/100, sendo naquele país mais frequente em adolescentes.[28] O intervalo entre a ingestão acidental do palito e o diagnóstico pode variar de dias a anos.

QUADRO CLÍNICO

A maioria dos corpos estranhos ingeridos, de forma intencional ou acidental, passa de forma assintomática por todo o TGI, sendo eliminado, em média, em uma semana. Geralmente, apenas quando há alguma complicação o paciente referirá sintomas. Dentre as complicações descritas, as mais comuns são perfuração e obstrução intestinal.

A perfuração é uma complicação rara, ocorrendo em menos de 1% dos pacientes. Os CEs pontiagudos e afiados, como espinha de peixe, osso de galinha, palito de dente e agulha, são os mais implicados nessa situação. As perfurações na porção colorretal do TGI ocorrem em locais onde há um estreitamento ou angulação fisiológica como: válvula ileocecal, ângulo hepático, ângulo esplênico, transição retossigmoide e esfíncter anal.[23] Os divertículos são uma condição frequente, principalmente nos pacientes mais idosos, e também favorecem a perfuração intestinal por CE.[29]

O quadro clínico no caso de perfuração aguda é similar ao de qualquer peritonite e abdome agudo: o paciente apresenta dor abdominal localizada, no local da perfuração, ou difusa, associada a abscesso ou massa abdominal, febre, taquicardia e leucocitose.

No entanto, pode haver evolução mais crônica do quadro clínico. Geralmente isso ocorre nos segmentos distais do intestino grosso que apresentam parede mais espessa. Assim, a perfuração ocorre lentamente e os órgãos adjacentes, o omento ou o meso são capazes de bloquear o local perfurado, impedindo a disseminação do processo infeccioso.

Nos segmentos colorretais retroperitoneais (reto, parte dos cólons ascendente e descendente) o quadro clínico também pode ser mais insidioso, cursando sem peritonite. Dessa forma, na perfuração crônica ou retroperitoneal o paciente pode estar afebril, relatar dor abdominal crônica associada a massa ou abscesso abdominal, sem leucocitose ou outros sinais de sepse. No caso de corpos estranhos introduzidos pelo reto, deve-se ressaltar que o paciente pode referir, também, dor anal, sangramento e saída de muco.

Depois de um CE perfurar a parede do intestino, ele pode seguir vários cursos: pode ficar no lúmen intestinal, perto ou no local da perfuração, pode passar pelo local de perfuração e ficar livre na cavidade peritoneal ou migrar para órgãos adjacentes ou distantes. Existem 46 casos de CEs relatados que penetraram na parede do TGI e migraram para o fígado, causando a formação de abscessos.[24,25,29] Um CE ingerido pode, ainda, perfurar distalmente no reto e no ânus, causando dor perianal que geralmente é exacerbada pela defecação. Este tipo de perfuração pode ser complicado por um abscesso perianal ou pela gangrena de Fournier secundária à perfuração do ânus.[24,30]

Os quadros de obstrução intestinal por corpo estranho colorretal também são raros, já que, na maioria dos casos, os objetos grandes ingeridos impactam no trato digestório superior. Os corpos estranhos maiores que 3 cm dificilmente ultrapassam o piloro. Caso haja passagem dos mesmos para o intestino delgado, objetos maiores que 6 cm tendem a impactar nesse segmento, portanto, sem alcançar a região colorretal. De qualquer forma, caso cheguem ao cólon e causem obstrução, o comportamento será semelhante a qualquer quadro obstrutivo, com distensão, náuseas, vômitos e dor tipo cólica como sintomas principais.

DIAGNÓSTICO

A história clínica bem-feita e uma boa relação médico-paciente são essenciais para que seja possível extrair informações precisas e verdadeiras sobre a impactação de CE.

A suspeita de que houve a ingestão ou até a introdução muitas vezes é difícil. O paciente pode não se lembrar de ter ingerido o objeto ou ter vergonha em admitir que o introduziu.

Depois de uma boa história clínica, o exame diagnóstico inicial é o exame de imagem. Na emergência, a tendência é a realização de radiografia simples de abdome, com a qual faremos diagnóstico de impactação de CE radiopacos. Entretanto, a ideia de que espinhas de peixe e ossos de frango são radiopacos não é verdadeira, e teremos radiografias falso-negativas em até 50% das vezes. Podemos ver no Quadro 7-1 a relação de CE radiopacos e radiotransparentes.[31]

Portanto, o exame mais indicado para definir a localização do CE e diagnosticar as complicações secundárias à sua impactação é a tomografia computadorizada (TC).

Em alguns casos, é possível identificar, além do corpo estranho, o motivo da sua impactação (como, por exemplo, tumores obstrutivos ou estenosantes de cólon).[32,33]

Em casos especiais, onde o CE tem tamanho reduzido, perfura e fica alojado na parede colônica, pode haver formação de granuloma, cuja expressão macroscópica é a de uma lesão subepitelial. A ecoendoscopia (EE) pode definir o diagnóstico, mostrando a presença do corpo estranho dentro da lesão subepitelial.[11]

A confirmação diagnóstica e a terapêutica podem ser feitas pelo exame colonoscópico, por uma retossigmoidoscopia rígida ou flexível, ou simplesmente por um toque retal.

Quadro 7-1. Densidade de CE Ingerido

Radiodensidade	Corpo estranho
Identificado na maioria das vezes	Verdadeiro corpo estranho (não alimentar)
	Ossos bovinos
Geralmente não identificado	Bolo alimentar
	Ossos de frango e espinha de peixe
	Madeira
	Plástico
	Vidro
	CE metálicos muito finos

TRATAMENTO

Nos pacientes com ingestão de CE assintomáticos, ainda que sejam pontiagudos ou tenham superfície cortante, o tratamento expectante pode ser feito enquanto o CE caminha pelo intestino delgado e até pelo cólon. Acompanhamento com radiografias simples ou tomográfico regular deve documentar a progressão do CE. Em caso de impactação, deve-se definir a melhor forma para sua retirada. Em casos não complicados, ou seja, sem perfuração, abscesso ou pneumoperitôneo, a retirada endoscópica é sempre uma boa opção.[34] Eventualmente, durante o preparo de cólon para o exame colonoscópico, o CE impactado pode se deslocar e ser eliminado espontaneamente nas fezes, cabendo a decisão de realizar o exame de acordo com outras indicações e necessidades.

Uma série de técnicas endoscópicas tem sido descritas na remoção de corpos estranhos.[26] Assim como na abordagem dos CEs altos, o uso de *caps*, *hoods* e *overtubes* pode ajudar na proteção da mucosa colônica durante a retirada de CE pontiagudos ou cortantes.[23]

Em casos já complicados, em que há peritonite e coleções, o tratamento cirúrgico (laparoscópico ou aberto) é a abordagem de escolha. Drenagem das coleções, retirada do CE e, muitas vezes, ressecções de segmentos colônicos com anastomoses primárias ou colostomias, são mandatórias.

Em alguns casos, em que já existe perfuração colônica bloqueada, ou seja, com mínimo pneumoperitônio e sem coleção, o tratamento endoscópico também pode ser realizado. Obviamente, a equipe cirúrgica deve estar ciente e pronta para qualquer intercorrência. A retirada do CE deve ser seguida do fechamento do orifício de entrada com clipes convencionais ou *over the scope clips* (OTSC). Tratamento com antibióticos e dieta zero é necessário até a resolução do quadro.[23]

Quanto ao tratamento de CE retais, o raciocínio é um pouco diferente. Dependendo dos sintomas, devemos procurar por complicações com exames de imagem. A primeira tentativa é a retirada manual do CE ainda na sala de emergência. Na falha do procedimento, deve-se considerar anestesiar o paciente, o que permite o relaxamento esfincteriano anal, facilitando a extração do CE. Na maior revisão sobre o assunto, com 194 casos analisados, a grande maioria (76,8%) teve resolução não cirúrgica. O restante (33,2%) necessitou de cirurgia para resolução. Pinças, fórceps obstétricos e outras ferramentas de preensão podem ser utilizadas com pacientes anestesiados.[34]

Entre os procedimentos cirúrgicos descritos estão a laparoscopia e a laparotomia, com retirada do CE por via cirúrgica e, em menor número de casos, com ordenhamento manual transoperatório até o reto distal, para que o CE possa ser apreendido e retirado por via transanal.

Eventualmente os CEs introduzidos por via retal acabam impactando no sigmoide distal ou reto proximal. Nos casos em que o CE tem grande diâmetro e ocupa toda a luz do órgão, pode ocorrer um fenômeno de vácuo durante a tentativa de puxá-los mais distalmente em direção ao ânus, formando-se uma força de contração que impede o deslocamento distal do CE. Visando evitar a cirurgia nestes casos, descrevem-se algumas técnicas de passagens de sonda de Foley ou mesmo tubos orotraqueais na lateral dos CE, ultrapassando os mesmos. Esta manobra desfaz o vácuo formado e permite o deslocamento e retirada do CE sem necessidade de cirurgia.[35,36]

Corpos estranhos tubulares e longos introduzidos no reto podem ser retirados usando-se balões infláveis tipo TTS (*Thru The Scop*) que são posicionados na luz do corpo estranho e insuflados, aprisionando-o e facilitando sua remoção sob visão endoscópica.[37]

Um algoritmo na abordagem do CE retal é proposto abaixo.

A seguir mostraremos os casos clínicos de corpos estranhos colorretais e a forma de tratamento.

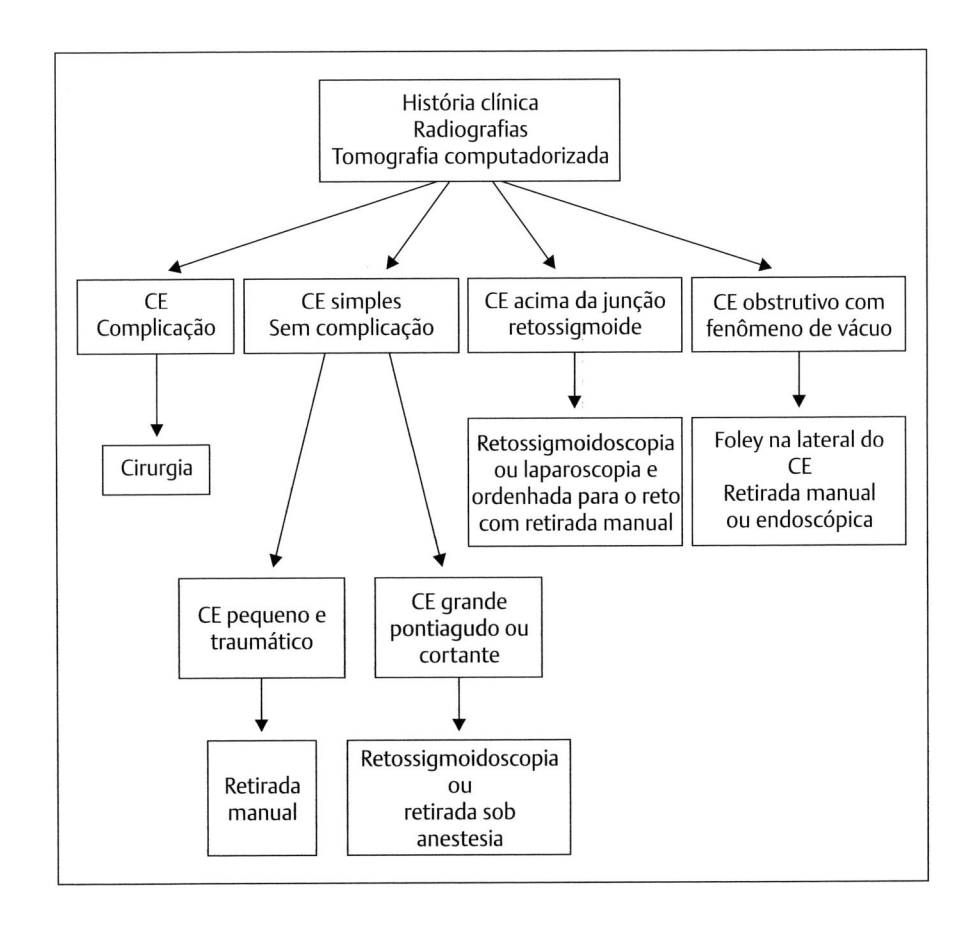

Caso 1

Paciente do sexo feminino, 78 anos, com prótese dentária total e queixas de dor abdominal baixa e dificuldade de evacuação. Exame clínico mostrava dor à palpação do abdome inferior. O exame de sangue mostrou leve leucocitose. TC evidenciou espessamento de paredes no sigmoide médio. Submetida à colonoscopia, evidenciou-se corpo estranho filiforme (palito) impactado nas duas extremidades. Com pinça de corpo estranho, uma extremidade foi desimpactada e o corpo estranho removido. Notou-se pequena quantidade de secreção purulenta, instituindo-se terapêutica com antibióticos. A evolução da paciente foi boa (Fig. 7-1). (Procedimento realizado por LLL-HSVP – Rio de Janeiro.)

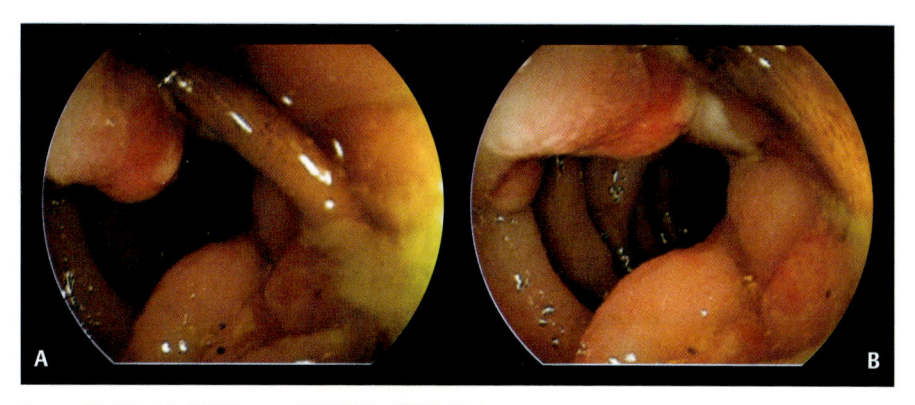

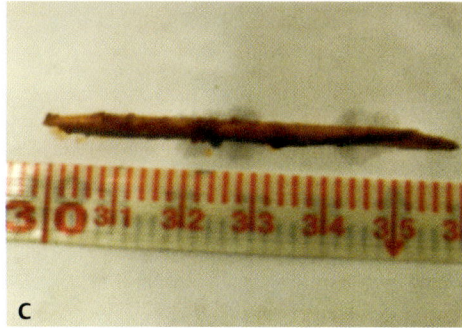

Fig. 7-1. (A) Palito impactado no sigmoide. (B) Local após remoção – notar pequena quantidade de secreção purulenta. (C) Palito removido.

Caso 2

Sexo feminino, 78 anos, com alterações cognitivas e carcinoma de endométrio. TC mostrou espessamento de sigmoide. Solicitou-se colonoscopia. Exame mostrou DDS e corpo estranho (osso de galinha) no sigmoide que foi removido com fórceps de biópsias (Fig. 7-2). (Procedimento realizado pela Dra. Marcia Costa – HSVP – Rio de Janeiro.)

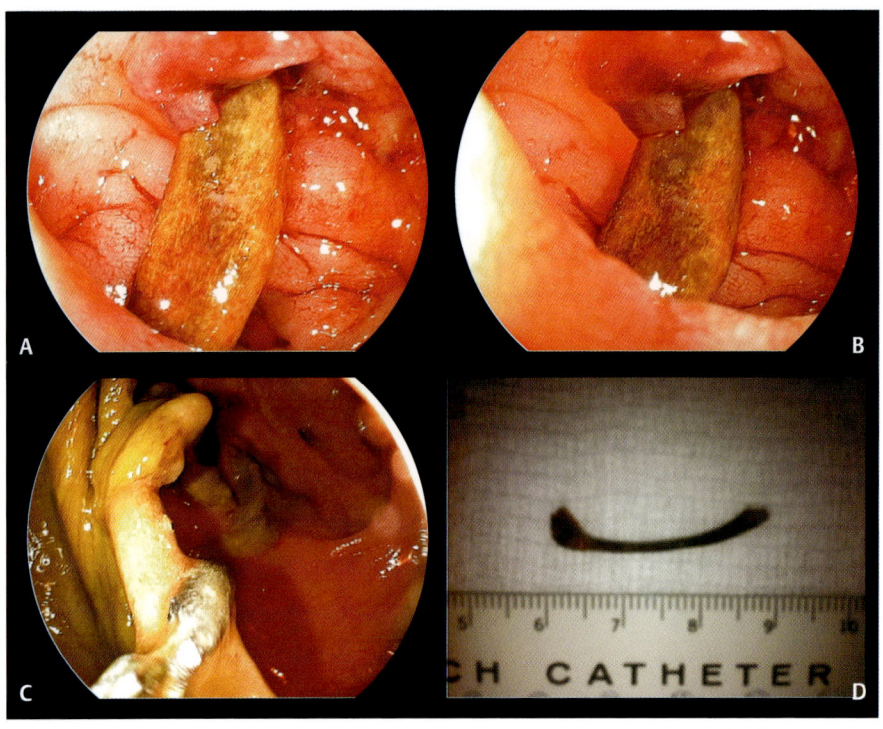

Fig. 7-2. (**A** e **B**) Corpo estranho (osso de galinha) no sigmoide em área de DDS. (**C**) Retirada com fórceps de biópsias. (**D**) Corpo estranho.

Caso 3

Paciente do sexo masculino, 88 anos, deficiente visual com constipação intestinal grave. Durante colonoscopia foi encontrado rótulo plástico no sigmoide, em área de DD, removido com facilidade com pinça (Fig. 7-3). (Procedimento realizado por LLL – HSVP – Rio de Janeiro.)

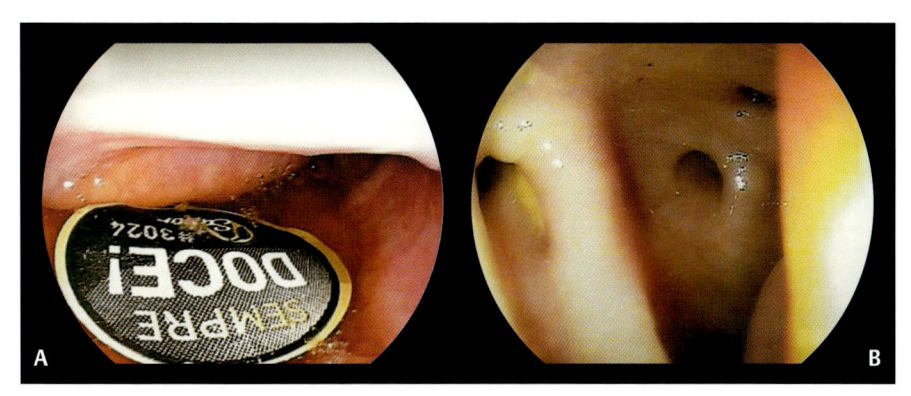

Fig. 7-3. (A e B) Corpo estranho (rótulo plastico em área de DD) retirado com pinça.

Caso 4

Durante tratamento dentário, paciente deglutiu acidentalmente instrumento metálico (broca de canal). Após 14 dias o paciente permanecia assintomático e sem eliminar o corpo estranho. Radiografia simples de abdome mostrou o corpo estranho na FID. Dez dias depois o corpo estranho (pontiagudo) não havia mudado de posição e foi retirado com colonoscopia (Fig. 7-4). (Procedimento realizado pela Dra. Denise Pepe Junqueira – HSVP – Rio de Janeiro.)

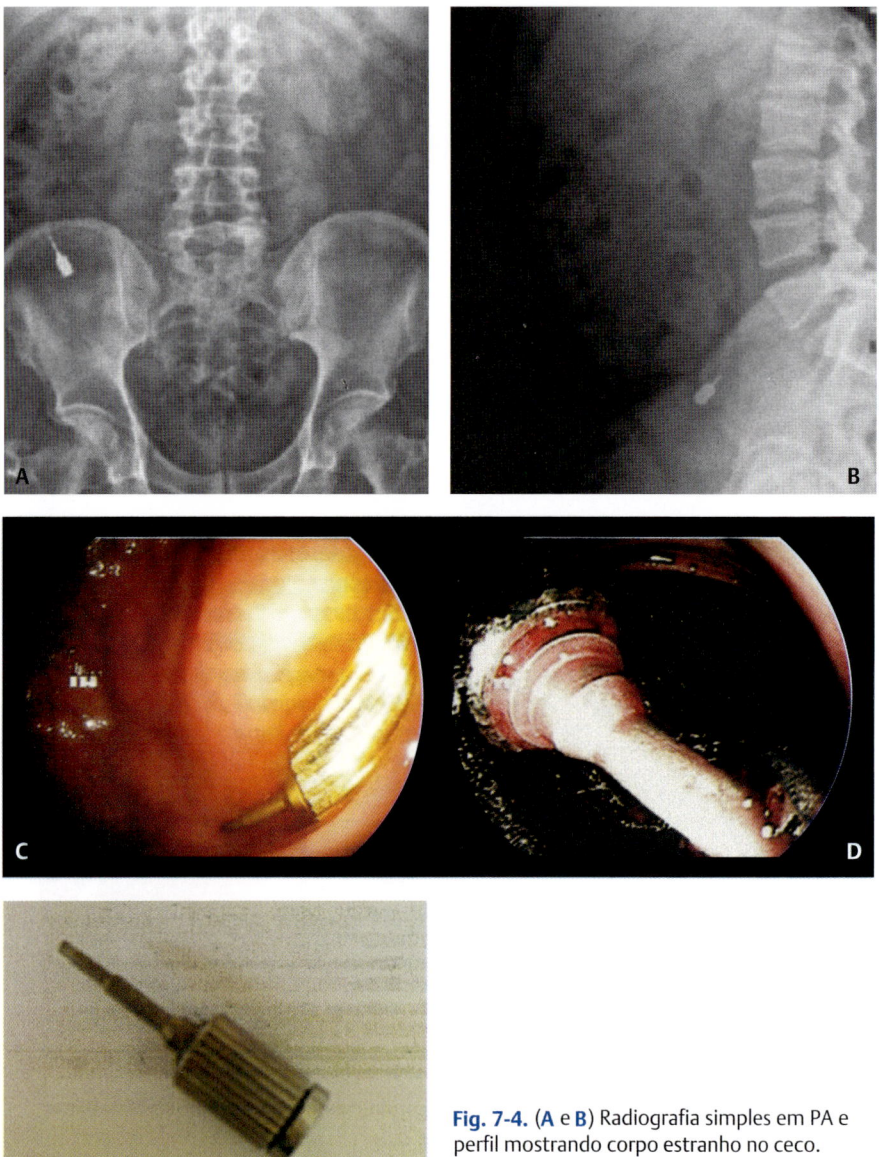

Fig. 7-4. (**A** e **B**) Radiografia simples em PA e perfil mostrando corpo estranho no ceco. (**C** e **D**) Colonoscopia mostrando corpo estranho no ceco. (**E**) Corpo estranho retirado.

Caso 5

Sexo masculino, 36 anos, com quadro agudo de obstrução intestinal. Quando questionado relatou ingestão acidental de caroço de seriguela (fruta com volumoso caroço). Fez TC de abdome que mostrou distensão colônica até a junção descente/sigmoide, onde as paredes do órgão estavam infiltradas e com corpo estranho de 3 cm acima da estenose. A TC mostrou também duas áreas no fígado compatíveis com metástases. Quando questionado confirmou alteração da evacuação na última semana. Veio para colonoscopia com preparo retrógrado (Fig. 7-5). (Procedimento realizado por LLL – HSVP – Rio de Janeiro.)

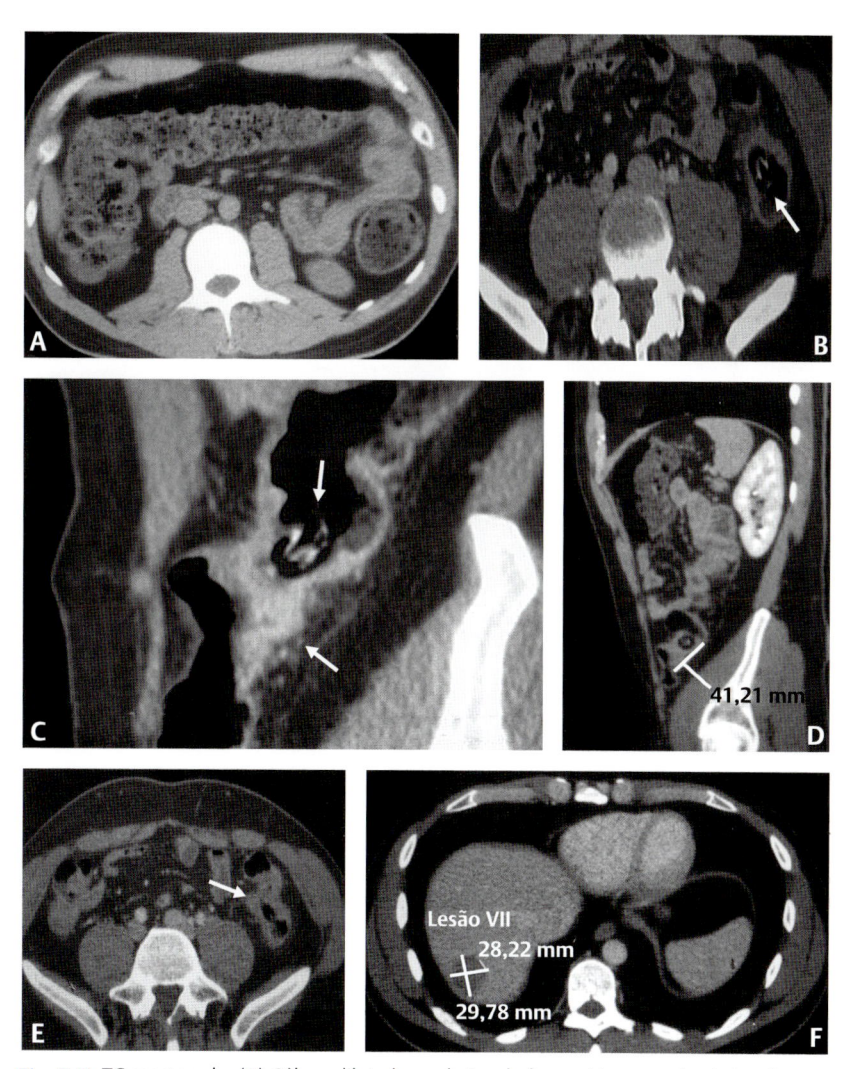

Fig. 7-5. TC mostrando: (**A**) Cólons dilatados e cheios de fezes até a zona de obstrução. (**B**) Corpo estranho acima da estenose. (**C**) Área infiltrada com corpo estranho acima. (**D**) Área na junção descendente/sigmoide infiltrada. (**E**) Corpo estranho. (**F**) Uma das metástases hepáticas. *(Continua)*

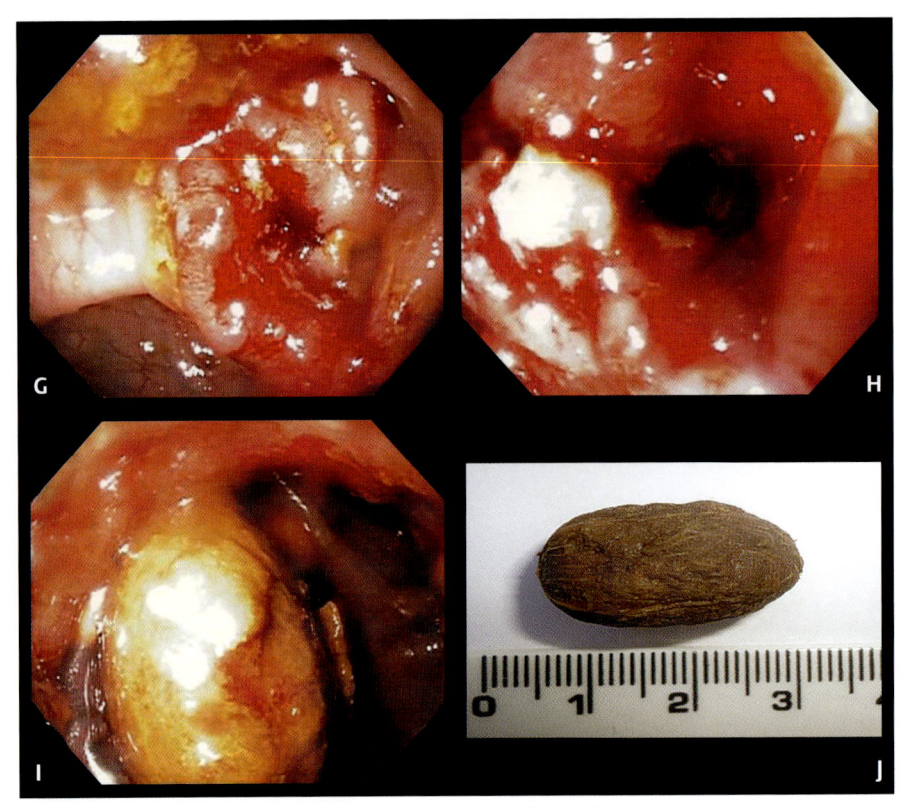

Fig. 7-5. *(Cont.)* (**G**) Lesão blastomatosa estenosante em descendente. (**H**) Estenose após dilatação. (**I**) Corpo estranho acima da estenose (caroço de seriguela). (**J**) Corpo estranho após retirada.

Caso 6

Masculino, 58 anos, introduziu tubo metálico de *spray* de desodorante no reto 72 horas atrás e, apesar de inúmeras tentativas, não conseguiu removê-lo. Desenvolveu desconforto abdominal e retal. Veio para o PS, e TC de abdome confirmou volumoso e longo corpo estranho no sigmoide/reto proximal. O toque retal não atingiu o corpo estranho. O paciente foi preparado com *fleet* enemas. Retossigmoidoscopia flexível sem sedação confirmou o corpo estranho no sigmoide/reto proximal. Nenhuma das alças tinha tamanho suficiente para laçar a extremidade do corpo estranho. Ultrapassamos o corpo estranho e com alça de polipectomia aberta e posicionada na sua porção proximal conseguimos arrastá-lo até junto ao ânus. Sob visualização endoscópica e com pinça de Kocher em paralelo ao videoendoscópio, pinçamos a borda distal do tubo e facilmente o removemos (Fig. 7-6). (Procedimento realizado por LLL – HSVP – Rio de Janeiro.)

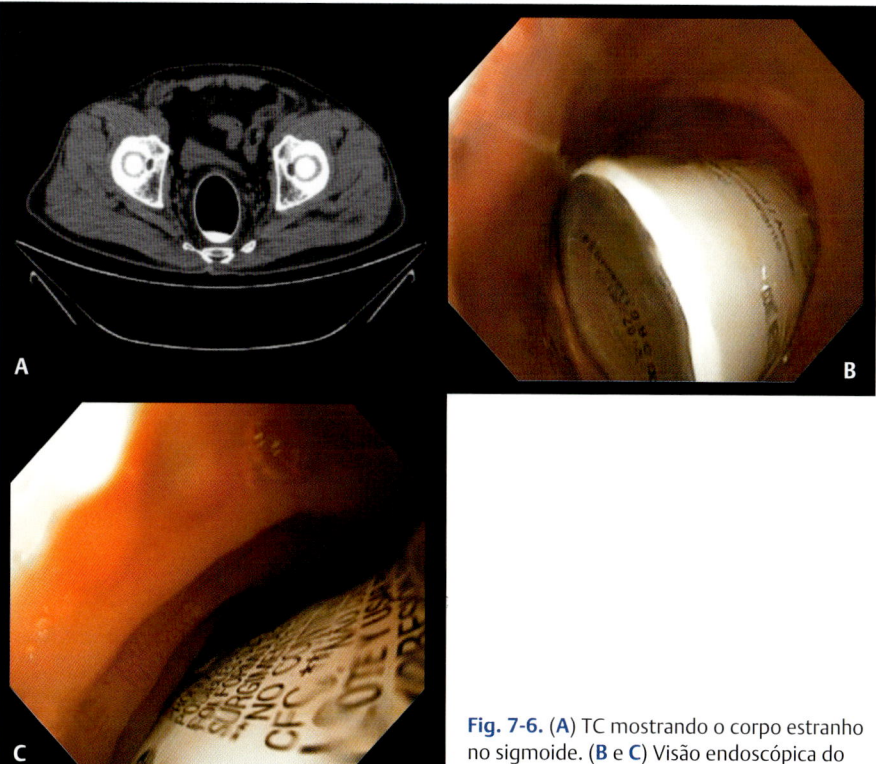

Fig. 7-6. (**A**) TC mostrando o corpo estranho no sigmoide. (**B** e **C**) Visão endoscópica do corpo estranho. *(Continua)*

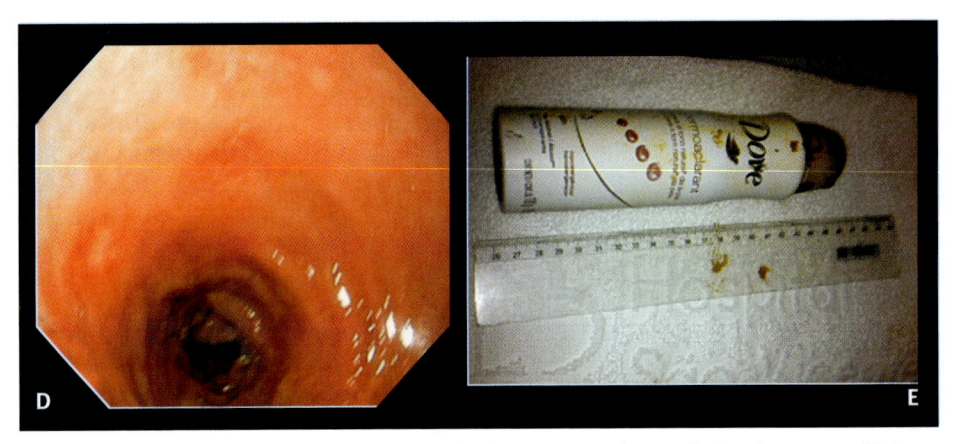

Fig. 7-6. *(Cont.)* (**D**) Visão endoscópica após retirada do corpo estranho sem lesões da mucosa. (**E**) Corpo estranho após remoção. Tamanho do corpo estranho – 17 × 4 cm.

Caso 7

Sexo feminino, 57 anos, com dores, desconforto abdominal e alteração de evacuação. Foi solicitado colonoscopia (Fig. 7-7). (Procedimento realizado pela Dra. Denise Pepe Junqueira – Rio de Janeiro.)

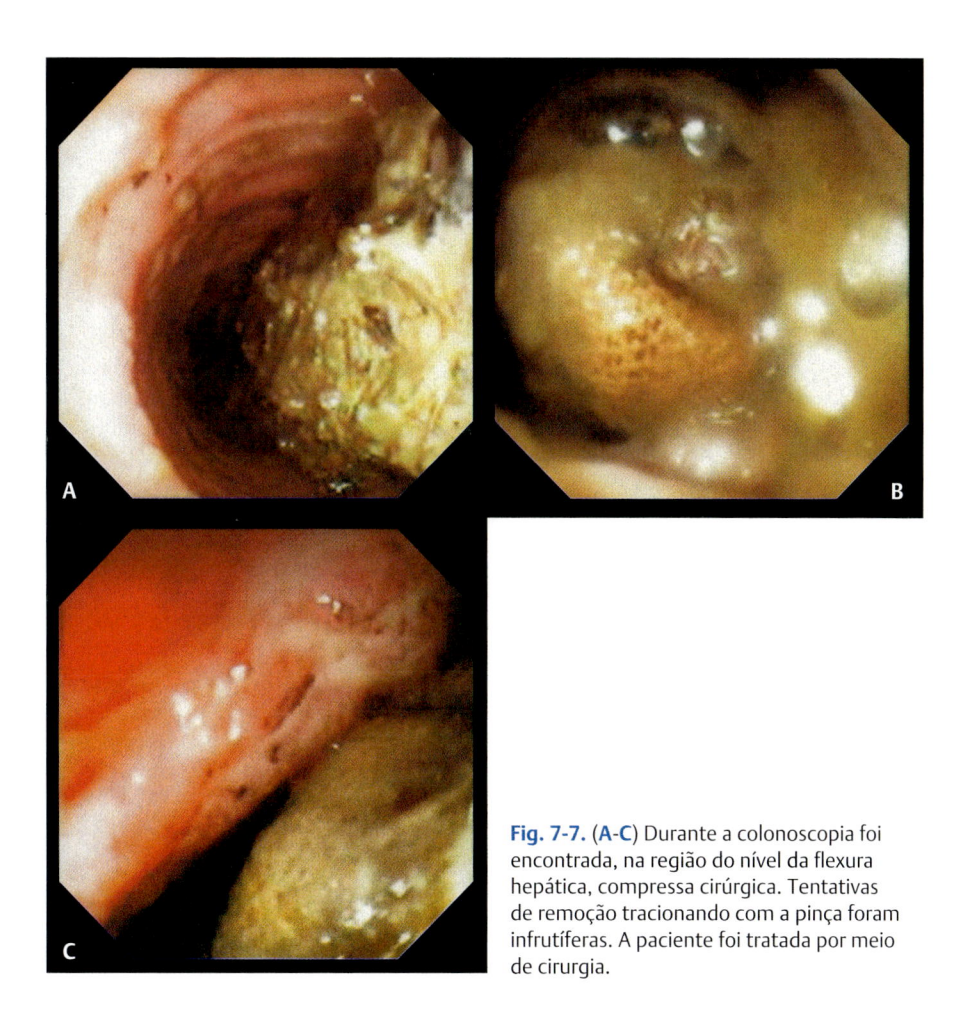

Fig. 7-7. (**A-C**) Durante a colonoscopia foi encontrada, na região do nível da flexura hepática, compressa cirúrgica. Tentativas de remoção tracionando com a pinça foram infrutíferas. A paciente foi tratada por meio de cirurgia.

Caso 8

Jovem de 15 anos, sexo masculino, desenvolveu constipação intestinal e dor abdominal. Quando criança, história de pica sem outros distúrbios psiquiátricos. Ao exame físico o abdome mostrou-se difusamente dolorido. Ao toque retal notou-se sinal de *crunch*. Os exames de laboratório foram normais e a radiografia simples do abdome mostrou várias concreções radiopacas em todo o cólon compatíveis com litobezoar (aspecto em espiga de milho). Tratado com laxativos, eliminou as pedras sem complicações em 5 dias. Pica é considerada normal até os 2 anos de idade. Bezoar pode ser composto de diferentes materiais, como cabelo (tricobezoar), vegetais (fotobezoar), produtos lácteos (lactobezoar), areia e, raramente, pedras (litobezoar) (Fig. 7-8). (Caso de literatura – Fonte: Chatopadhya A., Jain S.)

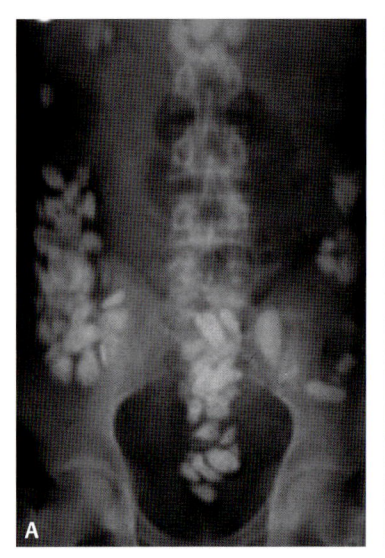

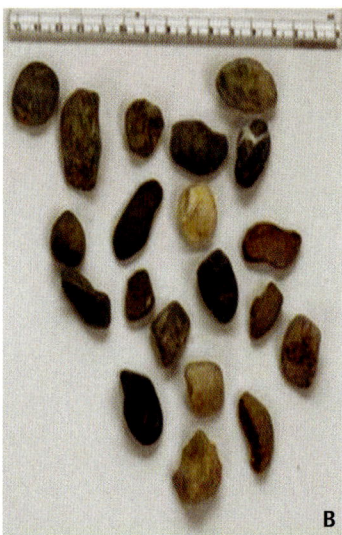

Fig. 7-8. (**A**) Radiografia simples de abdome. Aspecto em espiga de milho. (**B**) Pedras eliminadas.

Caso 9

MB, sexo masculino, 56 anos. Queixas de desconforto retal há 2 meses. Pai foi operado de CCR. Colonoscopia evidenciou lesão elevada fusiforme de 1,8 cm de aspecto subepitelial no reto proximal com diminuto orifício na sua superfície. Quando pressionada com fórceps, deu saída a material purulento (*seta*). Supondo-se tratar de abscesso intramural (CE?), realizamos secção longitudinal na extensão da lesão que deu saída a secreção purulenta. Não identificamos corpo estranho. O paciente evoluiu com desaparecimento dos sintomas (Fig. 7-9). (Procedimento realizado por LLL – HSVP – Rio de Janeiro.)

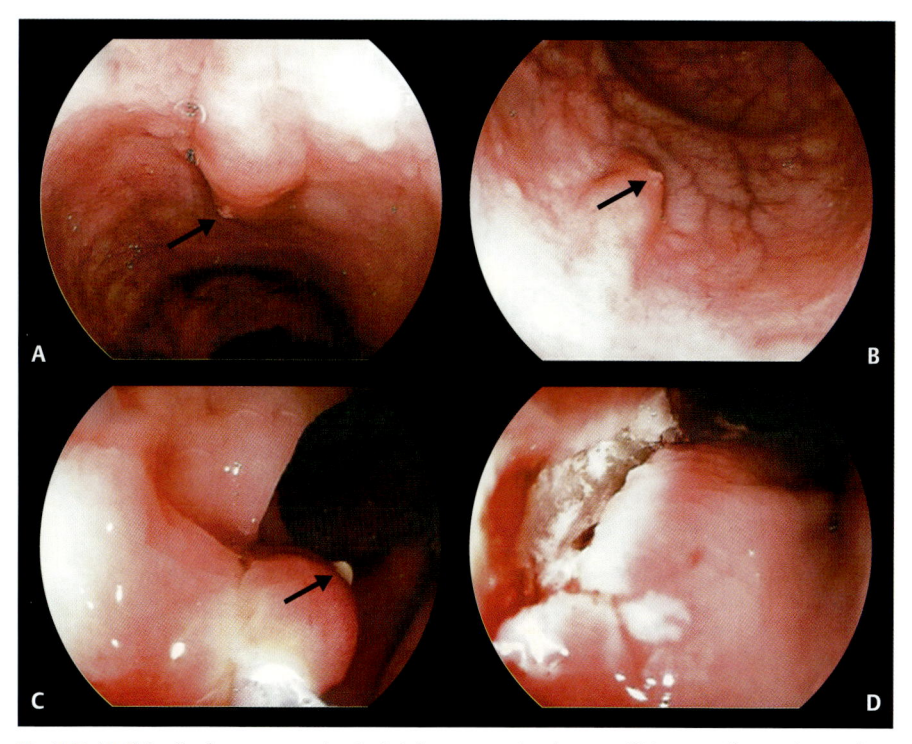

Fig. 7-9. (**A-C**) Lesão de aspecto subepitelial de reto proximal com orifício punctiforme drenando pus. (**D**) Incisão longitudinal.

Caso 10

Paciente de 31 anos, masculino, desenvolveu dor abdominal baixa e retal dias após ingerir grande quantidade de sementes de girassol. No toque retal foi constatado o sinal de *crunch*. Radiografia simples de abdome e retossigmoidoscopia mostraram conglomerado de semente de girassol. O paciente eliminou os corpos estranhos com irrigações anais transcolonoscópicas (Fig. 7-10). (Caso de literatura – Fonte: Mahmood KS. Lahey Clinic Boston USA rectal pain and colonic crunch sign. *ACG Case Report Journal*. 2015;2(4):200-2001.)

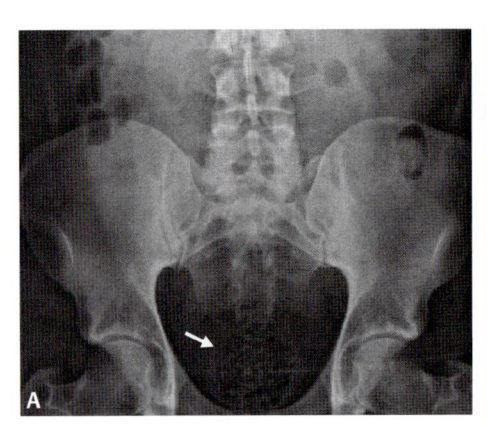

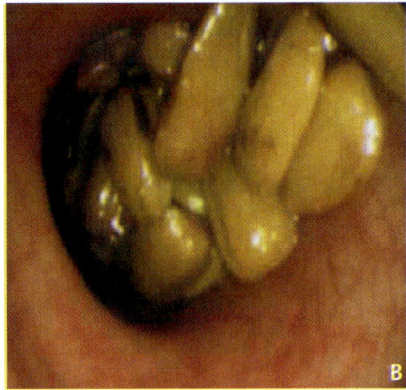

Fig. 7-10. (**A**) Radiografia simples de abdome. (**B**) Visão endoscópica.

REFERÊNCIAS BIBLIOGRÁFICAS

1. Carp L. Foreign bodies in the intestine. *Ann Surg* 1927;85:575-91.
2. Ayantunde AA. Approach to the diagnosis and management of retained rectal foreign bodies: clinical update. *Tech Coloproctol* 2013;17:13-20.
3. Cawich SO, Thomas DA, Mohammed F *et al*. A management algorithm for retained rectal foreign bodies. *Am J of Men's Health* 2017;11(3):684-92.
4. Smith MT, Wong RKH. Foreign bodies. *Gastrointest Endoscopy Clin N Am* 2007;17:361-82.
5. Goldberg JE, Steele SR. Rectal foreign bodies. *Surg Clin N Am* 2010;90:173-84.
6. Coskun A, Erkan N, Yakan S *et al*. Management of rectal foreign bodies. *World J Emerg Surg* 2013;8:11.
7. Strain MH, Chisevescu DM, Potopea S. Successful endoscopic treatment of an unusual cause of lower gastrointestinal bleeding using the OVESCO System. *J Gastrointest Liver Dis* 2011;20:85-7.
8. Yönem Ö, Atasiven H. Endoscopic removal of an iatrogenically induced rectal foreign body. *Turk J Gastroenterol* 2011;22(1):229-30.
9. Topaloglu S, Hofl G, Aslan MK. Rektumda yabanci cisime bagli oluflan intestinal obstrüksiyon: olgu sunumu. *Bakirköy Tip Dergisi* 2009;5:32-4.
10. Modrzejewski A, Kiciak A2, Śledź M *et al*. Migration of a foreign body into the colon and its autonomous excretion. *Med Sci Monit* 2011;17(3):CS34-8.
11. Rodrigues FG, Campos JB, DaSilva G, Wexner SD. Endoscopic ultrasound in the diagnosis of foreign bodies of the colon and rectum. *Rev Assoc Med Bras* 2016;62(9):818-21.
12. Sato T, Yamazaki K, Toyota J *et al*. Inflammatory tumor in pancreatic tail induced by endoscopic ablation with cyanoacrylate glue for gastric varices. *J Gastroenterol* 2004;39(5):475-8.
13. Yaman M, Deitel M, Burul CJ *et al*. Foreign bodies in the rectum. *Can J Surg* 1993;36:173-7.
14. Singaporewalla RM, Tan DEL, Tan TK. Use of endoscopic snare to extract a large rectosigmoid foreign body with review of literature. *Surg Laparosc Endosc Percutan Tech* 2007;17:145-8.

15. Ayantunde AA, Oke T. A review of gastrointestinal foreign bodies. *Int J Clin Pract* 2006;60:735-9.
16. Cohen JS, Sackier JM. Management of colorectal foreign bodies. *J R Coll Surg Edinb* 1996;41:312-5.
17. Berghoff KR, Franklin ME Jr. Laparoscopic-assisted rectal foreign body removal: report of a case. *Dis Colon Rectum* 2005;48:1975-7.
18. Ali FE, Al Busairi WA, Esbaita EY, Al-Bustan MA. Chronic perforation of the sigmoid colon by foreign body. *Curr Surg* 2005;62(4):419-22.
19. Lyons MF 2nd, Tsuchida AM. Foreign bodies of the gastrointestinal tract. *Med Clin N Am* 1993;77(5):1101-14.
20. Stack LB, Munter DW. Foreign bodies in the gastrointestinal tract. *Emerg Med Clin N Am* 1996;14:493-521.
21. Pinero Madrona A, Fernandez Hernandez JA, Carrasco Prats M et al. Intestinal perforation by foreign bodies. *Eur J Surg* 2000;166:307-9.
22. Eisen GM, Baron TH, Dominitz JA et al. Guideline for the management of ingested foreign bodies. *Gastrointest Endosc* 2002;55:802-6.
23. Hershman M, Shamah S, Mudireddy P, Glick M. Pointing towards colonoscopy: sharp foreign body removal via colonoscopy. *Ann Gastroenterol* 2017;30(2):254-6.
24. Zouros E, Oikonomou D, Theoharis G et al. Perforation of the cecum by a toothpick: report of a case and review of the literature. *J Emerg Med* 2014;47(6):133-7.
25. Chen CK, Su YJ, Lai YC et al. Fish bone-related intra-abdominal abscess in an elderly patient. *Int J Infect Dis* 2010;14:e171-2.
26. Ross E, McKenna P, Anderson JH. Foreign bodies in sigmoid colon diverticulosis. *Clin J Gastrenterol* 2017;10(6):491-7.
27. Yang Z, Wu D, Xiong D, Li Y Gastrointestinal perforation secondary to accidental ingestion of toothpicks-a series of case repot. *Medice Open* 2017;96:50.
28. Budinick LD. Toothpick-related injuries in The United States 1979 through 1982. *JAMA* 1984;252:796-7.
29. Abu-Wasel B, Eltawil KM, Keough V, Molinari M. Liver abscess caused by toothpick and treated by laparoscopic left hepatic resection: case report and literature review. *BMJ Case Rep* 2012; bcr2012006408.
30. Bennetsen DT. Perirectal abscess after accidental toothpick ingestion. *J Emerg Med* 2008;34:203-4.
31. Birk M, Bauerfeind P, Deprez PH et al. Removal of foreign bodies in the upper gastrointestinal tract in adults: European Society of Gastrointetestinal Endoscopy. Clinical Guideline. *Endoscopy* 2016;48:1-8.
32. Ngan JH, Fok PJ, Lai EC et al. A prospectivestudy on fish bone ingestion. Experience of 358 patients. *Ann Surg* 1990;211:459-62.
33. Matos Filho AS, Santos Neto C, Motta AS et al. Intestinal obstruction induced by peach stone in stenosis of sigmoid colon by adenocarcinoma: A case report and literature review. *Ann Med Surg* 2017;17:61-4.
34. Kurer MA, Davey C, Chintapatla S. Colorectal foreign bodies: a systematic review. *Colorectal Dis* 2009;12:851-61.
35. Diwan VS. Removal of 100 watt electric bulb from rectum. *Ann of Emerg Med* 1982;11:643.
36. Garber HI, Rubin RJ, Eisenstat TE. Removal of a glass foreing body from the rectum. *Dis Colon Rectum* 1981;24:323.
37. Reinglas J, Chatterjee A. A novel approch to the endoscopic removal of a hollow fragile foreign body from the anus. *Gastrointest End* 2018;87:897.

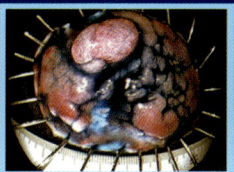

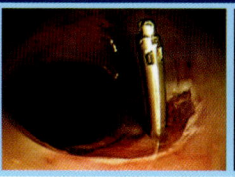

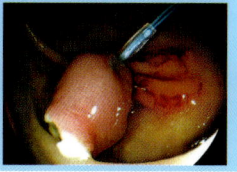

Volvo do Cólon e Síndrome de Ogilvie: Diagnóstico e Tratamento Endoscópico

José Luiz Paccos
Maria Cecília Del Picchia Novaes Ribeiro
Fernando Pavinato Marson

VOLVO DO CÓLON

Introdução

O volvo no cólon é uma rotação do mesentério de um segmento cólico sobre seu próprio eixo que pode levar à obstrução mecânica e ao comprometimento da vascularização do segmento afetado. O cólon é o segmento do trato gastrointestinal mais frequentemente afetado pelo vólvulo e o sigmoide a região mais atingida (60-70%).[1,2]

Além das causas orgânicas estabelecidas que podem contribuir para a formação dos volvos, temos que considerar também as anormalidades de rotação intestinal. Estas são definidas como um espectro de condições que ocorrem durante o processo embriológico normal da rotação intestinal.

As anormalidades de rotação intestinal causam alterações, principalmente em crianças, porém, nos últimos anos, tem aumentado muito o reconhecimento dessa condição em adultos.[3]

Em alguns pacientes, esta anormalidade é assintomática, mas, em outros, pode ocorrer uma variedade de sintomas. Os sintomas variam desde dor e distensão abdominal, náuseas, vômitos e diarreia, até sinais de obstrução completa do intestino delgado que pode ser fatal.[4]

O diagnóstico é feito por meio de exames de imagem, como radiografias simples, contrastada e tomografia computadorizada. O tratamento dessa afecção tanto em adultos como em crianças é cirúrgico e pode ser realizado tanto por laparotomia como, mais recentemente, por laparoscopia (Fig. 8-1).[3,4]

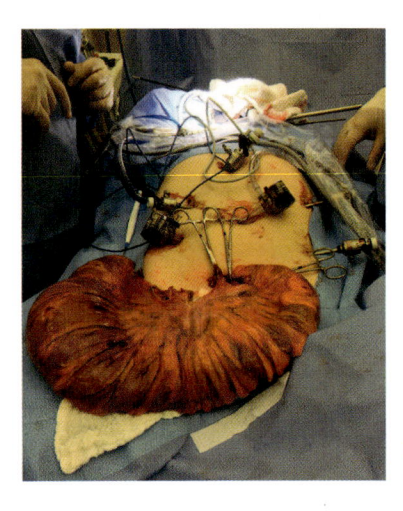

Fig. 8-1. Tratamento laparoscópico do volvo.

Epidemiologia

O volvo do cólon é a terceira causa mais comum de obstrução intestinal em todo o mundo, ficando atrás apenas do câncer colorretal e das complicações da doença diverticular. Qualquer segmento móvel do cólon pode ser afetado, sendo os mais frequentes o cólon sigmoide (60-75% dos casos) e o ceco (25-40% dos casos), seguidos do cólon transverso (1-4% dos casos) e flexura esplênica (1% dos casos).[5]

A incidência está relacionada com a causa do volvo. Dessa forma, nos países desenvolvidos, observamos maior incidência nos pacientes com doenças crônicas, com longos períodos de hospitalização e com obstipação grave.[6] Nos países em desenvolvimento, os volvos são responsáveis por até 50% das obstruções. No Brasil, a alta incidência está relacionada com a presença do megacólon chagásico, principalmente nos estados de Goiás, Minas Gerais e Bahia. Outros estados como São Paulo, apresentam incidência elevada devido à migração de pacientes com a patologia.[6-12]

Fatores Predisponentes

A etiologia do volvo provavelmente é multifatorial. Alguns fatores estão relacionados com todos os tipos de vólvulo, como obstipação crônica, alta ingesta de fibras, uso frequente de laxantes, história prévia de laparotomia e predisposição anatômica. A presença de cólon alongado, redundante, agenesia ou alongamento do mesentério, podem favorecer a rotação do órgão. As alterações anatômicas estão claramente associadas à predisposição ao volvo, porém não é possível determinar com exatidão se são congênitas ou adquiridas. Outras condições podem estar presentes como a doença de Hirschsprung (ou megacólon aganglionar) e a doença de Chagas.[13]

Fisiopatologia

O volvo pode ser classificado em dois tipos de acordo com o grau de rotação do eixo do cólon: as torções incompletas entre 90 e 180°, onde geralmente não se observam complicações isquêmicas e as torções completas entre 180 e 320°, onde a probabilidade de complicações isquêmicas é invariavelmente maior e o tratamento endoscópico mais difícil.[14]

Quadro Clínico

Os sinais e sintomas são típicos de uma obstrução intestinal, com dor, distensão abdominal, parada de eliminação de gases e fezes, náuseas, vômitos e a presença de massa abdominal assimétrica à palpação do abdome.[14,15] A duração dos sintomas antes da apresentação do volvo é de algumas horas até alguns dias, com uma evolução mais aguda nos volvos do ceco. Uma apresentação mais indolente é observada nos volvos do cólon sigmoide.

Frequentemente há história pregressa de quadro suboclusivo de menor intensidade.[15] A presença de sinais de peritonite, febre ou choque, são indicativos de alteração isquêmica importante do cólon.[14]

Diagnóstico

A radiografia simples é um método eficaz para diagnosticar o volvo do sigmoide em mais de 60% dos casos e pode ser útil no volvo cecal em aproximadamente 29% das vezes (Fig. 8-2).[16] Como é frequente a presença de comorbidades importantes nos pacientes acometidos por volvo, bem como a possibilidade de distúrbios hidreletrolíticos e lesão renal causada por vômitos e desidratação, é importante realizar uma avalição clínica e laboratorial pormenorizada.

No volvo do cólon sigmoide por megacólon, é possível observar o "sinal do grão de café" ou "sinal de Friman Dahl" que mostra uma alça intestinal distendida com a aproximação dos segmentos intestinais no ponto de torção.

O enema contrastado pode revelar o sinal chamado de "bico de pássaro" ou "chama de vela", apontando o ponto de torção, por ter seu fluxo parcial ou totalmente interrompido para os segmentos proximais do cólon (Fig. 8-3).[14] Apesar de a injeção de contraste via retal poder levar à descompressão do cólon em até 65% dos casos, ela deve

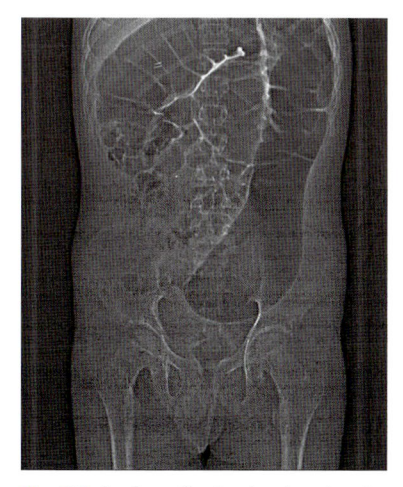

Fig. 8-2. Radiografia simples do volvo de sigmoide.

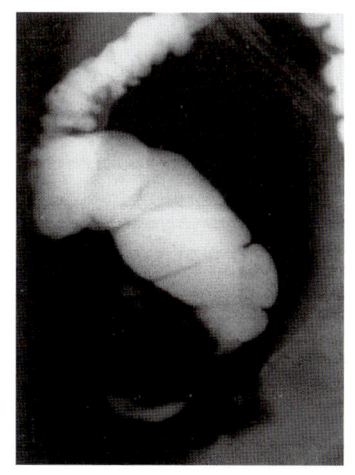

Fig. 8-3. Radiografia contrastada focando a alça distendida, ocupada por grande quantidade de gás, e o ponto de torção, com o aparecimento de imagem em "bico de pássaro".

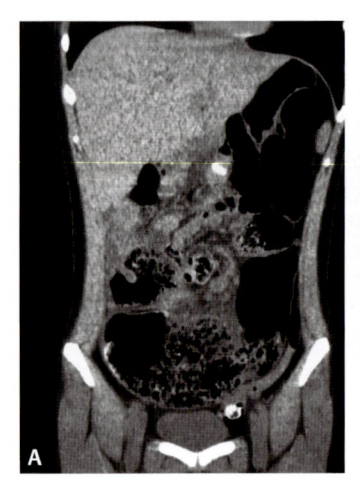

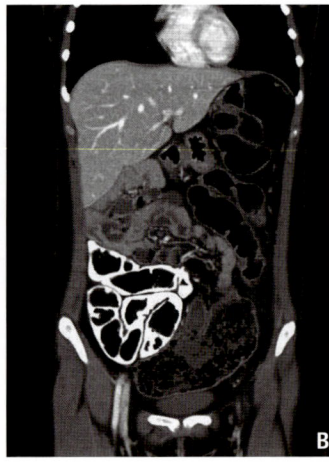

Fig. 8-4. (A e B) Tomografia computadorizada de abdome, demonstrando a torção do meso.

ser feita com muita cautela e estará contraindicada se houver suspeita de isquemia ou perfuração.[17] O contraste solúvel em água é preferível em relação ao bário, pois este último pode causar peritonite química caso haja alguma perfuração não diagnosticada previamente no cólon.[18]

A tomografia computadorizada é um método não invasivo, de fácil obtenção nos dias de hoje, com boa acurácia no diagnóstico tanto no volvo do cólon sigmoide como no do ceco (Fig. 8-4). A tomografia de abdome ainda apresenta a vantagem de fornecer dados adicionais na elucidação diagnóstica, principalmente por diagnosticar complicações como perfurações e isquemia mais precocemente.

Tratamento

A primeira escolha no tratamento do vólvulo do cólon sigmoide sem evidências de complicações é através da colonoscopia que apresenta um índice de sucesso de 79%[16] sendo um procedimento relativamente simples e minimamente invasivo. A colonoscopia permite tanto o diagnóstico como o tratamento desta afecção, permitindo não somente avaliar a viabilidade da mucosa do cólon sigmoide, como realizar a descompressão do cólon. Em relação ao volvo do ceco, a colonoscopia é limitada e pode causar lesões na mucosa do cólon, não sendo recomendada como opção de tratamento.[5] Os altos índices de complicações e mortalidade associados à cirurgia de urgência desta afecção (aproximadamente 35%) são incontestáveis.[19]

Embora a recorrência após o tratamento endoscópico seja mais alta (43% precoce e 22% tardio), este apresenta a vantagem de converter o tratamento cirúrgico de urgência em tratamento eletivo, reduzindo a necessidade de uma colostomia e diminuindo as taxas de morbimortalidade.[14] Devido a maior taxa de recorrência do volvo tratado endoscopicamente e os riscos associados a cada novo episódio de volvo, o tratamento cirúrgico eletivo é recomendado.[5]

A introdução do colonoscópio deve ser cuidadosa, com pouca insuflação de ar e uso de CO_2, até o ponto de torção, onde é possível observar a convergência de pregas mucosas e o afilamento da luz cólica, apresentando um aspecto endoscópico de "funil" (Fig. 8-5). Este ponto deve ser transposto cuidadosamente até que haja a saída de gases e fezes. Pode-se

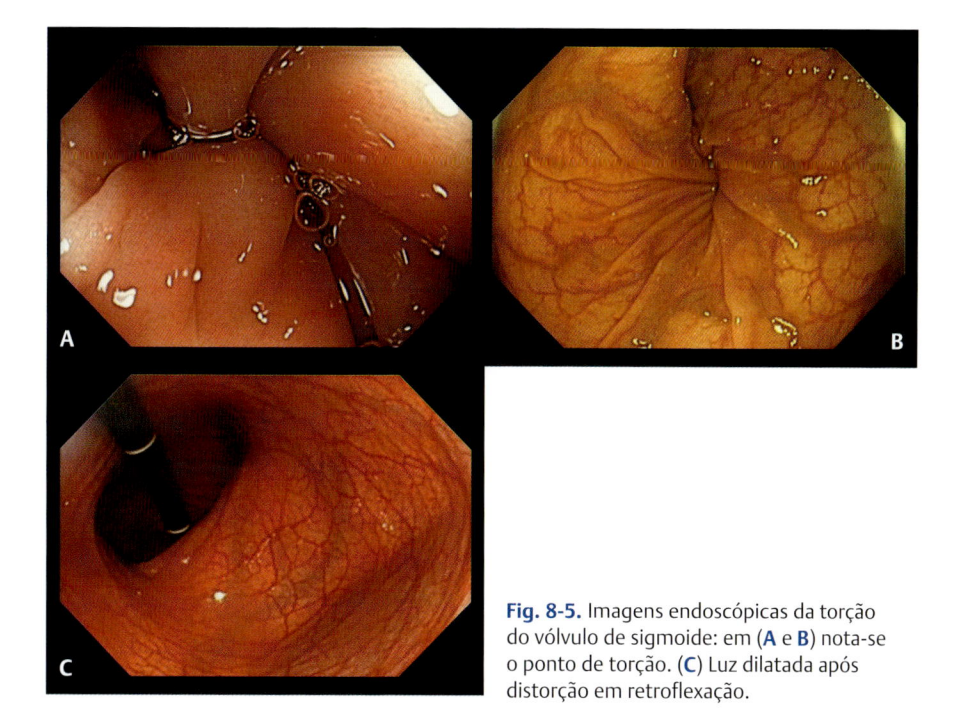

Fig. 8-5. Imagens endoscópicas da torção do vólvulo de sigmoide: em (**A** e **B**) nota-se o ponto de torção. (**C**) Luz dilatada após distorção em retroflexação.

optar pela passagem de uma sonda de grosso calibre através do ponto de torção que deve ser mantida por alguns dias, no intuito de evitar a recorrência.[14]

Durante a descompressão, é importante avaliar a mucosa no intuito de identificar sinais de isquemia ou perfuração, que indicam a necessidade de tratamento cirúrgico com urgência.[14]

Nos pacientes que possuem alto risco para o tratamento cirúrgico, há a possibilidade de realizar a colostomia percutânea endoscópica. Esta técnica é realizada com o intuito de fixar o sigmoide na parede anterior abdominal, com o objetivo de prevenir a recorrência do volvo. Apesar de alguns autores mostrarem a colostomia percutânea endoscópica como uma alternativa útil no tratamento do volvo do cólon sigmoide, ainda há necessidade de mais estudos que comprovem a sua durabilidade.[20-23]

PSEUDO-OBSTRUÇÃO AGUDA DO CÓLON: SÍNDROME DE OGILVIE
Introdução
A pseudo-obstrução aguda do cólon, também conhecida como Sindrome de Ogilvie, é descrita como uma dilatação acentuada do cólon que ocorre na ausência de obstrução mecânica. Este quadro pode resultar em necrose (7 a 10% dos casos) e ruptura do ceco (3 a 5% dos casos) em decorrência de isquemia[24,25] com uma elevada taxa de mortalidade que varia de 30 a 75%.[26-28]

Fisiopatologia
O entendimento da fisiopatologia desta entidade passou por diversos períodos e teorias desde a hipótese inicial de Ogilvie que sugeria uma hiperestimulação parassimpática

causando um espasmo distal e simulando uma obstrução por hipertonia; passando pela teoria de uma estimulação simpática excessiva defendida por MacColl *et al.*[29] e Lee *et al.*, que suprimiria o parassimpático, causando o distúrbio motor, até a teoria atual, que sugere uma atonia e não hipertonia do cólon provocada por déficit do sistema nervoso parassimpático.[30,31]

Este déficit motor leva à distensão cólica progressiva, que resulta no aumento gradativo da pressão intraluminal e pode ocasionar um déficit circulatório local e evoluir a isquemia grave ou, ainda, a ruptura das camadas da parede cólica, fatores que associada ou isoladamente podem resultar na perfuração do cólon.

Epidemiologia

A pseudo-obstrução aguda é mais comum na população idosa com discreta predominância do sexo masculino (1,5 a 2:1).[32,33]

A imobilidade é, sem dúvida, um dos fatores mais importantes. Praticamente todos os pacientes portadores desta síndrome encontram-se acamados por período superior a 3,5 dias,[11,] porém a concomitância de outros fatores predisponentes ou associados oscila de 88 a 94,5%, e, dentre eles, podemos citar: doenças cardiovasculares e neurológicas, doenças do tecido conjuntivo, distúrbios eletrolíticos e uso de certas medicações (opioides, antidepressivos).[11,33]

Quadro Clínico e Evolutivo

O quadro clínico caracteriza-se pela importante distensão abdominal normalmente progressiva, dor abdominal de intensidade fraca a moderada, frequentemente difusa e em cólica.[33]

Podem estar presentes: náuseas, vômitos, constipação, diarreia e febre.[33]

Diagnóstico

O ponto mais importante da abordagem dos pacientes com quadro sugestivo de pseudo-obstrução aguda é a exclusão de fatores mecânicos obstrutivos. A clínica é semelhante para ambas as condições, portanto exames de imagem são imprescindíveis para a sua diferenciação.[34]

Radiografia simples difere de um quadro de obstrução mecânica por preservar a imagem das haustrações cólicas com poucos níveis hidroaéreos no lúmen e distensão, preferencialmente, do cólon direito, e é o exame mais efetivo no diagnóstico e acompanhamento evolutivo da pseudo-obstrução aguda (Fig. 8-6).[35,36]

Em pacientes com válvula ileocecal incompetente, a coluna de gás pode ser parcialmente transferida para o intestino delgado, o que torna mais difícil o diagnóstico.

A presença de pneumoperitônio ao exame radiográfico simples denota quadro perfurativo, necessitando-se de intervenção cirúrgica imediata.

Quando não se observa o pneumoperitônio nas radiografias simples e existem sinais de peritonismo ou febre, a tomografia é indicada para descartar pequenos pneumoperitônios, confirmando a necessidade de uma abordagem cirúrgica.

Tratamento
Clínico

O estabelecimento de jejum, oral e enteral, e a correção da hidratação e dos distúrbios eletrolíticos do paciente fazem parte das primeiras medidas a serem executadas.

Deve-se, sempre que possível, identificar os fatores predisponentes e retirá-los.

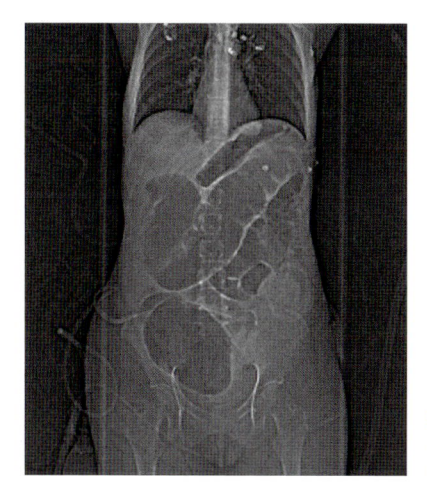

Fig. 8-6. Radiografia de abdome compatível com síndrome de Ogilvie.

Medidas simples, como a mobilização e troca de decúbitos do paciente no leito podem ser úteis.[37]

Por meio destas medidas, ditas conservadoras, aproximadamente 85% dos pacientes podem evoluir bem, sem necessidade de outras condutas complementares,[38] em um período médio de 3 dias.

Historicamente, pacientes que não respondiam às terapias de suporte eram encaminhados para tratamento endoscópico ou cirúrgico. Atualmente, conforme foram sendo estudadas novas drogas e seus efeitos sobre o sistema nervoso central a terapia farmacológica é considerada o tratamento de primeira linha da pseudo-obstrução aguda do cólon.[39]

A cisaprida, uma nova benzamida, foi utilizada em uma paciente por MacColl,[26] por via endovenosa, com remissão total do quadro. Logo após este relato iniciou-se o emprego de doses entre 40 e 80 mg/dia, por via oral, nos indivíduos portadores desta afecção com bons resultados, abreviando o período de convalescença.[40,41]

A eritromicina, cuja estrutura é semelhante à motilina, também foi utilizada nesta moléstia com bons resultados.[42-45] As doses recomendadas variaram de 750 mg a 2 g/dia por períodos de 3 a 10 dias de tratamento.

A neostigmina é uma droga que age inibindo a acetilcolinesterase, aumentando os níveis de acetilcolina nos receptores muscarínicos do sistema nervoso parassimpático. No cólon, a acetilcolina age promovendo sua contratilidade e aumentando o trânsito intestinal.[39]

Estudos mostram sucesso terapêutico em 75-92% dos pacientes que recebem a dose inicial da droga. A dose inicialmente empregada é de 2,0-2,5 g, administrada em *bolus* intravenoso e o resultado é esperado num intervalo de tempo de 3 a 5 minutos. O tempo de ação da droga é de 20 a 30 minutos, portanto a dose pode ser repetida até três vezes se não houver resposta satisfatória em até 3 horas. A administração oral de neostigmina não é recomendada, pois há absorção errática da droga pelo trato gastrointestinal.[39]

Os efeitos colaterais da neostigmina estão relacionados com a hiperestimulação do sistema nervoso parassimpático, sendo os mais comuns: dor abdominal (10-20%), sialorreia (23-38%) e bradicardia (5-9%). Esta droga deve ser administrada em pacientes monitorados e atropina deve estar prontamente disponível para tratar bradicardias severas.[46]

As últimas revisões sobre o tratamento clínico desta síndrome aferem à neostigmina o principal papel como agente terapêutico desta.[47-49]

Laxativos e Enteroclismas
Os laxativos ou purgativos por via oral não devem ser empregados como terapia de escolha nestes pacientes pois podem piorar a dilatação do cólon pela produção de gases.

Sondas Retais
A utilização de sondas retais como medida clínica terapêutica é controversa na literatura em razão da ausência de benefício clínico comprovado.[50,51]

Tratamento Endoscópico
Com a maior eficácia dos tratamentos clínicos obtidos nos dias atuais, tem sido proposto que a colonoscopia seja realizada nas seguintes situações:[52,53]

1. Desconforto abdominal intenso associado à distensão abdominal excessiva, principalmente com a presença de diâmetro cecal superior a 12 cm à radiografia simples do abdome.
2. Falha da terapêutica clínica por período superior a 48 horas.
3. Presença de um fator predisponente, como o uso de narcóticos.
4. Falha na resposta a terapêutica medicamentosa com o uso da neostigmina endovenosa.[24,52,53]

Habitualmente, não se procede a qualquer preparo do cólon. Quando muito, efetuam-se algumas lavagens prévias. O exame deve ser extremamente cuidadoso, não se insistindo em sua progressão caso haja dificuldades em decorrência do maior risco de perfuração. Deve-se instilar o mínimo de ar possível.

Alguns autores, não obstante, referem melhor resultado terapêutico quando se ultrapassa no mínimo a flexura hepática.[50,53]

Caso, ao se atingir o ceco, seja observada mucosa com alterações isquêmicas e o paciente não apresente sinais clínicos de peritonismo,[54] não é necessário indicar tratamento cirúrgico imediato, tendo em vista que a isquemia pode ser restrita à mucosa.

Tratamento Cirúrgico
Atualmente, a cirurgia é limitada ao tratamento das complicações desta afecção, ou seja, nos casos de isquemia grave e perfuração. Por estar restrita aos casos mais graves, esta abordagem terapêutica está associada a piores resultados, com maiores índices de morbimortalidade (de 40 a 75%).[33]

REFERÊNCIAS BIBLIOGRÁFICAS
1. Ballantyne GH, Brandner MD, Beart RW *et al*. Volvulus of the colon. *Ann Surg*. 1985;202:83-91.
2. Goldberg M, Lernau OZ, Mogle P *et al*. Volvulus of the splenic flexure of the colon. *Am J Gastroenterol*. 1984;79:693-4.
3. Langer JC. Intestinal rotation abnormalities and midgut volvulus. *Surg Clin N Am*. 2017;97:147-59.
4. Seymour NE, Andersen DK. Laparoscopic treatment of intestinal malrotation in adults. *JSLS*. 2005;9:298-301.
5. Perrot L, Fohlen A, Alves A, Lubrano J. Management of the colic volvulus in 2016. *J Visc Surg*. 2016;153:183-92.
6. Bagarani M, Conde AS, Longo R *et al*. Sigmoid volvulus in West Africa: a prospective study on surgical treatments. *Dis Colon Rectum*. 1993;36:186-90.
7. Ahsan I. Rahman H. Volvulus of the sigmoid colon among Pathans. *BMJ*. 1967;1:29-31.

8. Asbun HJ, Castellanos H, Balderrama B et al. Sigmoid volvulus in the right altitude of the Andes: review of the 230 cases. *Dis Colon Rectum*. 1992;35:250-3.
9. Gama AH, Haddad J, Simonsen O et al. Volvulus f the sigmoid colon in Brazil: a report of 230 cases. *Dis Colon Rectum*. 1976;19:314-20.
10. Gibney ET. Sigmoid volvulus in rural Ghana. *Br J Surg*. 1989;76:737.
11. Nanni G, Garbini A, Luchetti P et al. Ogilvie's syndrome (acute colonic pseudo-obstruction): review of the literature (October 1948 to March 1980) and report of four additional cases. *Dis Colon Rectum*. 1982;25:157-66.
12. Rezende MS, Oliveira CA, Martinellie JG et al. Volvo sigmoide: tratamento pela intubação descompressiva. *Rev Goiana Med*. 1970;16:41.
13. Frizelle FA, Wolff Bg. Colonic volvulus. *Adv Surg*. 1996;29:131-9.
14. Corrêa P, Averbach M. Chagasic megacolon. *In:* Cohen RC, Aun F (Eds.). *Tropical surgery*. Basel, Karger Landes, 1997. p.167-79.
15. Gibney EJ. Volvulus of the sigmoid colon. *Surg Gynecol Obstet*. 1991;173:243-55.
16. Hiltunen K-M, Syrjä H, Matikainen M. Colonic volvulus: diagnosis and results of treatment in 82 patients. *Eur J Surg*. 1992;158:607-11.
17. Kunin N, Letoquart JP, La Gamma A et al. Les volvulus du côlon: a propos de 37 cas. *J Chir.* (Paris) 1992;129:531-6.
18. Vogel JD, Feingold DL, Stewart DB et al. Clinical practice guideline for colon volvulus and acute colonic pseudo-obstruction. *Dis Colon Rectum*. 2016;59:589-600.
19. Meroño Carbajosa EA, Menárguez Pina FJ, Morales Calderón M et al. Current management of colonic volvulus: results of a treatment protocol. *Rev Esp Enf Dig*. 1998;90:867-9.
20. Ganc AJ, Netto AJ, Morrell AC et al. Transcolonoscopic extraperitoneal cecostomy: a new therapeutic and technical proposal. *Endoscopy*. 1988;20:309-12.
21. Ramage JI Jr, Baron TH. Percutaneous endoscopic cecostomy: a case series. *Gastrointest Endosc*. 2003;57:752-5.
22. Thompson AR, Pearson T, Ellul J, Simson JN. Percutaneous endoscopic colostomy in patients with chronic intestinal pseudo-obstruction. *Gastrointest Endosc*. 2004;59:113-5.
23. Chevallier P, Marcy PY, François E et al. Controlled transperitoneal percutaneous cecostomy as a therapeutic alternative to the endoscopic descompression for Ogilvie's syndrome. *Am J Gastroenterol*. 2002 Feb;97(2):471-4.
24. Rex DK. Colonoscopy in acute colonic pseudo-obstruction (Ogilvie's syndrome). *Digestive Disease Week* (Orlando-USA) 1999 May 16-19.
25. Wojtalik RS, Lindenauer SM, Kahn SS. Perforation of the colon associated with adynamic ileus. *Am J Surg*. 1973;125:601-6.
26. Bernton E, Myers R, Reyna T. Pseudoobstruction of the colon: case report including a new endoscopic treatment. *Gastrointest Endosc*. 1982;28:90-2.
27. Spira IA, Rodrigues R, Wolff WI. Pseudo-obstruction of the colon. *Am J Gastroenterol*. 1976;65:397-408.
28. Spira IA, Wolff WI. Colonic pseudo-obstruction following termination of pregnancy and uterine operation. *Am J Obstet Gynecol*. 1976;126:7-12.
29. MacColl C, MacCannell KL, Baylis B et al. Treatment of acute colonic pseudo-obstruction (Ogilvie's syndrome) with cisapride. *Gastroenterology*. 1990;98:773-6.
30. Bachullis BL, Smith PE. Pseudo-obstruction of the colon. *Am J Surg*. 1978;136:66-72.
31. Nivatvongs S, Vermeulen FD, Fang DT. Colonoscopic decompression of acute pseudo-obstruction of the colon. *Ann Surg*. 1982;196:598-600.
32. Jetmore AB, Timmcke AE, Gathright Jr. JB et al. Ogilvie's syndrome: colonoscopic decompression and analysis of predisposing factors. *Dis Colon Rectum*. 1992;35:1135-42.
33. Vanek VW, Al-Salti M. Acute pseudo-obstruction of the colon (Ogilvie's syndrome). An analysis of 400 cases. *Dis Colon Rectum*. 1986;29:203-10.
34. Wells CI, O'Grady G, Bisset IP. Acute pseudo-obstruction: a systematic review of etiology and mechanisms. *World J Gastroenterol* 2017;23(30):5634-44.

35. Grassi R, Cappabianca S, Porto A et al. Ogilvie's syndrome (acute colonic pseudo-obstruction): review of the literature and report of 6 additional cases. *Radiol Med* (Torino) 2005;109:370-5.
36. Dite P, Lata J, Novotny I. Intestinal obstruction and perforation – the role of the gastroenterologist. *Dig Dis.* 2003;21:63-7.
37. Henry MJ. Management of Ogilvie's syndrome. *Gastrointest Endosc.* 1997;45:540.
38. Hutchinson R, Griffiths C. Acute colonic pseudo-obstruction: a pharmacological approach. *Ann R Coll Surg Engl.* 1992;74:364-7.
39. Jain A, Vargas HD. Advances and challenges in the management of acute colonic pseudo-obstruction (Ogilvie syndrome). *Clin Colon Rectal Surg.* 2012;25:37-45.
40. Camilleri M, Brown ML, Malagelada JR. Impaired transit of chyme in chronic intestinal pseudo-obstruction: correction by cisapride. *Gastroenterology.* 1986;91:619-26.
41. Cohen NP, Booth IW, Parashar K et al. Successful management of idiopathic intestinal pseudo-obstruction with cisapride. *J Pediatr Surg.* 1988;23:229-30.
42. Armstrong DN, Ballantyne GH, Modlin IM. Erythromycin for reflex ileus in Ogilvie's syndrome. *Lancet.* 1991;337:378.
43. Berger SA, Keshavarzian A, DeMeo MT et al. Erythromycin in chronic intestinal pseudo-obstruction. *J Clin Gastroenterol.* 1990;12:363.
44. Bonacini M, Smith OJ, Pritchard T. Erythromycin as therapy for acute colonic pseudo-obstruction (Ogilvie's syndrome). *J Clin Gastroenterol.* 1991;13:475-6.
45. Miller SM, O'Dorsio TM, Thomas FB et al. Erythromycin exerts a prokinetic effect in patients with chronic idiopathic intestinal pseudo-obstruction. *Gastroenterology.* 1990;98:A375.
46. Valle RGL, Godoy FL. Neostigmine for acute colonic pseudo-obstruction: a meta-analysis. *Annals of Medicine and Surgery.* 2014;3:60-4.
47. Fazel A, Verne GN. New solutions to an old problem: acute colonic pseudo-obstruction. *J Clin Gastroenterol.* 2005;39:17-20.
48. Saunders MD. Acute colonic pseudoobstruction. *Curr Gastroenterol Rep.* 2004;6:410-6.
49. De Giorgio R, Barbara G, Stanghellini V et al. Review article: the pharmacological treatment of acute colonic pseudo-obstruction. *Aliment Pharmacol Ther.* 2001;15:1717-27.
50. Messmer JM, Wolper JC, Loewe CJ. Endoscopic-assisted tube placement for decompression of acute colonic pseudo-obstruction. *Endoscopy.* 1984;16:135-6.
51. Harig JM, Fumo DE, Loo FD et al. Treatment of acute nontoxic megacolon during colonoscopy: tube placement versus simple decompression. *Gastrointest Endosc.* 1988;34:23-7.
52. Saunders MD, Cappell MS. Endoscopic management of acute colonic pseudo-obstruction. *Endoscopy.* 2005;37:760-3.
53. Corrêa PAFP, Paccos JL. Pseudo-obstrução e vólvulo. *In:* Quilici FA, Grecco ED. *Colonoscopia.* São Paulo: Lemos Editorial, 2000. p. 309-24.
54. Fiorito JJ, Schoen RE, Brandt LJ. Pseudo-obstruction associated with colonic ischemia: successful management with colonoscopic descompression. Am J Gastroenterol. 1991;86:1472-6.

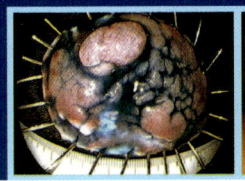

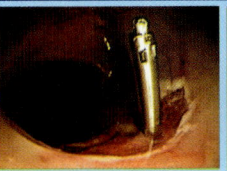

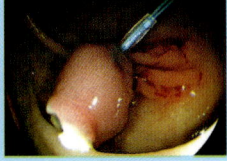

TUMORES NEUROENDÓCRINOS RETAIS: DIAGNÓSTICO E TRATAMENTO ENDOSCÓPICO

Daniela Medeiros Milhomem Cardoso

INTRODUÇÃO

Os tumores neuroendócrinos (TNE) são tumores de crescimento lento com incidência variável a depender do órgão acometido. No trato gastrointestinal são mais prevalentes no íleo terminal/apêndice e reto e, nessa última localização, normalmente são diagnosticados de forma incidental durante colonoscopias de rastreamento, já que na maior parte das vezes são lesões assintomáticas.[1]

Os TNEs retais têm, geralmente, comportamento indolente e prognóstico favorável e podem surgir em qualquer local do reto. Dados de SEER (*Surveillance Epidemiology and End Results*) que compilam a estatística norte-americana de base populacional demonstram que apenas 2,2% dos TNEs retais apresentam metástases linfonodais e que cerca de 1,7% desses tumores apresentam metástases à distância.[2]

O aspecto endoscópico é de pequenas lesões sésseis arredondadas, com superfície lisa e descoloração da mucosa que tende para o amarelo.[3] Podem-se localizar em qualquer parede do reto, mas são menos comuns na parede posterior[4] (Fig. 9-1).

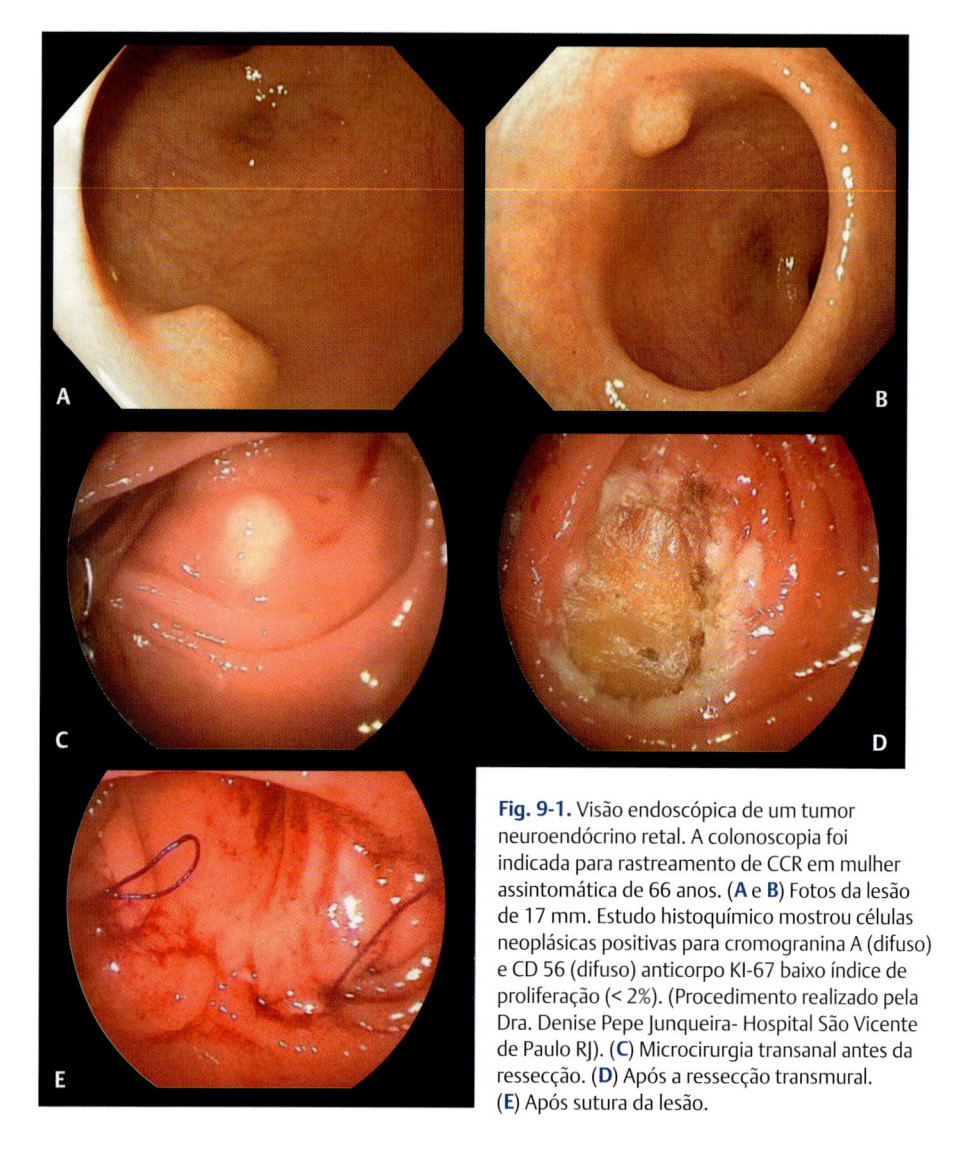

Fig. 9-1. Visão endoscópica de um tumor neuroendócrino retal. A colonoscopia foi indicada para rastreamento de CCR em mulher assintomática de 66 anos. (**A** e **B**) Fotos da lesão de 17 mm. Estudo histoquímico mostrou células neoplásicas positivas para cromogranina A (difuso) e CD 56 (difuso) anticorpo KI-67 baixo índice de proliferação (< 2%). (Procedimento realizado pela Dra. Denise Pepe Junqueira- Hospital São Vicente de Paulo RJ). (**C**) Microcirurgia transanal antes da ressecção. (**D**) Após a ressecção transmural. (**E**) Após sutura da lesão.

HISTÓRICO

Os tumores neuroendócrinos atraem a atenção de médicos e demais cientistas desde sua primeira descrição por Öberendorfer.

A história das células neuroendócrinas se confunde com o desenvolvimento da histologia e da histoquímica. Algumas células gástricas e intestinais atraíram a atenção dos patologistas do início do século 20 pela sua afinidade com sais de cromo e dessa maneira foram denominadas de células enterocromafins. Ao mesmo tempo um tipo de tumor de crescimento lento foi definido e identificado como carcinoide ou "karzinoide" por Öberendorfer em 1907 e sua relação com as células chamadas enterocromafins começou a ser estudada.[5]

Há cerca de 15 tipos de células especializadas de origem endócrina que constituem o sistema endócrino intestinal e para esse grupo de células há a expressão de inúmeros antígenos que compartilham semelhanças com elementos neurais, daí o termo células neuroendócrinas.[5]

O termo carcinoide ainda é amplamente usado, mas o termo tumor neuroendócrino para designar essas lesões é mais correto por traduzir, de forma mais fidedigna, a natureza histológica desses tumores e deve ser preferencialmente usado em lugar do termo carcinoide.

A heterogeneidade das células endócrinas intestinais explica a complexidade e variedade dos tumores originados a partir dessas células que podem expressar inúmeros marcadores neuroendócrinos e produzir hormônios que podem ser secretados na corrente sanguínea em situações específicas de síndromes hiperfuncionantes.[5]

EPIDEMIOLOGIA

A incidência dos TNEs retais varia de 4 a 8% do total das lesões neuroendócrinas. São os tumores neuroendócrinos mais prevalentes no trato gastrointestinal, correspondendo a cerca de 60% das lesões. Há predominância pelo sexo masculino em proporções que variam de 1,5:1 até 2,2:1 em relação ao sexo feminino. Podem ser diagnosticados em qualquer idade, mas ocorrem, mais frequentemente, a partir dos 60 anos.[1,6]

Diversos estudos epidemiológicos de base populacional têm demonstrado uma tendência de elevação nas taxas de incidência, em diversas partes do mundo, principalmente a partir da década de 1990. Acredita-se que essa tendência se deva à difusão da colonoscopia como exame para o rastreamento do câncer colorretal, associada à crescente melhora na capacidade diagnóstica desse exame.[7]

Dados do SEER (*Surveillance Epidemiology and End Results*) mostram que a incidência de TNEs retais aumentou cerca de 10 vezes nos últimos 30 anos. Em 1973, a incidência era de 0,1/100 000 habitantes, e, em 2004, era de 1/100.000 habitantes.[7,8]

ASPECTOS HISTOPATOLÓGICOS

Os TNE são derivados de células neuroendócrinas que se localizam em diversos órgãos. Alguns desses tumores têm a capacidade de produzir aminas biogênicas e polipeptídeos capazes de produzir síndromes hormonais específicas.

A maior parte das lesões tem crescimento lento, no entanto, algumas lesões desenvolvem potencial de agressividade, de metastatização e de resistência à terapia quimioterápica.[4]

Eram categorizados de acordo com o sítio de origem embriológica em:

- TNEs de intestino anterior: pulmões, brônquios, estômago e duodeno.
- TNEs de intestino médio: jejuno, íleo, apêndice e cólon direito.
- TNEs de intestino posterior: cólon esquerdo e reto.

Há diferenças clínicas e biológicas entre os sítios primários dos TNEs e isso tem implicação no prognóstico e na sobrevida dos pacientes.

Em relação à histopatologia, os TNEs retais podem ser classificados como bem diferenciados ou pouco diferenciados. Os TNE bem diferenciados costumam ter raras mitoses, distribuição uniforme das células, sem produção de mucina. Já os TNEs pouco diferenciados apresentam estrutura mais sólida, necrose, altos índices de mitoses e atipias além de produção de mucina. Por serem lesões subepiteliais da mucosa e com maior compo-

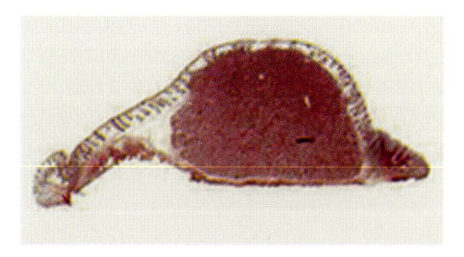

Fig. 9-2. Microfotografia em pequeno aumento de um tumor neuroendócrino retal de baixo grau.

nente tumoral na submucosa, as biópsias endoscópicas devem ser realizadas com fórceps volumosos e realizando-se biópsias sobre biópsias na tentativa de conseguir tecido da submucosa. As células neuroendócrinas se arranjam de maneira trabecular, em rosetas e paliçadas, por vezes formando túbulos. A avaliação histoquímica é, muito frequentemente, positiva à cromogranina e à sinaptofisina. A grau de diferenciamento é avaliado pelo índice KI-67 (Fig. 9-2).

Não há marcadores tumorais específicos para TNEs retais e a presença de infiltração vascular e linfática usualmente é preditora de metástases e de maior risco e pior prognóstico dessas lesões. Misubashi *et al.* estudaram possíveis mutações genéticas associadas à infiltração vascular e linfática em 56 pacientes e, além disso, conduziram uma análise de RNA. Não houve associação à mutação BRAF, KRAS, NRAS, PIK3CA ou instabilidade de microssatélites (MSI). Observou-se associação à mutação CIMP em 13% dos pacientes, o que se relacionou com infiltração vascular e linfática (p = 0,036). A análise de micro-RNA (reguladores de expressão genética em múltiplas vias de carcinogênese) mostrou forte associação da expressão de (mRNA-885)-5p à invasão vascular e linfática (p = 0,0002) e que pode ser um marcador de agressividade dessas lesões no futuro.[9]

APRESENTAÇÃO CLÍNICA E DIAGNÓSTICO

A maior parte dos TNEs retais é composta por lesões de pequeno tamanho, não funcionantes e, por esse motivo, sintomatologia relacionada com essas lesões é um evento raro (< 5%), bem como casos de síndrome carcinoide.[3] A maior parte das lesões contém glucagon em vez de serotonina e raramente causa síndromes hormonais hiperfuncionantes.[4] Sintomas relatados podem incluir constipação, hematoquezia e perda de peso e, normalmente, ocorrem em lesões avançadas.[10]

Marcadores bioquímicos como a serotonina e a cromogranina A não são úteis no diagnóstico dessas lesões por suas características de indolência e de não serem lesões funcionantes na maior parte dos casos. A serotonina é sintetizada e armazenada nas células enterocromafins. A dosagem do seu metabólito, o ácido 5-hidroxi-indol acético ou 5-HIAA que é excretado na urina só faz sentido na vigência de uma síndrome carcinoide ou na presença de metástases a distância.[11]

A cromogranina A é uma glicoproteína ácida presente em células neuroendócrinas que pode ser secretada mediante estímulo e está associada a TNEs do trato gastrointestinal, feocromocitomas, neuroblastomas, carcinoma medular de tireoide, alguns tumores hipofisários, além de TNEs pancreáticos funcionantes e não funcionantes. Sua especificidade é variável e depende do tipo de tumor, do tamanho, do grau de diferenciação, histologia, dentre outros fatores. Pode se alterar em vigência de hipergastrinemia, do uso crônico de inibidores de bomba de prótons (IBP), na presença de gastrite atrófica autoimune, insuficiência renal, doença de Parkinson, hipertensão arterial sem tratamento, uso de esteroides e gestação, com resultados falso-positivos. Pode ser usada como marcador histoquímico em TNEs.[11]

Os TNEs retais normalmente são lesões únicas e a multiplicidade dessas lesões não é comum, girando em torno de 2 a 4%.[12] O efeito prognóstico da multiplicidade de lesões é desconhecido.

A avaliação de comprometimento linfonodal pode ser feita com exames de imagem como a tomografia computadorizada ou a ressonância magnética. Mais recentemente a ecoendoscopia tem sido usada por alguns serviços para proceder o estadiamento das lesões e auxiliar na decisão terapêutica.[4]

A ecoendoscopia tem-se mostrado um exame de alta sensibilidade na definição do tamanho profundidade e envolvimento linfonodal regional, em torno de 87%. Os TNEs usualmente são lesões bem delimitadas, iso ou hipoecoicas.[13]

O comportamento biológico dos TNEs retais pode ser um reflexo do tamanho dos mesmos, já que o potencial metastático se eleva dependendo do tamanho das lesões.

CLASSIFICAÇÃO E ESTADIAMENTO – PORPOSTA UICC, OMS E ENETS

Os TNEs são considerados tumores raros e apesar do crescente número de publicações relacionadas com o tema ainda não há uma padronização do diagnóstico e do manejo dessas lesões.

A UICC (União Internacional contra o Câncer) incluiu os TNEs em sua classificação TNM a partir do ano de 2010, em sua sétima edição, sem modificações na oitava edição[14] (Quadro 9-1).

A Organização Mundial da Saúde estadia os TNEs de acordo com a microestrutura histológica tecidual e a taxa de proliferação celular, o chamado índice mitótico As lesões Grau 1 são aquelas com uma contagem de mitoses inferior a 2 por 10 campos de grande

Quadro 9-1. Classificação TNM para Tumores Neuroendócrinos Colorretais

TNE colorretais TNM		
T – tumor		
T1	Lâmina própria OU Submucosa ou ≤ 20 mm	T1a ≤ 10 mm T1b 10-20 mm
T2	Muscular própria OU > 20 mm	
T3	Subserosa, tecidos pericólicos	
T4	Perfura a serosa, infiltra estruturas adjacentes	
N – linfonodos		
N0	Ausência de linfonodos regionais	
N1	Presença de linfonodos regionais	
M – metástases		
M0	Ausência de metástases a distância	
M1	Presença de metástases a distância	

Quadro 9-2. Classificação da OMS para Tumores Neuroendócrinos

	Mitoses/10 CGA	Índice Ki-67
Bem diferenciados	< 2	≤ 2%
Moderadamente diferenciados	2-20	3-20%
Pouco diferenciados	> 20	> 20%

CGA = Campos de grande aumento.

aumento e um índice de Ki-67 menor ou igual a 2%. A classificação da OMS para as lesões neuroendócrinas é demonstrada no Quadro 9-2.

Há alguns anos o comitê ENETS (*European Neuroendocrine Tumor Society*) se reúne de forma a tentar estruturar melhor questões relacionadas com diagnóstico, manejo e acompanhamento dos TNEs.

No ano de 2012, esse comitê estabeleceu uma classificação das lesões neuroendócrinas retais com base no tamanho das mesmas e a partir da premissa que o comportamento biológico pode ser um reflexo do tamanho das lesões. O comitê subdividiu as lesões de acordo com o tamanho em 3 grupos.[4,5,11]

TNEs de pequeno tamanho, ou seja, menores que 10 mm, normalmente não infiltram a camada muscular própria e têm risco negligenciável de metástases linfonodais e para esse subgrupo, o tratamento com ressecção local (que inclui a polipectomia, técnicas de mucosectomia e dissecção submucosa além da microcirurgia transanal) é considerado oncologicamente adequado e seguro. Para lesões com tamanho superior a 20 mm o risco de metástases linfonodais é grande, em torno de 60 a 80% e a invasão da camada muscular própria é comum, e para esse subgrupo de pacientes o tratamento cirúrgico é o mais indicado.[4]

O subgrupo de lesões com tamanhos entre 10 e 20 mm gera mais discussão e controvérsia, com alguns autores mostrando comportamento biológico semelhante às lesões < 10 mm e outros autores mostrando desfechos menos favoráveis com risco de metástases que atinge até 15%.

Gleeson *et al.*, estudando retrospectivamente desfechos do tratamento de 87 TNEs retais, mostraram que lesões entre 10 e 19 mm parecem ter comportamento biológico que mimetiza o das lesões maiores que 20 mm em relação à presença de metástases ao diagnóstico e à progressão da doença. Dessa forma sugerem uma abordagem diagnóstica mais detalhada dessas lesões com ecoendoscopia para definição da estratégia terapêutica.[15]

Lin *et al.* avaliaram 63 pacientes portadores de TNEs colorretais dos quais 60 eram portadores de lesões retais. As lesões foram estratificadas de acordo com o tamanho e para o subgrupo de lesões com até 10 mm a taxa de metástases linfonodais e de metástases à distância foi igual a zero. A sobrevida global observada foi superior no subgrupo de lesões inferiores a 20 mm (94%) em comparação com o subgrupo de lesões maiores que 20 mm (83,3%, p = 0,003).[16]

Um estudo de base populacional conduzido no Japão mostrou uma taxa de metástases linfonodais de até 10% para lesões pequenas (< 10 mm) quando a graduação histológica e proliferativa conforme a OMS não era levada em consideração.[17]

Chi *et al.*, num estudo envolvendo 48 pacientes portadores de TNE retal tratados, demonstraram que o tipo histológico foi o único fator prognóstico associado de forma independente à sobrevida em análise multivariada (HR 2,797 IC 95% 1,676 – 4,668 p = 0,004).[18]

Em síntese, o tamanho das lesões, a presença de invasão vascular e linfática, uma pobre diferenciação, índices elevados de mitoses e de Ki-67 estão associados à maior agressividade biológica e possibilidade de metástases. A decisão terapêutica para TNEs retais depende da avaliação conjunta de todos esses critérios levando em consideração o estadiamento da OMS, UICC e do comitê ENETS.

As Figuras 9-3 e 9-4 mostram algoritmos de manejo dessas lesões de acordo com os estadiamentos da UICC, OMS e do comitê ENETS.

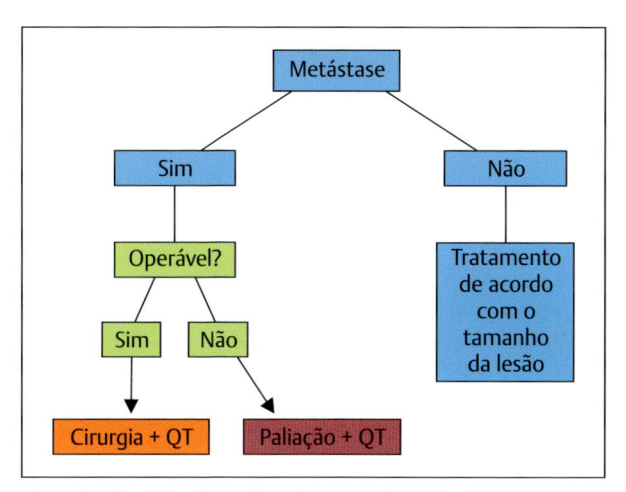

Fig. 9-3. Algoritmo das indicações terapêuticas para tumores neuroendócrinos.

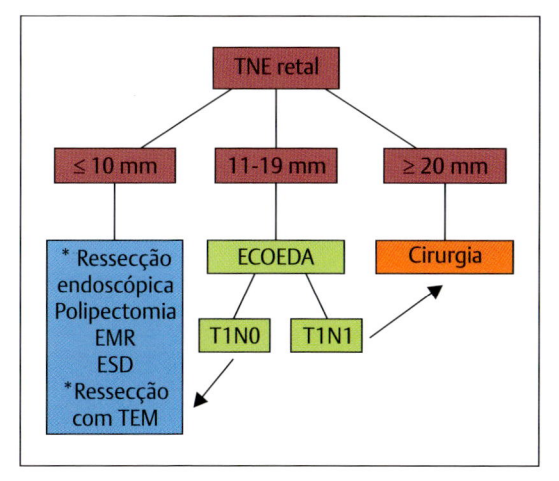

Fig. 9-4. Algoritmo do manejo de tumores neuroendócrinos retais.

TRATAMENTO

A literatura traz informações que por vezes são contraditórias em relação ao tratamento dos TNEs retais. De forma geral o tratamento endoscópico está indicado para lesões pequenas, com tamanho inferior a 10 mm, que normalmente não infiltram a camada muscular própria e têm risco negligenciável de metástases linfonodais e à distância.

Para lesões maiores que 20 mm a indicação de tratamento é cirúrgica pelo potencial de agressividade (metástases linfonodais e à distância) das lesões. Para lesões com tamanhos entre 11 e 19 mm cabe uma análise mais detalhada para definição terapêutica conforme ilustrado na Figura 9-4.

Em decorrência das características histológicas peculiares dessas lesões, o tratamento endoscópico curativo requer técnicas especiais para ressecção profunda de forma a obter margens verticais livres. Isso pode ser obtido elevando a lesão com soluções injetadas na submucosa ou por "aspiração" das lesões como nas técnicas de mucosectomia usando o cap (EMR-C) e usando a ligadura elástica (EMR-L) seguidas da apreensão da lesão com uma alça de polipectomia.

A técnica de mucosectomia convencional, chamada de *lift and cut,* por vezes pode não ser suficiente para garantir uma boa margem vertical devido às características histológicas distintas dessas lesões.

As Figuras 9-5 e 9-6 ilustram as técnicas de mucosectomia convencional e modificada que podem ser utilizadas para o tratamento dos TNEs retais.

A polipectomia endoscópica convencional também é uma técnica aceita para a ressecção de lesões pequenas, com tamanho inferior a 10 mm. Alguns autores demonstram, no entanto, que mesmo em lesões pequenas, as taxas de comprometimento de margens verticais podem chegar a 43% para lesões neuroendócrinas tratadas com polipectomia.[19]

A dissecção submucosa (ESD) é um procedimento mais complexo, que usa acessórios específicos de corte chamados de facas endoscópicas para acessar e dissecar diretamente a camada submucosa, portanto mais elaborado e demorado, mas possui maiores taxas de ressecção em bloco com margens livres. Diversos estudos comparativo entre técnicas de EMR-C ou EMR-L e ESD mostram equivalência de resultados para TNE pequenos tratados

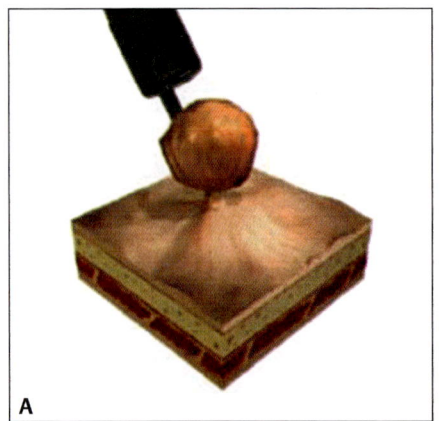

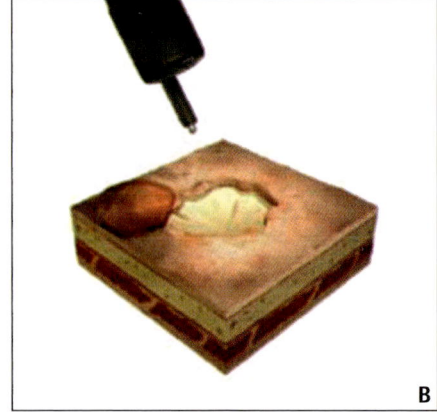

Fig. 9-5. (A e B) Técnica de mucosectomia convencional e modificada para o tratamento de tumores neuroendócrinos retais.

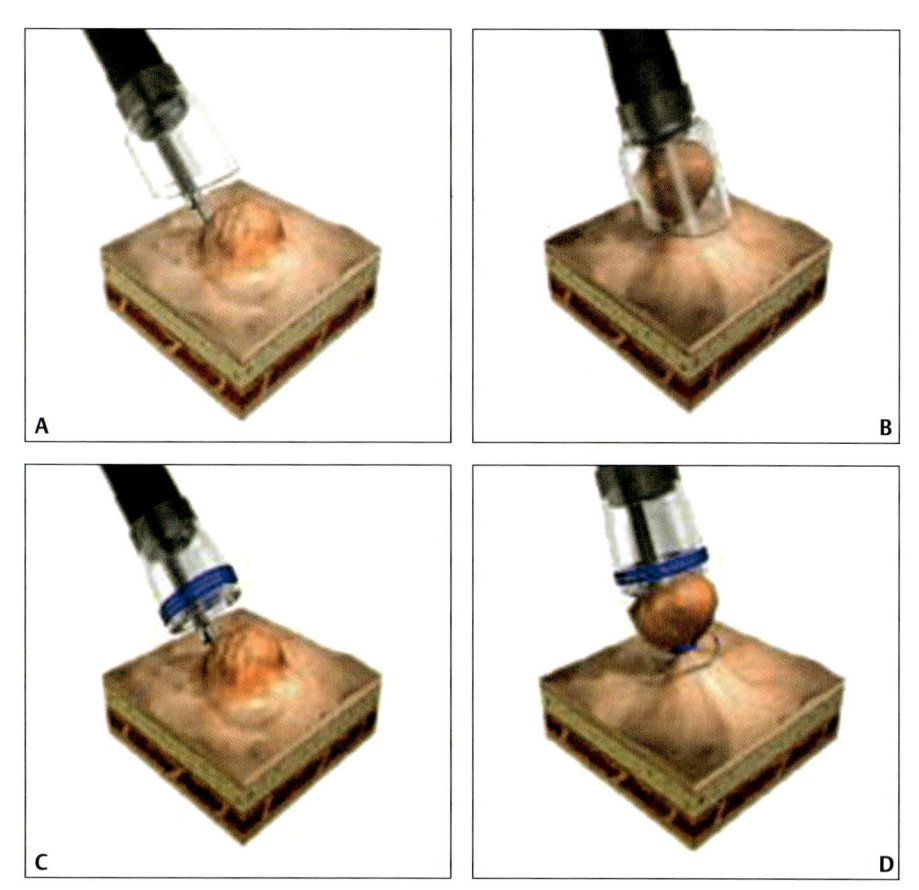

Fig. 9-6. (A-D) Técnicas de mucosectomia convencional e modificada para o tratamento de tumores neuroendócrinos retais.

por ambas técnicas, sem diferenças nas taxas de ressecção completa com margens livres e nem nas taxas de complicação.[20] A Figura 9-7 mostra os passos da dissecção submucosa e a Figura 9-8 mostra um caso de ESD realizado para o tratamento de um TNE retal.

Se a análise histológica da peça ressecada mostrar presença de invasão vascular ou linfática, o tratamento cirúrgico convencional com linfadenectomia regional está indicado.

Recentemente He *et al.* conduziram uma meta-análise para avaliar a eficácia e a segurança de diferentes modalidades de tratamento endoscópico para TNEs retais. A análise envolveu 782 pacientes em 14 estudos, comparando EMR convencional, EMR-C, EMR-L e ESD. Os autores demonstraram a superioridade da EMR-modificada (cap e ligadura) e ESD em relação à mucosectomia convencional, no tocante à obtenção de ressecção completa da lesão com margens negativas (OR 0,42. IC 95% 0,25-0,71 e OR 0,10 IC 95% 0,03-0,33 respectivamente). Um achado interessante do estudo é que não houve diferença entre as técnicas de EMR modificada e ESD em relação a essas mesmas variáveis citadas previamente e em relação às taxas de complicação.

Sabe-se que a ESD é um procedimento mais demorado e mais elaborado e que deve ser realizado por equipe dedicada e profissionais experientes. As técnicas de EMR por

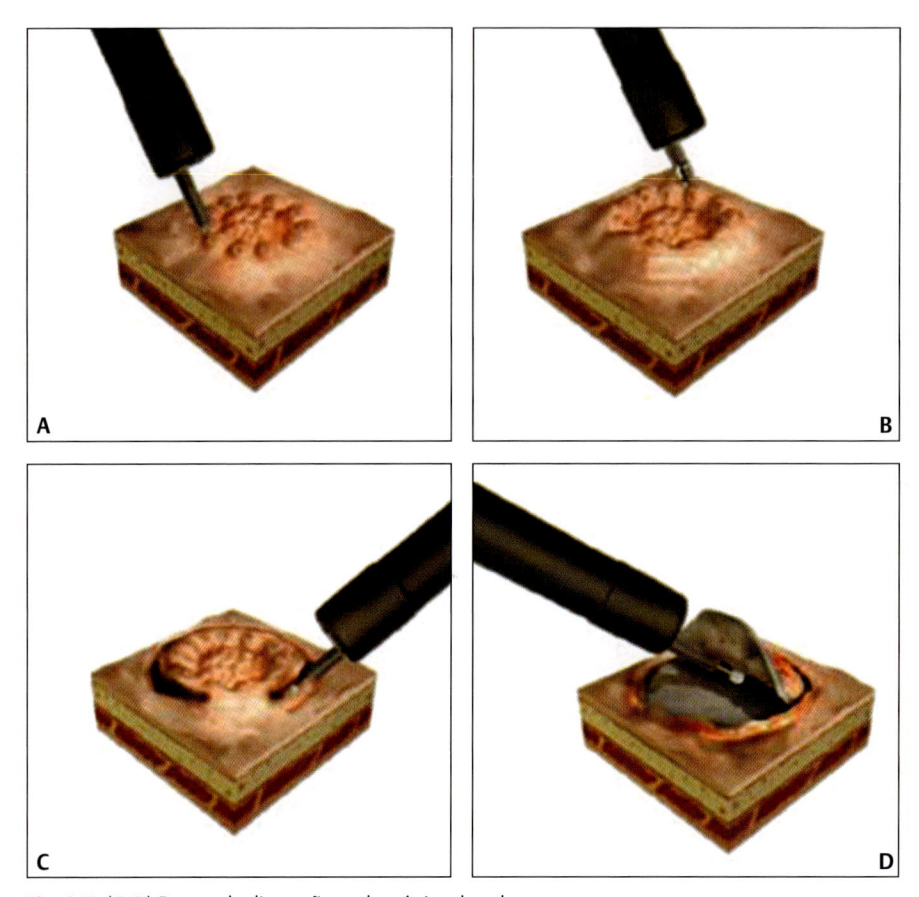

Fig. 9-7. (A-D) Passos da dissecção endoscópica da submucosa.

outro lado, são de fácil execução e de maior rapidez e parecem ser a preferência entre os autores que estudam TNEs retais.[20,21]

Cabe destacar, ainda, que as terapias endoscópicas podem ser usadas para "resgate" de pacientes com margens comprometidas após tentativa prévia de remoção de lesões pequenas com polipectomia convencional ou mesmo com EMR. A ressecção de resgate normalmente é um pouco dificultada pela presença de fibrose aderida à lesão residual, mas é possível com boas taxas de sucesso. Esse resgate pode ser realizado com técnicas de ESD e com EMR-C criando um vácuo e sugando o tecido para o interior do cap. Jeon SM *et al.* avaliaram 31 pacientes portadores de lesão residual após tentativa prévia de ressecção de pequenos TNEs retais. Foi possível tratar todos os pacientes com EMR-C. Além disso foi possível realizar a confirmação de margens verticais macroscópicas e histológicas livres em todos os casos. Em 29 pacientes (93,5%) havia lesão residual. A complicação mais comum foi o sangramento que ocorreu em sete pacientes e foi tratado com endoclipes.[22]

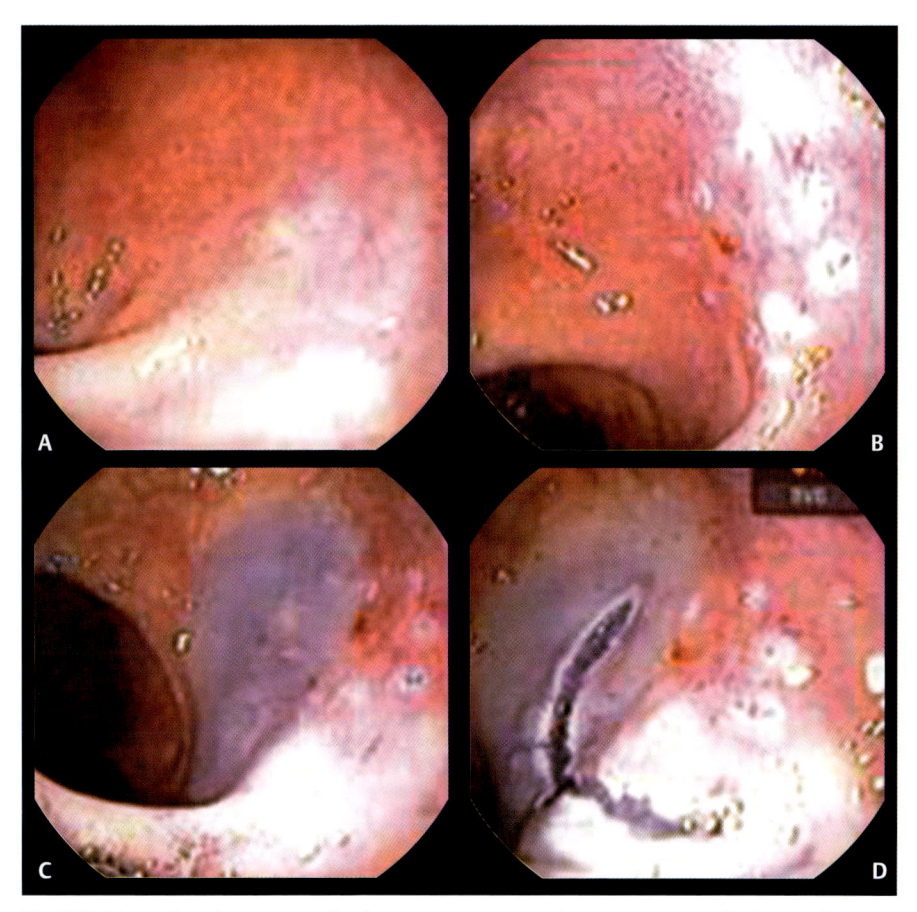

Fig. 9-8. Dissecção submucosa realizada para o tratamento de tumor neuroendócrino retal.
(Continua)

A microcirurgia endoscópica transanal (TEM) é, também, uma boa opção terapêutica para as lesões retais T1N0 com tamanho inferior a 2 cm. Chi T *et al.* mostram resultados a longo prazo animadores nesses casos com sobrevidas observadas em 1,3 e 5 anos de 100%, 93,7% e 91,3% respectivamente.[18]

Experiência brasileiras de tratamento são escassas. Há um estudo de 2013, conduzido por Daniel Cesar *et al.* que compilou dados de pacientes tratados por TNEs colorretais entre os anos de 1996 e 2010 no INCA. A média de idade dos pacientes foi de 54,5 anos (variando entre 22 e 76 anos). De um total de 34 TNEs colorretais, 22 lesões localizavam-se no reto, 6 foram estadiadas como IA, 4 como IB e as demais lesões foram estadiadas como IIIA, IIIB e IV. Nove casos foram tratados endoscopicamente com sucesso (41%).[23]

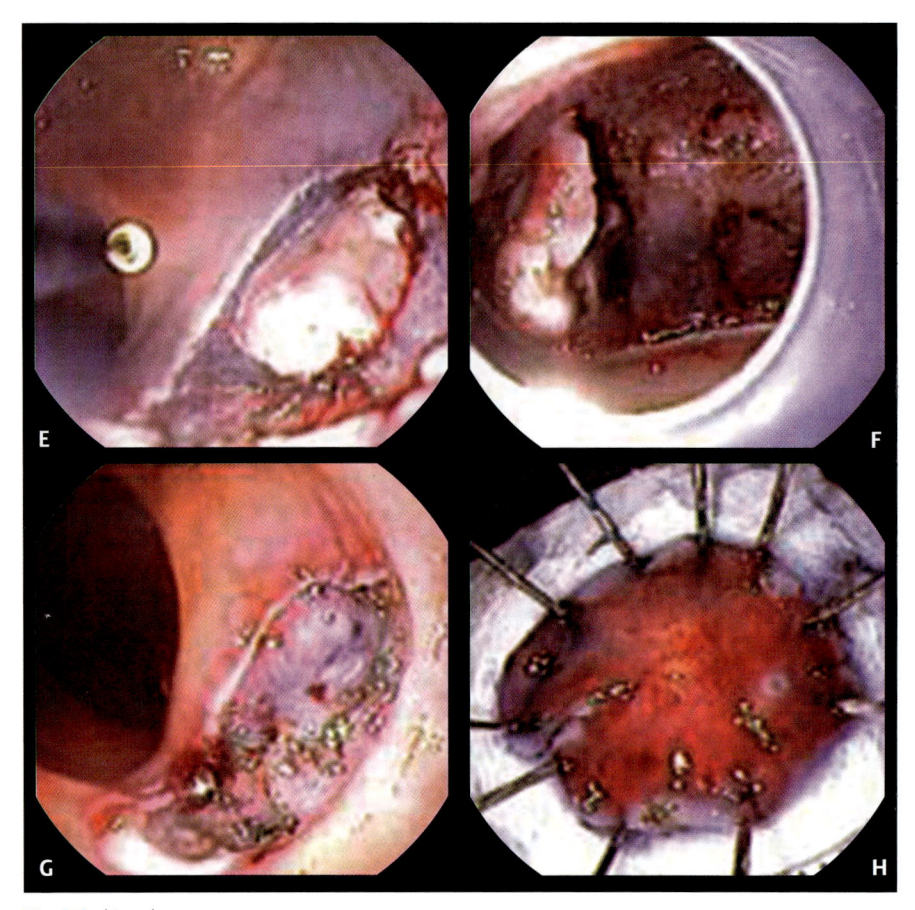

Fig. 9-8. *(Cont.)*

ACOMPANHAMENTO

Atualmente não existem diretrizes ou recomendações de acompanhamento para TNEs bem diferenciados pequenos, ou seja, com tamanho inferior a 10 mm, tratados com ressecção completa, independente da técnica de tratamento utilizada. Uma recente revisão sistemática sobre o tema, publicada por Singh *et al.* no ano de 2018, reforça que para lesões retais Grau 1 T1N0 o acompanhamento pós-ressecção não está indicado.[24]

Esse é um campo bastante controverso, já que há opiniões conflitantes na literatura e alguns autores têm relatado casos de metástases linfonodais e a distância mesmo em lesões pequenas.[25]

Nos casos em que o *status* das margens de ressecção é questionável, um exame de retossigmoidoscopia flexível deve ser realizado no prazo de 12 meses e, se não houver evidência de lesão na área de ressecção, o acompanhamento não estaria indicado.

Quando o *status* linfonodal não é conhecido, esses mesmos autores recomendam a realização de exames de imagem como a RNM ou a ecoendoscopia e se os resultados forem negativos o acompanhamento também não estaria indicado.

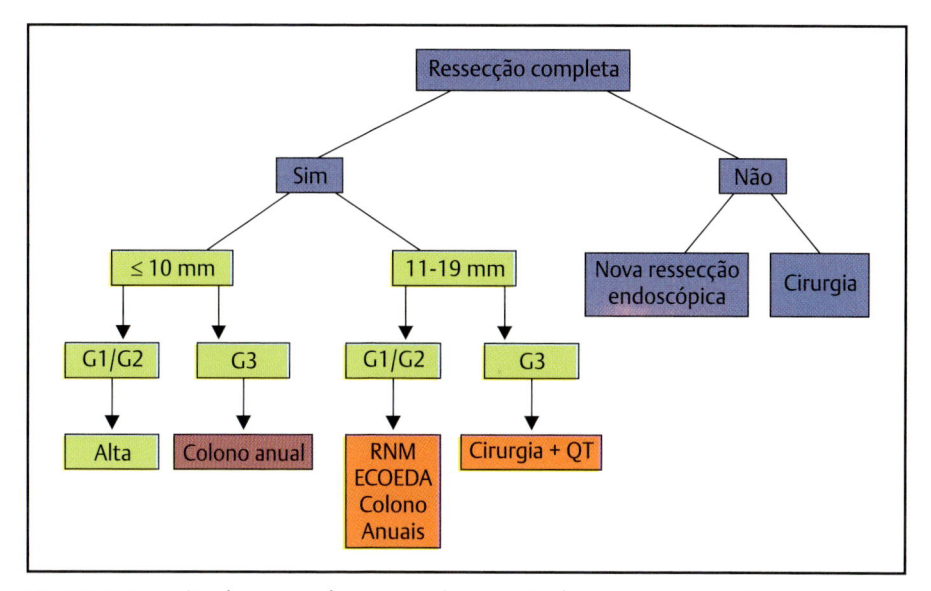

Fig. 9-9. Orientações de acompanhamento após ressecção de tumores neuroendócrinos retais.

Para TNEs retais de maior risco como lesões > 20 mm, T2 ou mais avançadas, Graus 2 ou 3, o acompanhamento está recomendado, mas não há padronização da frequência nem dos exames a serem solicitados.[24]

O comitê ENETS recomenda, no entanto, acompanhamento anual para TNEs < 10 mm Grau 3 e para lesões Graus 1 e 2 com tamanho superior a 20 mm. Para lesões Grau 3 com tamanho superior a 20 mm, o acompanhamento inicial recomendado seria a cada 4 a 6 meses, inicialmente, e anualmente a partir de sucessivos resultados negativos.[4,5,11]

Um resumo das orientações de acompanhamento após a ressecção das lesões encontra-se na Figura 9-9.

CONCLUSÕES

Os TNEs retais têm, geralmente, comportamento indolente e prognóstico favorável e podem surgir em qualquer local do reto. A decisão terapêutica se baseia no tamanho das lesões, na presença de invasão vascular e linfática, no grau de diferenciação, taxas de mitoses e de Ki-67. Vale a pena levar em consideração o estadiamento da OMS, UICC e do comitê ENETS.

O tratamento endoscópico geralmente está reservado para lesões T1N0 com tamanho inferior a 10 mm. Para lesões com tamanhos entre 11 e 19 mm, o tratamento endoscópico é possível com boas taxas de cura e segurança desde que uma investigação mais acurada do comprometimento linfonodal regional seja realizada.

As opções terapêuticas incluem técnicas de mucosectomia, dissecção endoscópica da submucosa, TEM (microcirurgia endoscópica transanal) para lesões mais precoces T1N0 ou T2N0 e o tratamento cirúrgico para lesões mais avançadas.

REFERÊNCIAS BIBLIOGRÁFICAS

1. Ito T, Igarashi H, Nakamura K et al. Epidemiological trends of pancreatic and gastrointestinal neuroendocrine tumors in Japan: a nationwide survey analysis. *J Gastroenterol.* 2015;50(1):58-64.
2. Yao JC, Phan A, Hoff PM et al. One hundred years after "carcinoid" epidemiology of and prognostic factors for neuroendocrine tumors in 35 825 cases in the United States. *J Clin Oncol.* 2008;26(18):3063-72.
3. Modlin IM, Kidd M, Latich I et al. Current status of gastrointestinal carcinoids. *Gastroenterology.* 2005;128(6):1717-51.
4. Caplin M, Sundin A, Nillson O et al. ENETS Consensus Guidelines for the management of patients with digestive neuroendocrine neoplasms: colorectal neuroendocrine neoplasms. *Neuroendocrinology.* 2012;95:88-97.
5. Plökinger U, Rindi G, Arnold R et al. Guidelines for the diagnosis and treatment of neuroendocrine gastrointestinal tumors. A consensus statement on behalf of the European Neuroendocrine Tumor Society (ENETS). *Neuroendocrinology.* 2004;80(6):394-424.
6. Konishi T, Watanabe T, Kishimoto J et al. Prognosis and risk factors of metastasis in colorectal carcinoids: results of a Nationwide registry over 15 years. *Gut.* 2017;56(6):863-8.
7. Fraenkel M, Kim M, Faggiano A et al. Incidence of gastroenteropancreatic neuroendocrine tumours: a systematic review of the literature. *Endocr Relat Cancer.* 2014;21(3):R153-63.
8. Yao JC, Phan A, Hoff PM et al. One hundred years after "carcinoid" epidemiology of and prognostic factors for neuroendocrine tumors in 35 825 cases in the United States. *J Clin Oncol.* 2008;26(18):3063-72.
9. Mitsubashi K, Yamamoto I, Kurihara H et al. Analysis of the molecular features of rectal carcinoid tumors to identify new biomarkers that predict biological malignancy. *Oncotarget.* 2015;6(26):22114-25.
10. Wang AY. Rectal Carcinoids. *Curr Opin Gastroenterol.* 2006;22(5):529-35.
11. O'Toole D, Grossman A, Gross D et al. ENETS Consensus Guidelines for the standards os care in neuroendocrine tumors: biochemical markers. *Neuroendocrinol.* 2009;90(2):194-202.
12. Park CS, Lee SH, Kim SB et al. Multiple rectal neuroendocrine tumors: report of five cases. *Korean J Gastroenterol.* 2014;64(2):103-9.
13. Kobayashi K, Katsumata T, Yoshizawa S et al. Indications of endoscopic polypectomy for rectal carcinoid tumors and clinical usefulness of endoscopic ultrasonography. *Dis Colon Rectum.* 2005;48(2):285-91.
14. TNM Classification of Malignant Tumors – 7th edition, 2009. UICC International Union Against Cancer. www.uicc.org.
15. Gleeson FC, Levy MJ, Dozois EJ et al. Endoscopically identified well-differentiated rectal carcinoid tumors: impact of tumor size on the natural history and outcomes. *Gastrointest Endosc.* 2014;80(1):144-57.
16. Lin HH, Lin JK, Jiang JK et al. Clinicopathological analysis of colorectal carcinoid tumors and patients outcomes. *World J Surg Oncol.* 2014;12:366-72.
17. Soga J. Early-stage carcinoids of the gastrointestinal tract: an analysis of 1914 reported cases. *Cancer.* 2005;103(8):1587-95.
18. Chi Y, Du F, Zhao H et al. Characteristics and long-term prognosis of patients with rectal neuroendocrine tumors. *World J Gastroenterol.* 2014;20(43):16252-7.
19. Ono A, Fujii T, Saito Y et al. Endoscopic submucosal resection of rectal carcinoid tumors with a ligation device. *Gastrointest Endosc.* 2003;57(4):583-7.
20. Park HW, Byeon JS, Park YS et al. Endoscopic submucosal dissection for treatment of rectal carcinoid tumors. *Gastrointest Endosc.* 2010;72(1):143-9.
21. He L, Deng T, Luo H. Efficacy and safety of endoscopic resection therapies for rectal carcinoid tumors: a meta-analysis. *Yonsei Med J.* 2015;56(1):72-81.
22. Jeon SM, Lee JH, Hong SP et al. Feasibility of salvage endoscopic mucosal resection by using a cap for remmant rectal carcinoids after primary EMR. *Gastrointest Endosc.* 2011;73(5):1009-14.

23. Cesar D, Zanatto RM, Silva MVMV *et al.* Colon and rectum neuroendocrine tumors: experience of the National Cancer Institute in Brazil. *ABCD.* 2013;26(1):36-9.
24. Singh S, Moody L, Chan DL *et al.* Follow-up recommendations for Completely Resected Gastroenteropancreatic Neuroendocrine Tumors. *JAMA Oncol.* 2018. Published online July 26, 2018.
25. Holinga J, Khalid A, Fasanella K *et al.* Metastatic risk of diminutive rectal carcinoid tumors: a need for surveillance rectal ultrasound? *Gastrointest Endosc.* 2012;75(4):913-6.

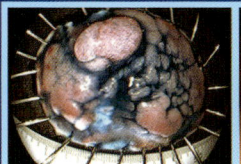

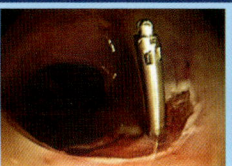

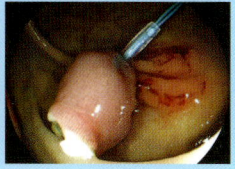

… 10

Tratamento Endoscópico das Lesões Vasculares dos Cólons

Edivaldo Fraga Moreira
Paulo Fernando Souto Bittencourt
Patricia Coelho Fraga Moreira
Luiz Ronaldo Alberti
Felipe Alves Retes

INTRODUÇÃO

As lesões vasculares do cólon são causas frequentes de hemorragia digestiva baixa (HDB), sendo responsáveis por cerca de 5-15% dos casos.[1] No passado, as principais afecções apontadas como causa de HDB eram as neoplasias e a doença diverticular. No entanto, com o avanço da colonoscopia e das técnicas radiológicas e angiográficas, viu-se que as lesões vasculares também eram responsáveis por grande parte desses casos de sangramento. Apesar disso, a apresentação clínica dessas lesões é muito variável, desde quadros assintomáticos até hemorragia digestiva baixa maciça com instabilidade hemodinâmica.[2-5]

A colonoscopia apresenta papel fundamental no manejo, permitindo diagnóstico diferencial dentre os vários tipos de lesões vasculares e possibilitando tratamento minimamente invasivo. Vale lembrar que o tratamento endoscópico deve ser reservado a pacientes com sangramento ativo, anemia ou com alguma repercussão clínica, não se devendo tratar os pacientes assintomáticos.

A caracterização e classificação das lesões vasculares é de suma importância, uma vez que irá direcionar o tratamento endoscópico. Elas podem ser divididas em três grandes categorias:

1. Tumores vasculares ou angiomas, que podem ser benignos (hemangiomas) ou malignos (sarcoma de Kaposi ou angiossarcoma).
2. Anomalias vasculares associadas a doenças congênitas ou sistêmicas (síndrome *Blue Rubber Bleb Nevus*, síndrome de *Klippel-Trénaunay-Weber*, síndrome de *Ehlers-Danlos*, variante CREST da esclerodermia e síndrome de *Osler-Weber-Rendu*).
3. Lesões esporádicas ou adquiridas como as angiectasias, ectasias induzidas por radiação e lesões de Dieulafoy.

Na população pediátrica, diferentemente dos adultos, as lesões vasculares do cólon são causa rara de HDB e, geralmente, estão relacionadas com alguma síndrome congênita. Além disso, no adulto, essas lesões predominam no cólon direito, enquanto nas crianças, são mais comuns no cólon descendente, sigmoide e reto.

Optamos por tratar das principais lesões separadamente, uma vez que elas apresentam fisiopatologia e tratamentos distintos.

ANGIECTASIAS OU ANGIODISPLASIAS

Os termos angiodisplasia, malformação arteriovenosa, angiectasia e ectasia vascular vêm sendo usados como sinônimos. Telangiectasia é um termo mais utilizado para as lesões vasculares no contexto de doenças congênitas ou sistêmicas. Alguns autores reservam o termo angiodisplasia para as lesões localizadas no cólon.[3,4]

As angiectasias são vasos anormais, ectasiados, dilatados, tortuosos, com paredes finas, geralmente com menos de 10 mm, localizados na mucosa e submucosa. Existem pequenas comunicações arteriovenosas causadas pela incompetência do esfíncter pré-capilar. Do ponto de vista histológico, é possível observar vasos dilatados na mucosa e submucosa, algumas vezes cobertos na superfície por apenas uma fina camada de epitélio.[2,3,5]

São responsáveis por 5 a 10% das hemorragias digestivas baixas e são mais frequentes em indivíduos acima dos 60 anos, porém, a prevalência não é bem estabelecida.[1] Um estudo que compilou os dados de três estudos prospectivos de colonoscopias realizadas em 964 pacientes assintomáticos, hígidos e acima de 50 anos, detectou angiectasias em 8 (0,8%) pacientes.[6] Sabe-se que a prevalência de lesões vasculares é maior em pacientes com doença renal em estágio avançado, doença de Von Willebrand e na estenose aórtica (síndrome de Heyde), mas o motivo desta associação não é bem definido.

Aproximadamente 40 a 60% dos pacientes apresentam mais de uma lesão vascular e na maioria das vezes estão na mesma localização, porém, lesões sincrônicas podem ser encontradas em outros sítios em cerca de 20% dos casos. Em uma série de casos em pacientes com hemorragia digestiva diagnosticados com angiectasia de cólon, foram detectadas lesões no intestino delgado em 23% dos indivíduos. Esse fato sugere que a simples detecção de uma lesão vascular não implica que ela seja a responsável pelo quadro de sangramento.[7]

No intestino grosso as lesões vasculares são mais comuns no cólon direito. Uma série de casos que incluiu 59 pacientes com angiectasias de cólon, sendo 47 assintomáticos, notou a seguinte distribuição: 37% no ceco, 17% no ascendente, 7% no transverso, 7% no descendente, 18% no sigmoide e 14% no reto.[8] Outras séries de casos encontraram taxas ainda maiores, de até 89% no cólon direito.

A apresentação clínica pode variar de anemia ferropriva, PSOF+, melena a hematoquezia, sendo o sangramento maciço presente em aproximadamente 15% dos pacientes. O sangramento, na maioria das vezes, é crônico, intermitente, cessa espontaneamente em 90% dos casos, sendo frequente a recorrência. O diagnóstico, na maioria das vezes, é feito durante exames endoscópicos de rotina, sendo um achado incidental ou na investigação de sangramento e/ou anemia.[9] Caracterizam-se, geralmente, por pequenas lesões planas (5 a 10 mm), avermelhadas, formadas por vasos ectasiados de aspecto arboriforme ou aracniforme (Fig. 10-1).

A visualização das lesões pode ser prejudicada pela presença de resíduos ou pela localização atrás de uma prega. A redução do fluxo sanguíneo transitória causada pela administração de sedação com opioides ou pela hiperinsuflação de ar também pode prejudicar a identificação. Uma série de casos de 144 pacientes submetidos à colonoscopia por sangramento ou

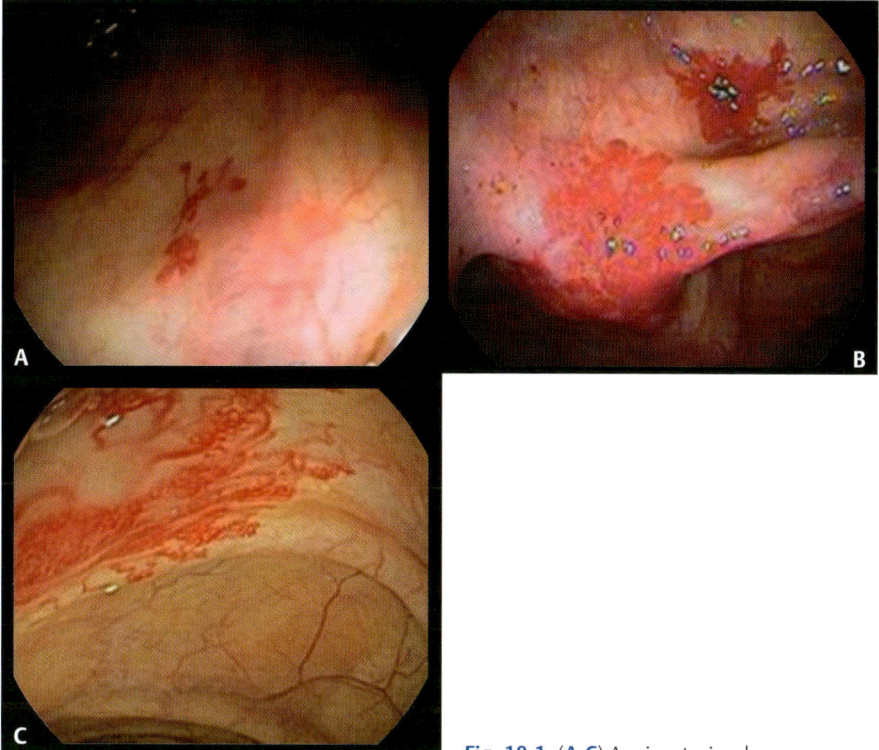

Fig. 10-1. (A-C) Angioectasias de ceco.

anemia ferropriva percebeu aumento na detecção de lesões vasculares com o uso de antagonista de opioide (naloxone). Foram detectadas 12 angiodisplasias (8% dos pacientes) e, após administração do antagonista do opioide, 4 lesões adicionais tornaram-se visíveis.[10] Não está claro se esta abordagem teria real benefício clínico diante da incerteza de que o achado de uma lesão vascular implique que ela seja responsável pelo sangramento.

Nos casos de achado incidental de angiectasias, sem sangramento ativo ou anemia, recomenda-se tratamento conservador. A terapêutica está indicada naqueles pacientes com HDB ou anemia por sangramento recorrente ou persistente, com presença de angiectasias, sem outra lesão que justifique o sangramento.[4,9]

A terapêutica endoscópica, apesar de eficaz, está associada a aproximadamente 7 a 15% de taxa de ressangramento, em 6 a 20 meses, para lesões colônicas.[11] O arsenal terapêutico endoscópico é variado e a escolha do método leva em consideração a localização da lesão, a posição, a experiência do endoscopista e a disponibilidade de equipamentos e acessórios. Deve ser realizada com cautela no cólon direito, que apresenta parede mais fina com maior risco de perfuração.[2-5,12]

O método mais difundido é a coagulação com plasma de argônio, que reduz o sangramento, a necessidade de hemotransfusão e o risco de ressangramento em pacientes com angiectasia colônica. Consiste num método térmico em que ocorre associação de eletrocoagulação monopolar com fluxo de gás de argônio, transmitido por meio de cateter com filamento de tungstênio, sem contato direto com o tecido, o que permite uma cauterização

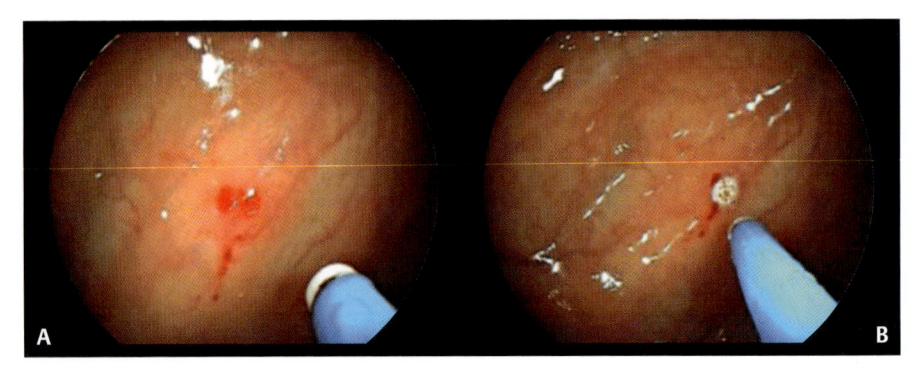

Fig. 10-2. (A e B) Uso do plasma de argônio em angioectasias do ceco.

previsível, com cerca de 1-3 mm de profundidade (Fig. 10-2). A injeção de solução salina na submucosa prévia à eletrocoagulação pode ter efeito protetor na lesão da parede colônica e sugere-se que seja utilizada especialmente em lesões maiores que 1 cm e localizadas no ceco.[11] Suzuki *et al.* em 2006 descreveram a técnica de injeção de solução de adrenalina 1:200.000 na submucosa previamente à coagulação com plasma de argônio em 10 pacientes, não sendo observados casos de sangramento ou perfuração em acompanhamento por 14 dias.[13] É importante lembrar que antes do tratamento com plasma de argônio recomenda-se o preparo adequado do cólon em decorrência do risco de explosão. A taxa de eventos adversos varia entre 1,7 a 7%, sendo a perfuração de cólon menor que 0,5%.[11] Em uma série de casos de 100 pacientes, foram tratadas 387 angiectasias com plasma argônio, sendo que 12 pacientes tiveram necessidade de mais de uma sessão. Após a terapêutica endoscópica, em 85 pacientes não houve novo episódio de sangramento ou indicação de hemotransfusão em acompanhamento médio de 20 meses. No subgrupo de pacientes com anemia, a média de hemoglobina aumentou de 9,3 g/dL para 12,6 g/dL. Nesse estudo foram relatados dois casos de complicações, sendo um caso de febre após procedimento e outro de pneumoperitôneo sem evidência laparoscópica de perfuração.[14]

Os métodos de eletrocoagulação com cateter bipolar e com *heater probe* também são descritos como modalidades de tratamento das angiectasias do cólon, embora bem menos utilizados que a coagulação com plasma de argônio.[3] O *heater probe*, método que foi muito utilizado na década de 80, no entanto, apresenta taxas maiores de perfuração de cólon (3%), assim como taxa de recidiva maior que 50% em 3 anos.[11] Como o número de trabalhos referentes ao tema é maior utilizando-se a técnica de coagulação com plasma de argônio e não existem estudos comparativos dessa técnica com o heater probe ou eletrocoagulação bipolar, o argônio vem sendo o método mais utilizado atualmente para tratamento das angiectasias.[11]

Os métodos mecânicos como os hemoclipes tem a vantagem de não causar lesão térmica na parede colônica, sendo interessante, principalmente, nos indivíduos portadores de coagulopatias ou em uso de antiagregantes plaquetários e anticoagulantes. Existem apenas séries de casos de uso dessa técnica como monoterapia ou associada a métodos térmicos como argônio ou probes de contato,[4] mostrando-se uma técnica segura, porém não sendo possível definir a eficácia do método. Foram descritos dois casos de tratamento combinado de hemoclipes e método térmico, ambos em pacientes idosos, sendo que um dos pacientes estava em antiagregação tripla para tratamento de doença coronariana aguda.[14,15] A estratégia utilizada foi de posicionar os clipes nos vasos nutridores adjacentes para posterior coagulação na angiectasia central. No paciente anticoagulado foi inclusive colocado um clipe posteriormente no local da coagulação. Os autores chamam a atenção para o cuidado ao utilizar o método térmico associado, evitando a aplicação de corrente no clipe devido ao risco de perfuração.

Agentes esclerosantes como a etanolamina também são utilizados no tratamento de lesões vasculares no cólon e trato digestório alto[3]. Porém, não existem estudos com grande número de pacientes ou ensaios clínicos. Recomenda-se realizar a injeção medicamentosa na submucosa adjacente à lesão vascular, evitando o centro da mesma em função do risco de sangramento (Fig. 10-3). Estudo com 8 pacientes utilizou a técnica de injeção de etanolamina diluída em água destilada numa concentração de 3,3%, com volume de 2 a 8 mL por lesão, com acompanhamento de 22-36 meses, sendo observada recorrência de sangramento em 1 caso. Não foram evidenciadas complicações graves, apenas sangramento autolimitado e dor abdominal.[16]

Os métodos de crioterapia e ligadura elástica vêm sendo avaliados em pequenas séries, ainda sem resultados consistentes e com relato de tratamento no reto para proctopatia induzida pela radiação.

O tratamento por angiografia deve ser reservado para aqueles pacientes com sangramento grave que não são candidatos a cirurgia, que não responderam ao tratamento endoscópico ou no pré-operatório com objetivo de localização da lesão. A avaliação angiográfica inicial das artérias mesentéricas superior e inferior é baseada na localização mais provável do local de sangramento. A terapia angiográfica inclui agentes que fazem a oclusão mecânica (embolização) do vaso e a infusão de medicamentos vasoconstritores que reduzem o fluxo sanguíneo. A embolização faz a oclusão mecânica do vaso, diminuindo o fluxo sanguíneo do local de sangramento suficiente para atingir a hemostasia, mantendo a perfusão colateral, evitando isquemia ou infarto. O tratamento com vasopressina causa redução transitória abrupta do fluxo sanguíneo com objetivo de reduzir a perfusão e permitir a formação de coágulo. Entretanto, após a reperfusão pode haver o ressangramento. A escolha da técnica angiográfica deve ser individualizada e de acordo com a experiência do profissional. Em uma revisão de 15 estudos em 309 pacientes houve sucesso técnico por embolização em 82% dos pacientes, com 95% de hemostasia imediata e 76% dos pa-

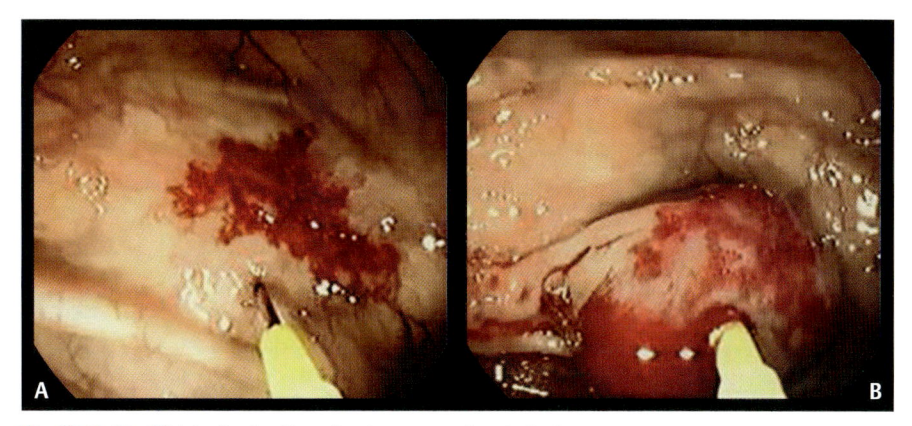

Fig. 10-3. (**A e B**) Injeção de ethanolamina em angioectasia do ceco.

cientes sem ressangramento em 30 dias. Em estudo realizado em 27 pacientes, foi feito tratamento com embolização com cianoacrilato, observando-se hemostasia imediata em todos, com 15% de taxa de ressangramento.[17]

Já o tratamento cirúrgico deve ser indicado nos casos de hemorragia grave, com necessidade de várias hemotransfusões ou que não responderam aos outros métodos. O tratamento medicamentoso pode ser considerado em pacientes com sangramento de origem desconhecida, refratário ao tratamento endoscópico, em especial em pacientes com risco cirúrgico aumentado.

PROCTOCOLOPATIA INDUZIDA POR RADIAÇÃO

O uso da radioterapia para o tratamento das neoplasias pélvicas, sobretudo no câncer de colo uterino, endométrio, ovário, bexiga, próstata, testículo e reto, pode acarretar lesões em tecidos normais incluídos no campo irradiado. A incidência de lesões actínicas intestinais é de aproximadamente 15%.[18] O local mais acometido é o reto, seguido do retossigmoide e ceco. A radiação ionizante pode levar a um processo de proctopatia actínica, que pode se manifestar de forma aguda ou crônica. A forma aguda, que habitualmente ocorre nas primeiras 6 a 12 semanas, caracteriza-se por dor pélvica, diarreia, mucorreia, tenesmo e sangramento. Os achados endoscópicos nesta fase são inespecíficos, como edema e friabilidade da mucosa, podendo evoluir com descamação e ulceração. A forma crônica costuma ocorrer 1 a 2 anos após o término da radioterapia e caracteriza-se pela presença de estenoses, fístulas, sangramento, alterações vasculares e fibrose (Fig. 10-4A e B). As lesões actínicas retais podem ser responsáveis por hemorragias crônicas, frequentemente incapacitantes, com anemia significativa, necessidade de hemotransfusões e redução da qualidade de vida do paciente. Endoscopicamente são angiectasias isoladas ou confluentes, com ou sem sangramento ativo.

Já foram relatadas várias modalidades terapêuticas, como tratamento tópico com esteroides, formol e ácido 5-aminossalicílico; oxigênio hiperbárico, escleroterapia, ligadura elástica, entre outros. O método mais difundido, no entanto, é o térmico. As maiores experiências são com a coagulação com argônio e com o cateter bipolar. O tratamento com argônio é realizado em sessões, dividindo o cólon em setores, sem aplicação em áreas muito extensas ou circunferenciais com objetivo de evitar estenoses (Fig. 10-4C). Na literatura o número médio de sessões varia de 1 a 3,7 e o intervalo entre elas de 2 a 8 semanas, com acompanhamento por 2 a 60 meses. Existem variações entre os trabalhos em relação às configurações, com descrição de 25 a 80 W de potência e de 0,6 a 2,5 L/min de fluxo de gás, dependo da unidade eletrocirúrgica utilizada. Assim como já foi mencionado no tratamento das angiectasias, o preparo do cólon é recomendável para evitar o risco de explosão.[9,19,20]

A coagulação com plasma de argônio reduz o sangramento em 80 a 90% dos casos, podendo melhorar, também, a diarreia e o tenesmo em 60 a 75% dos pacientes.[18] No entanto, na maioria dos casos, são necessárias mais de uma sessão. A dor no reto e no ânus é a complicação mais comum e está associada, principalmente, a coagulação próxima à linha pectínea.

Trabalho prospectivo randomizado publicado por Jensen acompanhou 21 pacientes durante 12 meses, 9 após tratamento com heater probe e 12 com cateter bipolar. Foi necessária uma média de 4 sessões e houve redução dos episódios graves de sangramento com bipolar de 75% para 33%, redução de 67% para 11% com heater probe, sem diferença estatística entre os métodos e sem complicações graves.[21] Estudo randomizado prospectivo comparou argônio com bipolar em 30 pacientes, sendo 15 em cada grupo. A taxa de

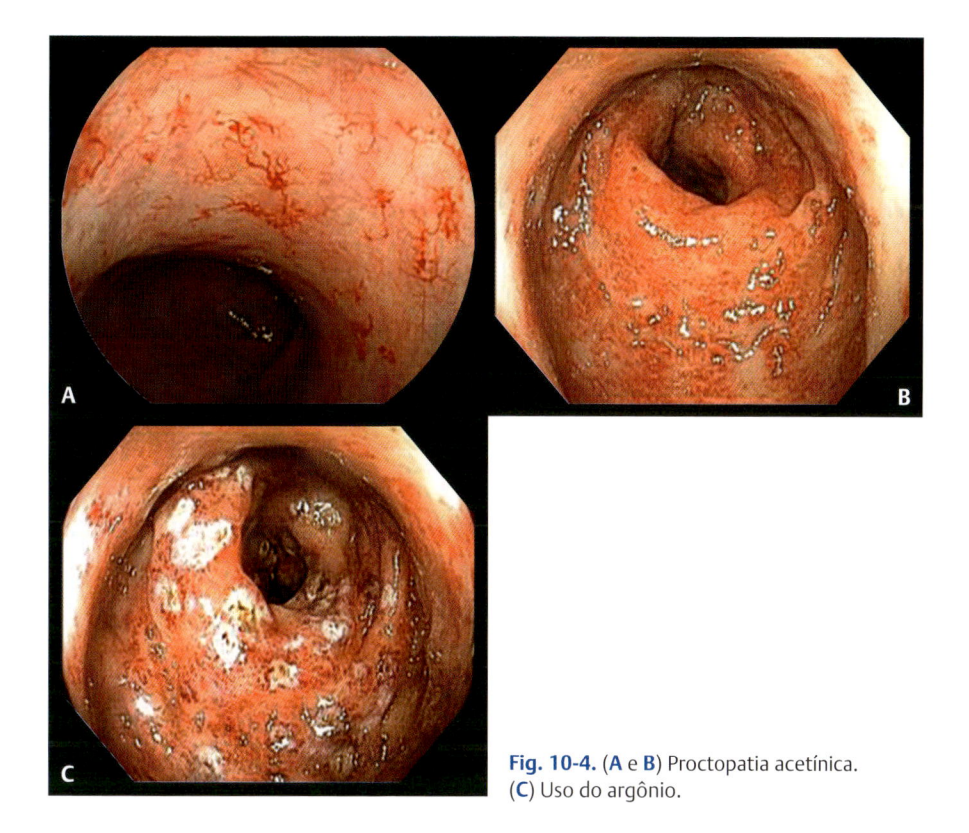

Fig. 10-4. (A e B) Proctopatia acetínica. **(C)** Uso do argônio.

sucesso com erradicação das lesões foi de 93,3% com bipolar após média de 2,9 sessões e de 80% com argônio após média de 3,7 sessões (p > 0,05). Não houve diferença estatística entre os métodos em termos de complicações graves, mas o número total de complicações foi maior no grupo Bipolar (p = 0,003). Alguns autores sugerem que o cateter bipolar seria uma boa opção nos pacientes portadores de marca-passos e desfibriladores implantados.[21]

No Brasil, em 2015, Mansur avaliou em sua tese de doutorado o tratamento endoscópico de 49 pacientes portadores de proctopatia actínica hemorrágica. O estudo foi comparativo e randomizado, sendo realizadas 137 intervenções, 70 por argônio e 67 por eletrocoagulação bipolar, com sucesso clínico em todos. Não houve diferença na taxa de complicações, no hematócrito pré e pós-intervenções, tempo de execução, número de sessões, eficácia e segurança. Houve diferença estatisticamente significativa em relação à duração do tratamento, que foi maior no grupo argônio, e em relação ao custo final, menor no grupo de eletrocoagulação bipolar.[22]

A ablação por radiofrequência tem se mostrado segura e eficaz no tratamento da coloproctopatia actínica em alguns estudos retrospectivos. Ainda não existem estudos comparativos, porém uma potencial vantagem desse método seria o tratamento de uma área mais extensa em menor tempo devido ao uso de cateteres com angulação de 90 ou 360°, ao invés do tratamento "ponto por ponto" realizado com argônio, heater probe ou bipolar. Em função das indicações terapêuticas limitadas para outras patologias, ao contrário do argônio, torna-se um investimento caro e ainda não disponível no Brasil.[21]

LESÃO DE DIEULAFOY

Lesão de Dieulafoy trata-se de uma ectasia vascular arterial localizada na camada submucosa associada a um diminuto defeito na mucosa, podendo ocasionar sangramentos graves ou intermitentes. À endoscopia observa-se sangramento, em geral, pulsátil (arterial), que tem origem em um pequeno defeito na mucosa com vaso protruso, não havendo ulceração ou processo inflamatório adjacente. Essas lesões são observadas com maior frequência no estômago, sendo raras no intestino grosso, com predomínio no reto e canal anal. Em uma revisão da literatura feita por Lee *et al.*[23] em 249 pacientes com lesão de Dieulafoy, observou-se a seguinte distribuição das lesões: estômago (74%), duodeno (14%), anastomose gástrica (19%), cólon e reto (5%), jejuno e íleo (1%) e esôfago (1%). O diagnóstico diferencial deve ser feito, especialmente quando localizadas no reto, com hemorroidas internas e varizes. O tratamento endoscópico é considerado de escolha, com taxas de sucesso de 90%.[24] Existem relatos de vários métodos terapêuticos, como os de injeção, térmico e mecânico (hemoclipes e ligadura elástica), que podem ser utilizados isoladamente ou em associação. Existem evidências na literatura de que o método de injeção utilizado isoladamente é ineficaz no tratamento da hemorragia digestiva. Especificamente na lesão de Dieulafoy, um estudo não randomizado com pequeno número de pacientes[25] comparou o método de injeção com o método mecânico (que incluiu hemoclipe e ligadura elástica). Os autores observaram menor taxa de hemostasia inicial e maior taxa de ressangramento no grupo de injeção, apesar de não haver diferença significativa, sugerindo o uso dos métodos mecânicos. Nesse estudo de Chung[25] a hemostasia inicial foi alcançada em 100% dos pacientes nos 2 grupos, com 1 caso de recorrência de sangramento em cada grupo, sem relato de complicações graves, e sem diferença nos desfechos secundários como número de sessões, transfusões ou dias de internação. A eficácia e a segurança dos métodos foram similares.

Pequeno estudo prospectivo randomizado[26] comparou hemoclipe com ligadura em 26 pacientes, sendo 13 em cada grupo. Os autores observaram taxa de 100% de controle imediato do sangramento nos dois grupos, com um caso de ressangramento em cada, não havendo diferença nem nos desfechos secundários como número de sessões, hemotransfusão ou dias de hospitalização. Outro estudo avaliou retrospectivamente o tratamento em 66 pacientes, com hemoclipes em 34 e com ligadura elástica em 32.[27] A hemostasia primária foi alcançada em 100%, com recorrência de sangramento em 5 pacientes do grupo hemoclipe e em 1 do grupo ligadura. Dos 5 pacientes que ressangraram no grupo hemoclipe, 4 obtiveram hemostasia após segunda terapêutica com clipe ou método térmico. Apesar dos resultados semelhantes em termos de hemostasia, os autores chamam a atenção para a facilidade técnica na aplicação da banda elástica mesmo em posição desfavorável, tangencial, sendo necessário neste estudo especificamente, apenas uma banda por paciente é uma opção terapêutica interessante pois, em nosso meio, a ligadura é um método bastante disponível tanto em grandes como em pequenos centros. Em relação às complicações, houve apenas um caso de sangramento tardio no local onde havia sido feita a ligadura. Atualmente existe uma tendência ao uso do método mecânico, em especial os hemoclipes.[19]

Na Figura 10-5 observa-se aspecto de lesão de Dieulafoy de reto tratada pelo método combinado de injeção de solução de adrenalina e clipe metálico.

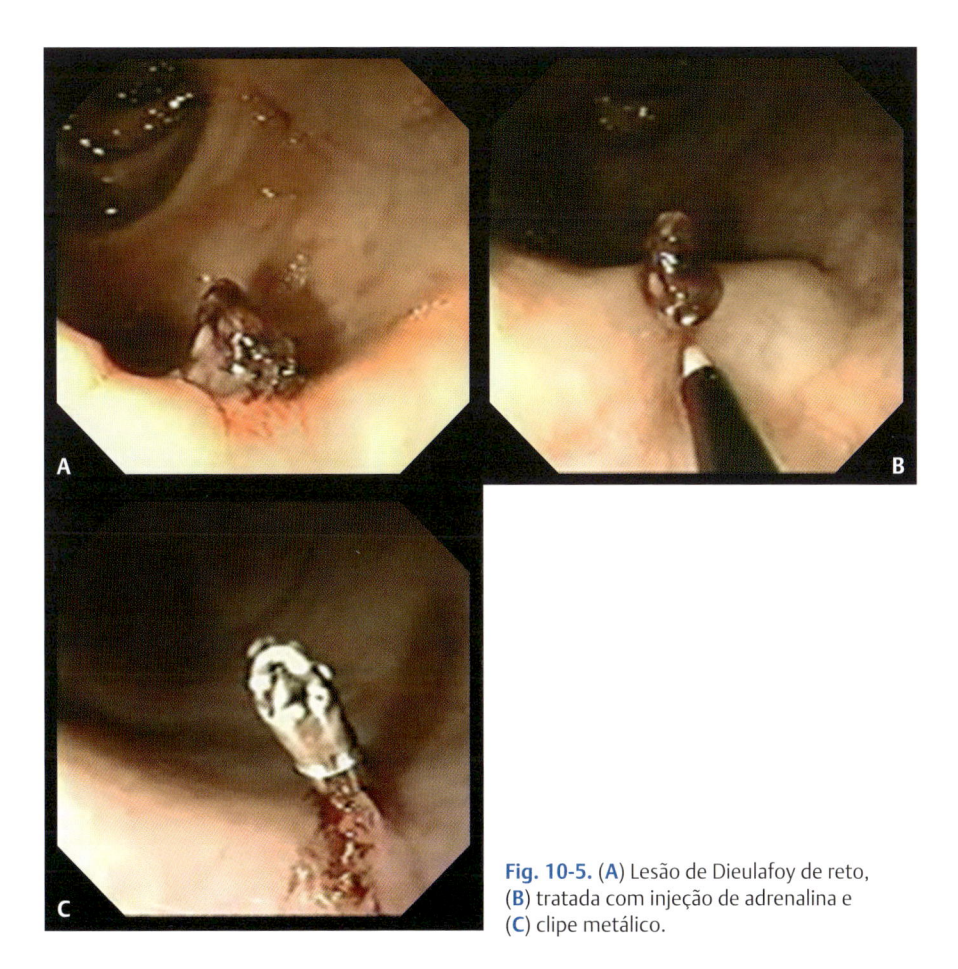

Fig. 10-5. (**A**) Lesão de Dieulafoy de reto, (**B**) tratada com injeção de adrenalina e (**C**) clipe metálico.

VARIZES DE RETO

As varizes de reto raramente são responsáveis por sangramento, sendo a maioria relacionada com hipertensão do sistema porta por cirrose ou por trombose de veia porta. Existem aquelas não associadas à hipertensão portal, sendo secundárias à obstrução das veias mesentéricas ou da esplênica devido a tromboses, aderências, invasões tumorais ou anomalias congênitas.

O sangramento é raro, ocorrendo em 0,5 a 5% dos pacientes.[28] Os achados endoscópicos característicos são veias dilatadas, tortuosas, azuladas ou violáceas, com eventuais pontos avermelhados na superfície, localizadas, principalmente, em reto distal.[28] Como as varizes de reto são uma causa incomum de sangramento, não existem diretrizes que orientem o seu tratamento, como acontece com as varizes de esôfago. O tratamento endoscópico deve ser tentando inicialmente e inclui os métodos de injeção e a ligadura elástica. Ambos os métodos são seguros e eficazes, no entanto, em estudo comparativo entre a técnica de escleroterapia com etanolamina e ligadura elástica, a primeira apresentou menores taxas de recidiva (33,3% × 55,6%).[28] A injeção de *coils* por ecoendoscopia é um novo método que tem apresentado bons resultados, no entanto, são necessários mais estudos até que essa técnica se consolide.[29] Em casos de insucesso na terapêutica endoscópica, pode ser necessário o tratamento por radiologia intervencionista (TIPS, BRTO ou embolização) ou cirúrgico.

HEMANGIOMAS

Hemangiomas são lesões vasculares raras no cólon, de crescimento parietal, que predominam no retossigmoide e manifestam-se como sangramentos agudos, intermitentes ou crônicos de menor intensidade.[30] Quando existe invasão de órgãos adjacentes pode gerar dor pélvica, perineal, lombar, além de metrorragia e hematúria. Do ponto de vista endoscópico apresenta-se como uma lesão vascular nodular, avermelhada ou violácea. Existem relatos de tratamentos com escleroterapia, crioterapia, alcoolização, coagulação com argônio, porém o tratamento de escolha é a cirurgia.

CONCLUSÃO

A colonoscopia apresenta papel fundamental no diagnóstico e na terapêutica das lesões vasculares do cólon. Esse procedimento possibilita tratamento minimamente invasivo, com boas taxas de sucesso e baixas taxas de complicação, devendo ser considerada, portanto, o tratamento de primeira opção para os casos de hemorragia digestiva baixa ou anemia secundários às lesões vasculares.

REFERÊNCIAS BIBLIOGRÁFICAS

1. Gralnek IM, Neeman Z, Strate LL. Acute lower gastrointestinal bleeding. *N Engl J Med.* 2017;376(11):1054-63.
2. Jackson CS, Zuuren EJ, Ehrlich A. Gastrointestinal angiodysplasia. (Updated: 2015 July 14). Disponível em: http://www.dynamed.com
3. Pedrosa MC, Friedman LS, Travis AC. Angiodysplasia of the gastrointestinal tract. (Uptated: 2016 Jan 07). Disponível em: http://www.uptodate.com
4. Sami SS, Al-Araji SA, Ragunath K. Review article: gastrointestinal angiodysplasia – pathogenesis, diagnosis and management. *Aliment Pharmacol Ther.* 2014;39:15-34.
5. Thomson ABR, Duchini A, Godino J, Wong P. Angiodysplasia of the colon. (Updated: 2009 May). Disponível em: http://www.emedicine.medscape.com
6. Jackson CS, Gerson LB. Management of gastrointestinal angiodysplastic lesions (GIADs): a systematic review and meta-analysis. *Am J Gastroenterol.* 2014;109:474-83.
7. Steger AC, Galland RB, Hemingway A *et al.* Gastrointestinal haemorrhage from a second source in patients with colonic angiodysplasia. *Br J Surg.* 1987;74:726.
8. Höchter W, Weingart J, Kühner W *et al.* Angiodysplasia in the colon and rectum. Endoscopic morphology, localization and frequency. *Endoscopy.* 1985;17:182.
9. Moreira EF, Bittencourt PFS, Moreira PCF. Hemorragia digestiva baixa. In: Zaterka S, Eisig JN. *Tratado de gastroenterologia – da graduação à pós-graduação.* São Paulo: Atheneu, 2011. p. 291-6.
10. Brandt LJ, Spinnell MK. Ability of naloxone to enhance the colonoscopic appearance of normal colon vasculature and colon vascular ectasias. *Gastrointest Endosc.* 1999;49:79.
11. Becq A, Rahmi G, Perrod G, Cellier C. Hemorrhagic angiodysplasia of the digestive tract: pathogenesis, diagnosis, and management. *Gastrointest Endosc.* 2017;86(5):792-806.
12. Jackson CS, Weiner BC, Lang E, Oettgen P, Acute lower gastrointestinal bleeding. (Uptated: 2016 Aug 23). Disponível em: http://www.uptodate.com
13. Suzuki, Arebi N, Saunders BP. A novel method of treating colonic angiodysplasia. *Gastrointestinal Endoscopy.* 2006;64(3):424-7.
14. Jovanovic I, Knezevic A. Combined endoclipping and argon plasma coagulation (APC)-daisy technique for cecal angiodysplasia. *Endoscopy.* 2013;45:E384.

15. Moparty B, Raju GS. Role of hemoclips in a patient with cecal angiodysplasia at high risk of recurrent bleeding from antithrombotic therapy to maintain coronary stent patency: a case report. *Gastrointestinal Endoscopy*. 2005;62(3):468-9.
16. Benvenuti GA, Jülich MM. Ethanolamine injection for sclerotherapy of angiodysplasia of the colon. *Endoscopy*. 1998;30(6):564-9.
17. Kruskal JB, Collares FB. Angiographic control of nonvariceal gastrointestinal bleeding in adults. (Updated: 2015 Apr 27). Disponível em: http://www.uptodate.com
18. Postgate A, Saunders B, Tjandra J, Vargo J. Argon plasma coagulation in chronic radiation proctitis. *Endoscopy*. 2007 Apr 11;39(4):361-5.
19. Mansur G. Lesões vasculares do cólon. In: Averbach M, Corrêa P. *Colonoscopia*, 2.ed. Rio de Janeiro: Revinter, 2014. p. 255-62.
20. Rossini GF, Pfuetzenreiter V, Averbach M, Corrêa P. Proctopatia actínica. In: Averbach M, Corrêa P. *Colonoscopia*, 2.ed. Rio de Janeiro: Revinter, 2014. pp. 263-266.
21. Lenz L, Rohr R, Nakao F *et al*. Chronic radiation proctopathy: a practical review of endoscopic treatment. *World J Gastrointest Surg*. 2016;8(2):151-60.
22. Mansur GR. Estudo comparativo e randomizado entre a eletrocoagulação bipolar e a eletrocoagulação argônio-assistida no tratamento da retopatia actínica hemorrágica. XIII, 63 f.: il. Tese (Doutorado em Oncologia) - Instituto Nacional de Câncer José Alencar Gomes da Silva, 2015.
23. Lee YT, Walmsley RS, Leong RWL, Sung JJY. Dieulafoy's lesion. *Gastrointest Endosc*. 2003;58(2):236-43.
24. Dogan U, Gomceli I, Koc U *et al*. Rectal dieulafoy lesions: A rare etiology of chronic lower gastrointestinal bleeding. *Case Rep Med*. 2014;2014:1-4.
25. Chung IK, Kim EJ, Lee MS *et al*. Bleeding Dieulafoy's lesions and the choice of endoscopic method: comparing the hemostatic efficacy of mechanical and injection methods. *Gastrointestinal Endoscopy*. 2000;52(6):721-4.
26. Park CH, Joo YE, Kim HS *et al*. A prospective randomized trial of endoscopic band ligation versus endoscopic hemoclip placement for bleeding gastric Dieulafoy's lesions. *Endoscopy*. 2004;36:677-81.
27. Ahn DW, Lee SH, Park YS *et al*. Hemostatic efficacy and clinical outcome of endoscopic treatment of Dieulafoy's lesions: comparison of endoscopic hemoclip placement and endoscopic band ligation. *Gastrointestinal Endoscopy*. 2012;75:32-8.
28. Khalloufi K Al, Laiyemo AO. Management of rectal varices in portal hypertension. *World J Hepatol*. 2015;7(30):2992-8.
29. Jana T, Mistry T, Singhal S. Endoscopic ultrasound-guided hemostasis of rectal varices. *Endoscopy*. 2017;49:E136-7.
30. Yoo S. GI-associated hemangiomas and vascular malformations. *Clin Colon Rectal Surg*. 2011;24(3):193-200.

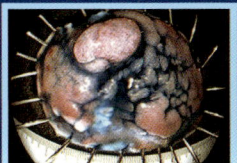

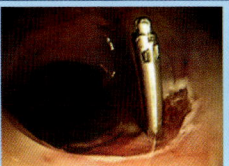

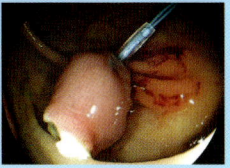

COLONOSCOPIA E AFECÇÕES PROCTOLÓGICAS

Marcelo Averbach
Oswaldo Wiliam Marques Jr.
Fernando Lander Mota
Pedro Averbach

A colonoscopia pode servir como ferramenta complementar ou mesmo terapêutica a uma série de afecções proctológicas. Pacientes que apresentam desconforto ao exame físico, dor intensa ou estenoses do canal anal, podem se beneficiar do exame endoscópico, não somente devido ao menor diâmetro do aparelho, mas também por ser realizado sob sedação. No entanto, é importante salientar que o exame endoscópico não substitui o exame clínico do ânus e do canal anal, que deve incluir a inspeção estática, dinâmica, o toque retal e a anuscopia com o paciente desperto e colaborando com a realização do mesmo. Portando é imprescindível que pacientes com queixas anorretais submetam-se ao exame físico completo e este inclui o exame proctológico.

Apesar das recomendações da realização do exame em ambiente ambulatorial com o paciente acordado, solicitações de colonoscopia incluindo o exame do ânus e canal anal que não foi previamente realizado no consultório médico não são incomuns. Esta avaliação poderá ser realizada através da visão frontal do aparelho, em retroflexão (sendo o exame feito em retrovisão) ou com o auxílio de um anuscópio rígido transparente através do qual o tubo de inserção é introduzido.

ASPECTOS ANATÔMICOS DO RETO DISTAL E DO CANAL ANAL

O canal anal é a porção terminal do trato digestório. Enquanto anatomistas consideram seu início na linha pectínea, os cirurgiões habitualmente utilizam a junção anorretal como referência, que coincide com a borda superior do músculo puborretal, também chamado de anel anorretal, identificável ao toque retal. O canal anal tem aproximadamente 4 cm de comprimento e termina na borda anal ou como alguns autores descrevem, na fosseta interesfincteriana.[1,2] A LP situa-se aproximadamente na metade do canal anal sendo formada por criptas e papilas alternadas, formando uma linha ondulada que dista 2 cm da borda anal (Fig. 11-1).

Acima da LP existe um pregueado longitudinal que decorre do estreitamento do reto distal quando atinge o canal anal. Estas pregas longitudinais, em quantidade que podem

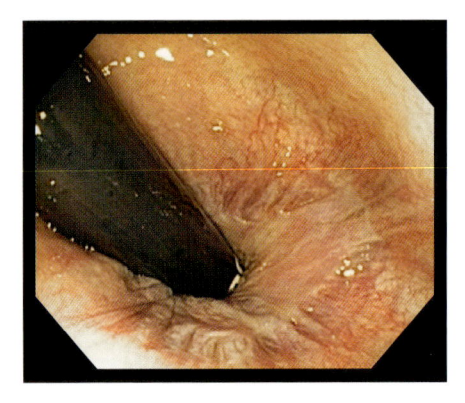

Fig. 11-1. Imagem em retrovisão mostrando a linha pectínea.

variar de 6 a 14, são chamadas colunas de Morgagni. Acima da LP há uma gradual mudança do epitélio mucoso (glandular) para o epitélio colunar. A uma distância de 6 a 12 mm acima da LP há uma zona de epitélio transicional, sendo notada uma mudança na coloração do epitélio. A mucosa retal, rosada, apresenta-se como área arroxeada acima da linha pectínea devido ao plexo hemorroidário interno. A área abaixo da linha pectínea é denominada anoderme e diferencia-se da pele normal devido à ausência de folículos pilosos, glândulas sebáceas ou sudoríparas. Apresenta-se como uma área de coloração mais pálida e estende-se por aproximadamente 1,5 cm abaixo da LP.

Distalmente à LP, já na borda anal, há o plexo vascular hemorroidário externo, recoberto por pele, e frequentemente é sede de trombose e formação dos trombos anais.

PRINCIPAIS AFECÇÕES PROCTOLÓGICAS DE INTERESSE PARA O ENDOSCOPISTA

Doença Hemorroidária

Hemorroidas são coxins compostos de tecido vascular, músculo liso e tecido conjuntivo que se localizam no canal anal.[3] Estas estruturas vasculares auxiliam na continência fecal, funcionando como verdadeiros *plugues* ocluindo o ânus quando a musculatura esfincteriana está em posição de repouso. Habitualmente são agrupados em três "mamilos" localizados na posição lateral esquerda, anterolateral direita e póstero lateral direita. A doença hemorroidária ocorre quando há uma dilatação anormal, e sintomática, do tecido hemorroidário vascular do canal anal.[3]

Estima-se que a doença hemorroidária sintomática tenha alta prevalência, acometendo, nos Estados Unidos, 4,4% da população adulta e que aproximadamente de 75% das pessoas nesse país apresentarão sintomas hemorroidários em algum momento da vida.[4] Um estudo prospectivo recente revelou a presença de hemorroidas em 39% dos pacientes submetidos a programas de rastreamento por colonoscopia, sendo que 44,7% desses apresentavam sintomas.[5] O diagnóstico da doença hemorroidária esteve associado com 3,2 milhões de consultas ambulatoriais e 306 mil internações no ano de 2004 nos Estados Unidos.[6]

A causa da doença hemorroidária permanece incerta, mas acredita-se estar relacionada aos seguintes fatores:

1. Fatores associados a aumento da pressão abdominal: como obesidade, gravidez e obstipação.

2. Fatores degenerativos relacionados à idade: ocorre comprometimento do tecido conjuntivo que serve como estrutura de sustentação dos plexos hemorroidários, levando ao seu deslizamento e desenvolvimento das hemorroidas.[7]
3. Fatores relacionados à hipertrofia ou aumento do tônus do esfíncter interno do ânus: durante os esforços evacuatórios, quando o bolo fecal força o plexo hemorroidário contra o esfíncter interno ocasionando sintomas.[8]
4. Fatores relacionados à distensão anormal das anastomoses arteriovenosas: ocorre deslocamento dos coxins hemorroidários durante a evacuação que, devido ao aumento da pressão venosa local e contração do esfíncter externo, impede-os de retornar à posição habitual, ocasionando seu ingurgitamento.[9]

Quanto à localização, as hemorroidas são classificadas como do tipo externa quando ocorrem abaixo da linha pectínea; interna quando ocorrem acima; ou mista quando há a presença de ambas.[10]

Os sintomas mais importantes da doença hemorroidária são: sangramento (referido como vermelho vivo), prolapso, prurido e dor, na ocorrência de trombose. Outros sintomas menos comuns incluem vazamento mucoso ou fecal e anemia. Em até 20% dos casos observa-se associação de fissuras.[10]

Ainda relação à sintomatologia, a doença hemorroidária pode ser classificada em quatro categorias propostas por Goligher em 1980, levando-se em conta a exteriorização dos mamilos e a presença de sangramento, conforme descrito no Quadro 11-1.

O diagnóstico é feito através da história clínica e do exame proctológico. Em pacientes menores de 40 anos, diagnosticados clinicamente, com sangramento retal mínimo, sem anemia, ferropenia, diarreia, sintomas sistêmicos ou fatores de risco para câncer colorretal como doenças inflamatórias intestinais ou história familiar (p. ex., síndrome de Lynch) não há indicação de investigação endoscópica complementar.

Por outro lado, a avaliação endoscópica complementar está indicada para pacientes com sintomas de sangramento retal maiores de 40 anos, com idade para início do rastreamento do câncer colorretal ou nas seguintes situações clínicas, independentemente da idade:

- Histórico de melena, enterorragia ou sinais de instabilidade hemodinâmica (considerar hemorragia digestiva alta como diagnóstico diferencial).
- Sinais e sintomas sugestivos de malignidade (perda ponderal, anemia, fezes em fita, alteração do hábito intestinal etc.).
- Pacientes portadores de síndromes hereditárias para câncer colorretal (p. ex., polipose hereditária, Lynch etc.).

Endoscopicamente, a doença hemorroidária pode ser identificada com o colonoscópio em posição frontal ou em retroflexão (Fig. 11-2), evitando-se a hiperinsuflação do reto, que pode distender o anel anorretal "achatando" os mamilos hemorroidários.[11]

Quadro 11-1. Hemorroidas Internas: Graduação Proposta por Goligher (1980)

Primeiro grau	Sangramento; sem prolapso
Segundo grau	Prolapso com redução espontânea
Terceiro grau	Prolapso necessitando de redução manual
Quarto grau	Prolapsada, não pode ser reduzida. Estrangulada

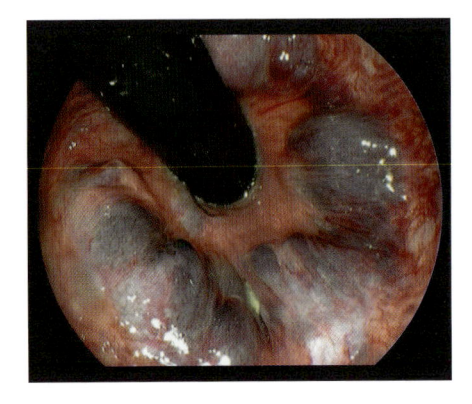

Fig. 11-2. Mamilos hemorroidários observados em retrovisão.

Fukuda et al. (2005) propuseram uma classificação colonoscópica levando em consideração os aspectos endoscópicos: extensão, forma e presença de sinais vermelhos. Essa classificação demonstrou correlação significativa com os sintomas apresentados pelos pacientes, em particular em relação a queixa de sangramento, e mostrou-se útil para avaliação da efetividade do tratamento endoscópico das varizes hemorroidárias (Quadro 11-2).[12]

Quanto à presença de sinais vermelhos, os autores utilizam os mesmos termos propostos para descrição das varizes esofágicas segundo a Sociedade Japonesa de Pesquisa em Hipertensão Portal, a saber: presença ou ausência de telangiectasias, vergões vermelhos (*red wale marks*) e pontos hematocísticos (*hematocystic spots*) (Quadro 11-3 e Figs. 11-3 e 11-4).

O tratamento endoscópico das hemorroidas pode ser realizado através de ligaduras elásticas aplicadas através de anuscópios rígidos e dispositivos convencionais de ligadura elástica ou através dos endoscópios flexíveis conforme será discutido adiante.

Quadro 11-2. Classificação Colonoscópica da Doença Hemorroidária Interna – Sinais Vermelhos

	+	–
Sinais vermelhos	Ausente	Presente

Modificado de Fukuda et al., 2005

Quadro 11-3. Classificação Colonoscópica da Doença Hemorroidária Interna – Extensão e Forma

	0	1	2	3	4
Extensão	Sem doença hemorroidária	1/4 da circunferência	1/2 da circunferência	3/4 da circunferência	Toda a circunferência
Forma	Sem doença hemorroidária	Menor de 12 mm	Maior ou igual a 12 mm		

Modificado de Fukuda et al., 2005

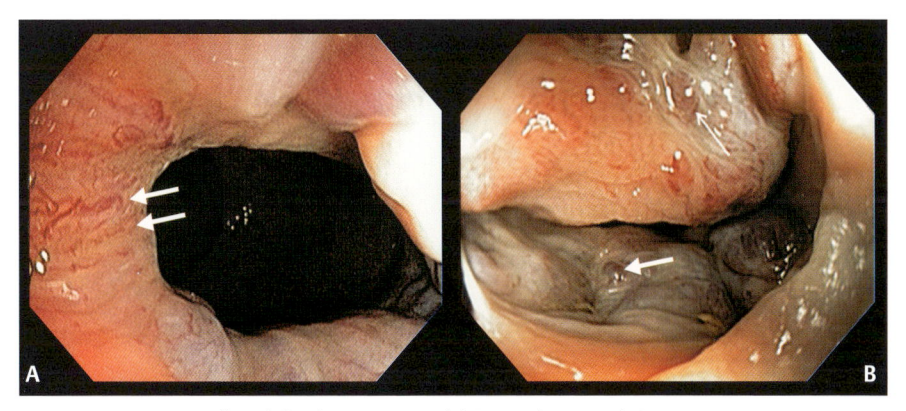

Fig. 11-3. Sinais vermelhos. (**A**) Telangiectasias. (**B**) Pontos hematocísticos.

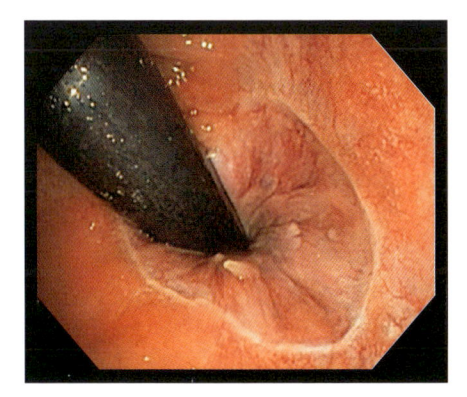

Fig. 11-4. Cicatriz pós-cirurgia de hemorroidas (PPH). Nota-se cicatriz circunferencial.

Fissura Anal

Fissura anal é uma ferida de formato elíptico que se localiza na borda anal, distalmente à linha pectínea. As causas mais comuns são constipação crônica, ocasionando trauma local pelo bolo fecal endurecido, hipertonia do esfíncter anal interno, multiparidade ou cirurgias prévias. Podem ter relação também com a doença de Crohn.[10]

As fissuras podem ser classificadas em agudas ou crônicas. A primeira assemelha-se a um corte produzido por uma folha de papel e tende a melhora espontânea. As últimas apresentam um tempo maior de evolução, entre 6 a 8 semanas, e tendem a apresentar bordas elevadas sendo possível, algumas vezes, perceber a exposição de fibras do músculo esfíncter interno do ânus em seu centro. As fissuras crônicas são frequentemente acompanhadas de um plicoma, chamado de plicoma sentinela, e por uma papila hipertrófica (Fig. 11-5) que pode ser visualizada mais facilmente com a retroflexão do aparelho.

Os sintomas mais característicos são dor intensa e sangramento durante as evacuações. Pacientes com fissura anal podem apresentar grande desconforto durante o preparo para o exame de colonoscopia em decorrência das várias evacuações. Para a introdução do aparelho esses pacientes podem requerer sedação mais profunda.

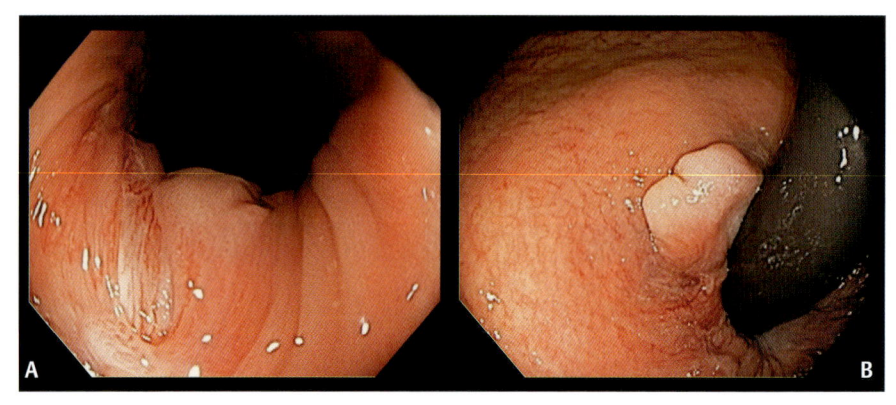

Fig. 11-5. (A) Fissura anal. (B) Papila hipertrófica associada observada em retrovisão.

A fissura pode ser suspeitada no início do exame quando, ao toque retal, percebe-se hipertonia esfincteriana. Habitualmente ocorre na borda mediana posterior do ânus, isto é, às 6 horas, mas pode ocorrer na linha mediana anterior em 19% dos casos.[13]

A colonoscopia é indicada nos casos em que há dúvida diagnóstica, nos pacientes em idade para início do rastreamento do câncer colorretal e quando há queixa de sangramento (Fig. 11-6), para se afastar a possibilidade de doença inflamatória associada. Em alguns casos, pode-se postergar temporariamente a solicitação da colonoscopia, para instituição do tratamento clínico, visando diminuir o desconforto associado ao preparo do cólon.

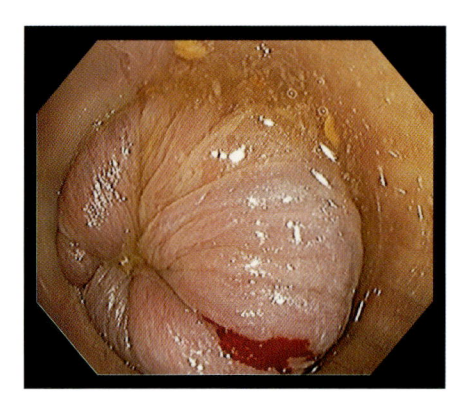

Fig. 11-6. Fissura anal aguda: sangramento em exame com anuscópio.

Tumores

Os tumores que se localizam no canal anal podem ser primários desta região (Fig. 11-7) ou tumores do reto distal que acabam por se estender em direção ao canal anal. A maioria dos tumores do reto são adenocarcinomas (Fig. 11-8), enquanto que os primeiros são representados principalmente pelos carcinomas espinocelulares e apresentam forte correlação com a infecção pelo papiloma vírus humano (HPV); assunto que será abordado mais adiante.

Estes tumores podem oferecer maior dificuldade para o diagnóstico, pois quando da retirada do aparelho o esfíncter tende a ocluir o canal anal trazendo dificuldades para

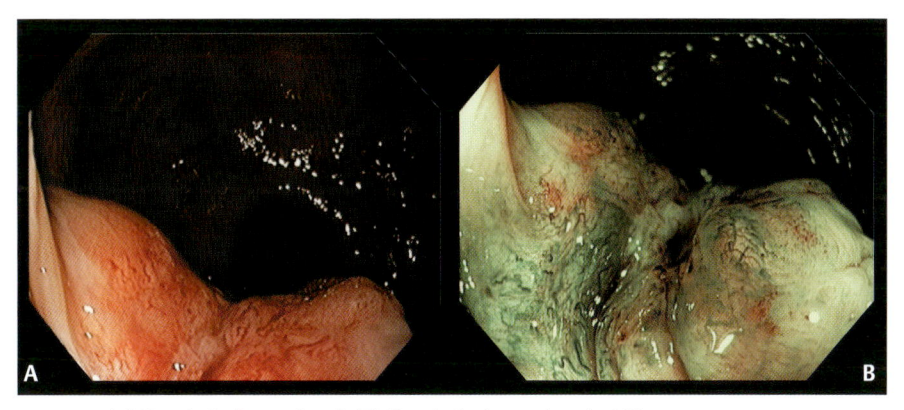

Fig. 11-7. (A) Neoplasia de canal anal. (B) Neoplasia de canal anal – NBI.

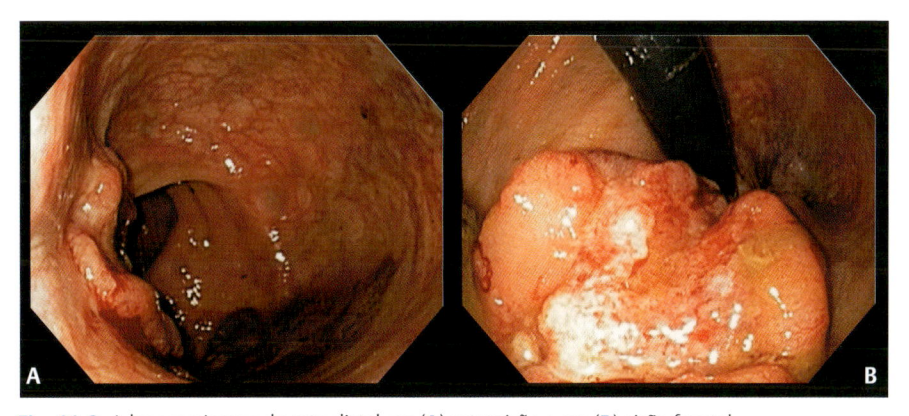

Fig. 11-8. Adenocarcinoma do reto distal em (A) retrovisão e em (B) visão frontal.

um exame adequado. Esta situação enfatiza o valor do toque retal antes da introdução do colonoscópio bem como a avaliação cuidadosa dessa região em visão frontal e em retroflexão.

Classicamente, a anuscopia de alta resolução com citologia anal é o exame indicado para o rastreamento de pacientes em risco para desenvolvimento do câncer do ânus e canal anal.[14] A videoanuscopia com cromoscopia, por sua vez, vem mostrando resultados favoráveis no diagnóstico da neoplasia intraepitelial anal. É realizada com videoendoscópios convencionais, auxiliados por cap de mucosectomia, enquanto que para a cromoscopia do canal anal utiliza-se ácido acético e a solução de Lugol.[15,16]

Proctopatia Actínica

A proctopatia actínica é resultado da irradiação do canal anal em pacientes submetidos à radioterapia para o tratamento dos tumores de próstata, colo uterino ou mesmo do reto e canal anal. Outrora denominada "proctite actínica", ocorre em aproximadamente 20% dos casos. As biópsias revelam pouco ou nenhum componente inflamatório ao exame anatomopatológico, levando alguns autores a sugerir a substituição do consagrado termo "proctite" por "proctopatia". A síndrome é decorrente da endarterite obliterante dos vasos da submucosa, causadas pela radiação, levando a um processo de isquemia crônica da mucosa e consequentemente à fibrose.[10] O tempo médio para o aparecimento da doença é de dois anos, mas pode ocorrer até 30 anos após irradiação pélvica.[10]

Os sintomas mais comumente relacionados à proctopatia actínica são hematoquezia, tenesmo, diarreia e urgência evacuatória. Os achados endoscópicos são inespecíficos e variam conforme a gravidade do quadro podendo-se encontrar desde discreto enantema localizado até úlceras extensas e estenoses.[17] É frequente também a ocorrência de angiectasias: vasos neoformados tortuosos que propiciam sangramento (Figs. 11-9 e 11-10) e podem ser tratados através de técnicas endoscópicas, conforme abordado em outro capítulo.

É importante ressaltar que, nesses pacientes, há risco aumentado para o desenvolvimento de câncer colorretal.[18-20]

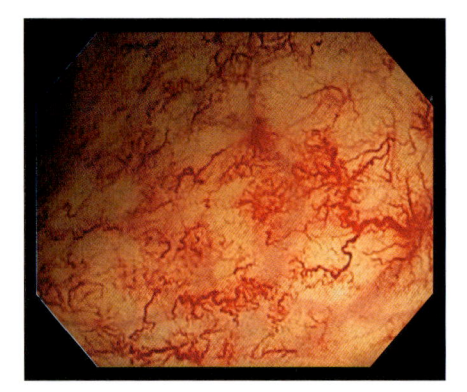

Fig. 11-9. Proctopatia actínica – notam-se vasos de neoformação.

Fig. 11-10. Proctopatia actínica – retrovisão.

Doença de Crohn

A doença de Crohn pode acometer todo o trato digestório, incluindo o ânus e o canal anal.

É importante que o canal anal seja avaliado adequadamente e a realização da retroflexão seja feita com cautela (Figs. 11-11 e 11-12). Recomendamos que, quando há sinais de processo inflamatório intenso no reto, a retroflexão seja evitada, devido ao risco de eventuais lesões a parede do órgão, seja pela hiperinsuflação ou por trauma direto do aparelho.

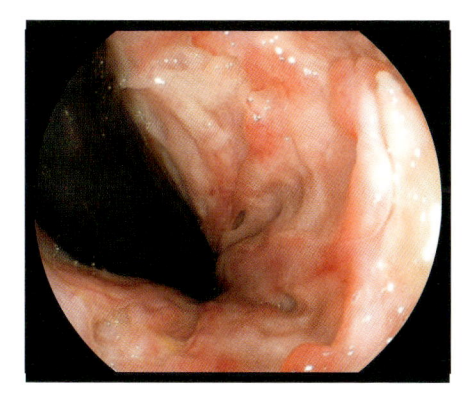

Fig. 11-11. Doença de Crohn – úlceras profundas observadas em retrovisão.

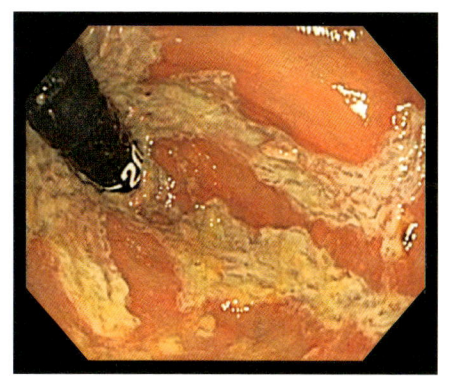

Fig. 11-12. Doença de Crohn – retrovisão mostrando úlceras longitudinais no canal anal e reto distal.

Doenças Sexualmente Transmissíveis

As doenças sexualmente transmissíveis podem acometer a região anorretal por contato sexual. Manifestam-se mais comumente como úlceras anais e perianais, ou com sinais e sintomas da inflamação do reto: a proctite.

Os sintomas mais comumente relatados por pacientes manifestando um quadro de proctite aguda são:

- Secreção anal mucopurulenta.
- Sangramento anorretal.
- Constipação.
- Sensação de plenitude retal ou evacuação incompleta.
- Tenesmo e dor.

Ao exame físico ou endoscópico, pode-se evidenciar a presença de muco aderido à mucosa retal com perda do padrão vascular normal, edema da mucosa, friabilidade e sangramento ao toque do aparelho (Fig. 11-13).

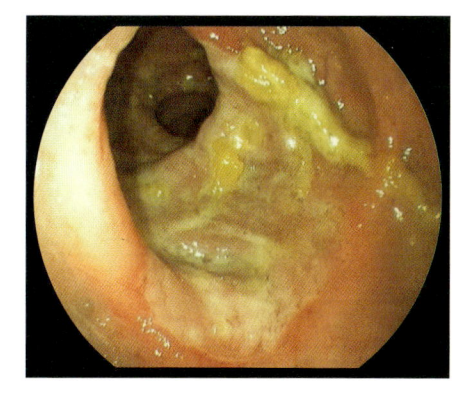

Fig. 11-13. Aspecto endoscópico da proctite aguda.

Em alguns casos são observadas ulcerações, podendo ser rasas (no caso do herpes vírus) ou profundas com elevação das bordas e infiltração local, simulando tumores (nos casos de infecção por sífilis e no linfogranuloma venéreo). Muitos desses achados são inespecíficos sendo necessária a realização de biópsias e exame anatomopatológico para definição do diagnóstico.

Em alguns pacientes ocorre associação de colite e/ou enterite aguda. Nesses casos observa-se:

- Diarreia (de grande volume na enterite, e de baixo volume na colite).
- Dor e cólica abdominal.
- Perda ponderal e febre (mais comumente relacionadas à enterite).

Os patógenos sexualmente transmissíveis mais comumente relacionados à infecção do trato anorretal são: o papiloma vírus humano (HPV), o vírus herpes simples (HSV) e o *Treponema pallidum*, agente causador da sífilis.[21]

HPV

Embriologicamente, o canal anal é um sítio de fusão do tecido do endoderma com a ectoderma, formando um epitélio de transição escamocolunar. Essa zona de transição é susceptível a alterações metaplásicas e displásicas relacionadas à infecção pelo papiloma vírus humano (HPV). A ocorrência de lesões escamosas intraepiteliais no canal anal, em particular as de alto grau, são consideradas pré-malignas e podem evoluir para o câncer anal. É a infecção sexualmente transmissível mais comum nos Estados Unidos. A estimativa é de que existam mais de 100 tipos de HPV e mais de 40 são conhecidos por infectar a região perianal, sendo os de maior risco para o desenvolvimento do câncer anorretal os tipos 16 e 18. A infecção pelo HPV pode ser latente, subclínica ou manifestar-se clinicamente através de verrugas anais; os condilomas, que estão associadas aos tipos de menor risco, HPV-6 e 11, em 90% dos casos.[21,22]

Embora sejam mais frequentemente encontradas na pele da região perianal, podem ocorrer no canal anal e menos frequentemente no reto distal. Nesta topografia podem apresentar aspecto verrucoso e podem, também, ser confundidas com pólipos, principalmente quando apresentam componente viloso (Figs. 11-14 e 11-15).

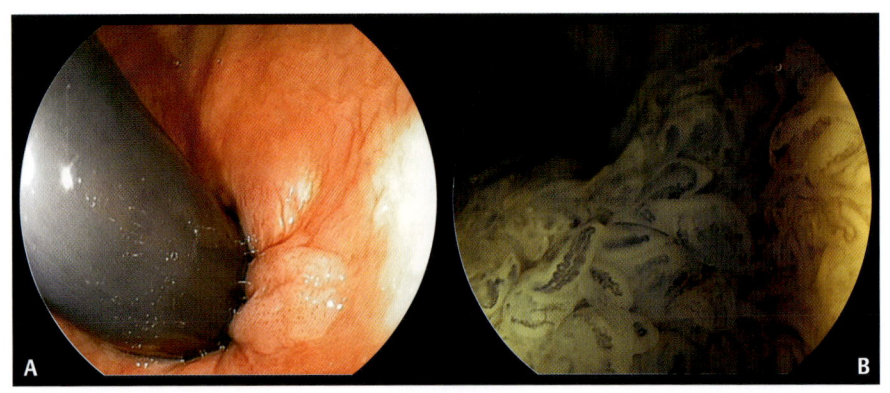

Fig. 11-14. (**A**) Lesão por HPV observada em retrovisão. (**B**) Lesão por HPV – exame com FICE havendo semelhança com lesão vilosa.

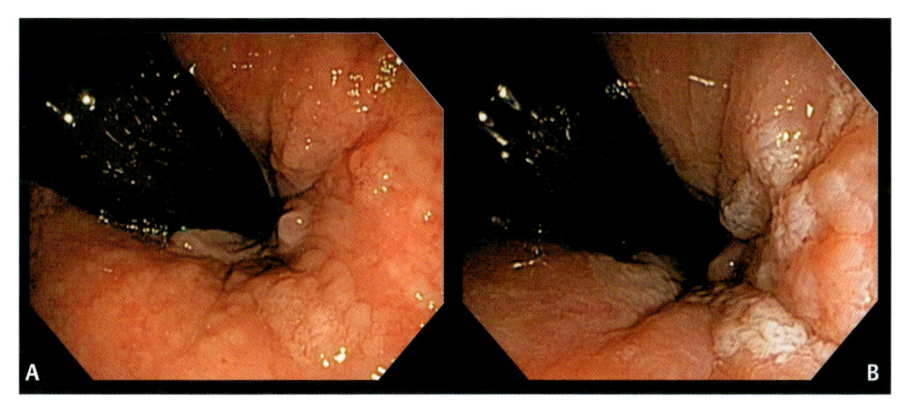

Fig. 11-15. (A) Lesão por HPV em retrovisão. (B) Após cromoscopia com ácido acético.

A maioria dos infectados é assintomática, no entanto as principais queixas referidas pelos pacientes com infecção pelo HPV e neoplasia escamosa intraepitelial do canal anal são: prurido, sangramento, irritação local e tenesmo. A avaliação do canal anal nesses pacientes é imprescindível e o diagnóstico é realizado por meio de biópsias direcionadas às áreas suspeitas, conforme discutido anteriormente.[21,22]

Nos assintomáticos é importante definir, através de uma história clínica completa, os indivíduos que apresentam fatores de risco para infecção pelo HPV, a saber: histórico de infecção prévia por HPV ou outras doenças sexualmente transmissíveis, HIV, tabagismo, imunossupressão e comportamento sexual de risco (coito anal receptivo).[23]

Embora esteja fora do âmbito de atuação do médico endoscopista, o início do exame de colonoscopia, pela visualização da região perianal e do toque retal, pode ser uma oportunidade de diagnóstico dessas lesões. Dessa forma devemos estar atentos quanto à existência dessas alterações e aptos a orientar nossos pacientes.

Herpes

Nos Estados Unidos, a maioria dos pacientes jovens, sexualmente ativos, e com histórico de úlceras perianais apresenta infecção pelo vírus herpes simples (HSV).[24] Dois tipos de HSV são causadores de herpes genital: HSV-1 e HSV-2. O HSV do tipo 2 é o mais frequentemente relacionado com as lesões perianais, porém a incidência de lesões nessa região, causadas pelo HSV do tipo 1, vem aumentando. São caracterizadas por vesículas, que se rompem e tornam-se úlceras dolorosas, que permanecem por semanas até sua cicatrização completa. O período de incubação varia de 2 a 12 dias após a exposição, e a contaminação pode ocorrer através de contato com a pele que já não apresenta características da infecção. O primeiro surto geralmente é o mais longo e sintomas sistêmicos como febre, linfadenopatia e mal-estar geral inespecífico podem ocorrer. O HSV permanece latente e surtos são comuns ao longo da vida.[25]

O acometimento acima da linha pectínea é pouco frequente, mas, quando ocorre, está associado a dor anorretal intensa, parestesia sacral, ulcerações difusas na mucosa do reto distal e disúria[26] (Fig. 11-16). Metade dos pacientes com proctite herpética manifestam linfadenopatia inguinal.[27] O acometimento do cólon e íleo terminal pode ser observado em alguns pacientes, especialmente nos imunossuprimidos, e nesses casos podem ser encontradas ulcerações de bordas bem definidas[5] e levar a quadros de enterite com

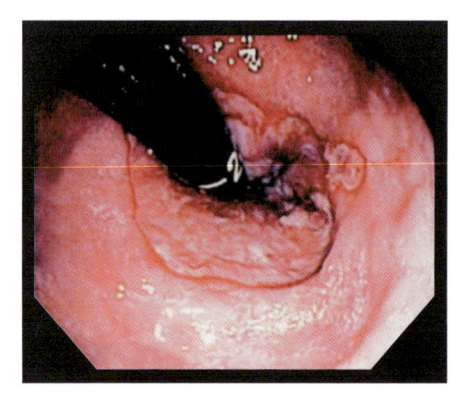

Fig. 11-16. Úlcera herpética do canal anal observada em retrovisão.

diarreia aquosa intensa, presença de muco ou sangue nas fezes e sintomas sistêmicos.[22] O principal diagnóstico diferencial, nesses casos, é com a enterite causada pela infecção pelo citomegalovírus (CMV).[23]

Sífilis

Um dos diagnósticos diferenciais a se considerar, em pacientes sexualmente ativos com úlceras perianais é o da infecção pelo *Treponema pallidum*. O acometimento primário do reto pela sífilis, apesar de pouco frequente, tem sido relatado principalmente em homens homossexuais. O quadro clínico pode incluir sangramento, urgência para evacuar e eliminação de muco ou material purulento. Em média, os primeiros sintomas ocorrem cerca de 7 dias após a infecção, mas em alguns casos as primeiras lesões só se manifestam 3 meses após o contato.

Inicialmente ocorrem úlceras, podendo ser únicas ou múltiplas, na região de inoculação. As lesões perianais geralmente são dolorosas e desaparecem cerca de 3 a 6 semanas, independente do tratamento. O toque retal pode revelar lesão ulcerada no reto e a presença de sangue na luz.

A colonoscopia mostra úlcera de aspecto irregular que pode se assemelhar a doença inflamatória intestinal, neoplasia e úlcera solitária do reto (Figs. 11-17 e 11-18). O diagnóstico é feito por biópsia e sorologia.[22]

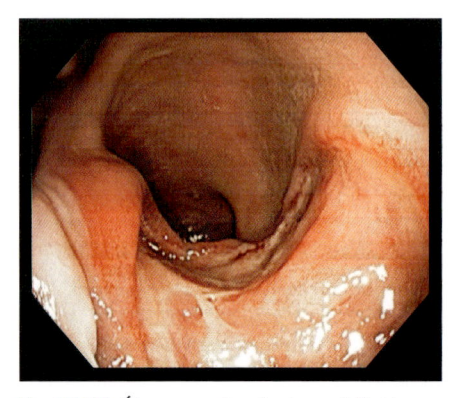

Fig. 11-17. Úlcera com bordos bem definidos.

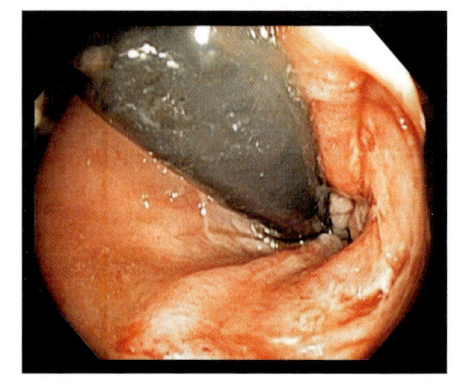

Fig. 11-18. Úlcera luética – retrovisão.

Semanas ou meses após a manifestação inicial da sífilis, 25% dos pacientes desenvolvem o quadro de sífilis secundária, que na região anorretal pode provocar a ocorrência de lesões perianais, da mucosa do canal anal e proctite. A sífilis terciaria é caracterizada pelo quadro neurológico com paralisia, demência e lesões a múltiplos órgãos, podendo ocorrer 10 a 30 anos após a infecção inicial. É importante ressaltar a correlação da sífilis com infecção pelo HIV, não somente pelo comportamento de risco desses pacientes, mas pelo fato de que as úlceras ativas facilitam a infecção pelo vírus, aumentando o risco de contaminação em até cinco vezes.[28]

Donovanose (Granuloma Inguinal)
A *Klebisiella granulomatis* é uma bactéria intracelular que causa uma doença ulcerativa na região genital e no ânus. Embora bastante incomum, é endêmica em algumas regiões do mundo. Pode ocasionar lesões ulceradas na região perianal que apresentam coloração vermelho vivo, por serem altamente vascularizadas e sangrarem facilmente. Está associada à linfadenopatia inguinal e granulomas subcutâneos.[27]

Cancroide
A infecção pelo *Haemophilus ducreyi* é bastante infrequente. Sua transmissão ocorre por meio de pequenas fissuras na pele durante o contato sexual. Inicialmente observa-se a formação de pápulas, bastante sensíveis ao toque, que evoluem para pústulas e posteriormente úlceras. Seu diagnóstico é difícil e geralmente é feito por exclusão: úlceras dolorosas perianais na ausência de infecção pelo *Treponema pallidum* ou HSV e presença de linfadenopatia inguinal, típica do cancroide.[21]

Gonorreia e Clamídia
A maioria das infecções retais causadas pela *Chlamydia trachomatis* (linfogranuloma venéreo) e *Neisseria gonorrhoeae* é assintomática. No entanto, faz-se necessário excluir ambos os patógenos em todos os pacientes com queixas de proctite (aguda ou crônica) e histórico de coito anal receptivo nos últimos 6 meses. Um quadro de criptite pode se manifestar em alguns casos, podendo ser observada saída de secreção mucopurulenta à manipulação das criptas de Morgagni com o anuscópio, e está associado à infecção pelo gonococo.[27]

Na proctite relacionada com linfogranuloma venéreo, os sintomas constitucionais geralmente são exuberantes, sendo comum a associação de febre, mal-estar geral e astenia na vigência de linfadenopatia regional. Se não tratada pode evoluir para formação de abscessos perianais e fístulas e a estenose retal é uma sequela tardia conhecida.[22]

O VALOR DA RETROVISÃO NA AVALIAÇÃO DO RETO DISTAL
A retroflexão do colonoscópio pode ser alcançada utilizando-se os comandos do aparelho em posição máxima e procedendo-se à introdução cuidadosa do tubo de inserção. Desta forma o colonoscópio permitirá a visão do reto distal e do canal anal até o anoderma. Deve-se, então, manter insuflação suficiente para a distensão adequada do reto distal, permitindo sua melhor visualização, até a exposição adequada da LP. Há necessidade de extremo cuidado na realização desta manobra que deverá ser interrompida a qualquer sinal de resistência ou desconforto por parte do paciente. Com a rotação do aparelho fletido pode-se inspecionar toda a circunferência da região anorretal. Nos casos onde não é possível a retroflexão e existem áreas com dificuldade de acesso, podemos utilizar o anuscópio.

Em alguns pacientes, por apresentarem um reto mais estreito, pode ser difícil ou mesmo impossível a execução dessas manobras. Nestes casos não é indicado forçar o aparelho contra o reto, evitando-se assim lesões à parede do órgão.

Essa manobra foi descrita em 1982[29] e a partir de então várias publicações desde mostraram que o uso rotineiro da manobra de retrovisão poderia aumentar o percentual de detecção de pólipos adenomatosos do reto distal.[11,30-33] Outros autores, no entanto, não observaram aumento na taxa da detecção dessas lesões. Em um estudo[33] que envolveu 1.502 colonoscopias a manobra de retroflexão no reto foi aplicada em 1.411 exames (93%), não sendo possível em 7%, por questões anatômicas. Sete pólipos foram vistos somente após a manobra de retrovisão, sendo um deles um adenoma tubular e os outros seis hiperplásicos. Este estudo tem a maior casuística já apresentada e a retroflexão no reto não demonstrou importância estatisticamente significativa na detecção de neoplasias do reto distal.[33]

Embora seja uma manobra segura, quando bem empregada, existem relatos de perfuração após a realização da retroflexão no reto.[34,35] Geralmente essas complicações ocorrem em pacientes que apresentam um reto demasiadamente estreito ou portadores de morbidades como a RCUI, a doença de Crohn e a proctopatia actínica.

Os objetivos do exame em retrovisão do reto não se restringem apenas ao diagnóstico dos pólipos. A avaliação da proctite distal na RCUI e da proctopatia actínica distal, a detecção de condilomas e outras afecções infecciosas do canal anal e a avaliação e tratamento da doença hemorroidária interna, muitas vezes só são possíveis através desta manobra.

Realizamos um estudo em nosso serviço onde 200 pacientes, submetidos à colonoscopia foram avaliados prospectivamente. A avaliação do reto foi feita em visão frontal em um primeiro momento e em seguida foi realizada a manobra de retrovisão. Neste estudo encontramos oito novos achados por meio da retroflexão, sendo um pólipo adenomatoso, quatro pólipos hiperplásicos e três pólipos inflamatórios.[36] Embora em alguns casos a avaliação frontal do reto distal possa ser normal e somente a manobra de retrovisão permita a identificação de lesões envolvendo o canal anal (Figs. 11-19 e 11-20), estatisticamente, não há evidências de que deva ser realizada em todos os exames, podendo ser reservada aos casos em que a visualização da mucosa retal, até próximo à linha pectínea, não foi satisfatória em visão frontal.

Por outro lado, acreditamos que, pela segurança e facilidade de execução, esta pode e deve ser encorajada e, indiscutivelmente, deve ser de domínio técnico do colonoscopista.

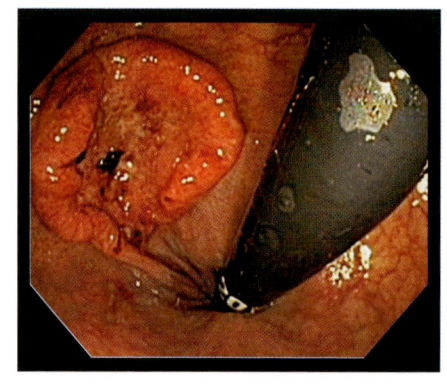

Fig. 11-19. Lesão ulcerada do reto distal.

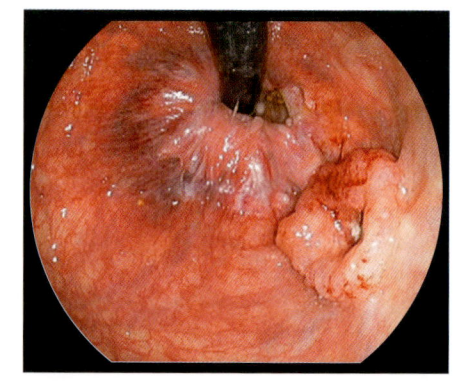

Fig. 11-20. Lesão ulcerada do reto distal.

Sua principal utilidade é na detecção e ressecção de pólipos do reto distal, mas também é útil na avaliação endoscópica e eventual tratamento de hemorroidas internas sintomáticas.

TRATAMENTO ENDOSCÓPICO DA DOENÇA HEMORROIDÁRIA INTERNA SINTOMÁTICA

Desde 1998 têm sido publicados estudos sobre a ligadura de hemorroidas usando o endoscópio flexível com o auxílio da manobra de retrovisão.[37-42] Esse método vem sendo aplicado em trabalhos com grandes casuísticas e demonstrou que, além da segurança e efetividade, traz vantagens como maior conforto para o paciente com o aproveitamento da sedação feita para a colonoscopia. Observa-se, também, redução do número de sessões necessárias para o tratamento, pela possibilidade de se realizar maior número de ligaduras por sessão. Estudo prospectivo randomizado publicado em 2004 comparou a ligadura de hemorroidas através do anuscópio rígido com a realizada pelo aparelho flexível.[43] Este estudo envolveu 100 pacientes com doença hemorroidária graus II ou III, todos com sangramento crônico. Não houve diferença estatística quando se comparou dor e/ou sangramento após o procedimento e recorrência do sangramento em um ano. Entretanto, quando se analisou o número de sessões, houve nítida superioridade da ligadura com endoscópio flexível, com um número de sessões e de bandas menor em relação ao tratamento com o aparelho rígido. Outra vantagem da ligadura com aparelho flexível é a possibilidade de documentação fotográfica.[43]

A técnica de ligadura elástica endoscópica de hemorroidas é muito semelhante àquela empregada na ligadura de varizes esofagianas. O mamilo hemorroidário é visualizado e aspirado para dentro do dispositivo de ligadura elástica que, então, dispara a banda elástica, fazendo assim o estrangulamento do tecido apreendido. A interrupção do suprimento sanguíneo na região promove necrose do tecido. Apesar da possibilidade de ser realizado em visão frontal, acreditamos que o procedimento em retrovisão facilita a melhor aplicação das bandas elásticas. Um fator técnico de extrema importância é atentar para que as ligaduras sejam realizadas acima da linha pectínea, evitando assim o risco de dor intensa e desconforto anal.

Tendo em vista os bons resultados publicados, iniciamos em 2008 a realização da ligadura de hemorroidas com o aparelho flexível. Utilizamos em todos os casos um gastroscópio *standard* de 9,8 mm, pois os dispositivos de ligadura elástica disponíveis são os mesmos utilizados para a ligadura de varizes esofágicas e não comportam o diâmetro do tubo de inserção do colonoscópio (Fig. 11-21).

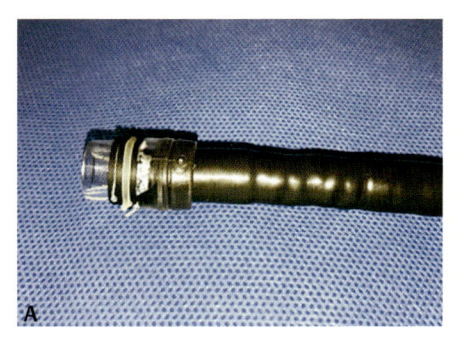

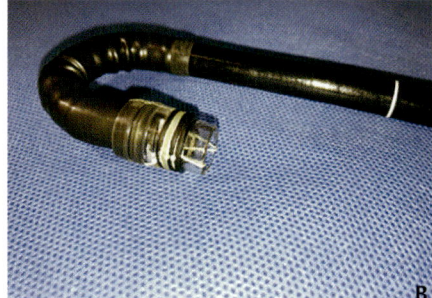

Fig. 11-21. (**A** e **B**) Gastroscópio *standard* de 9,8 mm com o dispositivo de ligadura elástica em posição neutra e em retroflexão.

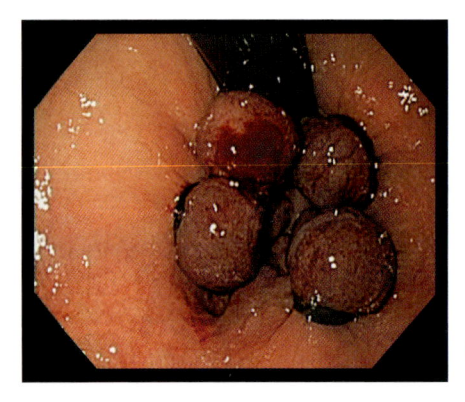

Fig. 11-22. Aspecto pós-aplicação de quatro ligaduras elásticas.

Após identificação dos mamilos hemorroidários, inicia-se a aplicação pelo maior deles, que é aspirado de forma a fazê-lo penetrar no dispositivo de ligadura previamente instalado no endoscópio. Com o disparo, o elástico laça e isquemia o mamilo (Fig. 11-22).

O acompanhamento desses pacientes e demonstrou que a maioria deles sente-se satisfeito com os resultados dessa modalidade de tratamento.[12] Portanto, com base na literatura e nesta pequena experiência inicial, concordamos que o tratamento da doença hemorroidária sintomática (graus II e III) pode ser feito por meio da ligadura elástica utilizando aparelhos flexíveis, procedimento este que se mostrou seguro e eficaz, principalmente nos pacientes com indicação de colonoscopia total.[44] O principal fator negativo associado a esse método talvez seja o alto custo.

Deve-se ter em mente que os pacientes candidatos à ligadura elástica endoscópica necessitam ser previamente orientados quanto às possíveis complicações do método, principalmente a ocorrência de dor após o procedimento. Em nossa experiência, a maioria dos que apresentaram dor referiram-na como de intensidade leve a moderada, apresentando melhora com analgésicos ou anti-inflamatórios não esteroides. Em casos de dor moderada a intensa, pode-se utilizar analgésicos derivados dos opioides (p. ex., tramadol).

BIÓPSIAS E RESSECÇÕES DE LESÕES EM PROXIMIDADE COM A LINHA PECTÍNEA

O reto é sede de 15% dos tumores malignos do cólon. Apesar dos avanços diagnósticos, estudos mostram que nesse segmento, assim como no cólon direito e sigmoide, algumas lesões podem ser "perdidas" durante a avaliação colonoscópica,[45] sendo o terço distal do reto, provavelmente, o local mais crítico. Dessa forma, o exame proctológico, principalmente o toque retal, mostra-se fundamental, pois permite o diagnóstico de grande parte das lesões distais.

A anuscopia, por sua vez, não permite o tratamento adequado da maioria das lesões retais. Nesses casos, a colonoscopia pode ser a ferramenta necessária. Através das técnicas de polipectomia e mucosectomia endoscópica, a maior parte das lesões precoces do reto podem ser adequadamente avaliadas e tratadas.

Em relação à polipectomia endoscópica, algumas particularidades devem ser lembradas em relação a sua realização no segmento distal do reto. A proximidade com a LP requer maior cautela na apreensão do pólipo, evitando-se que a laçada tracione alguma porção do tecido abaixo desta, que é altamente inervado e ocasionará intensa dor ao paciente. Quanto ao uso da eletrocoagulação, aplicada através de alça de polipectomia, todos os cuidados devem ser tomados a fim de evitar-se a dissipação da corrente elétrica, tendo em mente a inervação e a presença do complexo esfincteriano nesta região anatômica. Deve-se, também, considerar a intensa vascularização desta região, incluindo o plexo hemorroidário interno e externo, exigindo maiores cuidados para se evitar o sangramento pós-polipectomia. Lesões do reto distal junto à LP devem ser tratadas com maior atenção, sendo muitas vezes a manobra de retrovisão necessária para que se realize polipectomia segura e efetiva, conforme descrito.[46,47] A mucosectomia endoscópica, seja pela técnica fatiada ou até pela nova técnica de dissecção da submucosa já se mostrou útil para ressecção de grandes lesões do reto distal, com alguns relatos de caso já publicados, inclusive em lesões envolvendo o canal anal.[48-50]

A alternativa para o tratamento destas lesões é a ressecção cirúrgica transanal utilizando ou não equipamentos mais sofisticados como o TEM (*transanal endoscopic microsurgery*).[51-53] Esta forma de abordagem pode ser mais conveniente em determinados casos por permitir ressecções de toda a espessura da parede do reto em um único fragmento.

LAUDO DA COLONOSCOPIA: INCLUIR OU NÃO A AVALIAÇÃO DO CANAL ANAL?

É muito frequente médicos endoscopistas colocarem uma observação no laudo colonoscópico referindo-se às dificuldades e limitações do exame do canal anal com método em questão. Conforme discutido anteriormente, o canal anal pode ser examinado de forma adequada apesar de não ser a finalidade precípua do procedimento.

No entanto, o exame proctológico vai além da retroflexão e de um toque retal precedendo a colonoscopia. Sabemos também que nem todos os colonoscopistas possuem treinamento e experiência na avaliação do canal anal, e em todas as suas etapas que compreendem também a avaliação estática e dinâmica.

Ainda que o examinador esteja habilitado a realizar um bom exame proctológico, há que se concordar que este não faz parte da colonoscopia. Sendo assim, a nosso ver, eventuais afecções do canal anal devem ser descritas como informações complementares, e não como parte do relatório da colonoscopia.[54]

SUGESTÕES PARA UM EXAME ENDOSCÓPICO ADEQUADO DO RETO E DO CANAL ANAL

No exame do reto é necessária atenção especial às regiões posteriores as válvulas de Houston. Estas devem ser cuidadosamente inspecionadas objetivando menor perda de lesões como pequenos pólipos. Uma boa distensão, entretanto, pode ser de difícil realização em casos de hipotonia esfincteriana ou nos casos onde a insuflação traz desconforto e urgência evacuatória, especialmente nos exames de retossigmoidoscopia flexível, que geralmente são realizados sem sedação. Erro comum é a retirada rápida do aparelho através do reto distal e canal anal. A visão tangencial do aparelho de maneira rápida pode favorecer a perda de lesões.

INSPEÇÃO DIGITAL DA PRÓSTATA EM ASSOCIAÇÃO À COLONOSCOPIA PARA RASTREAMENTO DE CÂNCER COLORRETAL

Apesar de controverso, o *screening* do câncer de próstata continua a ser recomendado pela Sociedade Americana de Urologia e pela Sociedade Americana de Câncer em pacientes entre

50 e 70 anos através do toque retal e da análise do antígeno prostático (PSA).[55,56] Pacientes da mesma faixa etária possuem também recomendação para realização de rastreamento do câncer colorretal por meio da colonoscopia. Dentre as barreiras à ampla implementação dessa prática está o desconforto físico e também aspectos psicossociais.

O toque retal é rotineiramente realizado precedendo o exame endoscópico, tanto para complementar a avaliação endoscópica quanto para promover a dilatação e lubrificação do canal para a inserção do aparelho. Dessa maneira, alguns autores sugerem a associação da avaliação prostática ao exame colonoscópico. Além disso, a sedação contribuiria, também, para reduzir a ansiedade e o desconforto da avaliação prostática.

Apesar de o toque retal e da avaliação prostática serem parte da competência médica e não exclusiva do urologista, muitos endoscopistas sentem-se despreparados para realização do exame. Outras barreiras a essa prática é o tempo empregado a essa avaliação e as discussões sobre riscos e benefícios com o paciente, o que pode ser limitante em contexto de serviços com agendas muito dinâmicas.

REFERÊNCIAS BIBLIOGRÁFICAS

1. Nivativongs S, Stern HS, Fryd DS. The length of the anal canal. *Dis Colon Rectum*. 1982;24:600-1.
2. Milligan ETC, Morgan CN. Surgical anatomy of the anal canal: with special reference to anorectal fistulae. *Lancet*. 1934;2:1150-6.
3. Hulme-Moir M, Bartolo DC. Hemorrhoids. *Gastroenterol Clin North Am*. 2001;30:183-97.
4. Nelson RL, Abcarian H, Davis FG et al. Prevalence of benign anorectal disease in a randomly selected population. *Dis Colon Rectum*. 1995;38:341-5.
5. Riss S, Weiser FA, Schwameis K et al. The prevalence of hemorrhoids in adults. *Int J Colorectal Dis*. 2012;27:215-20.
6. Everhart JE (Ed.). The burden of digestive diseases in the United States. Bethesda, MD: National Institute of Diabetes and Digestive and Kidney Diseases, US Department of Health and Human Services, 2008.
7. Haas PA, Fox TA, Haas GP. The pathogenesis of hemorrhoids. *Dis Colon Rectum*. 1984;27(7):442.
8. Arabi Y, Alexander-Williams J, Keighley MR. Anal pressures in hemorrhoids and anal fissure. *Am J Surg*. 1977:134(5):508-10.
9. Thomson WHF. The nature of haemorrhoids. *Br J Surg*. 1975:62:542-52.
10. ASGE Technology Committee, Appalaneni V, Fanelli RD et al. The role of endoscopy in patients with anorectal disorders. *Gastroint Endosc*. 2010;72(6):1117-23.
11. Varadarajulu S, Ramsey WH. Utility of retroflexion in lower gastrointestinal endoscopy. *J Clin Gastroenterol*. 2001;32(3):235-7.
12. Fukuda A, Kajiyama T, Kishimoto H et al. Colonoscopic classification of internal hemorrhoids: usefulness in endoscopic band ligation. *J Gastroenterol Hepatol*. 2005;20:46-50.
13. Hananel N, Gordon PH. Re-examination of clinical manifestations and response to therapy of fissure-in-ano. *Dis Colon Rectum*. 1997;40:229-33.
14. Repiso Jiménez JB, Padilla España L, Fernández Morano T, de Troya Martín M. Despistaje de la neoplasia intraepitelial anal. Biopsia de canal anal guiada por anoscopia de alta resolución. *Actas Dermosifiliogr*. 2017;108:65-6.
15. Oette M, Wieland U, Schunemann M et al. Anal chromoendoscopy using gastroenterological video-endoscopes: a new method to pergorm high-resolution anoscopy for diagnosing intraepithelial neoplasia and anal carcinoma in HIV-infected patients. *Z Gastroenterol*. 2017 Jan;55(1):23-31.
16. Hillman RJ, Cuming T, Darragh T et al. 2016 IANS International Guidelines for Practice Standards in the Detection of Anal Cancer Precursors. *J Low Genit Tract Dis*. 2016;20(4):283-91.
17. O'Brien PC, Hamilton CS, Denham JW et al. Spontaneous improvement in late rectal mucosal changes after radiotherapy for prostate cancer. *Int J Radiat Oncol Biol Phys* 2004;58:75.

18. Nieder AM, Porter MP, Soloway MS. Radiation therapy for prostate cancer increases subsequent risk of bladder and rectal cancer: a population based cohort study. *J Urol.* 2008;180:2005-9;discussion 2009-10.
19. Kendal WS, Nicholas G. A population-based analysis of second primary cancers after irradiation for rectal cancer. *AmJ Clin Oncol.* 2007;30:333-9.
20. Baxter NN, Tepper JE, Durham SB et al. Increased risk of rectal cancer after prostate radiation: a population-based study. *Gastroenterology.* 2005;128:819-24.
21. Cone MM, Whitlow CB. Sexually transmitted and anorectal infectious diseases. *Gastroenterol Clin N Am.* 2013;42;877-92.
22. Vries HJC, Zingoni A, White JA et al. 2013 European guideline on the management of proctitis, proctocolitis and enteritis caused by sexually transmissible pathogens. *Intl J STD AIDS* 2014;25(7)456-74.
23. Berry JM, Jay N, Cranston RD et al. Progression of anal high-grade squamous intraepithelial lesions to invasive anal cancer among HIV-infected men who have sex with men. *Int J Cancer.* 2014;134(5):1147.
24. Workowski KA, Berman S. Sexually transmitted diseases treatment guidelines 2010. *MMWR Recomm Rep.* 2010;59(RR-12):1-110.
25. Genital Herpes-CDC fact sheet. (Acesso em 2017 Mar 19). Disponível em: http://www.cdc.gov/std/herpes/stdfact-herpes.htm.
26. Goodell SE, Quinn TC, Mkrtichian E et al. Herpes simplex virus proctitis in homosexual men. Clinical, sigmoidoscopic and histopathological features. *N Engl J Med.* 1983;30(15):868-71.
27. Whitlow C, Gottesman L, Bernestein MA. Sexually transmitted diseases. In: Beck DE, editor. *The ASCRS text book of colon and rectal surgery.* New York: Springer, 2011. p. 295-307.
28. Syphilis-CDC fact sheet. (Acesso em 2017 Mar 10). Disponível em: http://www.cdc.gov/std/syphillis/stdfact-syphillis.htm.
29. Grobe JL, Kozarek RA, Sanowski RA. Colonoscopic retroflexion in the evaluation of rectal disease. *Am J Gastroenterol.* 1982;77(11):856-8.
30. Cutler AF, Pop A. Fifteen years later: colonoscopic retroflexion revisited. *Am J Gastroenterol.* 1999;94(6):1537-8.
31. Thornton SC, Hirshorn SA, Bradway M, Levien D. Anoscopy vs. retroflexion for evaluation of the anal canal. *Dis Colon Rectum.* 2002;45(8):1120-1.
32. Hanson JM, Atkin WS, Cunliffe WJ et al. Rectal retroflexion: an essential part of lower gastrointestinal endoscopic examination. *Dis Colon Rectum.* 2001;44(11):1706-8.
33. Saad A, Rex DK. Routine rectal retroflexion during colonoscopy has a low yield for neoplasia. *World J Gastroenterol.* 2008 Nov 14;14(42):6503-5.
34. Ahlawat SK, Charabaty A, Benjamin S. Rectal perforation caused by retroflexion maneuver during colonoscopy: closure with endoscopic clips. *Gastrointest Endosc.* 2008;67(4):771-3.
35. Averbach P, Dishchekenian FM, Queiroz PM. Long term follow up results of patients submitted to endoscopic Elastic Band ligation as a treatment of hemorrhoidal disease – DDW 2017.
36. Averbach M, Amory NR, Correa P et al. Es util la retroflexion para examiner el recto distal? Un estudio prospectivo. *Revista de Gastroenterologia Del Peru.* 2001;21(4):S54 220.
37. Cazemier M, Felt-Bersma RJ, Cuesta MA, Mulder CJ. Elastic band ligation of hemorrhoids: flexible gastroscope or rigid proctoscope? *World J Gastroenterol.* 2007 28;13(4):585-7.
38. Berkelhammer C, Moosvi SB. Retroflexed endoscopic band ligation of bleeding internal hemorrhoids. *Gastrointest Endosc.* 2002;55(4):532-7.
39. Trowers EA, Ganga U, Rizk R et al. Endoscopic hemorrhoidal ligation: preliminary clinical experience. *Gastrointest Endosc.* 1998;48(1):49-52.
40. Su MY, Tung SY, Wu CS et al. Long-term results of endoscopic hemorrhoidal ligation: two different devices with similar results. *Endoscopy.* 2003;35(5):416-20.
41. Su MY, Chiu CT, Wu CS et al. Endoscopic hemorrhoidal ligation of symptomatic internal hemorrhoids. *Gastrointest Endosc.* 2003;58(6):871-4.
42. Fukuda A, Kajiyama T, Arakawa H et al. Retroflexed endoscopic multiple band ligation of symptomatic internal hemorrhoids. *Gastrointest Endosc.* 2004;59(3):380-4.

43. Wehrmann T, Riphaus A, Feinstein J, Stergiou N. Hemorrhoidal elastic band ligation with flexible videoendoscopes: a prospective, randomized comparison with the conventional technique that uses rigid proctoscopes. *Gastrointest Endosc.* 2004;60(2):191-5.
44. Averbach M, Salomão BC, Correa P et al. Ligadura de hemorróidas usando endoscópio flexível. Apresentado na VII Semana Brasileira do Aparelho Digestivo, 2008.
45. Rex DK, Rahmani EY, Haseman JH et al. Relative sensitivity of colonoscopy and barium enema for detection of colorectal cancer in clinical practice. *Gastroenterology.* 1997;112(1):17-23.
46. Pishvaian AC, Al-Kawas FH. Retroflexion in the colon: a useful and safe technique in the evaluation and resection of sessile polyps during colonoscopy. *Am J Gastroenterol.* 2006;101(7):1479-83.
47. Rex DK, Khashab M. Colonoscopic polypectomy in retroflexion. *Gastrointest Endosc.* 2006;63(1):144-8.
48. Tanaka S, Oka S, Chayama K. Colorectal endoscopic submucosal dissection: present status and future perspective, including its differentiation from endoscopic mucosal resection. *J Gastroenterol.* 2008;43(9):641-51.
49. Tamegai Y, Saito Y, Masaki N et al. Endoscopic submucosal dissection: a safe technique for colorectal tumors. *Endoscopy.* 2007;39(5):418-22.
50. Antillon MR, Bartalos CR, Miller ML et al. En bloc endoscopic submucosal dissection of a 14-cm laterally spreading adenoma of the rectum with involvement to the anal canal: expanding the frontiers of endoscopic surgery. *Gastrointest Endosc.* 2008;67(2):332-7.
51. Turner J, Saclarides TJ. Transanal endoscopic microsurgery. *Minerva Chir.* 2008;63(5):401-12.
52. Røkke O, Iversen KB, Ovrebø K et al. Local resection of rectal tumors by transanal endoscopic microsurgery: experience with the first 70 cases. *Dig Surg.* 2005;22(3):182-9.
53. Guillem JG, Chessin DB, Jeong SY et al. Contemporary applications of transanal endoscopic microsurgery: technical innovations and limitations. *Clin Colorectal Cancer.* 2005;5(4):268-73.
54. Averbach M, Cutait R, Correa P. A colonoscopia e o canal anal. *GED* 2001;20(6):235-6.
55. Carter HB, Albertsen PC, Barry MJ et al. Early detection of prostate cancer: AUA Guideline. *J Urol.* 2013;190:419-26.
56. American Cancer Society. Prostate cancer prevention and early detection. (Acesso em 2017 Mar 28). Disponível em: https://www.cancer.org/research/cancer-facts-statistics/cancer-prevention-early-detection.html.
57. Fang CJ, Faerber G, Samadder J. Digital rectal examination for prostate cancer screening performed with colonoscopy for colon cancer screening: 2 for the price of 1. *Gastrointestinal Endoscopy.* 2017;86(6).

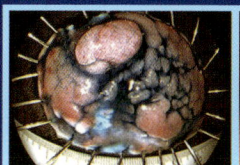

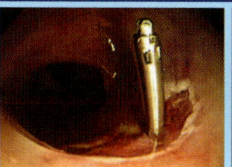

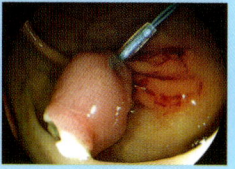

12

ENDOSCOPIA DIGESTIVA NA ENDOMETRIOSE INTESTINAL

Lucio Giovanni Battista Rossini
Silvia Mansur Reimão
Anna Fernanda Cazavia Domene

INTRODUÇÃO

A endometriose é uma doença ginecológica inflamatória, estrogênio-dependente, caracterizada pela confirmação histológica da presença de glândulas endometriais e/ou estroma endometrial fora da cavidade uterina e do miométrio.[1]

A primeira descrição da endometriose pélvica data de 1860 e foi creditada a Rokitansky, que referiu a doença envolvendo o útero, tubas e ovários. Em 1909, Mackenrodt realizou a primeira ressecção intestinal decorrente de um quadro obstrutivo de sigmoide, contudo, foi Sampson, em 1921, que definiu a endometriose como a presença de tecido com aspecto histológico e funcional semelhante ao endométrio tópico, localizado fora de seu sítio habitual. Apesar de benigno, este tecido teria o potencial de invadir órgãos adjacentes e distorcer a anatomia pélvica.[1]

A real prevalência ainda é desconhecida, pois não se sabe quantas mulheres acometidas são assintomáticas, mas estima-se que entre 8 e 15% das mulheres em fase reprodutiva sejam afetadas pela doença.[1]

A doença se manifesta após a menarca e sua incidência diminui após os 55 anos. A dependência estrogênica justifica a maior incidência da endometriose no período reprodutivo da mulher e nas nulíparas. A endometriose também pode estar presente e acometer o intestino em mulheres após a menopausa, existindo relatos em pacientes com até 76 anos.[2]

Os implantes endometriais são observados principalmente nos ovários, tubas uterinas, recesso retrouterino, ligamentos uterossacrais, peritônio pélvico, útero, cólon sigmoide, reto, íleo, apêndice, bexiga, ureter, ceco, septo retovaginal e vagina. Mais raramente observam-se implantes na vulva, umbigo, parede abdominal, regiões inguinais, cicatrizes cirúrgicas, omento, diafragma, pulmões, pleura, jejuno, estômago, pâncreas, divertículo de Meckel, rins, ureteres, linfonodos e espaço subaracnóideo.[2]

O envolvimento intestinal é a forma mais comum de doença extragenital e acomete de 3 a 37% das mulheres com endometriose. Os locais mais comuns de encontrar lesão intestinal são cólon sigmoide e reto, em até 95% dos casos. A maior frequência da endometriose no reto, sigmoide, apêndice, ceco e íleo terminal pode ser explicada pela proximidade anatômica com o útero e pela tendência de drenagem do líquido peritoneal para essas regiões.[3]

Os implantes intestinais podem se apresentar isolados, sem outros sítios de endometriose intestinal ou pélvica, em 20,6% dos casos e podem ser encontrados em mais de um segmento intestinal, em até 39,1% das pacientes.[4,5]

O diagnóstico de endometriose intestinal é difícil e geralmente tardio. Estima-se que ocorra, em média, ao redor de sete anos após o início da doença. Esta demora decorre da não especificidade dos sinais e sintomas da doença intestinal e da existência de lesões assintomáticas que tem seu diagnóstico feito incidentalmente por meio de exames de imagem ou durante cirurgias por outras causas. Os sintomas mais comuns de endometriose intestinal são: dismenorreia, dispareunia, dor pélvica, alteração de hábito intestinal, puxo, tenesmo, enterorragia e raramente suboclusão ou oclusão intestinal, podendo também estar relacionada com a infertilidade. Os sintomas gastrointestinais da endometriose são crônicos e ocorrem em até 60% das mulheres com endometriose.[6]

A patogênese da doença provavelmente é multifatorial. A menstruação retrógrada é a teoria mais difundida para explicar os implantes. Nesta teoria, o endométrio descamado fluiria pelas trompas, cairia na cavidade peritoneal e se implantaria no peritônio. No entanto, esta teoria não consegue explicar a presença de focos de endometriose nas regiões do organismo, que não mantém contato com o peritônio, como o pulmão, as meninges e o nariz. Desta forma a teoria de desenvolvimento da endometriose a partir da metaplasia do epitélio pluripotencial celômico, a teoria da disseminação hematogênica ou linfática, assim como a existência de outros fatores, como ambientais, estresse e relacionados com a imunidade, também são considerados dentro da patogênese da doença.[7]

A endometriose intestinal acomete, inicialmente, a camada serosa do intestino. Inicialmente, pequenas vesículas ou placas brancas implantam-se na serosa. A seguir, formam-se nódulos azulados ou enegrecidos. Com o estímulo hormonal cíclico da mulher, o implante passa por períodos de crescimento, seguidos por processos de fibrose e, paulatinamente, cresce longitudinalmente, lateralmente e na profundidade da parede intestinal, através das camadas muscular própria longitudinal, muscular própria circular, submucosa e mais raramente até a camada mucosa. A fibrose e a hiperplasia reacional da camada muscular própria podem levar à formação de grandes nódulos ou placas e promover estenose da luz intestinal. Externamente à parede intestinal ocorrem aderências nas zonas de contato com a fibrose. Seguindo a classificação, relativa à profundidade da endometriose, quando a infiltração atinge mais do que 5 mm, além do peritônio visceral, deve ser denominada de endometriose profunda, contudo, a profundidade da lesão nem sempre e a variante que determina os sintomas. Observamos que, muitas vezes, lesões mais espraiadas do que nas profundas, como lesões intermediárias (de 2 a 5 mm) ou superficiais (menos que 2 mm), têm potencial de causar sintomas incapacitantes.[8]

DIAGNÓSTICO

O diagnóstico definitivo da endometriose é obtido por histologia, mas o exame ginecológico, o exame proctológico, a colonoscopia, o enema opaco, a ressonância magnética da pelve, a ultrassonografia transvaginal, a ecoendoscopia e a laparoscopia auxiliam na hipótese diagnóstica e no estadiamento da endometriose. Levando em consideração os dados clínicos (idade, sinais, sintomas, desejo de gestação, riscos) e resultados dos exames de imagem, o tratamento de pacientes sintomáticas geralmente segue duas condutas principais, o clínico-medicamentoso e/ou cirúrgico. O tratamento cirúrgico inclui a ressecção das lesões diagnosticadas e estadiadas pelos métodos de imagem, desta forma, para reduzir o risco de persistência de doença após uma cirurgia, a determinação exata da localização e extensão da doença deve ser conhecida e priorizada.[9,10]

A endometriose intestinal pode apresentar algumas características que podem simular lesões malignas, incluindo difusão extensa, crescimento, invasão de estruturas adjacentes e implantes em diferentes órgãos.

Diante de sinais e sintomas ou de exames sugestivos da doença, além da endometriose, outras causas devem ser afastadas. O diagnóstico diferencial com neoplasias intestinais malignas deve ser realizado precocemente, evitando retardo terapêutico.

O diagnóstico diferencial deve incluir outras neoplasias primárias, como tumores carcinoides em fases avançadas, linfomas, pseudomixoma do peritônio, peritonite granulomatosa, sarcoma de Kaposi, tumores desmoides intra-abdominais, *schwannomas*, tumor de células granulares (Abrikosoff), sarcoma, GIST, entre outras. Deve-se considerar também a possibilidade de metástases de neoplasias da pele (melanoma), mama, estômago, pâncreas, cólon, ovário e útero além de invasão neoplásica por contiguidade.

Diagnósticos diferenciais não neoplásicos também devem ser considerados e incluem, cólon irritável, diverticulite, abscesso apendicular, abscesso pélvico, isquemia, enterite ou fibrose radioativa, linfogranuloma venéreo, doenças inflamatórias intestinais, tuberculose e esplenose.[9,10]

Considerando estes dados, antes de iniciar um tratamento da endometriose intestinal o médico ginecologista precisa considerar alguns dados que devem ser respondidos pela clínica e pelos exames complementares:[9,10]

1. Existe lesão infiltrativa sugestiva de endometriose comprometendo o intestino?
2. Qual a localização da lesão?
3. Qual o grau de invasão (profundidade, extensão, percentual da circunferência intestinal acometida) das estruturas envolvidas?
4. A lesão invade estruturas adjacentes ou promove aderências a estas?
5. Qual a distância da lesão até a reflexão peritoneal posterior?
6. Qual a distância entre a lesão e o esfíncter anal?
7. O septo retovaginal está comprometido?
8. A doença é multifocal?
9. Existe alguma lesão ou doença que pode causando os sintomas?
10. Existe a necessidade do diagnostico histológico?

Durante o exame ginecológico podem ser palpados espessamentos e/ou nodulações retrocervicais e/ou paracervicais e dor à mobilização do colo uterino. Esta propedêutica associada à dismenorreia é fortemente sugestiva de endometriose pélvica profunda e está frequentemente associada à endometriose intestinal.

O exame proctológico é fundamental, visto que o reto frequentemente é acometido. Ao toque retal é possível palpar espessamentos ou nódulos da parede retal, que podem ser dolorosos à palpação.

Exames laboratoriais realizados durante os primeiros dias do fluxo menstrual, como o aumento do marcador CA 125 acima de 100 UI/mL e da proteína amiloide A, com valores superiores a 50 ug/mL, podem sugerir o diagnóstico, contudo, devido à baixa especificidade, estes exames não são mais utilizados na rotina, para definir o diagnóstico da endometriose.[9,10]

COLONOSCOPIA

A colonoscopia pode identificar alterações inespecíficas em cerca de 50% das mulheres com endometriose intestinal profunda, como a presença de edema, espessamento de pregas, abaulamentos e deformidades (Figs. 12-1 e 12-2). Raramente identificamos a presença da lesão pigmentada, que sugere o acometimento da mucosa.

Diversos autores acreditam que, devido ao baixo acometimento da mucosa, a colonoscopia tenha maior importância para afastar outras afecções intestinais do que confirmar a presença da endometriose. Desse modo, o exame deve ser indicado para o diagnóstico diferencial entre endometriose e outras afecções intestinais.[11]

Na presença de doença intestinal, a progressão do colonoscópio pelo reto e sigmoide pode ser bastante difícil e este dado deve alertar o endoscopista, que deve ser mais cuidadoso e pensar na possibilidade da doença. Na busca de sinais de comprometimento intestinal por endometriose, a atenção do endoscopista deve estar voltada mais para deformidades do que para alterações da mucosa. Preconiza-se uma boa insuflação e movimentos lentos e repetidos de introdução e retirada do aparelho, principalmente nas regiões mais anguladas. As lesões sugestivas de endometriose intestinal são mais bem evidenciadas durante retirada do colonoscópio.

A biópsia direta, mesmo em áreas suspeitas, possui baixo valor preditivo positivo no diagnóstico de endometriose. Os espécimes coletados resultam em diagnóstico de endometriose em apenas 5% dos casos, pois, até 95% das lesões intestinais não comprometem a mucosa. Mesmo assim, vários autores preconizam a realização das biópsias da mucosa na área acometida, entendendo que, o resultado de mucosa normal ou com discretas alterações inflamatórias, ajuda na condução do caso, afastando a possibilidade de neoplasia epitelial intestinal.

A colonoscopia também é útil no tratamento de complicações no pós-operatório de pacientes que realizaram ressecção intestinal prévia por focos de endometriose. Hemorragias e estenoses (Figs. 12-3 e 12-4) podem ser tratadas pelo método com sucesso.[1]

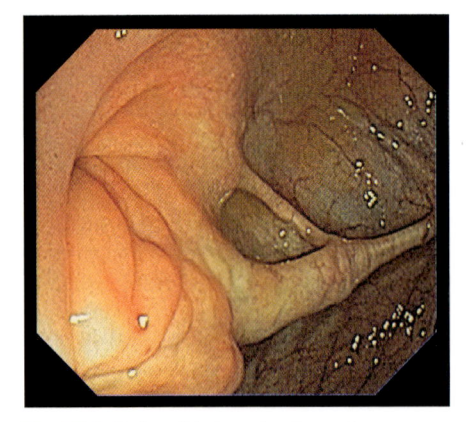

Fig. 12-1. Deformidade e abaulamento no fundo do ceco causados por endometriose intestinal.

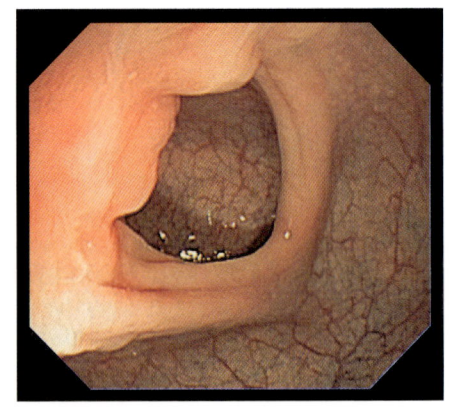

Fig. 12-2. Deformidade e abaulamento na transição retossigmoide decorrente de endometriose intestinal.

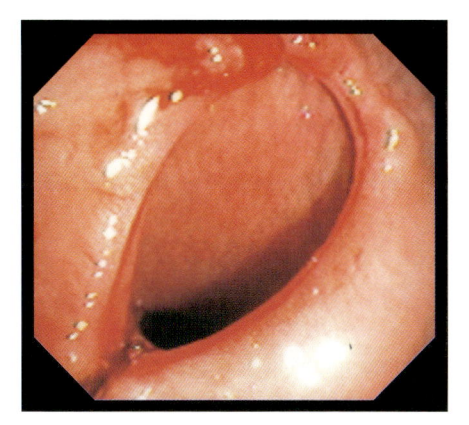

Fig. 12-3. Estenose de anastomose colorretal com guia de dilatação na sua luz. Neste caso a dilatação com dilatador de Savary não foi efetiva e o tratamento foi complementado (Fig. 12-4) com múltiplas secções do anel da estenose.

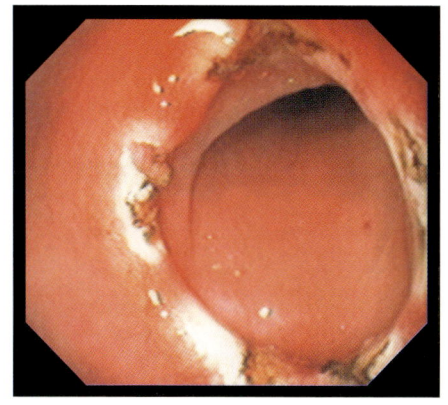

Fig. 12-4. Tratamento da estenose observada na Figura 12-3 com várias estenotomias, realizadas com a extremidade de uma alça de polipectomia.

ENEMA OPACO

O enema opaco, com duplo contraste, apresenta uma sensibilidade elevada (88%), entretanto, é um método com baixa especificidade (54%). Nas imagens radiológicas sugestivas de endometriose, podemos observar a formação de espículas (Fig. 12-5), estenose e duplo contorno.[12]

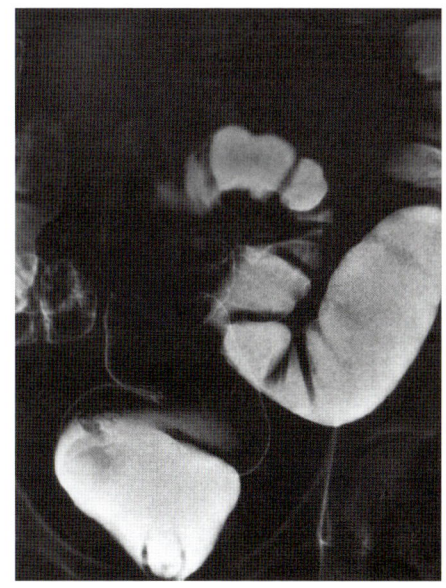

Fig. 12-5. Imagem de enema opaco evidenciando espículas na alça do sigmoide.

TOMOGRAFIA COMPUTADORIZADA

A tomografia computadorizada pode ser realizada nos casos em que a RM não está disponível. Contudo, este método é inferior à ultrassonografia transvaginal, à ressonância magnética e à ecoendoscopia no diagnóstico de presunção da endometriose intestinal.

RESSONÂNCIA MAGNÉTICA NA ENDOMETRIOSE INTESTINAL

A ressonância magnética é um método de diagnóstico por imagem com elevada acurácia. A sensibilidade do método é de 75% e a especificidade de 97,9 a 100%. Para atingir estes resultados o exame deve ser solicitado com protocolo específico para a pesquisa de endometriose pélvica profunda e intestinal. Normalmente, estes protocolos incluem o preparo intestinal antes do exame e a colocação de gel no interior da vagina e/ou do reto para a realização do exame.

A RM é muito útil na avaliação completa da pelve e do restante do abdome. É considerada a melhor opção para a avaliação da endometriose ovariana e tem boa precisão no diagnóstico de implantes profundos da parede intestinal (Fig. 12-6) ou do septo retovaginal. Além disso, ela fornece dados do sistema urinário, que pode estar comprometido pelos focos de endometriose e que, por vezes, promovem obstrução ureteral e levam a hidronefrose.[13]

ULTRASSONOGRAFIA TRANSVAGINAL

A ultrassonografia transvaginal (USTV) também deve ser realizada com protocolo específico para avaliação de endometriose profunda. Nestes casos a paciente normalmente realiza um preparo intestinal previamente ao exame (semelhante ao realizado para retossigmoidoscopias). O método permite a identificação de focos de endometriose com boa relação custo/benefício. As imagens são muito semelhantes às obtidas pela ecoendoscopia. A sensibilidade do método varia de 87,2 a 95,4% e a especificidade de 96,8 a 97%. Muitos ultrassonografistas associam à USTV uma ultrassonografia abdominal com um transdutor convexo, de baixa frequência, para avaliar o ceco, o apêndice, o íleo terminal e o sistema urinário, fornecendo dados de acometimento destes segmentos. O

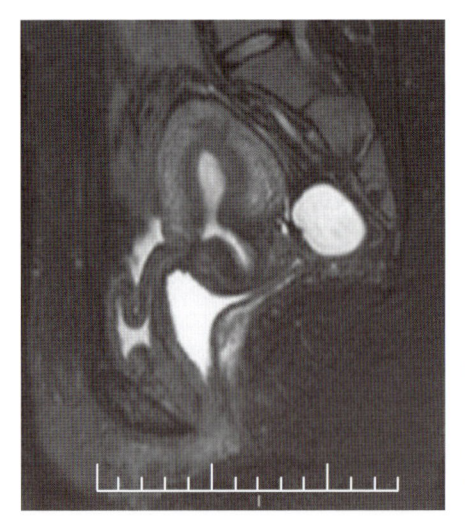

Fig. 12-6. Ressonância magnética da pelve evidenciando irregularidade da parede do reto, na região entre o útero e o reto, compatível com endometriose intestinal.

exame presenta algumas limitações, pois pode ser doloroso (dependendo da sensibilidade da paciente e da localização do foco) e não pode ser realizada em pacientes com integridade do hímen.[13,2]

ECOENDOSCOPIA DIGESTIVA BAIXA

A ultrassonografia endorretal com o equipamento de ecoendoscopia ou com *probes* rígidos (Figs. 12-7 e 12-8) vem sendo aplicada há décadas para o diagnóstico e estadiamento de neoplasias colorretais e de outras afecções anorretais como fistulas, abscessos, rupturas esfincterianas e endometriose pélvica.

No estudo da endometriose, atualmente, ela está indicada na avaliação do comprometimento do retossigmoide e/ou do septo retovaginal quando existe suspeita clínica ou quando ainda existem dúvidas quanto ao grau de comprometimento da parede e de estruturas pélvicas adjacentes.

O método permite localizar lesões intestinais sugestivas de endometriose e avaliar as suas medidas como: extensão longitudinal, profundidade (camadas envolvidas da parede intestinal) (Fig. 12-9) e circunferência de comprometimento da alça intestinal.

Além disso, determina se há invasão de órgãos adjacentes, identifica bloqueios pélvicos retrouterinos, mensura a distância da lesão até a reflexão peritoneal posterior e até o

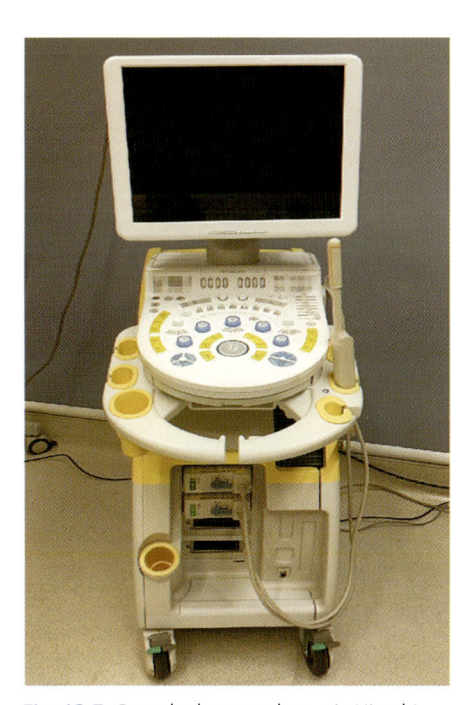

Fig. 12-7. Console de ecoendoscopia Hitachi Preirus e do probe rígido biplano Hitachi EUP, conectado à processadora. O console da figura pode ser utilizado para ecoendoscopia e também para ultrassonografia geral.

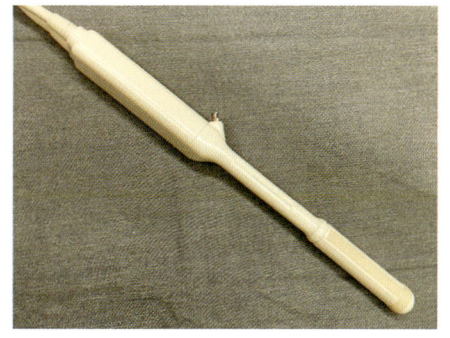

Fig. 12-8. *Probe* rígido biplano, Hitachi EUP utilizado para a realização do estudo da lesão no reto ou no sigmoide distal. Quando existe a necessidade de punção, este probe precisa ser substituído por um ecoendoscópio setorial convencional.

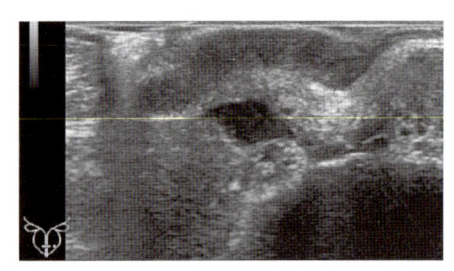

Fig. 12-9. Lesão hipoecoica que acomete as camadas serosa, muscular própria e submucosa da parede do reto.

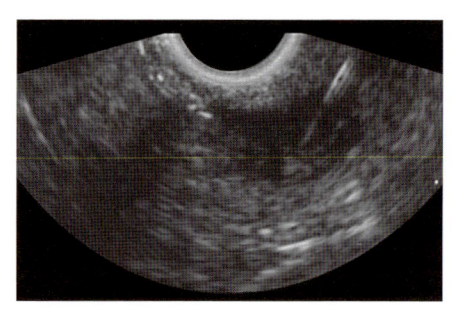

Fig. 12-10. Lesão hipoecoica da camada muscular própria do reto sendo puncionada (o diagnóstico final da patologia foi de endometriose intestinal).

esfíncter anal interno, apontando e quantificando o comprometimento do septo retovaginal e também a ocorrência de lesões multifocais. O método possibilita, ainda, a realização de punção (biópsia aspirativa), (Fig. 12-10) em tempo real, com obtenção de material, que pode estabelecer o diagnóstico diferencial e caracterizar a endometriose quanto à presença de glândulas e/ou estroma endometriais e o grau de diferenciação celular.

Em conjunto, os dados obtidos são importantes para a definição da técnica cirúrgica (ressecção em disco ou segmentar intestinal) e na previsão de complicações intra e pós-operatórias, possibilitando o planejamento do tratamento, em conjunto com o paciente, levando em conta os riscos e benefícios de condutas clínicas e/ou cirúrgicas mais ou menos agressivos que serão aplicados em uma doença não maligna.[15]

Quando o objetivo da ecoendoscopia é estudar a endometriose intestinal, o probe linear rígido parece ser mais eficiente e eficaz do que o estudo apenas com o ecoendoscópio setorial. A sonda rígida possui em sua extremidade um transdutor linear com 65 mm de extensão, que possibilita cortes setoriais amplos da pelve e facilita a orientação anatômica. As sondas mais modernas possuem na sua extremidade um segundo transdutor que realiza um corte setorial, perpendicular ao plano longitudinal do primeiro (produz uma imagem radial parcial). Contudo, para a realização de punções, o ecoendoscópio setorial é o melhor instrumento que existe.

Quando o exame é realizado isoladamente, utiliza-se o preparo tradicional para retossigmoidoscopia e, quando o exame é associado a uma colonoscopia, realiza-se um preparo do cólon convencional para a colonoscopia.

A manipulação dos focos de endometriose pode ser bastante dolorosa, desta forma, realizamos sedação nas mesmas condições de ambiente e com as mesmas medicações que são utilizadas para uma colonoscopia.

O posicionamento do paciente é o mesmo da colonoscopia, um toque retal inicial é realizado para avaliar a presença de nodulações e estenoses. O transdutor é introduzido no canal anal e imediatamente é basculado com a extremidade em direção ao sacro, deslizando sobre este, sem pressão, até o momento de o encontro de mínima resistência. Neste instante realiza-se a insuflação do balão do *probe* rígido com 40 a 50 cc de água para obter a distensão da luz do reto. Seguem-se movimentos curtos e suaves de vai e vem até o posicionamento da extremidade do *probe* no sigmoide distal. Este posicionamento é alcançado em até 90% das vezes em mãos experientes. Quando um posicionamento no sigmoide não foi conseguido, devemos descrever até quantos centímetros da borda anal conseguimos subir e realizar o exame deste ponto para baixo.

As lesões suspeitas de endometriose intestinal aparecem como formações nodulares ou em placas hipoecoicas, heterogêneas e se localizam adjacentes ou invadindo a parede intestinal.

Para descrever as lesões identificadas por ecoendoscopia e que são suspeitas de endometriose, utilizamos a classificação Echo-Logic (Fig. 12-11). Tal classificação baseia-se na localização pélvica da lesão e no grau de penetração na parede intestinal. A letra T representa o grau de penetração e varia de T1 a T5 (1 – extraintestinal, 2 – serosa, 3 muscular própria, 4 – submucosa e 5 – mucosa) e a letra L, reporta a topografia da lesão na pelve (L1 – pré-cervical, L2 paracervical, L3 retrocervical, L4 – reflexão retovaginal e L5 – septo retovaginal).[16]

A realização da punção ecoguiada não está bem-estabelecida na literatura e basicamente depende da programação do tratamento da paciente e na presunção de que a clínica da paciente é ou não suficiente para manter uma paciente em tratamento clínico de endometriose sem a confirmação histológica. Desta forma, considero prudente realizar punções ecoguiadas nas seguintes situações:

- Pacientes com indicação de ressecção intestinal, mas que não serão submetidas à ressecção intestinal nos próximos 6 meses, evitando-se assim um retardo de diagnóstico histológico definitivo.
- Pacientes assintomáticas que não serão submetidas à ressecção intestinal (por não terem indicação cirúrgica ou por não terem concordado com a cirurgia).
- Dúvida sobre a etiologia da lesão, mesmo após terem sido realizados outros exames, como ultrassonografia transvaginal, ressonância magnética e/ou ecoendoscopia sem punção.
- Suspeita de recidiva (ou persistência) na linha de sutura.

Recentemente a literatura introduziu a endomicroscopia confocal como técnica complementar à ecoendoscopia com punção. Nesta técnica, após a injeção endovenosa de fluo-

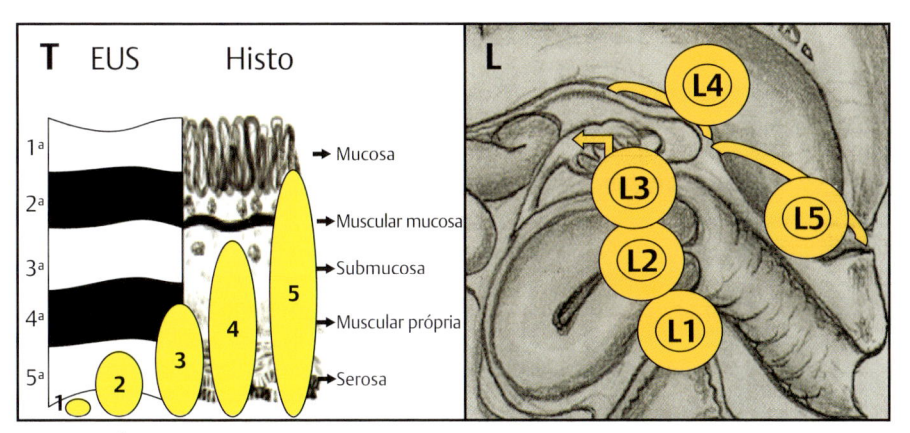

Fig. 12-11. À esquerda pode-se identificar uma representação esquemática das camadas da parede intestinal e da profundidade das lesões de endometriose na mesma (T1 a T5), segundo a classificação Echo-logic. À direita uma representação da localização dos focos de endometriose na pelve (L1 a L5). As localizações L4 e L5 merecem atenção especial, pois são as localizações de tratamento cirúrgico mais complexas e com maior risco de complicações.

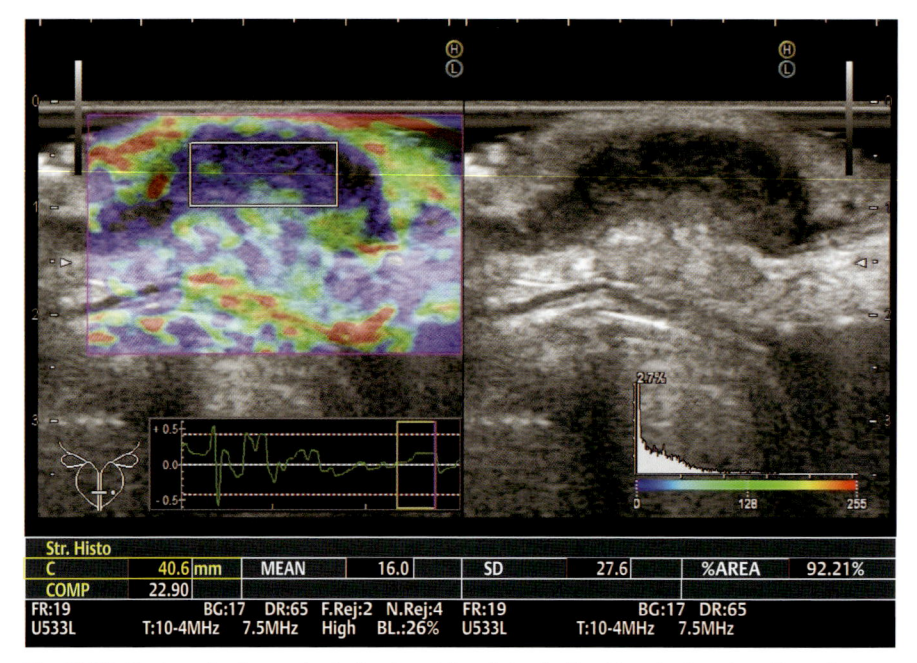

Fig. 12-12. Elastografia de uma lesão (endometriose intestinal) evidenciando coloração mais azulada na maior parte da lesão, mostrando que se trata de uma lesão com baixa elasticidade.

resceína, é realizada a punção com uma fibra de endomicroscopia inserida dentro de uma agulha de 19 Gauge, o que nos permite observar em tempo real características celulares e teciduais *in vivo* da lesão suspeita. Nas lesões de endometriose intestinal, podemos observar uma neovascularização, a presença de estroma e/ou glândulas endometriais, sinais de hemorragia e lipócitos.[17]

Também é recente a utilização da elastografia qualitativa por ecoendoscopia. Com esta técnica podemos definir a dureza dos tecidos. Os tecidos malignos têm uma característica mais endurecida e aparecem de coloração azul a elastografia (Fig. 12-12), enquanto os tecidos benignos tendem a aparecer de coloração esverdeada.

A endometriose tem um comportamento semelhante a tecidos malignos e aparece azulada. Trabalhos estão sendo conduzidos para determinar a dureza da endometriose intestinal com elastografia quantitativa, procurando estabelecer um padrão que auxilie na diferenciação com outras lesões da parede intestinal.

REFERÊNCIAS BIBLIOGRÁFICAS

1. Rossini LGB, Averbach M. Endometriose intestinal. In: Averbach M, Correa P. *Colonoscopia*. Rio de Janeiro: Revinter, 2014. p. 285-92.
2. Abrão MS, Gonçalves MO, Gonzales M *et al.* It is possible to evaluate deeply infiltrating endometriosis with transvaginal ultrasound. *Eur J Obstet Gynecol Reprod Biol.* 2005;123:51-66.
3. Rochet Y, Lansac J, Drogou F. Les manifestations digestives de l'endométriose. *Soc Chir Lyon.* 1975;71:247-52.
4. Chapron C, Fauconnier A, Vieira M *et al.* Anatomical distribution of deeply infiltrating endometriosis: surgical implications and proposition for a classification. *Hum Reprod.* 2003 Jan;18(1):157-61.

5. Chapron C, Vieira M, Chopin N et al. Accuracy of rectal endoscopic ultrasonography and magnetic resonance imaging in the diagnosis of rectal involvement for patients presenting with deeply infiltrating endometriosis. *Ultrasound Obstet Gynecol.* 2004;24(2):175-9.
6. Neme RM, Abrão MS. Fisiopatologia e quadro clínico da endometriose. In: Abrão MS. *Endometriose: uma visão contemporânea.* Rio de Janeiro: Revinter, 2002. p. 55-65.
7. Samper ER, Slagle GW, Hand AM. Colonic endometriosis: its clinical spectrum. *South Med J.* 1984;77:912-4.
8. Cornillie FJ, Oosterlynck D, Lauweryns JM, Koninckx PR. Deeply infiltrating pelvic endometriosis: histology and clinical significance. *Fertil Steril.* 1990 Jun;53(6):978-83.
9. Rossini LG, Averbach M. Endometriose intestinal. *Colonoscopia.* 2010;26:299-309.
10. Rossini LGB, Araki OM, Schneider NC. Endometriose intestinal. *Ecoendoscopia Núcleo de Ecoendoscopia SOBED* 2012;20:145-52.
11. Remorgida V, Ferrero S, Fulcheri E et al. Bowel endometriosis: presentation, diagnosis, and treatment. *Obstet Gynecol Surv.* 2007;62:461-70.
12. Ribeiro HS, Ribeiro PA, Rossini L et al. Double-contrast barium enema and transrectal endoscopic ultrasonography in the diagnosis of intestinal deeply infiltrating endometriosis. *J Minim Invasive Gynecol.* 2008;15:315-20.
13. Hsu AL, Khachikyan I, Stratton P. Invasive and noninvasive methods for the diagnosis of endometriosis. *Clin Obstet Gynecol.* 2010 Jun;53(2):413-9.
14. Bazot M, Thomassin I, Hourani R et al. Diagnostic acuracy of transvaginal sonography for deep pelvic endometriosis. *Ultrasound Obstet Gynecol.* 2004;24:180-5.
15. Rossini LG, Assef MS, Schneider NC et al. EUS/Trus-FNA for preoperative histological diagnosis of deep intestinal endometriosis. *Gastrointest Endosc.* 2011;73(4S):AB170.
16. Rossini L, Ribeiro PAG, Aoki T et al. The echologic classification for deep pelvic endometriosis. *Gastrointest Endosc.* 2002;54(4):Suppl:S133.
17. Rossini LG, Meirelles LR, Reimão SM et al. Needle Based Confocal Endomicroscopy (nCLE) Performed Through Transrectal Ultrasound (TRUS): the First Experience in Intestinal Endometriosis. *Gastrointest Endosc.* 2015;81:AB538.

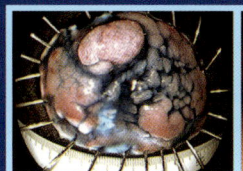

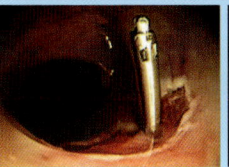

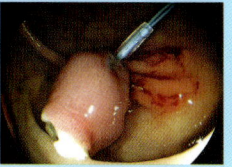

13

MICROCIRURGIA ENDOSCÓPICA TRANSANAL

Carlos Ramon Silveira Mendes
Carla Andrade Lima Mendes

INTRODUÇÃO

A microcirurgia endoscópica transanal (TEM, do inglês *Transanal Endoscopic Microsurgery*) foi introduzida em 1983 por G. Buess como técnica minimamente invasiva para ressecção de adenomas e carcinomas retais precoces.[1-6] Desenvolvida no início dos anos 80, esteve associada a uma introdução lenta, em parte devido a uma relativa complexidade técnica e em parte pelo custo inicialmente elevado associado à aquisição do equipamento que se destina exclusivamente à sua realização.

Muitos estudos têm sido publicados comparando TEM com operações de ressecção local transanal, transcoccígea (Kraske), transesfincteriana (York-Mason) e ressecções abdominais e transperineais.[7-12] A TEM está associada, de forma significativa e consistente, à redução da morbidade, mortalidade, da disfunção esfincteriana e do tempo de internação, além de retorno precoce às atividades habituais.[13-15]

Posteriormente, com o lançamento pela Karl Storz de uma plataforma para cirurgia transanal muito similar (a plataforma TEO, do inglês *Transanal Endoscopic Operations*), um novo salto da cirurgia transanal ocorreu, sobretudo em nosso meio. Em 2009, como uma alternativa para as plataformas TEM/TEO, Atallah *et al.* demonstraram a viabilidade da utilização de um portal único de videocirurgia para ter acesso à ampola retal usando instrumentos laparoscópicos comuns e conduzir excisões de lesões retais por via endoscópica transanal. O termo TAMIS (*Transanal Minimally Invasive Surgery*) foi então cunhado pelo grupo.[12,16-20] A TEM é realizada através de um retoscópio operatório com 4 cm de diâmetro (Fig. 13-1). Esse conjunto é introduzido pelo ânus, após dilatação, e posicionado no reto durante a operação. Um pneumorreto com identificação da lesão é realizado. Após a ressecção da lesão é realizado a síntese dos planos do reto.

Espera-se que o emprego de uma técnica minimamente invasiva para operações sobre o reto resulte em menor número de complicações infecciosas, melhor recuperação e com retorno precoce às atividades.

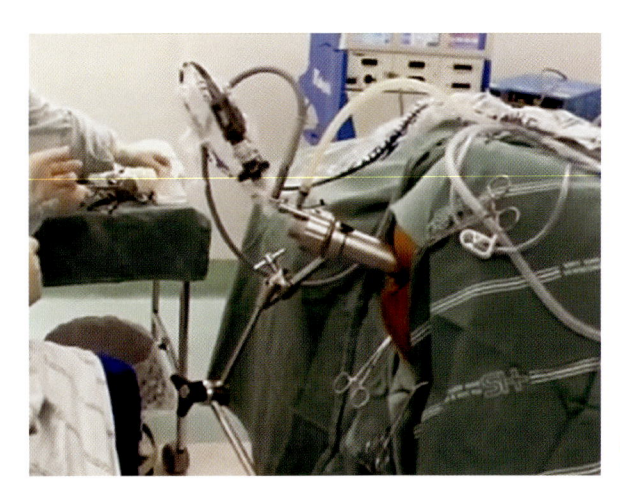

Fig. 13-1.
Equipamento TEO.

TÉCNICA CIRÚRGICA
Preparo Pré-Operatório
Um aspecto importante do preparo pré-operatório é a caracterização adequada da lesão retal no que se refere à sua localização, a seu tamanho e a seu estadiamento (no caso de adenocarcinoma). A realização da colonoscopia para descartar a presença de lesões sincrônicas é obrigatória. Outro aspecto importante relacionado à lesão ainda no período pré-operatório diz respeito à adequada localização da lesão, uma vez que a localização da lesão influi diretamente no posicionamento do paciente. Para as lesões acessíveis ao toque digital, determinar adequadamente se a lesão está localizada na face anterior, lateral ou posterior do reto é simples. Já para as lesões não tocáveis e pequenas, a realização da retoscopia rígida imediatamente após a indução da anestesia é recurso fundamental e deve estar disponível.

O preparo intestinal pode ou não ser individualizado. É nossa rotina a realização de preparo mecânico intestinal completo anterógrado. O manitol deve ser evitado uma vez que a conversão para a retossigmoidectomia laparoscópica ou mesmo o uso da videolaparoscopia para a realização de uma rafia no reto intraperitoneal pode ser necessário. Na nossa prática, realizamos a antibioticoprofilaxia por 24 horas em todos os casos.

Preparo do Paciente na Sala de Cirurgia
O paciente é rotineiramente submetido à anestesia geral.

A posição do paciente para a realização de TEM é determinada pela localização da lesão no interior do reto. Após a instalação do retoscópio e do equipamento de videocirurgia, a lesão deve estar localizada na face inferior do vídeo. Sendo assim, se a lesão estiver localizada na face posterior do reto, o paciente assumirá a posição de litotomia com os membros inferiores apoiados em perneiras (Fig. 13-2). Se a lesão estiver localizada na face lateral direita do reto, o paciente assumirá a posição de decúbito lateral direito; se na parede lateral esquerda do reto, a posição de decúbito lateral esquerdo (Fig. 13-3). E, finalmente, se a lesão estiver localizada na face anterior do reto, o paciente assumirá a posição de canivete (*jack-knife*) (Fig. 13-4).

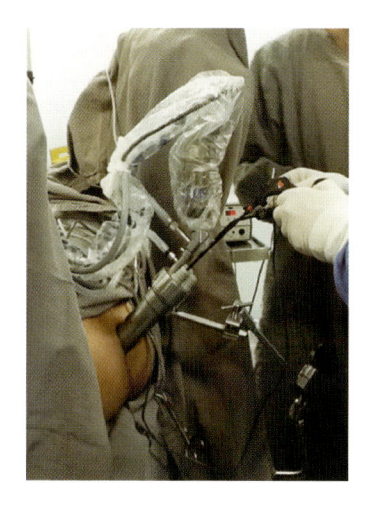

Fig. 13-2. Posição de litotomia – lesão posterior.

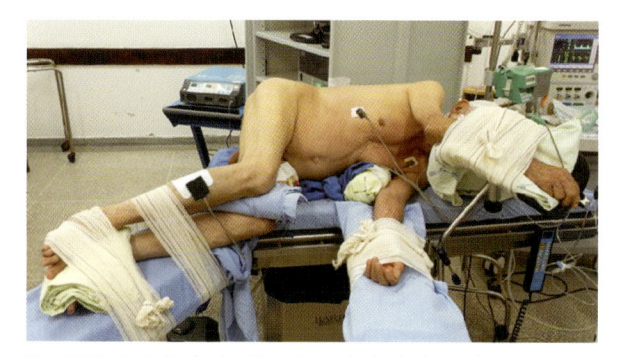

Fig. 13-3. Posição de decúbito lateral – lesão lateral.

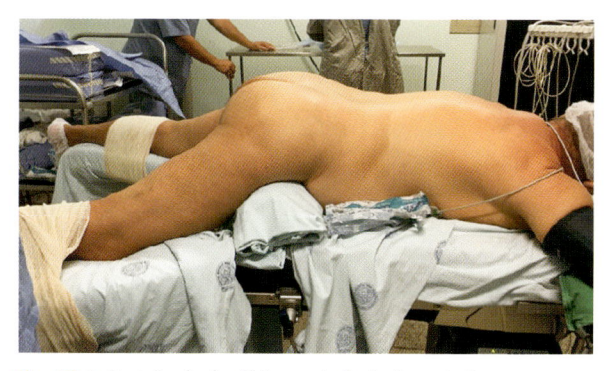

Fig. 13-4. Posição de decúbito ventral – lesão anterior.

Montagem do Equipamento e Preparo da Sala Cirúrgica

Após o posicionamento do paciente, procede-se à antissepsia e colocação de campos. Segue-se com a instalação do fixador (*holder*) do braço articulado autoestático (que estabiliza o retoscópio de trabalho). O braço articulado é fixado ao trilho lateral da mesa operatória, geralmente no lado oposto em que se colocará o carrinho de videolaparoscopia.

O equipamento produzido pela *Karl Storz*, que tem o nome comercial de TEO® (*Transanal Endoscopic Operations*), disponibiliza dois retoscópios cirúrgicos, um de 7,5 cm e outro de 15 cm, ambos com 4 cm de largura (Fig. 13-5). A tampa de trabalho contém uma entrada para a ótica de 5 cm e três portais de trabalho (dois de 5 mm e um de 12 mm). Uma vez acoplada ao corpo do retoscópio, a tampa de trabalho com a ótica angulada (30°) de 5 mm e os três portais de trabalho montados com válvulas de silicone unidirecionais, não há vazamento de ar e o pneumorreto pode ser iniciado.

As pinças retas com ponta angulada integram o *kit* constam de uma tesoura, um fórceps de apreensão, gancho e dissector tipo *Maryland*. Usamos o eletrocautério monopolar na potência de 40 W para a coagulação e 25 W para corte.

A possibilidade de realizar endossutura resultando no fechamento completo da ferida retal após a ressecção é um dos diferenciais da TEM em relação à ressecção transanal convencional. Utiliza-se um porta-agulhas endoscópico convencional de 5 mm. Nossa preferência é pelo fio de sutura farpada V-Loc 90 3-0 (*Medtronic*, USA).

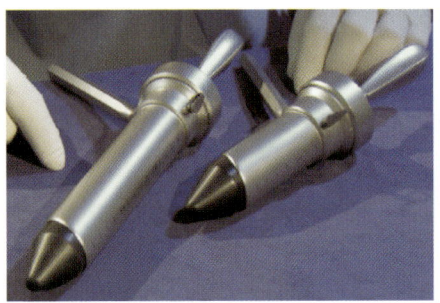

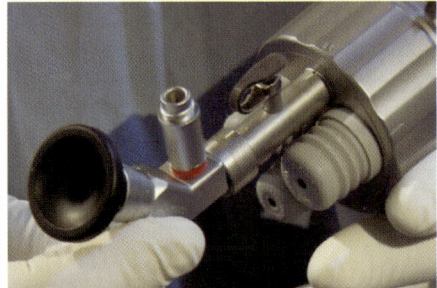

Fig. 13-5. Equipamento TEO.

Técnica Operatória

Após a anestesia e o adequado posicionamento do paciente, o primeiro passo é a introdução e fixação do retoscópio. A introdução deve ser delicada e todas as manobras devem ser feitas com o intuito de minimizar o trauma à passagem do retoscópio por meio do ânus. Nesse sentido, lubrificação generosa e dilatação cuidadosa do ânus devem ser realizadas. Após a passagem pelo aparelho esfincteriano, o obturador é retirado. Nesse tempo, podem ser utilizadas a pinça anatômica e gaze para a remoção do preparo residual que fica na ampola retal. Para a progressão do aparelho, a tampa com visor e bomba de insuflação de ar podem ser utilizadas, ou, na nossa preferência, seguimos com a instalação da tampa de trabalho com a ótica e insuflação de gás carbônico pelo insuflador. Uma vez que o pneumorreto tenha se constituído, encontrar a lesão e centralizá-la para a cirurgia se fazem necessárias. Uma vez que a lesão tenha sido centralizada e colocada na porção inferior do campo visual, procedemos à fixação do retoscópio ao braço articulado. A cirurgia está pronta para ser iniciada.

Na microcirurgia endoscópica transanal, as pinças trabalham em paralelo a partir de pontos fixos na tampa de trabalho que estão separados por apenas alguns centímetros. Em outras palavras, há mínima triangulação, apenas tração e contratração. Nesse sentido, a tração e movimentação das estruturas ocorrem no sentido dentro-fora, e diferentes graus de excursão da pinça da mão esquerda proporcionam a apresentação adequada e necessária à execução dos movimentos da mão direita, e vice-versa.

De forma geral, a ressecção por TEM de qualquer lesão retal se inicia da direita para a esquerda no vídeo e a partir de sua extremidade distal em direção à proximal (em resumo: da direita para esquerda e de baixo para cima). A manipulação da lesão deve ser feita a partir de sua margem livre de ressecção na parede do reto, evitando-se, dessa forma, o contato direto com a lesão (Fig. 13-6).

Há, fundamentalmente, dois tipos de ressecção de lesões retais que podem ser realizadas com o auxílio de TEM. As ressecções de espessura parcial (ou, mais frequentemente, mucosectomias) e as ressecções de espessura total. As ressecções de espessura parcial estão indicadas no manejo dos adenomas para os quais não há suspeita clínica ou ultras-

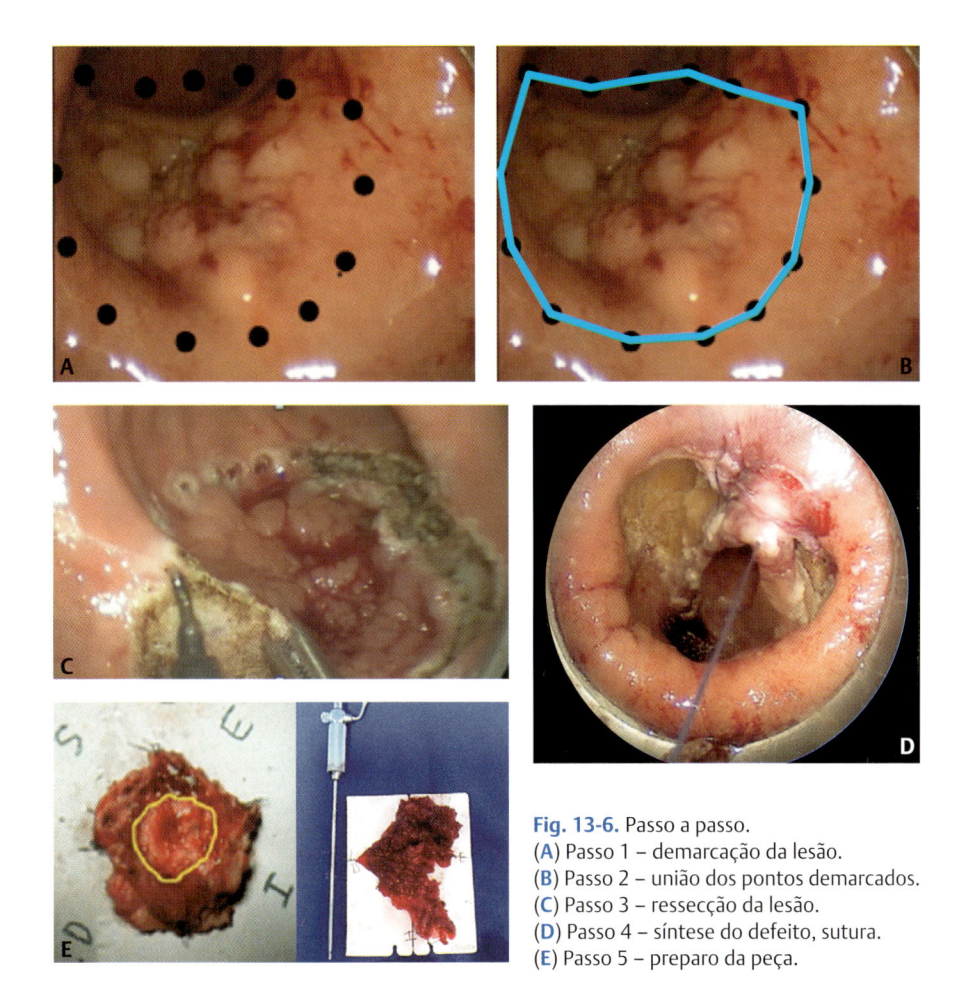

Fig. 13-6. Passo a passo.
(A) Passo 1 – demarcação da lesão.
(B) Passo 2 – união dos pontos demarcados.
(C) Passo 3 – ressecção da lesão.
(D) Passo 4 – síntese do defeito, sutura.
(E) Passo 5 – preparo da peça.

sonográfica de invasão da submucosa, sobretudo quando há suspeita de localização intraperitoneal dessas lesões e, também, para os adenomas extensos do reto (LSTs – do Inglês, *Lateral Spreading Tumors*). Nesse último caso, geralmente, favorecemos as ressecções de espessura parcial, pois, no caso de lesões benignas extensas, fica muito difícil proceder ao fechamento da ferida sem tensão. Como resultado, nesses casos de ressecção de espessura parcial, deixamos a ferida operatória aberta. As ressecções de espessura total estão reservadas para o câncer precoce do reto e para as lesões extramucosas, como os tumores estromais e os tumores neuroendócrinos. Para as lesões com diagnóstico pré-operatório de adenocarcinoma e, sobretudo, para os adenocarcinomas submetidos à terapia neoadjuvante, a ressecção de espessura total da lesão com margens de segurança e amostra mesorretal se impõe.

O expediente técnico que é, rotineiramente, utilizado antes da ressecção da lesão retal é a demarcação precisa das margens em toda a volta da lesão retal com o emprego do eletrocautério antes do início da ressecção. Esse expediente permite ao cirurgião executar uma operação segura evoluindo na ressecção da lesão a partir de uma queimadura para a seguinte, quer seja com o emprego do eletrocautério quer do bisturi harmônico.

Uma importante ocorrência intraoperatória que merece menção diz respeito à abertura do reto intraperitoneal durante as ressecções de espessura total. Essa ocorrência é uma consequência da cirurgia de espessura total das lesões localizadas no reto superior e médio, ou, ainda, da abertura da reflexão peritoneal durante as ressecções de espessura total das lesões originalmente localizadas no reto extraperitoneal. Ainda que haja evidência demonstrando que a violação da cavidade peritoneal não esteja relacionada com aumento na morbidade, essa ocorrência tem sido associada a maior risco de intervenção abdominal. Como se pode imaginar, uma vez que o peritônio foi violado, é indiferente se a lesão ocorreu no peritônio da reflexão ou se no peritônio visceral do reto intraperitoneal: ambas as lesões agora são intraperitoneais e é imperativo que o reto seja fechado. Quando a cavidade peritoneal é violada durante a microcirurgia endoscópica transanal, o pneumorreto se torna pneumoperitônio e a pressão de 12-15 mmHg se distribui no interior da cavidade peritoneal. Isso não costuma ser um problema, uma vez que esses níveis pressóricos são praticados durante as videocirurgias. Porém, o aumento da pressão intraperitoneal pode trazer um componente de instabilidade ao pneumorreto e a maior consequência disso é um aumento no grau de dificuldade para se finalizar a ressecção ou mesmo para se realizar a rafia retal. Essa dificuldade é caracterizada por uma tentativa dos órgãos intraperitoneais ganharem o ferimento retal ao se herniarem para dentro do reto, o que dificulta sua instrumentação por TEM.[21-26] Uma tentativa de diminuir o gradiente de pressão entre o peritônio e o reto, que pode ou não dar certo, é drenar o pneumoperitônio por meio do emprego de punção com agulha revestida por cateter plástico venoso calibroso (tipo *Jelco*® ou *Abocath*®) na fossa ilíaca direita. Após a punção, a agulha é retirada e o pneumoperitônio passa a ser drenado pelo cateter. Outra alternativa para completar a ressecção e proceder a sutura da ferida cirúrgica no reto é a conversão para a videolaparoscopia.

Para as ressecções de espessura parcial, certamente, a ferida operatória pode permanecer aberta; sobretudo porque, para a maioria dos casos para os quais a mucosectomia por TEM está indicada, a lesão é relativamente grande e o fechamento é, por vezes, impossível. Para as ressecções de espessura total situadas no reto intraperitoneal ou para aquelas lesões situadas, inicialmente, no reto extraperitoneal cuja excisão mesorretal resultou em abertura da reflexão peritoneal e comunicação entre o ferimento retal e a cavidade peritoneal, o fechamento primário da ferida retal por endossutura é mandatório, sob risco de peritonite complicada por sepse.

Para a realização do fechamento, emprega-se um porta-agulha endoscópico. Existe curva de aprendizado associado ao procedimento de endossutura, em especial, para o cirurgião colorretal pouco afeito a técnicas de endossutura, por ser esse recurso raramente empregado durante as operações colorretais por vídeo. O advento da sutura farpada veio facilitar sobremaneira o tempo de síntese da ferida. A estabilidade que ela proporciona (a tração do fio farpado aproxima, automaticamente, as bordas da ferida) e a facilidade técnica associada ao fato de não de precisar finalizar a sutura com a realização de nó simplificaram sobremaneira esse tempo operatório.

INDICAÇÕES

Quanto às indicações para realização desse procedimento, temos algumas já bem definidas, como[11,27-35]:

- Adenoma séssil retal.
- Lesões malignas precoces de baixo risco.
  - Menor que 3 cm.
  - Bem diferenciada.
  - Sem invasão maciça da submucosa.
- Lesões de crescimento lateral de reto (LST).
- Tumores carcinoides.

As indicações controversas e que necessitam de estudos mais profundos são:

- Lesões malignas T2N0.
- Lesões malignas de alto risco com invasão mais profunda da submucosa.
- Avaliação de resposta à quimioterapia e radioterapia.
- Paliação.

Diversos estudos já existem na literatura demonstrando os benefícios da microcirurgia endoscópica transanal quando comparados a outros procedimentos de ressecção convencional.

Nos procedimentos mais invasivos de acesso posterior, como o de Krake e de York-Manson, a morbidade chega a 40%, com mortalidade de 5% e recidiva podendo chegar a até 25 como demonstrado nos trabalhos de Madsen *et al.*

Ao se realizar a ressecção convencional temos diversas dificuldades, pois o reto é uma cavidade virtual sem espaço para a realização do trabalho. As lesões em reto médio tornam-se mais complexas para a ressecção convencional, pois é difícil a sua total visualização. A borda inferior é facilitada à ressecção, porém, à medida que se afasta, vai se tornando mais complexa a realização do procedimento sem comprometimento das margens ou fratura do tumor.

Com todas essas dificuldades, diversos estudos, como o do Moore,[36] evidenciaram a fragmentação da espécie em 35% quando comparado com a microcirurgia que se demonstra em 6%. Com fragmentação apresentamos comprometimento de margens em 29% e recidiva local de 24% enquanto para ressecção por microcirurgia ela se apresenta em 10% com margem comprometida e recidiva de 4%.

Esses mesmos resultados foram evidenciados nos trabalhos de Philippa *et al.* com recidiva de 22% para ressecção local e 6% para TEO.

Um ponto polêmico e que gera bastante conflito é a realização de mucosectomia comparada ao procedimento de TEO.

Por um lado, tem-se o endoscopista que demostra ser fácil e prático a execução da mucosectomia, do outro lado tem-se o cirurgião com o uso da microcirurgia que realiza a ressecção de espessura total da parede do reto e sem fragmentação da espécie cirúrgica facilitando o trabalho do patologista que irá analisar o espécie cirúrgico.[9,20,30,37-40]

Vários estudos começaram a ser publicados, e Barendse *et al.* demonstraram um estudo em uma revisão sistemática, onde foram comparadas as duas técnicas e foram evidenciadas maiores complicações ao se realizar a microcirurgia endoscópica transanal – 13% contra 3,8% para a mucosectomia, porém com recorrência local de 5,4% comparado à mucosectomia, que foi de 11,2%.[41-46]

As publicações vêm demonstrando que a microcirurgia endoscópica transanal tem resultados equivalentes à dissecção endoscópica (ESD) quando se compara o resultado da espécie cirúrgica e a recidiva local. A desvantagem da ESD[47,48] é que exige um grande treinamento da equipe e o tempo cirúrgico elevado para realização do mesmo.

CONCLUSÃO

O procedimento de microcirurgia endoscópica transanal é um procedimento seguro factível de ser realizado. Deve se ter um treinamento inicial para a sua realização. Bons resultados têm-se obtido com o seu uso e cada vez mais tem se aumentado o número de centros em referência à realização desse procedimento.

REFERÊNCIAS BIBLIOGRÁFICAS

1. Buess G, Theiss R, Günther M *et al.* [Transanal endoscopic microsurgery]. *Leber Magen Darm.* 1985;15(6):271-9.
2. Buess G, Theiss R, Günther M *et al.* Endoscopic surgery in the rectum. *Endoscopy.* 1985;17(1):31-5.
3. Buess G, Kipfmuller K, Naruhn M *et al.* Endoscopic microsurgery of rectal tumors. *Endoscopy.* 1987;19 Suppl 1:38-42.
4. Buess G, Kipfmuller K, Hack D *et al.* Technique of transanal endoscopic microsurgery. *Surg Endosc.* 1988;2(2):71-5.
5. Buess G, Kipfmuller K, Ibald R *et al.* Clinical results of transanal endoscopic microsurgery. *Surg Endosc.* 1988;2(4):245-50.
6. Buess G. Microscopic endoscopic tumor surgery. What is possible?. *Langenbecks Arch Chir Supl II Verh Dtsch Ges Chir.* 1989:553-9.
7. Buess G. Review: transanal endoscopic microsurgery (TEM). *J Royal College Surgeons Edinburgh.* 1993;38(4):239-45.
8. Chiavellati L, D'Elia G, Zerilli M *et al.* Management of large malignant rectal polyps with transanal endoscopic microsurgery. Is there anything better for the patient? *Eur J Surg Oncol.* 1994;20(6):658-66.
9. Gemsenjager E. Transanal endoscopic microsurgery (TEM): indications and limitations. *Schweiz Med Wochenschr.* 1995;125(11):560.
10. Winde G, Nottberg H, Keller R *et al.* Surgical cure for early rectal carcinomas (T1). Transanal endoscopic microsurgery vs. anterior resection. *Dis Colon Rectum.* 1996;39(9):969-76.
11. Casadesus D. Transanal endoscopic microsurgery: a review. *Endoscopy.* 2006;38(4):418-23.
12. Papagrigoriadis S. Transanal endoscopic micro-surgery (TEMS) for the management of large or sessile rectal adenomas: a review of the technique and indications. International seminars in surgical oncology: *Int Semin Surg Oncol.* 2006;3:13.
13. Makin GB, Breen DJ, Monson JR. The impact of new technology on surgery for colorectal cancer. *World J Gastroenterol.* 2001;7(5):612-21.

14. Doornebosch PG, Gosselink MP, Neijenhuis PA et al. Impact of transanal endoscopic microsurgery on functional outcome and quality of life. *Int J Colorectal Dis.* 2008;23(7):709-13.
15. Allaix ME, Rebecchi F, Giaccone C et al. Long-term functional results and quality of life after transanal endoscopic microsurgery. *British J Surgery.* 2011;98(11):1635-43.
16. Cataldo PA. Transanal endoscopic microsurgery. *Surg Clin North Am.* 2006;86(4):915-25.
17. de Graaf EJ, Burger JW, van Ijsseldijk AL et al. Transanal endoscopic microsurgery is superior to transanal excision of rectal adenomas. *Colorectal Dis.* 2011;13(7):762-7.
18. Larach SW. Transanal endoscopic microsurgery (TEM) and transanal minimally invasive surgery (TAMIS). *Cirugia Espanola.* 2012;90(7):418-20.
19. Matz J, Matz A. Use of a SILS port in transanal endoscopic microsurgery in the setting of a community hospital. *J Laparoendosc Adv Surg Tech A.* 2012;22(1):93-6.
20. Albert MR, Atallah SB, deBeche-Adams TC et al. Transanal minimally invasive surgery (TAMIS) for local excision of benign neoplasms and early-stage rectal cancer: efficacy and outcomes in the first 50 patients. *Dis Colon Rectum.* 2013;56(3):301-7.
21. Khoury R, Duek SD, Issa N, Khoury W. Transanal endoscopic microsurgery for large benign rectal tumors; where are the limits? *Int J Surg.* 2016;29:128-31.
22. Brown C, Raval MJ, Phang PT, Karimuddin AA. The surgical defect after transanal endoscopic microsurgery: open versus closed management. *Surg Endosc.* 2016.
23. Hahnloser D, Cantero R, Salgado G et al. Transanal minimal invasive surgery for rectal lesions: should the defect be closed? *Colorectal Dis.* 2015;17(5):397-402.
24. Habr-Gama A, Sao Juliao GP, Perez RO. Pitfalls of transanal endoscopic microsurgery for rectal cancer following neoadjuvant chemoradiation therapy. *Minim Invasive Ther Allied Technol.* 2014;23(2):63-9.
25. Kumar AS, Coralic J, Kelleher DC et al. Complications of transanal endoscopic microsurgery are rare and minor: a single institution's analysis and comparison to existing data. *Dis Colon Rectum.* 2013;56(3):295-300.
26. Baatrup G, Borschitz T, Cunningham C, Qvist N. Perforation into the peritoneal cavity during transanal endoscopic microsurgery for rectal cancer is not associated with major complications or oncological compromise. *Surg Endosc.* 2009;23(12):2680-3.
27. Maslekar S, Beral DL, White TJ et al. Transanal endoscopic microsurgery: where are we now? *Digges Surg.* 2006;23(1-2):12-22.
28. Perez RO, Habr-Gama A, Sao Juliao GP et al. Transanal endoscopic microsurgery for residual rectal cancer after neoadjuvant chemoradiation therapy is associated with significant immediate pain and hospital readmission rates. *Dis Colon Rectum.* 2011;54(5):545-51.
29. Wu Y, Wu YY, Li S et al. TEM and conventional rectal surgery for T1 rectal cancer: a meta-analysis. *Hepato-gastroenterol.* 2011;58(106):364-8.
30. Araujo SE, Seid VE, de Araujo Horcel L et al. Transanal endoscopic microsurgery: a Brazilian initial experience in private practice. *Hepato-gastroenterol.* 2012;59(118):1822-7.
31. Maggiori L, Panis Y. Transanal endoscopic microsurgery (TEM) for T1 rectal cancer. *Acta Chirurgica Iugoslavica.* 2012;59(2):87-90.
32. Perez RO, Habr-Gama A, Lynn PB et al. Transanal endoscopic microsurgery for residual rectal cancer (ypT0-2) following neoadjuvant chemoradiation therapy: another word of caution. *Dis Colon Rectum.* 2013;56(1):6-13.
33. Serra-Aracil X, Mora-Lopez L, Alcantara-Moral M et al. Transanal endoscopic surgery in rectal cancer. *World J Gastroenterol.* 2014;20(33):11538-45.
34. Araujo SE, Mendes CR, Carvalho GL, Lyra M. Surgeons' perceptions of transanal endoscopic microsurgery using minilaparoscopic instruments in a simulator: the thinner the better. *Surg Endosc.* 2015;29(8):2331-8.
35. Clermonts S, van Loon YT, Schiphorst AHW et al. Transanal minimally invasive surgery for rectal polyps and selected malignant tumors: caution concerning intermediate-term functional results. *Intern J Colorect Dis.* 2017;32(12):1677-85.

36. Moore JS, Cataldo PA, Osler T, Hyman NH. Transanal endoscopic microsurgery is more effective than traditional transanal excision for resection of rectal masses. *Dis Colon Rectum.* 2008;51(7):1026-30; discussion 30-1.
37. Madhala O, Lelcuk S, Rabau M. [Transanal endoscopic microsurgery for local excision of rectal neoplasms]. *Harefuah.* 1995;129(7-8):236-7, 95.
38. Stipa S, Lucandri G, Stipa F et al. Local excision of rectal tumours with transanal endoscopic microsurgery. *Tumori.* 1995;81(3 Suppl):50-6.
39. Lezoche E, Guerrieri M, Paganini A et al. Is transanal endoscopic microsurgery (TEM) a valid treatment for rectal tumors? *Surg Endosc.* 1996;10(7):736-41.
40. Allaix ME, Arezzo A, Arolfo S et al. Transanal endoscopic microsurgery for rectal neoplasms. How I do it. *J Gastroint Surg.* 2013;17(3):586-92.
41. Barendse RM, Dijkgraaf MG, Rolf UR et al. Colorectal surgeons' learning curve of transanal endoscopic microsurgery. *Surg Endosc.* 2013;27(10):3591-602.
42. Barendse RM, Doornebosch PG, Bemelman WA et al. Transanal employment of single access ports is feasible for rectal surgery. *Annals of Surgery.* 2012;256(6):1030-3.
43. Barendse RM, Fockens P, Bemelman WA et al. The significant rectal neoplasm and mucosectomy by transanal endoscopic microsurgery (Br J Surg 2011; 98: 1342-1344). *Br J Surg.* 2011;98(10):1495; author reply -6.
44. Barendse RM, Oors JM, de Graaf EJ et al. The effect of endoscopic mucosal resection and transanal endoscopic microsurgery on anorectal function. *Colorectal Dis.* 2013;15(9):e534-41.
45. Barendse RM, van den Broek FJ, Dekker E et al. Systematic review of endoscopic mucosal resection versus transanal endoscopic microsurgery for large rectal adenomas. *Endoscopy.* 2011;43(11):941-9.
46. Barendse RM, van den Broek FJ, van Schooten J et al. Endoscopic mucosal resection vs transanal endoscopic microsurgery for the treatment of large rectal adenomas. *Colorectal Dis.* 2012;14(4):e191-6.
47. Dumoulin FL, Sido B, Bollmann R, Sauer M. Endoscopic Submucosal Dissection (ESD) in Colorectal Tumors. *Viszeralmedizin.* 2014;30(1):39-44.
48. Kawaguti FS, Nahas CS, Marques CF et al. Endoscopic submucosal dissection versus transanal endoscopic microsurgery for the treatment of early rectal cancer. *Surg Endosc.* 2014;28(4):1173-9.

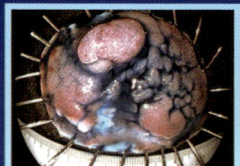

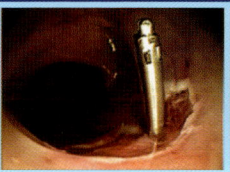

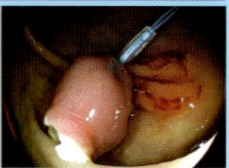

14

RETOPATIA ACTÍNICA HEMORRÁGICA

Gilberto Reynaldo Mansur

INTRODUÇÃO

O tratamento de tumores malignos da pelve frequentemente envolve radioterapia (RXT). Uma das complicações tardias mais frequentes desta modalidade terapêutica é a retopatia actínica hemorrágica (RAH). Esta entidade se caracteriza, endoscopicamente, pela formação de lesões telangiectásicas no reto anteriormente sadio e manifesta-se por sangramento em graus variáveis de intensidade e frequência.[1]

Entre 2 e 20% dos pacientes submetidos à RXT apresentarão a RAH, em média de 12 a 18 meses após o término da RXT.[2] O aparecimento destes vasos retais anômalos decorre, muito provavelmente, do estímulo à angiogênese pela radiação e, possivelmente, do desarranjo da camada muscular retal, ocasionado pelo processo de reparação tecidual pós-RXT, com formação de comunicações arteriovenosas.[3-7]

Os fatores de risco para o desenvolvimento da RAH são idade avançada, obesidade, hipertensão arterial sistêmica, diabetes melito, cirurgia abdominal prévia, uso de antiandrogênicos, quimioterapia concomitante à radioterapia e doença inflamatória intestinal.[8]

O volume total da RAH parece estar relacionado com o tipo de tumor, sendo o do colo uterino o de maior extensão craniocaudal e de envolvimento circunferencial do reto.[4]

Os sangramentos retais têm amplo espectro de gravidade, desde episódios esporádicos, sem repercussão sistêmica, a hemorragias incapacitantes, diárias e em várias exonerações, com evolução para anemia grave e necessidade de hemotransfusões.

Ocorre apreciável queda na qualidade de vida, eventualmente com incontinência anorretal, dificultando ou impedindo a execução de tarefas laborais e gerando prejuízo ao relacionamento familiar e conjugal.

APRESENTAÇÃO CLÍNICA

Sangramento retal exteriorizado como hematoquezia ou enterorragia, em graus e frequências variáveis, que ocorre não só durante e após as evacuações, como também durante exercícios físicos, relações sexuais e durante o sono e anemia ferropriva, com sintomas de taquicardia, palidez cutânea e cansaço.

DIAGNÓSTICO

Os sintomas e sinais clínicos e os achados endoscópicos são praticamente patognomônicos[1] (Fig. 14-1).

É, tipicamente, uma doença vascular. A endoscopia mostra os vasos telangiectásicos neoformados aberrantes, frequentemente coalescentes e, eventualmente, com sangramento ativo no momento do exame. Os sinais inflamatórios clássicos (enantema, edema, espessamento, perda de brilho e ulcerações mucosas e a não visualização dos vasos submucosos normais) não são observados.

ACHADOS ANATOMOPATOLÓGICOS

Primeiramente, a nomenclatura *retite actínica*, por vezes adotada na linguagem médica coloquial e em várias publicações, deve ser abandonada, pois não é adequada à doença vascular telangiectásica (sem características inflamatórias). Deve ser adotado o termo retopatia actínica hemorrágica, pois designa sua origem e expressão clínica.

A retite actínica ocorre em duas fases distintas e não tem relação evolutiva. A forma aguda, que ocorre no período durante a radioterapia e em tempos variáveis na pós-radioterapia, caracteriza-se, microscopicamente, pelos achados de infiltração neutrofílica e linfoplasmocitária, meganucleose, proliferação fibroblástica focal na lâmina própria, sem mitoses anômalas e com vasos normais. Esta forma pode evoluir para cura sem sequelas ou para a forma crônica, com úlceras, estenoses, fístulas ou o conjunto destas, sendo totalmente distinta da RAH.[9]

Os achados histopatológicos típicos da RAH são alterações vasculares severas, como fibrose da íntima, telangiectasias, degeneração endotelial, fibrose da lâmina própria e trombos plaquetários, sem componente inflamatório agudo ou crônico.[9]

OBJETIVOS E MODALIDADES DE TRATAMENTO

Os objetivos do tratamento são a hemostasia definitiva e a estabilização dos parâmetros hematológicos, com impacto positivo imediato e direto na qualidade de vida.

Várias modalidades de tratamento foram testadas e utilizadas ao longo do tempo e são divididas em tratamentos medicamentosos sistêmicos ou tópicos e tratamentos endoscópicos.[2]

Dentre os tratamentos medicamentosos, vários são descritos na literatura e administrados por via oral ou tópica retal. Corticosteroides por via oral ou tópica, hormônios

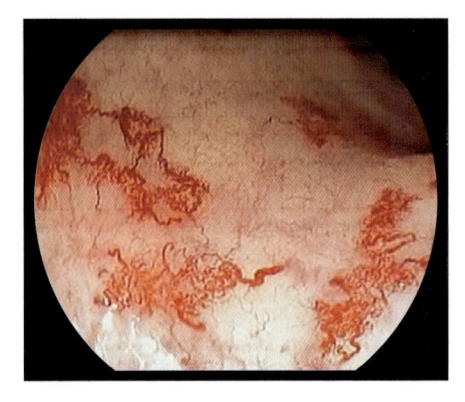

Fig. 14-1. Aspecto endoscópico típico da RAH.

femininos por via oral, talidomida por via oral, anti-inflamatórios intestinais por via oral ou tópica, ácidos graxos de cadeia curta tópicos, sucralfato tópico, líquido ou em pasta, além de oxigenação hiperbárica. As publicações são, em sua maioria, com base em estudos retrospectivos e não controlados, com resultados controversos e frequentemente insatisfatórios.[10-19]

A aplicação de formalina, por contato direto de aplicadores sobre as lesões vasculares ou por instilação de todo o reto, em forma de enema, provoca necrose de coagulação em contato com a mucosa, erradicando as telangiectasias (Fig. 14-2). Apesar de sucesso clínico e endoscópico de até 90%, a morbidade relacionada com o método é alta, em torno de 20%, sendo observados eventos adversos de variada gravidade, como dor anorretal, queimadura cutânea perianal, incontinência fecal, colite severa, fístula e estenose retal. Assim sendo, deve ser reservada para casos refratários à terapêutica endoscópica atualmente em uso, seja eletrocoagulação argônio-assistida (EA), eletrocoagulação bipolar (EB) ou ablação por radiofrequência (ARF).[17,19-22]

A opção pelo tratamento cirúrgico foi, no passado, reservada a uma minoria de casos com evolução grave e risco de morte. As técnicas utilizadas incluíam uma colostomia para derivação fecal, com pouco ou nenhum benefício hemostático e amputação abdominoperineal do reto.

Há 22 anos foi apresentada a primeira série de casos tratados pela EA.[23] Seguiram-se a esta publicação numerosas outras séries, muito provavelmente pelo entusiasmo com o sucesso obtido e relatado.

Há 21 anos foi publicado o primeiro trabalho comparativo, prospectivo e randomizado, com o uso da EB e do *heater probe* em 22 pacientes, divididos em 2 grupos de 11 pacientes, com resultados semelhantes em relação à eficácia a curto e a longo prazos e aos indicadores hematológicos e de qualidade de vida.[24]

Uma técnica já utilizada em outras regiões do tubo digestório começou a ser utilizada a partir de 2009 para o tratamento da RAH, pelo uso de ablação por radiofrequência, com resultados promissores.[25-28] O cateter de radiofrequência para uso no reto é acoplado à extremidade distal do endoscópio, é bipolar e de contato com a mucosa, sendo conectado a uma unidade que libera impulsos elétricos na faixa de radiofrequência (450-500 kHz),

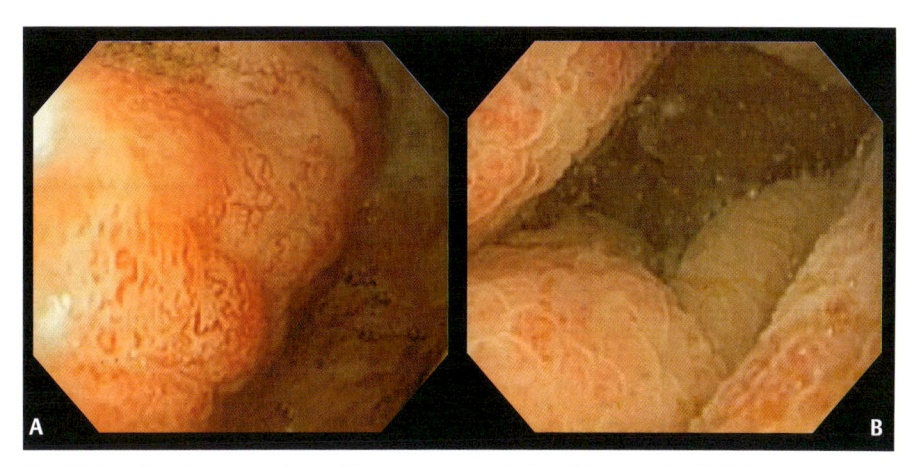

Fig. 14-2. Aplicação de formalina a 4% por enema retal. (**A**) Pré-tratamento. (**B**) Pós-tratamento.

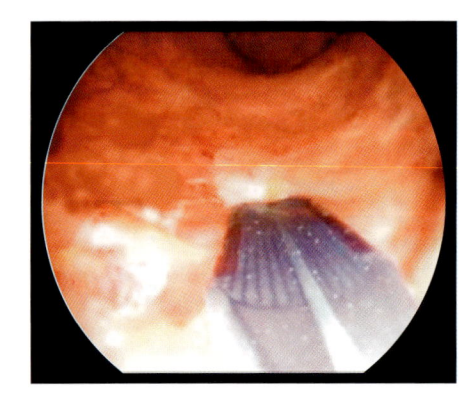

Fig. 14-3. Cateter de ablação por radiofrequência aplicado na mucosa em RAH.

gerando energia térmica e provocando necrose de coagulação que atinge até a camada muscular da mucosa (Fig. 14-3).

Os eventos adversos mais frequentes são dor anorretal, incontinência fecal e úlceras perianais.

Por abranger áreas maiores de contato com a mucosa retal, é um método que pode reduzir o tempo de tratamento e número de sessões, embora não haja estudos comparativos com EA ou EB, que são de tratamento pontual sobre as lesões vasculares. Esta técnica aguarda validação por estudos prospectivos e de preferência comparativos.

Outra técnica utilizada no tratamento da RAH é a crioterapia (CT). *É um método de não contato, semelhante à EA, em que se aplica nitrogênio líquido ou gás carbônico a temperaturas extremamente baixas.* A técnica baseia-se na passagem de cateter pelo canal do endoscópio e borrifamento da substância congelante sobre a mucosa. Recomenda-se sucção do gás por cateter de descompressão colocado em paralelo ao endoscópio, para evitar hiperinsuflação colônica.

Poucos estudos utilizaram a CT para tratamento de RAH, sendo relatado sucesso clínico de até 80% na promoção de hemostasia.[29,30]

A utilização de *laser* (KTP, Nd:Yag e Argon), em virtude da baixa disponibilidade, alto custo e eventos adversos em até 20% dos casos (queimadura transmural e perfuração), sofreu declínio acentuado, como em muitas outras aplicações deste método em endoscopia digestiva.

AVALIAÇÃO E MENSURAÇÃO DA RAH

Antes de se proceder a qualquer tipo de tratamento, devem ser realizadas a colonoscopia total e a ileoscopia terminal para excluir outras lesões de potencial hemorrágico e para mensurar a RAH.

Existem escores já publicados de mensuração da RAH.[1] No entanto, a adoção dos critérios de extensão craniocaudal e de percentual de envolvimento circunferencial do reto é suficiente e adequada para predição de gravidade e das variáveis de tempo de tratamento, número e tempo de sessões de tratamento e também para prognóstico de cura.[31,32]

A avaliação de extensão craniocaudal do reto e cólon sigmoide pode ser dividida em:

A) Lesões até 5 cm da linha pectínea (Fig. 14-4).
B) Lesões até e acima de 5 cm da linha pectínea (Fig. 14-5).

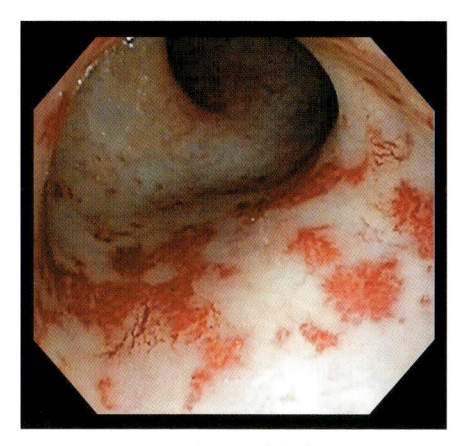

Fig. 14-4. Lesões até 5 cm da linha pectínea.

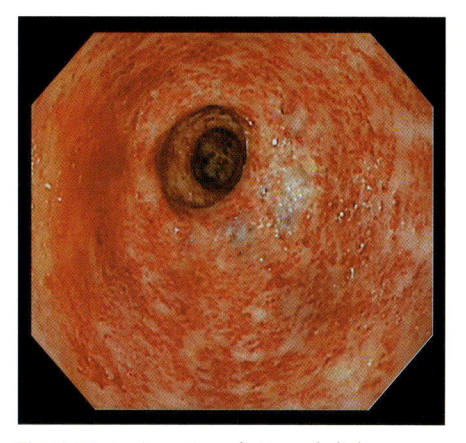

Fig. 14-5. Lesões acima de 5 cm da linha pectínea e em 100% da circunferência.

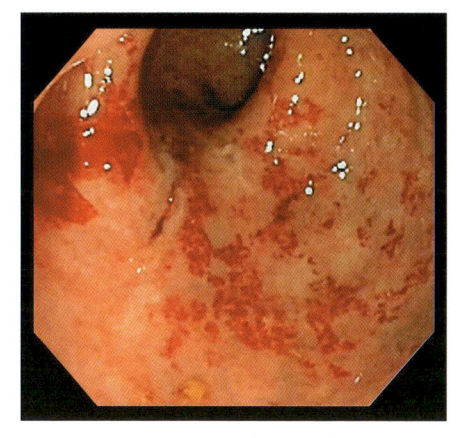

Fig. 14-6. Lesões em 50% da circunferência retal.

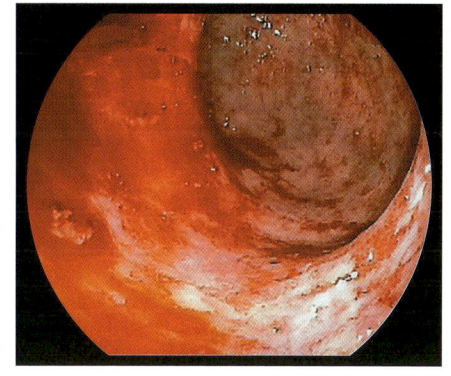

Fig. 14-7. Lesões em 75% da circunferência.

A avaliação de percentual de envolvimento circunferencial do reto e sigmoide pode ser dividida em:

A) 50% da circunferência (Fig. 14-6).
B) 75% da circunferência (Fig. 14-7).
C) 100% da circunferência (Fig. 14-5).

OPÇÕES MAIS UTILIZADAS DE TRATAMENTO ENDOSCÓPICO
Eletrocoagulação Argônio-Assistida

Utiliza-se cateter de eletrocoagulação monopolar (CEA) com diâmetro de 7 French, corpo em material plástico e ponta com revestimento cerâmico não condutor de eletricidade (Fig. 14-8), aplicando-se corrente de radiofrequência, gerada por unidade eletrocirúrgica e transmitida pela insuflação de gás argônio, num volume variável de 1,5 a 2 litros por

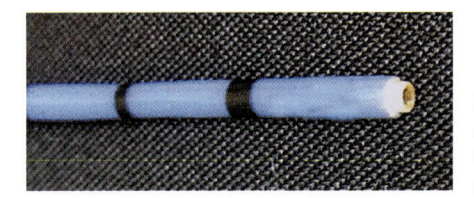

Fig. 14-8. Cateter de eletrocoagulação argônio-assistida. Observar ponta de cerâmica não condutora de eletricidade.

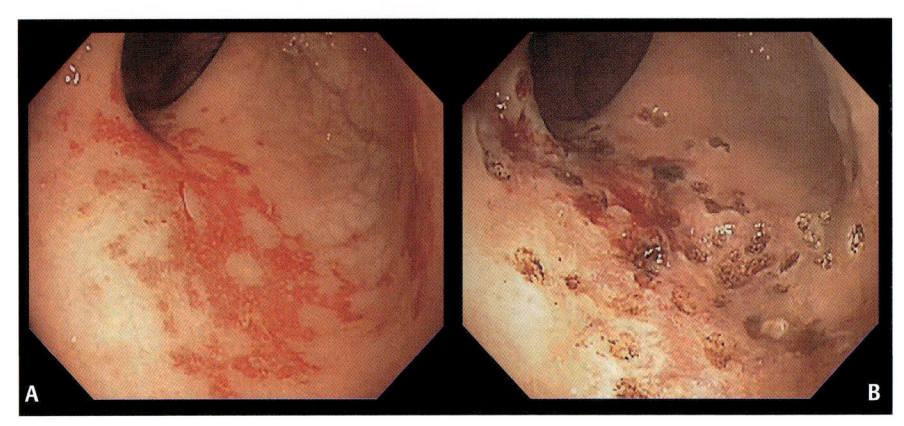

Fig. 14-9. RAH – Aspecto habitual (levemente carbonizado) após EA. (**A**) Pré-tratamento. (**B**) Pós-tratamento.

minuto e na potência média de 30 watts, em pulsos de 1 a 2 segundos, visando o tratamento individual de cada lesão vascular visível, circunferencialmente e em toda a extensão craniocaudal, tendo como base estratégica técnica e tática a obtenção de branqueamento no local da lesão[22,33,34] (Fig. 14-9).

O ajuste de potência da unidade eletrocirúrgica, do fluxo do gás argônio e do tempo de aplicação em pulsos deve ser pautado na experiência prévia e familiaridade do examinador com os efeitos visuais da eletrocoagulação, não só na RAH como em outras lesões vasculares do sistema digestório e também nas referências da literatura.[33-38]

Eletrocoagulação Bipolar

Utiliza-se cateter de eletrocoagulação bipolar (CEB) com diâmetro de 7 French, corpo em material plástico e ponta com incorporação externa de fio espiral metálico, condutor dos polos positivo e negativo de corrente elétrica (Fig. 14-10), aplicando-se corrente de

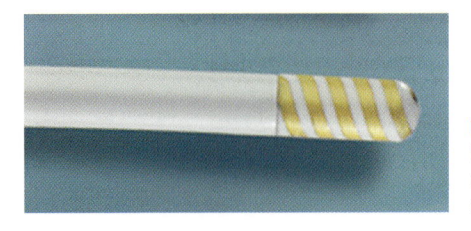

Fig. 14-10. Cateter de eletrocoagulação bipolar. Observar ponta com espiral metálico condutor dos polos positivo e negativo de corrente de radiofrequência.

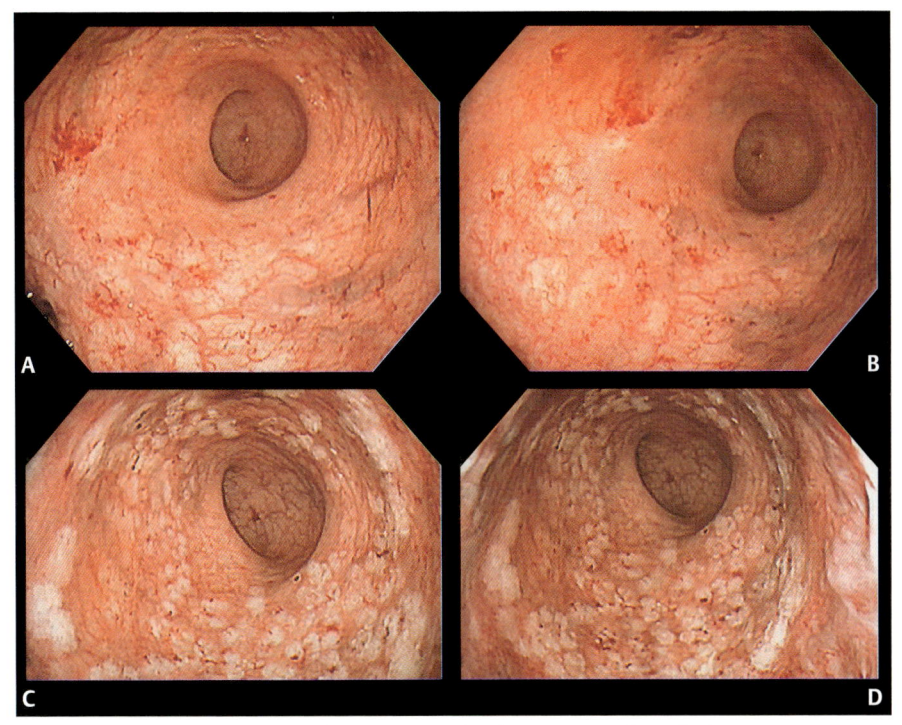

Fig. 14-11. RAH – Aspecto habitual após EB. (**A** e **B**) Pré-tratamento. (**C** e **D**) Pós-tratamento.

radiofrequência, gerada por unidade eletrocirúrgica, na potência de 10 Watts durante 1 a 2 segundos, visando o tratamento individual de cada lesão vascular visível, circunferencialmente e em toda a extensão craniocaudal, tendo como base estratégica técnica e tática a obtenção de branqueamento no local da lesão e formação de leve depressão na mucosa eletrocoagulada[31,32,40] (Fig. 14-11).

O ajuste de potência da unidade eletrocirúrgica e do tempo de aplicação em pulsos deve ser baseado na experiência prévia e familiaridade do examinador com os efeitos visuais da eletrocoagulação, não só na RAH como em outras lesões vasculares do sistema digestório. As publicações que analisam esta técnica são raras e não há consenso quanto à potência aplicada e ao tempo de sua aplicação.[40,41]

ACOMPANHAMENTO

Os pacientes devem ser avaliados 3 semanas após a primeira intervenção, por entrevista, exame clínico e retossigmoidoscopia com preparo de cólon adequado.

Na existência de lesões vasculares residuais e persistência de sangramento, os pacientes são submetidos ao mesmo tipo de tratamento inicialmente selecionado e programados para nova revisão clínica e por retossigmoidoscopia em 4 semanas.

Na existência de lesões vasculares residuais e cessação do sangramento, são submetidos ao mesmo tipo de tratamento e considerados como sucesso clínico.

Na inexistência de lesões residuais ou sangramento, são considerados como sucesso endoscópico e clínico. Em ambas as situações devem permanecer em acompanhamento clínico, por consulta médica presencial ou contato telefônico, por um tempo mínimo de 6 meses.

DIFICULDADES, EFEITOS ADVERSOS E RESULTADOS

Os casos de câncer de colo uterino, mais comuns em pacientes mais jovens, costumam ser os de mais difícil tratamento, pois necessitam de campos de RXT mais alargados e, como consequência, apresentam maior volume de RAH.[42]

Nos cânceres de próstata, que acometem idosos, face às menores dimensões e à incidência mais distal do campo radioterápico, a RAH costuma acometer o reto em menor volume, havendo, geralmente, maior facilidade no tratamento endoscópico.[1]

Existe maior dificuldade no tratamento das lesões próximas à linha pectínea, pela possibilidade de queimadura inadvertida e indesejada da pele perianal.[43] A utilização da manobra de retrovisão do reto e ânus pode facilitar a aplicação da eletrocoagulação nesta região.

Os casos com maior volume de RAH são os que demandam maior tempo por sessão e maior número de sessões de tratamento para obtenção de hemostasia definitiva, mostrando que a seleção e gradação das variáveis de acometimento (craniocaudal e circunferencial) é adequada para a predição de dificuldade no tratamento.[32]

Independentemente do tipo de tratamento, alguns pacientes persistem sangrando, pela presença de úlceras pós-eletrocoagulação e tecido de granulação hipervascular e friável, mesmo não havendo lesões telangiectásicas típicas da RAH. Este tecido pode e deve ser submetido à eletrocoagulação para se obter hemostasia definitiva.[32]

A formação de úlceras na mucosa retal, na maioria das vezes assintomáticas (Fig. 14-12) e a queixa de dor retal são observadas em cerca de 40% dos casos. Estas manifestações não devem ser categorizadas como efeitos adversos, mas como consequência habitual da eletrocoagulação de superfícies mucosas.[44] Não há necessidade de interrupção do tratamento, pela ocorrência de úlceras retais (quando não associadas ao relato de dor retal), por não levarem ao seu agravamento ou ao aparecimento de reais efeitos adversos.[32,45]

É escassa a referência na literatura sobre hemorragias graves, explosões por ignição de gases inflamáveis e perfurações intestinais nos pacientes submetidos a EA e inexistente nos submetidos a EB. São citadas estenoses e fístulas, de rara ocorrência.[36,41,44]

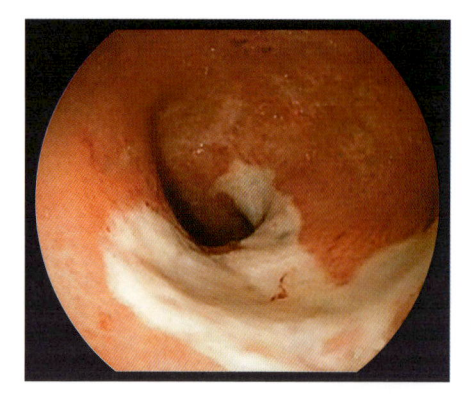

Fig. 14-12. Úlcera residual assintomática após hemostasia definitiva.

A atitude de se obter o preparo intestinal adequado para a realização de procedimentos de eletrocoagulação seguros, com o cólon livre de resíduos fecais, é fundamental para a prevenção de explosão e perfuração do cólon.[36,41]

Seguindo-se rigorosamente o protocolo de tratamento, a maioria dos pacientes, independente da extensão da RAH, atingirá o desfecho de hemostasia, em tempo variável e em uma média de 2 a 3 sessões de tratamento.

Não parece haver diferença significativa entre os dois métodos de tratamento, à exceção do custo final, expressivamente menor no grupo EB, face, principalmente, ao preço inicial de aquisição do cateter. Quanto à possibilidade de reprocessamento e à durabilidade dos cateteres, estas considerações são importantes quando as posturas sanitárias oficiais permitem a reesterilização de acessórios.

CONSIDERAÇÕES FINAIS

Em relação às vantagens e desvantagens de cada método de tratamento pode-se observar no estudo conduzido pelo autor[32] que:

1. Houve maior rapidez e facilidade com o uso da EB nos pacientes com hemorragia ativa no momento do procedimento, pois o CEB dispõe de lúmen para injeção vigorosa de jato de água, propiciando a limpeza do campo hemorrágico e melhor visão do ponto sangrante, com a imediata compressão do cateter e acionamento da corrente elétrica para obtenção da hemostasia. A aplicação da EA exige que a ponta do CEA (que não dispõe de lúmen interno para lavagem) não faça contato com a parede retal e, em caso de hemorragia ativa, o acionamento do arco de corrente elétrica geralmente promove a carbonização do sangue luminal interposto, impedindo ou dificultando a hemostasia direta do vaso.
2. Houve maior rapidez e facilidade com o uso da EB em pacientes com estenoses e/ou angulações acentuadas no retossigmoide, já que, diferentemente da EA, a EB é um método de tratamento que exige contato com a parede retal e do cólon, permitindo ao operador a aposição adequada do CEB à mucosa acometida, nestas situações.
3. Houve menor necessidade de analgesia durante o tratamento com a EB, em virtude da não insuflação gasosa do cólon, que gera desconforto, distensão e dor abdominal.
4. Houve melhor visão de lesões telangiectásicas residuais após o início e durante a aplicação da EB, pois as escaras dela decorrentes são menores e de coloração brancacenta, em comparação às da EA, geralmente mais escuras e alargadas.

Estas eventuais vantagens poderão atingir significado estatístico em protocolos de estudo preferencialmente multicêntricos.

REFERÊNCIAS BIBLIOGRÁFICAS

1. Wachter S *et al.* Endoscopic scoring of late rectal mucosal damage after conformal radiotherapy for prostatic carcinoma. *Radiother Oncol.* 2000 Jan;54 (1):11-9.
2. Rustagi T, Mashimo H. Endoscopic management of chronic radiation proctitis. *World J Gastroenterol.* 2011 Nov 7;17(41):4554-62.
3. Barnett GC, West CM, Dunning AM. Normal tissue reactions to radiotherapy: towards tailoring treatment dose by genotype. *Nat Rev Cancer.* 2009;9:134.
4. Babb RR. Radiation proctitis: a review. *Am J Gastroenterol.* 1996;91:1309.
5. Gilinsky NH *et al.* The natural history of radiation-induced proctosigmoiditis: an analysis of 88 patients. *Q J Med.* 1983;52:40.

6. Schultheiss TE *et al.* Late GI and GU complications in the treatment of prostate cancer. *Int J Radiat Oncol Biol Phys* 1997;37:3.
7. Beard CJ, Propert KJ, Rieker PP *et al.* Complications after treatment with external-beam irradiation in early-stage prostate cancer patients: A prospective multiinstitutional outcomes study. *J Clin Oncol.* 1997;15:223.
8. Theis VS *et al.* Chronic radiation enteritis. *Clin Oncol.* 2010 Feb;22(1):70-83.
9. Haboubi NY, Schofield PF, Rowland PL. The light and electron microscopic features of early and late phase radiation-induced proctitis. *Am J Gasto.* 1988 Oct;83(10):1140-4.
10. Stockdale AD, Biswas A. Long-term control of radiation proctitis following treatment with sucralfate enemas. *Br J Surg.* 1997;84:379.
11. Sasai T *et al.* Treatment of chronic post-radiation proctitis with oral administration of sucralfate. *Am J Gastroenterol.* 1998 Sep;93(9):1593-5.
12. Wurzer H, Schafhalter-Zoppoth I, Brandstatter G. Hormonal therapy in chronic radiation colitis. *Am J Gastroenterol.* 1998;93:2536.
13. Pinto A *et al.* Short chain fatty acids are effective in short-term treatment of chronic radiation proctitis: randomized, double-blind, controlled trial. *Dis Colon Rectum.* 1999;42:788.
14. Parades V *et al.* Formalin application in the treatment of chronic radiation-induced hemorrhagic proctitis-an effective but not risk-free procedure: a prospective study of 33 patients. *Dis Colon Rectum.* 2005;48:1535.
15. Craanen ME, Van Triest B, Mulder CJJ. Thalidomide in refractory haemorrhagic radiation induced proctitis. *Gut.* 2006 Sep;55(9):1371-2.
16. Alvaro-Villegas *et al.* Argon plasma coagulation and hyperbaric oxygen therapy in chronic radiation proctopathy, effectiveness and impact on tissue toxicity. *Rev Esp Enferm Dig.* 2011 Nov;103(11):576-81.
17. Nelamangala VP *et al.* Formalin dab, the effective way of treating haemorrhagic radiation proctitis: a randomized trial from a tertiary care hospital in South India. *Colorectal Dis.* 2012 July;14(7):876-82.
18. Stacey R, Green JT. Nonendoscopic therapies for the management of radiation-induced rectal bleeding. *Curr Opin Support Palliat Care.* 2013 June;7(2):175-82.
19. Mcelvanna K, Wilson A, Irwin T. Sucralfate paste enema: a new method of topical treatment for haemorrhagic radiation proctitis. *Colorectal Dis.* 2014 Apr;16(4):281-4.
20. Tsujinaka S *et al.* Formalin instillation for hemorrhagic radiation proctitis. *Surg Innov.* 2005 June;12(2):123-8.
21. Samalavicius NE *et al.* Treatment of hemorrhagic radiation-induced proctopathy with a 4% formalin application under perianal anesthetic infiltration. *World J Gastroenterol.* 2013 Aug. 14;19(30):4944-9.
22. Ramage J, Gostout C. Endoscopic treatment of chronic radiation proctopathy. *Techn Gastroint Endosc.* 2003;5:155.
23. Cohen M *et al.* Argon plasma coagulation: a new effective technique of non-contact thermal coagulation. Experience in 44 cases of GI angiomata. *Gastroint Endosc.* 1996;43:AB 293.
24. Jensen DM *et al.* A randomized prospective study of endoscopic bipolar electrocoagulation and heater probe treatment of chronic rectal bleeding from radiation telangiectasia. *Gastrointest Endosc.* 1997;45:20.
25. Zhou C, Adler D, Mashimo H. Effective treatment of chronic radiation proctitis using radiofrequency ablation. *Therap Adv Gastroenterol.* 2009 May;2(3):149-56.
26. Eddi R, Depasquale J. Radiofrequency ablation for the treatment of radiation proctitis: a case report and review of literature. *Therap Adv Gastroenterol.* 2013 Jan;6(1):69-76.
27. Rustagi T, Corbett FS Mashimo H. Treatment of chronic radiation proctopathy with radiofrequency ablation. *Gastrointest Endosc.* 2015 Feb;81(2):428-36.
28. PIGÒ F *et al.* Radiofrequency ablation for chronic radiation proctitis: our initial experience with four cases. *Tech Coloproctol.* 2014 June 11.
29. Moawad FJ, Maydonovitch CL, Horwhat JD. Efficacy of criospray ablation for the treatment of chronic radiation proctitis in a pilot study. *Dig Endosc.* 2013;25:174-9.

30. HOU JK, Abudayyeh S, Shayb Y. Treatment of chronic radiation proctitis with cryoablation. *Gastrointest Endosc.* 2011;73:383-9.
31. Mansur GR. Lesões vasculares do cólon. In: Averbach M, Corrêa F. *Colonoscopia*. São Paulo: Livraria Santos Editora, 2010. v. 1. p. 255-65.
32. Mansur GR. *Estudo comparativo e randomizado entre a eletrocoagulação bipolar e a eletrocoagulação argônio-assistida no tratamento da retopatia actínica hemorrágica*. (Tese de Doutorado em Oncologia). Instituto Nacional de Câncer José Alencar Gomes da Silva, 2015.
33. Machicado G, Jensen D. Bleeding colonic angiomas and radiation telangiectasias: endoscopic diagnosis and treatment. *Techn Gastroint Endosc.* 2001;3:185.
34. Ahuja A, Smith J. Endoscopic management of radiation induced rectal telangiectasias. *Techn Gastroint Endosc.* 2004;6:23.
35. Silva RA *et al.* Argon plasma coagulation therapy for hemorrhagic radiation proctosigmoiditis. *Gastrointest Endosc.* 1999 Aug;50(2):221-4.
36. Ben-Soussan E *et al.* Argon plasma coagulation in the treatment of hemorrhagic radiation proctitis is efficient but requires a perfect colonic cleansing to be safe. *Eur J Gastroenterol Hepatol.* 2004 Nov;16(12):1315-8.
37. Sato Y *et al.* Argon plasma coagulation treatment of hemorrhagic radiation proctopathy: the optimal settings for application and long-term outcome. *Gastrointest Endosc* 2011 Mar;73(3):543-9.
38. Mindy CW *et al.* Argon plasma coagulation for the treatment of hemorrhagic radiation colitis. *Case Rep Gastroenterol.* 2012 May-Aug;6(2):446-51.
39. Hortelano E *et al.* Is argon plasma coagulation an effective and safe treatment option for patients with chronic radiation proctitis after high doses of radiotherapy? *Rev Esp Enferm Dig.* 2014 Mar;106(3):165-70.
40. Castro Ruíz JM *et al.* Bipolar electrocoagulation in patients with persistent hemorrhage secondary to second degree postradiation proctopathy. *Rev Gastroenterol Mex.* 2003 July-Sep;68(3):207-14.
41. Lenz L *et al.* Comparative study of bipolar electrocoagulation versus argon plasma coagulation for rectal bleeding due to chronic radiation coloproctopathy. *Endoscopy* 2011;43(8):607-701.
42. Kim TG, Huh SJ, Park W. Endoscopic findings of rectal mucosal damage after pelvic radiotherapy for cervical carcinoma: correlation of rectal mucosal damage with radiation dose and clinical symptoms. *Radiat Oncol J.* 2013 June;31(2):81-7.
43. Canard JM *et al.* Long term results of treatment of hemorrhagic radiation proctitis by argon plasma coagulation. *Gastroenterol Clin Biol.* 2003 May;27(5):455-9.
44. Norton ID *et al.* In vivo characterization of colonic thermal injury caused by argon plasma coagulation. *Gastrointest Endosc.* 2002 May;55(6):631-6.
45. Swan MP *et al.* Efficacy and safety of single-session argon plasma coagulation in the management of chronic radiation proctitis. *Gastrointest Endosc.* 2010 July;72(1):150-4.

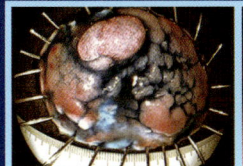

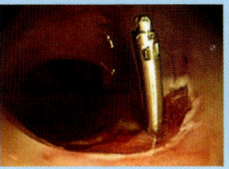

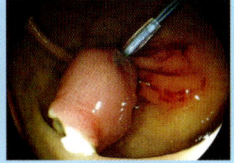

Perfuração Iatrogênica dos Cólons: Prevenção e Conduta Terapêutica

Nicoly Eudes da Silva Dias
Vitor Arantes

INTRODUÇÃO

A colonoscopia é o procedimento padrão para o diagnóstico, rastreio e vigilância da neoplasia colorretal, da doença inflamatória intestinal e de outras patologias intestinais.[1] Com a evolução da endoscopia e utilização de novas modalidades terapêuticas, nota-se aumento simultâneo da taxa de eventos adversos.[2] A complicação mais temida da colonoscopia é a perfuração do cólon com taxas que variam de 0,016 a 0,8% para exame diagnóstico até 2,1% para exame terapêutico. A perfuração iatrogênica durante a colonoscopia é um incidente que eleva significativamente a morbidade e a taxa de mortalidade pode atingir até 25%.[1]

A perfuração pode se apresentar como intraperitoneal, extraperitoneal ou mista. Na maioria dos casos, a perfuração é intraperitoneal podendo resultar em escape de ar e de conteúdo intestinal para cavidade peritoneal. Raramente, a perfuração colônica pode ser extraperitoneal, levando à passagem de ar para o espaço retroperitoneal e ocasionando retropneumoperitônio, pneumomediastino, pneumopericárdio, pneumotórax e enfisema subcutâneo.[3] Os endoscopistas devem se atentar para prevenção desta complicação, reconhecimento precoce e tratamento imediato.[4]

FATORES DE RISCO E MECANISMOS DE PERFURAÇÃO DO CÓLON

A perfuração colônica relacionada à introdução do colonoscópio ocorre mais comumente na topografia da transição retossigmoideana e cólon sigmoide (52%). As taxas descritas em outros sítios do cólon, mais frequentemente relacionadas com os procedimentos terapêuticos, são: 17% no ceco, 14% no cólon ascendente, 7% no cólon transverso, 8% no cólon descendente e 1% no reto.[4] São relatados alguns fatores de risco como idade avançada, sexo feminino, comorbidades, diverticulose, polipectomia, experiência do endoscopista, além de preparo inadequado e sangramento ativo com prejuízo da visualização da luz do cólon.[5,6] Recentemente, a dissecção endoscópica de submucosa (ESD) tem se tornado opção terapêutica para ressecção de grandes lesões neoplásicas precoces, o que elevou a incidência de perfuração de cólon para taxas de até 10%. Grandes tumores, presença de fibrose na submucosa, lesões de crescimento lateral e lesões localizadas no cólon ascendente e ceco são fatores predisponentes para perfuração de cólon relacionada à ESD.[5]

Vários mecanismos podem estar envolvidos e associados com a perfuração colônica, dentre eles trauma contra a parede do cólon (força mecânica, formação de alças, barotrauma), aderências relacionadas a cirurgias prévias, injúria térmica excessiva e perfuração não intencional relacionada à ressecção de lesões.[1,3,5] As perfurações por trauma secundário à introdução do aparelho geralmente são grandes e ocorrem comumente na transição retossigmoideana. Acontecem quando há progressão do colonoscópio sem atentar para a formação excessiva de alça ou quando o colonoscópio é retrofletido desmedidamente. Já as perfurações relacionadas à ressecção ou injúria térmica estão relacionadas à exame terapêutico com realização de procedimentos como dilatação, mucosectomia ou ESD. As perfurações resultantes de ressecção endoscópica geralmente são pequenas e ocorrem mais frequentemente no cólon direito. As relacionadas à injúria térmica também são pequenas e podem não ser detectadas durante a colonoscopia. Quando a injúria térmica é excessiva pode ocorrer necrose local da parede colônica e perfuração tardia, horas após o término da colonoscopia, com elevado risco de peritonite e sepse abdominal.[5]

PRINCÍPIOS GERAIS DE PREVENÇÃO DA PERFURAÇÃO DE CÓLON

A perfuração endoscópica felizmente é evento adverso raro. No entanto, quando ocorre, pode elevar substancialmente a morbidade e mortalidade se evoluir para sepse abdominal e necessidade de abordagem cirúrgica. Este evento adverso pode ainda comprometer a relação médico-paciente.[7]

Alguns princípios para redução do risco de perfuração devem ser seguidos. Antes de cada procedimento endoscópico, o endoscopista deve analisar se o procedimento está bem indicado. Em seguida, é importante que o endoscopista esteja preparado para o procedimento proposto, seja ressecção de um pólipo ou dilatação de uma estenose. Este preparo inclui: conhecer a história do paciente, além de comorbidades e medicações que podem aumentar o risco de perfuração (doença do tecido conectivo, uso crônico de corticoide); programar tempo suficiente para o procedimento proposto; ter domínio dos equipamentos e dispositivos a serem utilizados; garantir que os profissionais auxiliares envolvidos estejam preparados e capacitados para auxiliar o procedimento, bem como para manusear os equipamentos/dispositivos necessários.[7]

É fundamental a visibilização adequada do cólon para minimizar o risco de perfuração. Em situações em que há ângulos estreitos associados à aderência ou diverticulose significativa, deve-se considerar o uso de um colonoscópio pediátrico ou mesmo de um gastroscópio se não for possível progredir um colonoscópio adulto com segurança. Além disso, nestes casos de anatomia difícil, o uso da técnica de imersão pode ser de grande utilidade e proporcionar a lubrificação e abertura da luz colônica para transpor as angulações. Nos casos de preparo inadequado, recomenda-se interromper o exame e remarcá-lo em condições adequadas, pois além da visão ficar prejudicada, pode ocorrer peritonite fecal em caso de perfuração. Outra medida eficaz para reduzir os riscos de perfuração, consiste em minimizar a formação excessiva de alças, utilizando-se artifícios como palpação abdominal e mudança de decúbito do paciente. Deve-se ainda realizar com cautela ou mesmo evitar a retroflexão em pacientes com lúmen retal estreito.[7]

A utilização de técnica apropriada para polipectomia também reduz o risco de perfuração. A ressecção diatérmica de pequenos pólipos tem sido associada com aumento do risco e dados da literatura têm demonstrado que a ressecção com alça a frio é mais segura nestes casos.[8-10] Para pólipos maiores, a injeção de solução salina na submucosa é aconselhável, pois limita a injúria térmica na muscular própria e descola dos planos profundos a camada submucosa apreendida pela alça. Para pólipos maiores que 20 mm, alguns dados da literatura sugerem que ressecção a *piecemeal* pode reduzir o risco de perfuração se comparada à ressecção em monobloco. Mesmo os endoscopistas bem preparados devem ter consciência sobre sua capacitação e limites. Devem referenciar, por exemplo, lesões maiores e de maior complexidade para centros terciários e endoscopista *expert* em terapêutica complexa. Nestes casos, deve-se evitar biópsias múltiplas da lesão e tatuagem, pois podem induzir a fibrose submucosa, dificultar a ressecção completa e aumentar o risco de perfuração.[7]

Nos casos de estenose colônica acentuada ou com angulação, o uso da fluoroscopia e a instilação de contraste contribuem para melhor conhecimento anatômico e uma dilatação mais segura. Na utilização de prótese colônica para tratamento da estenose maligna, sugere-se evitar a dilatação, a fim de minimizar o risco de perfuração.[7]

Finalmente, os endoscopistas e as unidades de endoscopia devem participar de programas com foco em melhoria contínua do desempenho prático. Recomenda-se rastrear os eventos adversos do serviço, bem como a morbidade e mortalidade relacionadas a eles, identificar sua etiologia e propor programas para educação continuada da equipe.[7]

DIAGNÓSTICO DA PERFURAÇÃO DE CÓLON

O diagnóstico da perfuração colônica pode ser feito no momento da colonoscopia, precocemente nas primeiras 24 horas ou tardiamente após 24 horas.[1,7] Obviamente, o momento da identificação da perfuração tem implicação no manejo e desfecho, tendo melhor prognóstico as perfurações identificadas e tratadas imediatamente durante o procedimento. Para casos de identificação durante o exame, recomenda-se, se possível, o fechamento imediato do defeito com endoclipes o que permite reduzir a necessidade de abordagem cirúrgica para apenas 11% dos casos.[11,12] Nos casos em que a perfuração é diagnosticada no ato da colonoscopia e não é passível de tratamento com clipes, ou o fechamento endoscópico não ficou confiável, recomenda-se avaliação cirúrgica imediata.[1] A identificação da perfuração pode ser realizada com inspeção visual em até um terço das colonoscopias, observando-se gordura visceral após ressecção de um grande pólipo, serosa brilhante ou mesmo espaço intraperitoneal livre. O "sinal do alvo" – *target sign* – tem sido reconhecido como sinal de alto risco para perfuração retardada durante polipectomia, particularmente quando algum corante azul (p. ex., azul de metileno, índigo-carmim) é utilizado para elevação da lesão após injeção na submucosa.[7] Nota-se, no sítio de ressecção, um centro pálido e brancacento (muscular própria e/ou serosa) circundado por área de coloração azulada (submucosa corada). Uma imagem em espelho pode ser vista na base do espécime ressecado. Em alguns casos a perfuração pode ser de difícil reconhecimento e se apresentar com sinais indiretos, tais como dificuldade de manter a insuflação de ar e o lúmen do cólon distendido, ou distensão abdominal e dor.[1,7]

Quando a perfuração não é reconhecida no ato da colonoscopia, os pacientes tipicamente manifestam sintomas nas primeiras 24 horas. O sintoma clássico é a dor abdominal, mas outros sinais e sintomas também podem estar presentes como taquicardia e distensão abdominal. Quando ocorre contaminação da cavidade peritoneal com secreção entérica, aparecem os clássicos sinais de irritação peritoneal ao exame físico, com descompressão brusca dolorosa. Estes pacientes se não abordados imediatamente, rapidamente evoluem para quadros de sepse abdominal com hipotensão, desconforto respiratório, confusão mental e choque. Sinais inflamatórios como febre, leucocitose e elevação da proteína C reativa (PCR) estão presentes na maioria dos casos nesta fase. Nessas situações, é fundamental que o endoscopista seja capaz de suspeitar de perfuração iatrogênica e realizar rapidamente exames adicionais de imagem para confirmação diagnóstica.[1,7] Radiografia em ortostatismo e em decúbito podem detectar pneumoperitônio, mas não são capazes de identificar escape de fluidos. Se o pneumoperitônio for acompanhado de sepse e/ou peritonite difusa com alta suspeição de perfuração, o paciente deve ser imediatamente encaminhado para exploração cirúrgica.[1] Em casos duvidosos, a tomografia computadorizada (TC) com contraste é o método de escolha, permitindo detectar com precisão a presença de ar ou líquido na cavidade e eventualmente até identificar o sítio de perfuração, o que pode auxiliar no planejamento cirúrgico. É indicada a utilização de contraste venoso, se não houver contraindicação, pois auxilia na detecção de sinais indiretos como espessamento focal de segmento colônico, realce anormal da parede do cólon, densificação da gordura mesentérica e abscesso. Achados diretos na TC que confirmam a presença de perfuração incluem descontinuidade da parede do cólon, ar extraluminal e contraste entérico extraluminal. O contraste oral a ser utilizado deve ser o contraste hidrossolúvel que não contem bário. O extravasamento do contraste oral ingerido é um sinal direto de perfuração e, quando presente, apresenta alta especificidade para localizar o sítio da perfuração. No entanto, pacientes com sintomas peritoneais tendem a tolerar mal o contraste oral e esperar a opacificação intraluminal pode atrasar o manejo.[13,14] Além disso, nesta fase a maioria dos cirurgiões preferem que o paciente mantenha jejum absoluto, sem ingerir nem mesmo o contraste por via oral.[13] A sensibilidade de extravasamento do contraste varia de 19-42%. Acredita-se que a baixa sensibilidade pode estar relacionada à rápida cicatrização de uma grande porcentagem de perfurações e a posição supina em que é realizado o exame, tornando improvável a identificação de perfuração localizada na parede anterior do cólon. Assim, a ausência de extravasamento visível não exclui a presença de perfuração.[14] É importante ressaltar que a presença de pneumoperitônio *per se*, não significa necessariamente emergência cirúrgica se o paciente não apresenta sinais de irritação peritoneal ou sepse e alterações de dados vitais. Contudo, a TC é desnecessária se o paciente apresenta peritonite difusa, sepse ou sinais vitais alterados. Nestes casos, radiografias em ortostatismo e decúbito devem ser obtidas para confirmar pneumoperitônio (Grau 2C).[1]

Nos casos de perfuração extraperitoneal, o ar extraluminal pode atingir diferentes compartimentos do corpo como o dorso, pescoço e tórax. A apresentação clínica mais comum nestes casos é o enfisema subcutâneo com tumefação da face, pescoço ou tórax. Geralmente é prontamente identificado auxiliando no diagnóstico precoce da perfuração. Os pacientes podem apresentar ainda dor abdominal, dor torácica e dispneia. Nos exames de imagem podem ser observados pneumotórax, pneumopericárdio e pneumomediastino.[3]

CONDUTA NA PERFURAÇÃO DE CÓLON

A decisão entre intervenção cirúrgica e manejo conservador com fechamento endoscópico da perfuração de cólon é influenciada pelo tamanho e localização do dano, qualidade do preparo, evidência de conteúdo contido ou de extravasamento extraluminal, patologia remanescente (p. ex., mucosectomia incompleta), dados vitais do paciente, dispositivos disponíveis, qualidade e confiabilidade do fechamento endoscópico da perfuração e experiência do endoscopista.[15]

O manejo endoscópico da perfuração colônica apresenta elevadas taxas de sucesso que variam de 71 a 92%, sendo o pequeno tamanho da perfuração (< 20 mm) o principal fator preditor de eficácia.[1,15] Este tipo de perfuração geralmente está associado com mucosectomia ou dissecção endoscópica de submucosa (ESD). Na maioria dos casos, é possível seu fechamento com clipes metálicos com taxas de sucesso entre 59 a 93%.[5,15] A eficácia do tratamento endoscópico da perfuração com clipes está relacionada ao emprego de uma técnica correta de fechamento. A manipulação deve ser delicada evitando-se insuflar ar ou CO_2. O uso de *cap* na ponta do endoscópio pode facilitar a exposição do defeito. O fechamento deve ser iniciado em uma das bordas da lesão buscando-se aproximar o máximo de tecido de cada borda do defeito utilizando-se uma sucção gentil para colapsar o lúmen. Os clipes devem ser aplicados em sequência, um adjacente ao outro, a uma curta distância entre 3 a 5 mm, a fim de ir aproximando as bordas da ferida, garantir fechamento adequado e evitar extravasamento.[2,15,16] Grandes perfurações não são passíveis de fechamento apenas com clipes e comumente estão relacionadas com colonoscopia diagnóstica. Nos casos de fechamento incompleto com clipes metálicos, a combinação com alça sintética destacável (*endoloop*) pode ser útil.[5] A ligadura com banda elástica também pode ser realizada para fechamento de perfuração em que não foi possível o tratamento com clipes.[2] A Figura 15-1 ilustra um caso de perfuração ocorrida durante a ESD de uma lesão polipoide de crescimento lateral do tipo nodular mista situada no retossigmoide e que foi manejada endoscopicamente com fechamento por clipes permitindo a conclusão exitosa do procedimento.

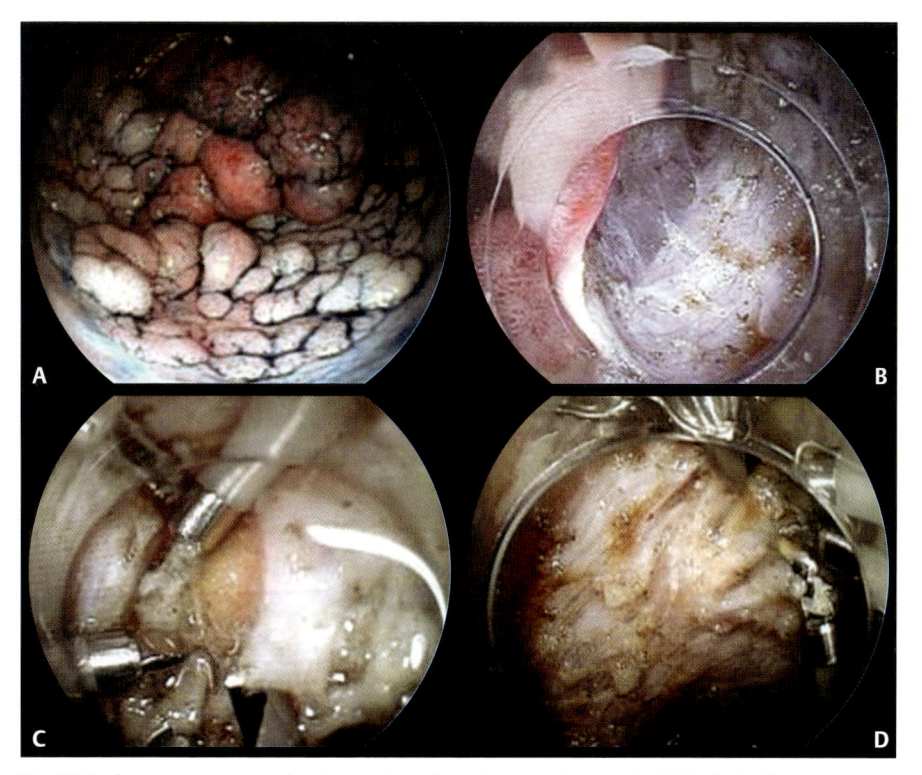

Fig. 15-1. Ilustra o manejo endoscópico da perfuração ocorrida durante ESD. (**A**) Lesão de crescimento lateral do tipo granular com nódulo situado no retossigmoide submetida à ressecção endoscópica por ESD. (**B**) ESD em curso com dissecção conduzida na camada submucosa profunda rente à muscular própria. (**C**) Perfuração da camada muscular própria é identificada durante a dissecção com exposição de tecido gorduroso. Imediatamente, inicia-se o fechamento com clipes endoscópicos metálicos. (**D**) Linha de clipes posicionada obtendo-se fechamento hermético da perfuração. *(Continua)*

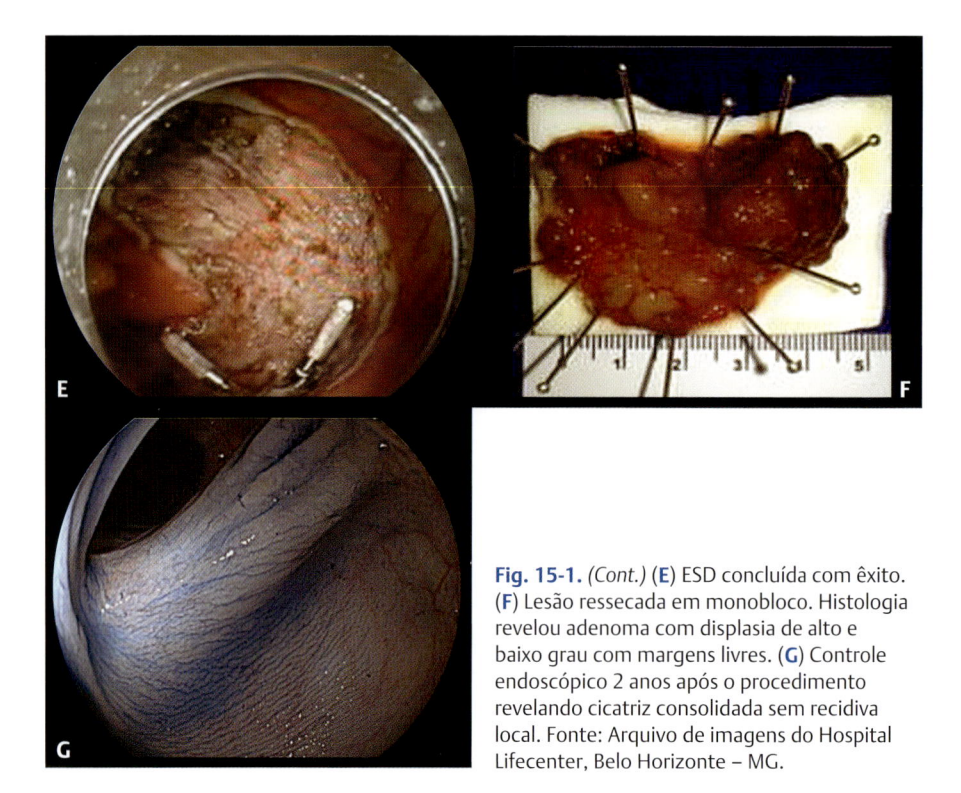

Fig. 15-1. *(Cont.)* (**E**) ESD concluída com êxito. (**F**) Lesão ressecada em monobloco. Histologia revelou adenoma com displasia de alto e baixo grau com margens livres. (**G**) Controle endoscópico 2 anos após o procedimento revelando cicatriz consolidada sem recidiva local. Fonte: Arquivo de imagens do Hospital Lifecenter, Belo Horizonte – MG.

Recentemente, foram desenvolvidos clipes de maior envergadura do tipo *over the scope* (*OTSC*) que têm se mostrado úteis para fechamento de grandes perfurações de até 30 mm devido à sua capacidade de apreender maior quantidade de tecido e aplicar maior força compressiva, com o potencial de fechamento de todas as camadas.[15,17] No entanto, o seguimento do sítio de perfuração, que é compulsório após ressecção de lesão pré-maligna, pode ficar prejudicado pela presença do clipe *in situ*.[18] Segundo Hagel *et al.*, as perfurações com maior probabilidade de sucesso do fechamento com OTSC são as que ocorrem em áreas de tecido sadio, relacionadas à ressecção de lesões, menores que 10 mm × 5 mm, tratadas em menos de 24 horas e localizadas no reto. Já as que apresentam baixa probabilidade de fechamento com esse dispositivo são as que estão em áreas necróticas e gravemente inflamadas, com margens isquêmicas, circundadas por tecido fixo ou cicatricial, de tamanho maior que 20 mm × 10 mm e tratadas com mais de 72 horas.[19] Contudo deve-se ter cautela para evitar sucção inadvertida e apreensão de órgão adjacente para o interior do *cap*. Em lesões maiores que não podem ser fechadas com apenas um clipe, endoclipes convencionais podem ser posicionados lado a lado. Algumas limitações deste dispositivo incluem a necessidade de retirada do endoscópio para que o mesmo seja montado (semelhante ao dispositivo de ligadura elástica), o potencial para laceração de mucosa e a incapacidade de seu manuseio no interior de lúmen estreito e angulado. Sugere-se realização de tatuagem ou o posicionamento de um clipe metálico na margem oposta da perfuração para identificação do local do dano, caso necessário cirurgia por falência do fechamento endoscópico. A taxa de sucesso com seu uso chega a 80%.[15,20,21]

Uma abordagem inovadora para perfuração colônica, denominada "técnica do buquê de tulipas", combina *endoloop*, clipes metálicos e cola. Os clipes são posicionados nas margens da perfuração. Em seguida, o orifício da perfuração é reduzido com *endoloop* e, posteriormente, é realizada aplicação de cola para complementar o fechamento.[2]

A sutura endoscópica tem se mostrado como uma modalidade atraente para o tratamento de perfuração. Estudos prévios demonstraram sucesso desse dispositivo para fechamento de fistulas gastrocutâneas, úlceras anastomóticas e defeitos de mucosa após ESD. Diferente da aproximação apenas de mucosa realizada pelo endoclipe, o tratamento da perfuração colônica com o dispositivo de sutura endoscópica permite o fechamento transmural com aproximação de parede total. Utilizar esse dispositivo para tratar perfurações maiores elimina incisões cirúrgicas cutâneas e risco de hérnias pós-operatórias, previne ressecção do segmento colônico afetado, além de possibilitar recuperação mais rápida do paciente se comparada ao tratamento cirúrgico convencional.[22] Kantsevoy et al. realizaram um estudo retrospectivo e relataram 16 casos de fechamento de perfuração colônica de tamanho médio de $5,6 \pm 4,8$ mm com sutura endoscópica. Em dois pacientes que apresentaram dor após o procedimento, foi realizada laparoscopia diagnóstica que confirmou fechamento adequado do sítio de perfuração, sem alterações inflamatórias aparentes, contaminação peritoneal ou conteúdo infectado intracavitário. Os demais pacientes (14) apresentaram evolução favorável. O tempo médio de sutura foi de $13,4 \pm 9,1$ minutos por paciente.[22]

A sutura endoscópica apresenta custo menor se comparada à laparoscopia e à cirurgia aberta para reparo ou ressecção colônica, resultando em redução de gastos de até $ 9621 dólares por paciente.[16] Essa redução pode ser ainda maior quando se considera o maior tempo de permanência no hospital dos pacientes submetidos à cirurgia em relação às 24 horas de observação após colonoscopia com perfuração tratada por sutura endoscópica.[16] Atualmente é necessário endoscópio de duplo canal para realização de endossutura. Contudo está em processo de finalização o desenvolvimento da terceira geração desse dispositivo que poderá ser montado tanto em gastroscópio convencional de canal único quanto em colonoscópio adulto ou pediátrico.[22] Algumas limitações incluem a impossibilidade de tratar um dano fora do alcance do aparelho e o manuseio restrito devido ao desenho do dispositivo e anatomia do cólon.[13]

Nos últimos anos, o uso de insuflação com CO_2 tem sido recomendado durante os procedimentos terapêuticos de maior complexidade. Se a colonoscopia estiver sendo realizada com uso de ar ambiente e uma perfuração ocorrer, deve-se converter imediatamente a insuflação de ar para insuflação de CO_2, se disponível. Este gás está associado com menor irritação peritoneal e, por ser mais rapidamente absorvido, auxilia na manutenção da estabilidade hemodinâmica.[2,23] Caso seja mantida insuflação com ar, deve-se minimizar ao máximo a insuflação, e o endoscopista deve estar atento à síndrome de compartimento abdominal secundária ao pneumoperitônio hipertensivo. O tratamento deve ser imediato pela punção abdominal com agulha de maior diâmetro (18 ou 20 *Gauge*) para descompressão.[23]

Após fechamento endoscópico da perfuração, uma abordagem multidisciplinar é essencial. O manejo inicial consiste em repouso intestinal, hidratação venosa, antibioticoterapia de amplo espectro com cobertura para microrganismos intestinais (Gram-negativos e anaeróbios) e monitorização diária clínica e laboratorial (dados vitais, febre, leucocitose, sinais de peritonite difusa). A aparência endoscópica de fechamento completo não prediz sucesso absoluto, pois pode ocorrer queda dos clipes. Dessa forma, é necessária uma monitorização rigorosa pós-fechamento e atenção aos sinais de piora clínica.[15]

Os principais patógenos envolvidos nas infecções abdominais são os presentes na flora intestinal, incluindo *Enterobacteriaceae, Streptococci* e alguns anaeróbicos (como *Bacteroides fragilis*). Para pacientes estáveis pode-se iniciar antibioticoterapia com amoxicilina/clavulanato 2,2 g 6/6 horas ou ciprofloxacino 400 mg de 8/8 horas associado a metronidazol 500 mg 6/6 horas. Para aqueles estáveis, mas com exposição prévia a antibióticos e comorbidades significativas, sugere-se utilizar esquema com cobertura para bactérias produtoras de B lactamase de amplo espectro (ESBL). Nestes casos, pode-se prescrever ertapenem 1 g de 24/24 horas ou tigeciclina na dose inicial de 100 mg seguida de 50 mg de 12/12 horas. Para pacientes instáveis sugere-se piperacilina/tazobactam na dose inicial de 8/2 g seguida de 16/4 g por dia em infusão contínua ou 4,5 g de 6/6 horas. Por último, para pacientes instáveis com fatores de risco para ESBL, pode-se iniciar meropenem 500 mg de 6/6 horas ou imipenem 500 mg de 4/4 horas ± fluconazol na dose inicial de 600 mg seguida de 400 mg de 24/24 horas.[24]

O retorno à dieta oral deve ser realizado quando houver ausência de dor abdominal, febre, retorno das funções intestinais e melhora laboratorial (queda da leucocitose e proteína C reativa). Pacientes que evoluem sem intercorrências em 48 horas estão aptos ao consumo de líquidos com subsequente progressão da dieta.[15] A antibioticoterapia endovenosa pode ser substituída para via oral assim que as funções intestinais estiverem presentes e deve ser mantida por 7-10 dias.[1]

A conversão para abordagem cirúrgica é mandatória para pacientes em que não se consegue o fechamento hermético da perfuração por via endoscópica ou que cursam com deterioração clínica, incluindo peritonite difusa, aumento da leucocitose e piora dos dados vitais (Quadro 15-1). As taxas de conversão variam de 3-22%.[1] O tratamento cirúrgico é o principal tratamento para grandes perfurações ou peritonite difusa. Alguns fatores devem ser levados em consideração na escolha da abordagem cirúrgica: sutura primária, ressecção com anastomose concomitante ou ressecção com confecção de ostomia. Nos casos sem extravasamento importante, com preparo adequado e mínima contaminação, o reparo com sutura simples pode ser realizado e é suficiente.[1,23] Embora o reparo primário possa ser realizado em perfurações pequenas, a confecção de um estoma deve ser considerada uma opção para pacientes seriamente comprometidos por sepse. Vários estudos têm relatado a ressecção colônica com anastomose imediata para peritonite fecal como opção factível de tratamento, mas outros demonstraram taxas de até 29,7% de deiscência de anastomose devido a edema acentuado de cólon ou inflamação de alça resultante da peritonite fecal.[25] Para cada caso, é importante considerar o motivo da colonoscopia e a patologia de base. Pacientes com lesão neoplásica devem ser submetidos, de imediato, à cirurgia oncológica se tiverem condições clínicas.

Quadro 15-1. Critérios para Cirurgia Imediata ou Conversão para Cirurgia após Fase Observacional

- Peritonite difusa ao exame físico
- Frequência cardíaca > 100 bpm
- Temperatura axilar > 38°C ou < 36°C
- Frequência respiratória > 20 irpm ou $PaCO_2$ < 32 mmHg
- Leucócitos globais > 12.000 ou < 4.000 ou > 10% de bastonetes
- Pressão arterial média < 65 mmHg ou hipotensão relativa
- Alteração do sensório

Adaptado de Hawkins AT *et al. Am J Surg* 2017[1]

Para aqueles com lesão obstrutiva, a área da obstrução deve ser tratada no momento da cirurgia. Em pacientes com doença inflamatória intestinal, deve ser realizada ressecção apropriada com base na extensão da doença. Estes pacientes geralmente estão em uso de altas doses de corticoide e a realização de ostomia deve ser considerada. Para casos com contaminação fecal extensa, especialmente nos pacientes com diagnóstico tardio da perfuração intestinal, deve ser considerada a confecção de ostomia.[1,23]

A decisão entre abordagem por laparotomia ou laparoscopia é influenciada pela experiência do cirurgião com cirurgia laparoscópica. Recentemente o acesso laparoscópico tem sido amplamente utilizado e resulta em menor tempo de internação e menor morbimortalidade. Em pacientes submetidos à cirurgia após 48 horas, laparotomia com ressecção colônica e confecção de ostomia geralmente é necessária em decorrência de peritonite e de edema do cólon na região da perfuração. Dessa forma, recomenda-se abordagem laparoscópica para perfuração colônica precocemente diagnosticada, desde que o cirurgião tenha habilidade cirúrgica adequada com este tipo de cirurgia (Grau 2C).[1] A laparotomia com manejo definitivo da perfuração é sempre opção válida.[1]

Após identificação da perfuração, deve-se definir a melhor maneira de reparar o cólon. As duas principais opções são reparar e ressecar. O reparo primário deve ser realizado na orientação transversal para prevenir estenose e apresenta maior eficácia em pacientes com diagnóstico precoce e com perfuração pequena, sem contaminação fecal significativa. Nos pacientes em que o reparo primário não é opção adequada, ressecção com ou sem anastomose deve ser realizada. Este grupo inclui aqueles com perfuração em cólon que apresentam lesão tumoral, com estenose ou que apresentam longo segmento inflamado. A confecção de ostomia deve ser considerada quando houver dúvida sobre a integridade do reparo da perfuração ou da anastomose, nos casos de diagnóstico tardio, em pacientes com comorbidades importantes e naqueles hemodinamicamente instáveis. No reto, é importante diferenciar se a perfuração é intra ou extraperitoneal. Na perfuração intraperitoneal, o tratamento se assemelha à perfuração de cólon, com consideração adicional de ostomia em decorrência de morbidade de extravasamento pélvico. No caso de perfuração de reto alto, que se estende acima da reflexão peritoneal, a mobilização do reto pode ser necessária e a confecção de ostomia é fortemente recomendada independentemente do tipo de reparo (Grau 1C).[1] A perfuração extraperitoneal, no reto baixo, permite a possibilidade de reparo transanal, seja com microcirurgia endoscópica transanal (TEM) ou cirurgia transanal minimamente invasiva (TAMIS).[1] A Figura 15-2 ilustra um caso de uma volumosa lesão polipoide de reto que no transcurso da ressecção endoscópica apresentou perfuração de grande tamanho. Em razão do tamanho da perfuração e da impossibilidade de prosseguir a ressecção endoscópica, a opção foi por tratamento cirúrgico oncológico imediato com ressecção do tumor e reconstrução primária com ótima evolução pós-operatória.

As principais complicações da abordagem cirúrgica são infecção de ferida operatória, infecção intra-abdominal, íleo paralítico, problemas cardíacos ou pulmonares, disfunção renal e até mesmo óbito. Após recuperação, os pacientes podem evoluir com obstrução intestinal, fístula enterocutânea e hérnia incisional. Alguns fatores são considerados de risco para maior morbidade pós-operatória, como preparo inadequado, uso de corticoide, conversão para abordagem cirúrgica após período observacional, idade superior a 67 anos, risco anestésico (ASA maior que três), uso de antiagregante plaquetário, doença cardiovascular e hipotensão (Fig. 15-3).[25]

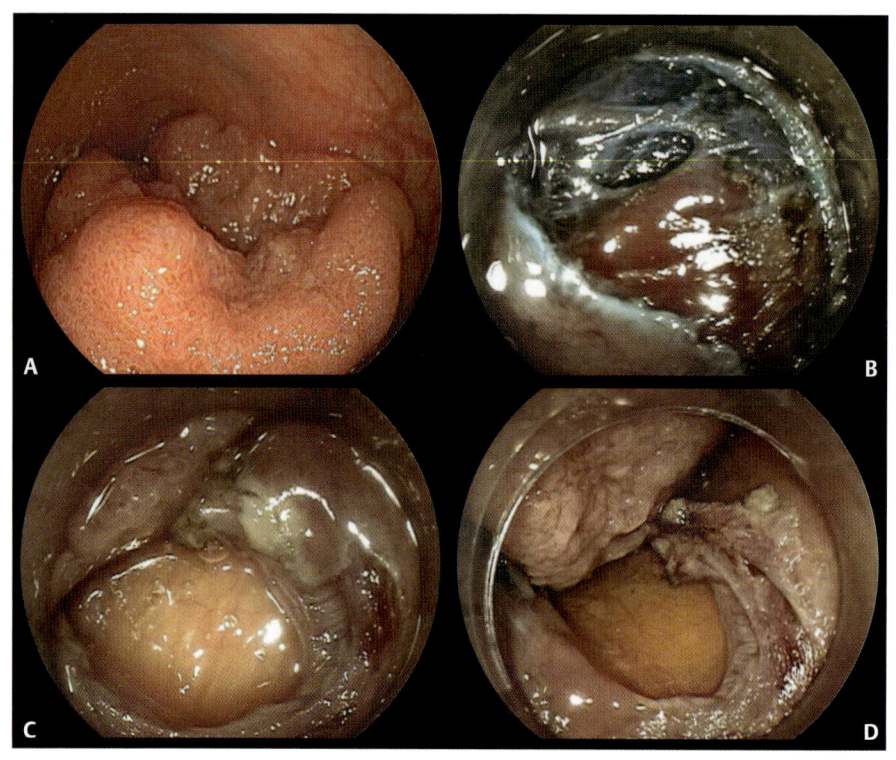

Fig. 15-2. Ilustra perfuração ocorrida durante ressecção endoscópica submetida a tratamento cirúrgico imediato. (**A**) Lesão polipoide volumosa e complexa situada no reto proximal. (**B**) Ressecção endoscópica pela técnica de ESD é iniciada com dificuldade técnica para encontrar o plano submucoso de dissecção. (**C e D**) No transcurso do procedimento endoscópico ocorre perfuração relativamente extensa com exposição da gordura perirretal. Optou-se por tratamento cirúrgico imediato sendo feita a ressecção oncológica da lesão e reconstrução primária com excelente evolução pós-operatória. Fonte: Arquivo de imagens do Instituto Alfa de Gastroenterologia, Hospital das Clínicas da UFMG, Belo Horizonte – MG.

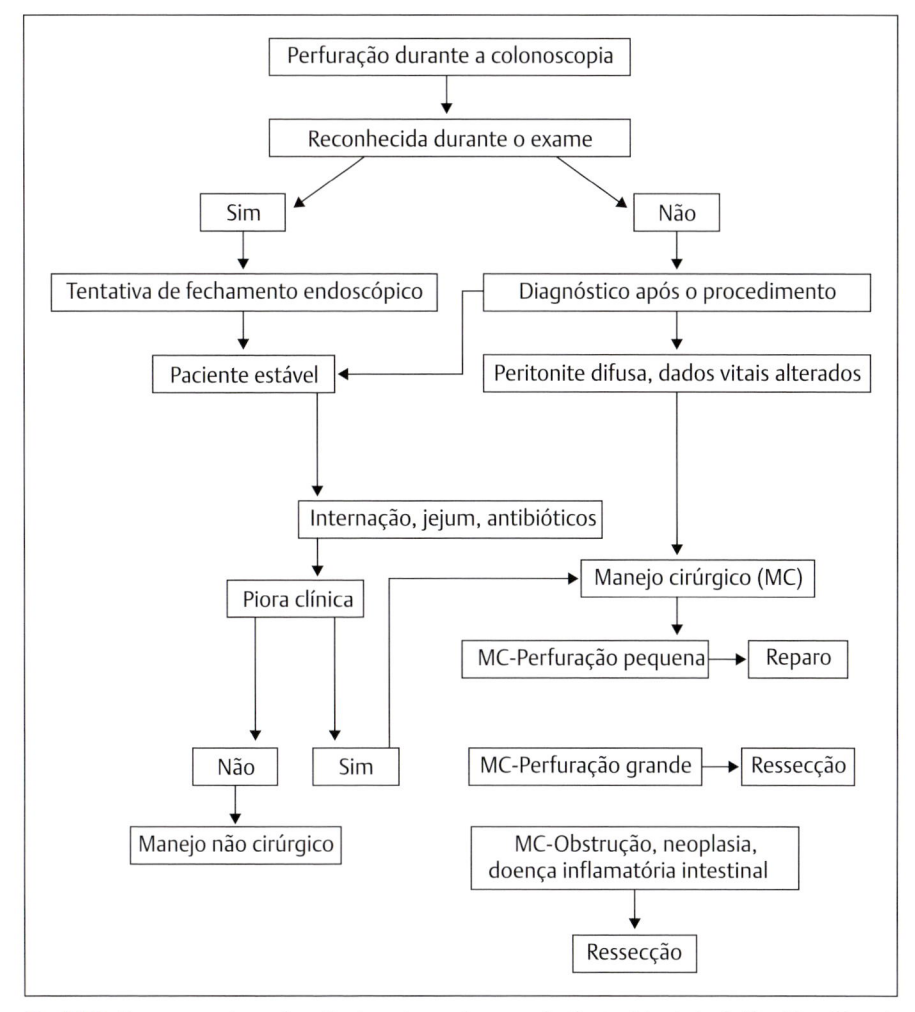

Fig. 15-3. Fluxograma de perfuração durante a colonoscopia. *Fonte:* Adaptada de Hawkins AT *et al. Am J Surg*. 2017.[1]

CONCLUSÃO

A perfuração colônica é um evento raro, porém pode condicionar consequências graves. O risco desta intercorrência pode ser minimizado por treinamento endoscópico adequado, reconhecimento dos pacientes e das condições que aumentam o risco de perfuração e autoconhecimento dos endoscopistas quanto às suas limitações. Quando a perfuração ocorre, o desfecho do paciente pode ser influenciado pelo seu reconhecimento precoce e abordagem imediata, devendo-se avaliar se o manejo conservador endoscópico e clínico é suficiente ou se a abordagem cirúrgica deve ser prontamente indicada. A abordagem multidisciplinar com participação da equipe cirúrgica é recomendável em todos os casos.[7]

REFERÊNCIAS BIBLIOGRÁFICAS
1. Hawkins AT, Sharp KW, Ford MM *et al.* Management of colonoscopic perforations: a systematic review. *Am J Surg.* 2018;215(4):712-8.
2. Boumitri C, Kumta NA, Patel M, Kahaleh M. Closing perforations and postperforation management in endoscopy: duodenal, biliary, and colorectal. *Gastrointest Endosc Clin.* 2015;25:47-54.
3. Tiwari A, Sharma H, Qamar K *et al.* Recognition of extraperitoneal colonic perforation following colonoscopy: a review of the literature. *Case Rep Gastroenterol.* 2017;11:256-64.
4. Cai SL, Chen T, Yao LQ, Zhong YS. Management of iatrogenic colorectal perforation: from surgery to endoscopy. *World J Gastrointest Endosc.* 2015;7(8):819-23.
5. Byeon JS. Colonic perforation: can we manage it endoscopically? *Clin Endosc.* 2013;46:495-9.
6. Iqbal CW, Chun YS, Farley DR. Colonoscopic perforations: a retrospective review. *J Gastroint Surg.* 2005;9:1229-35.
7. Rogart JN. Foregut and colonic perforations:practical measures to prevent and assess them. *Gastrointestinal Endoscopy Clin North Am.* 2015;9-27.
8. Tappero G, Gaia E, De Giuli P *et al.* Cold snare excision of small colorectal polyps. *Gastrointest Endosc.* 1992;38:310-3.
9. Uno Y, Obara K, Zheng P *et al.* Cold snare excision is a safe method for diminutive colorectal polyps. *Tohoku J Exp Med.* 1997;183:243-9.
10. Metz AJ, Moss A, Mcleod D *et al.* A blinded comparison of the safety and efficacy of hot biopsy forceps electrocauterization and conventional snare polypectomy for diminutive colonic polypectomy in a porcine model. *Gastrointest Endosc.* 2013;77:484-90.
11. Kim JS, Kim BW, Kim JI *et al.* Endoscopic clip closure versus surgery for the treatment of iatrogenic colon perforations developed during diagnostic colonoscopy: a review of 115,285 patients. *Surg Endosc.* 2013;27(2):501-4.
12. Magdeburg R, Collet P, Post S *et al.* Endoclipping of iatrogenic colonic perforation to avoid surgery. *Surg Endosc.* 2008;22(6):1500-4.
13. Borofsky S, Taffel M, Khati N *et al.* The emergency room diagnosis of gastrointestinal tract perforation: the role of CT. *Em Radiol.* 2014;22(3):315-27.
14. Del Gaizo AJ, Lall C, Allen BB, Leyendecker JR. From esophagus to rectum: a comprehensive review of alimentary tract perforations at computed tomography. *Abdom Imaging.* 2014;39(4):802-33.
15. Sethi A, Song LMWK. Adverse events related to colonic endoscopic mucosal resection and polypectomy. *Gastroint Endosc Clin.* 2015;55-69.
16. Raju GS, Saito Y, Matsuda T *et al.* Endoscopic management of colonoscopic perforations: clips versus suturing closure (with videos). *Gastroint Endosc.* 2011;74:1380-8.
17. Gubler, C, Bauerfeind, P. Endoscopic closure of iatrogenic gastrointestinal tract perforations with the over-the-scope clip. *Digestion.* 2012;85:302-7.
18. Verlaan T, Voermans RP, van Berge Henegouwen MI *et al.* Endoscopic closure of acute perforations of the GI tract:a systematic review of the literature. *Gastroint Endosc.* 2015;82(4):618-28.
19. Hagel AF, Naegel A, Lindner AS *et al.* Over-the-scope clip application yields a high rate of closure in gastrointestinal perforation and may reduce emergency surgery. *J Gastroint Surg.* 2012;16:2132-8.
20. Seebach L, Bauerfeind P, Gubler C. "Sparing the surgeon": clinical experience with over-the-scope clips for gastrointestinal perforation. *Endoscopy.* 2010;42:1108-11.
21. Weiland T, Fehlker M, Gottwald T *et al.* Performance of the OTSC system in the endoscopic closure of iatrogenic gastrointestinal perforations: a systematic review. *Surg Endosc.* 2013;27:2258-74.
22. Kantsevoy SV, Bitner M, Hajiyeva G *et al.* Endoscopic Management of colonic perforations: clips versus suturing closure (with videos). *Gastrointest Endosc.* 2016;84:487-93.
23. Paraskeva KD, Paspatis GA. Management of bleeding and perforation after colonoscopy. *Expert Rev Gastroenterol & Hepatol.* 2014;8(8):963-72.

24. Sartelli M, Viale P, Catena F *et al.* 2013 WSES guidelines for management of intra-abdominal infections. *World J Em Surg WJES* 2013;8(3):1-29.
25. Han EC, Ryoo SB, Park BK *et al.* Surgical outcomes and prognostic factors of emergency surgery for colonic perforation: would fecal contamination increase morbidity and mortality. *Intern J Colorec Dis.* 2015;30(11):1495-504.

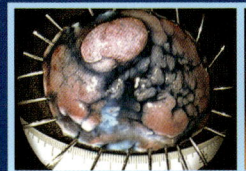

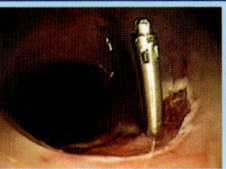

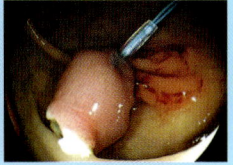

16

Pólipos do Intestino Grosso – Aspectos Histopatológicos que o Endoscopista deve Conhecer

Heinrich Bender Kohnert Seidler

Os pólipos e as lesões polipoides são, essencialmente, proliferações de tecido, neoplásicas ou não, que se protruem para o lúmen do intestino além da linha da mucosa. Habitualmente, o termo pólipo é utilizado para crescimento mucoso, enquanto os tumores com origem na submucosa ou musculatura própria – tumores de origem mesenquimal – recebem a designação de lesão polipoide. Algumas lesões não são tumores propriamente ditos, mas se manifestam, macroscopicamente, como pólipos.

Este capítulo procura abordar as condições mais comumente encontradas na prática clínica. O texto aborda as condições em relação ao tecido de origem – epitelial, mesenquimal e lesões que se apresentam como tumores – e a natureza da lesão. São apresentadas características macroscópicas e histológicas das lesões, ilustradas com fotografias. Além de fornecer informações sobre a natureza da lesão (diagnóstico), a avaliação histopatológica também determina a eficácia terapêutica quando apropriado. Deste modo, parte do texto foi dedicada aos casos de pólipos com câncer e os critérios de cura (ou tratamento complementar).

O propósito geral do capítulo é contribuir com os endoscopistas a respeito dos pólipos do intestino grosso, tanto para a compreensão sobre a natureza das lesões como para capacitá-los para uma postura crítica em relação aos laudos de histopatologia.

TUMORES EPITELIAIS
Adenomas
Adenomas são neoplasias benignas com origem no epitélio glandular. A natureza neoplásica no tecido implica origem em uma célula, ou grupo de células, que apresentam alterações moleculares conferindo vantagem de sobrevida, levando à formação de novo tecido e criando potencial para fenótipo invasivo e metastático.

O reconhecimento recente das lesões serrilhadas, em especial dos adenomas serrilhados sésseis, como entidade biológica distinta do adenoma convencional, expandiu o potencial de detecção de lesões pré-malignas, e, portanto, de redução de mortalidade por câncer de intestino; ao definir de modo mais claro as nuances e características do espectro de apresentação macroscópica e histológica dos adenomas.

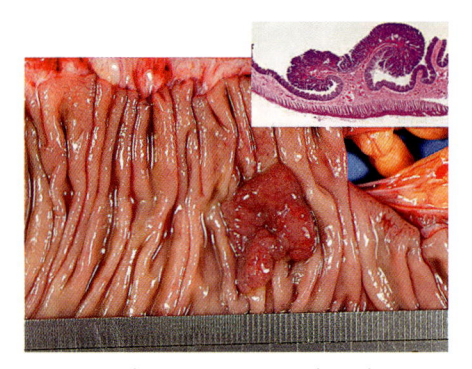

Fig. 16-1. Adenoma convencional usualmente aparece como lesão eritematosa, exibindo tamanho e aspecto morfológico variáveis.

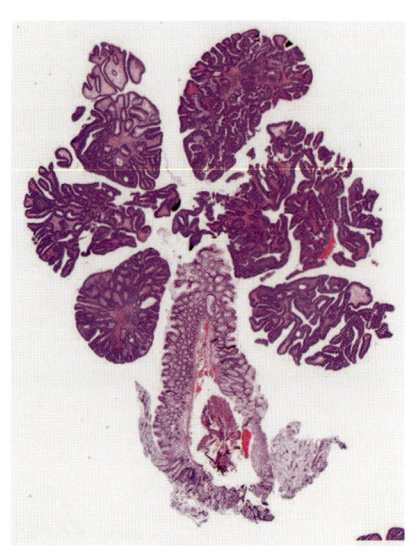

Fig. 16-2. Pólipo pedunculado.

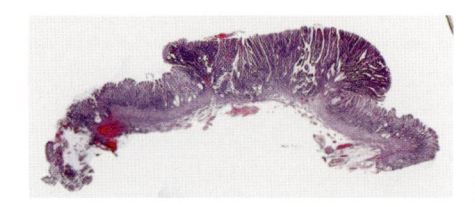

Fig. 16-3. Pólipo séssil.

Macroscopicamente os adenomas exibem grande variação no tamanho e aspectos morfológicos distintos, como lesões pedunculadas, sésseis, planas ou com crescimento lateral; potencialmente correspondendo com a natureza da lesão (Figs. 16-1 a 16-3). Lesões pedunculadas, de coloração avermelhada e distribuição distal à flexura esplênica tendem a corresponder ao adenoma convencional. Lesões planas, de coloração similar à mucosa adjacente, recobertas por capa de muco e com distribuição proximal, são sugestivas de adenoma serrilhado séssil. Ao longo da história natural, no entanto, a manifestação macroscópica pode-se modificar, e mesmo lesões pequenas podem apresentar componente maligno, de modo que a avaliação histológica é fundamental e imprescindível para a caracterização da lesão.

A manifestação morfológica microscópica dos adenomas apresenta correlação com características moleculares e, portanto, com a probabilidade de evolução para câncer, causando impacto na abordagem das lesões e condução dos pacientes. Desse modo, a avaliação histológica dos adenomas é executada com os seguintes propósitos:

1. Diagnosticar a natureza neoplásica da lesão e determinar seu grau.
2. Classificar o adenoma quanto ao padrão morfológico:
   a) Convencional: tubular, viloso, tubuloviloso.
   b) Serrilhado tradicional.
   c) Serrilhado séssil.

3. Procurar por indícios de comportamento maligno.
4. Avaliar margem e características do tecido que indiquem risco elevado de metástase nodal nos carcinomas ressecados endoscopicamente.

Para caracterização mais clara, os diversos adenomas serão analisados de modo detalhado dentro da classe do adenoma convencional e como parte das lesões serrilhadas:[1]

Adenoma Convencional

Adenoma convencional é uma neoplasia epitelial benigna de origem glandular (cripta intestinal), revestido por epitélio atípico (displásico), organizado em túbulos e/ou vilos. Conforme a predominância destas estruturas, eles são classificados do seguinte modo:

- *Adenoma tubular:* adenoma com crescimento preferencialmente em túbulos atípicos, ocupando ao menos 80% do volume da neoplasia. Organização em túbulos – dobra do epitélio embebido no estroma, delineado externamente pela lâmina basal (Figs. 16-4 e 16-5).
- *Adenoma viloso:* adenoma composto, preferencialmente, por vilos, ocupando ao menos 80% do volume da neoplasia. Vilos apresentam aspecto como dedos (*finger-like*) à histologia, mas em três dimensões constituem, na verdade, dobras do epitélio como folhas ou placas. Organização em vilos – dobra do epitélio em direção ao lúmen, recobrindo o estroma, delineado internamente pela lâmina basal (Figs. 16-6 e 16-7).
- *Adenoma tubuloviloso:* adenoma composto por túbulos atípicos e vilos, cada um contribuindo com mais de 20% do adenoma.

A graduação da neoplasia (displasia) é baseada no quão morfologicamente distante o tecido atípico se encontra do tecido típico. Essa avaliação morfológica guarda relação com a disfunção molecular e com a probabilidade de evolução para câncer: adenomas com displasia de alto grau apresentam maior probabilidade de evolução para câncer. Tanto atipia arquitetural como celular são consideradas para a graduação. Para aumentar a concor-

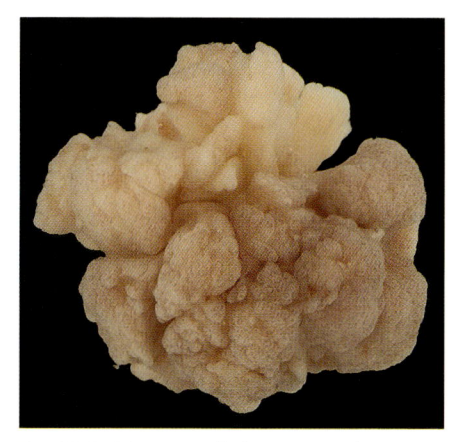

Fig. 16-4. Adenoma tubular; aspecto da superfície. Com inspeção cuidadosa é possível observar abertura das criptas na superfície da lesão.

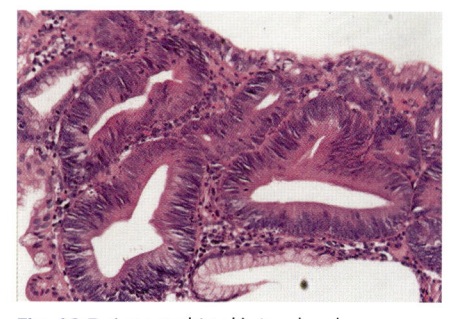

Fig. 16-5. Aspecto histológico do adenoma tubular. Tecido apresenta organização em túbulos embebidos no estroma, revestidos por epitélio displásico. Revestimento epitelial apresenta citoplasma eosinofílico e núcleo alongado, com pseudoestratificação nuclear.

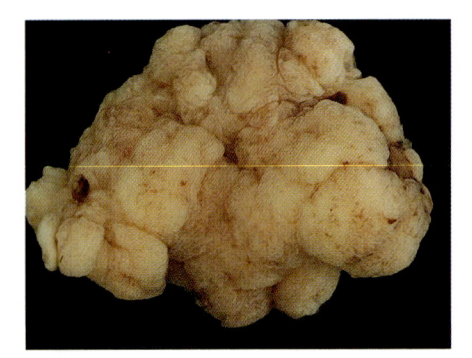

Fig. 16-6. Adenoma viloso; aspecto da superfície. Com inspeção cuidadosa é possível observar formação de dobras na superfície da lesão.

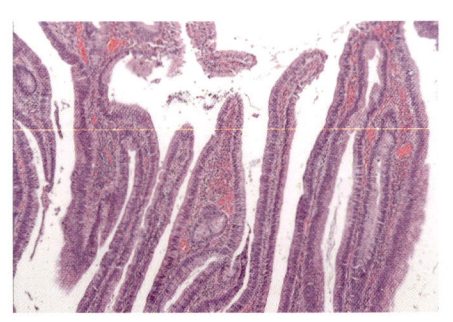

Fig. 16-7. Aspecto histológico do adenoma viloso. Tecido apresenta organização em vilos (projeções *finger-like*), revestidos por epitélio displásico (recobrindo o estroma).

dância entre observadores (e apresentar maior efeito prático), a OMS recomenda limitar a graduação da displasia em dois graus, alto e baixo, substituindo antigas graduações da displasia em leve, moderada e acentuada (Fig. 16-8).

- *Displasia de baixo grau:* incluem atipia nuclear leve e moderada. O principal ponto de referência constitui a pseudoestratificação, com núcleo celular limitado até 2/3 da altura da célula. As células apresentam citoplasma eosinofílico, contendo núcleo alongado com cromatina fina.
- *Displasia de alto grau:* incluem lesões com atipia nuclear de alto grau, exibindo pseudoestratificação acima de 2/3 das células (pseudoestratificação nuclear completa), distorção da arquitetura de criptas e componente viloso. Assim, é importante ressaltar que todo adenoma com componente viloso (adenoma viloso e tubuloviloso) é de alto grau, independentemente do grau de atipia nuclear. Adenoma com displasia de alto grau não é invasivo, por isso não deve ser utilizado o termo adenocarcinoma *in situ* para descrever essa condição.

Considerando que a divisão da displasia em baixo e alto grau é artificial, invariavelmente, ocorrerão casos limítrofes e casos com grau variável de displasia, com atipia de alto

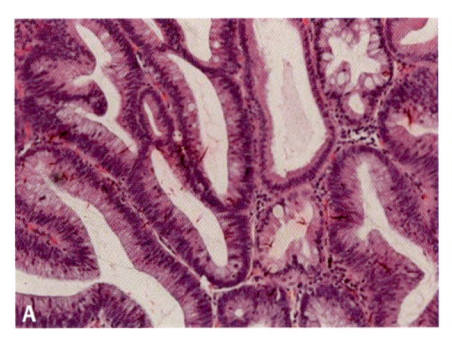

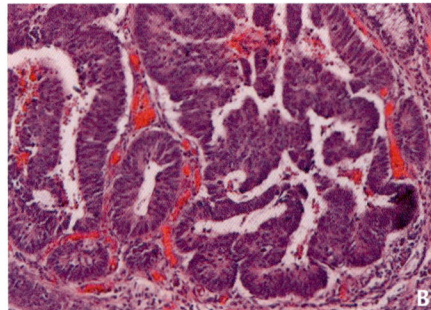

Fig. 16-8. (A) Displasia de baixo grau caracterizada por pseudoestratificação até 2/3 da altura da célula. **(B)** Displasia de alto grau caracterizada por maior distorção da arquitetura e pseudoestratificação nuclear completa.

grau focal. Isso pode indicar a emergência de subclones e o adenoma deve ser classificado conforme a displasia de maior grau.

Muita atenção para a graduação das lesões serrilhadas (descritas a seguir), por apresentarem características distintas.

Lesões Serrilhadas

Morfologicamente, as lesões serrilhadas são caracterizadas pelo contorno ondulado – serrilhado – do epitélio, ao passo que o adenoma convencional apresenta revestimento epitelial com contorno liso (Fig. 16-9). As lesões serrilhadas abrangem três lesões distintas:[1,2]

1. Pólipos hiperplásicos.
2. Adenoma serrilhado tradicional.
3. Adenoma serrilhado séssil.

É importante ressaltar que, deste modo, nem toda lesão serrilhada é neoplásica – caso dos pólipos hiperplásicos – e que essas lesões apresentam comportamentos biológicos e aspectos histológicos distintos entre elas e dos adenomas convencionais.

- *Pólipos hiperplásicos:* até o início da década de 1990, estas eram as únicas lesões serrilhadas reconhecidas. Os pólipos hiperplásicos não são lesões neoplásicas, apresentam distribuição preferencialmente distal no intestino grosso e são caracterizadas, morfologicamente, por criptas alongadas, revestidas por epitélio maduro em alta densidade, determinando contorno serrilhado nos 2/3 superiores das criptas (terço inferior mantém aspecto usual das criptas intestinais), sem atipia nuclear. Células epiteliais, em geral, mantêm maturação celular preservada, sem atipia nuclear (Fig. 16-10). São reconhecidas três variantes morfológicas:
  - Pólipo hiperplásico microvesicular.
  - Pólipo hiperplásico rico em células caliciformes.
  - Pólipo hiperplásico pobre em mucina.
- *Adenoma serrilhado tradicional (AST):* esse adenoma foi descrito em 1990 como adenoma serrilhado;[3] com o reconhecimento do adenoma serrilhado séssil como entidade distinta,[4] ele passou a ser designado, então, como adenoma serrilhado tradicional. Essas lesões são formadas por epitélio atípico (displásico) em alta densidade, formando

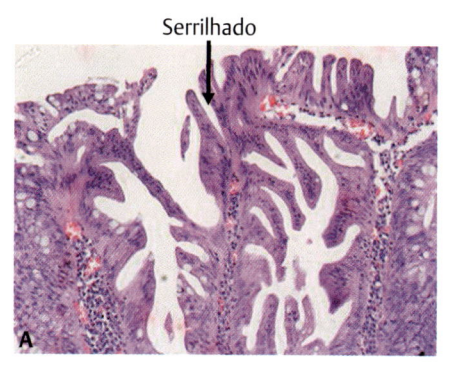

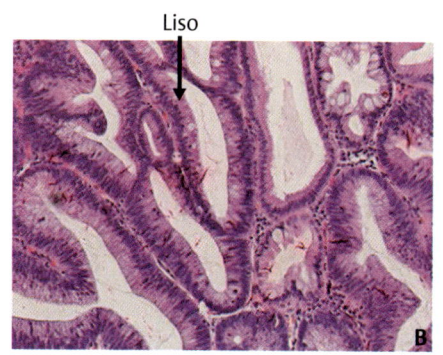

Fig. 16-9. O termo serrilhado faz referência ao contorno do revestimento epitelial (ondulado ou serrilhado) (**A**), em contraste ao contorno liso no adenoma convencional (**B**).

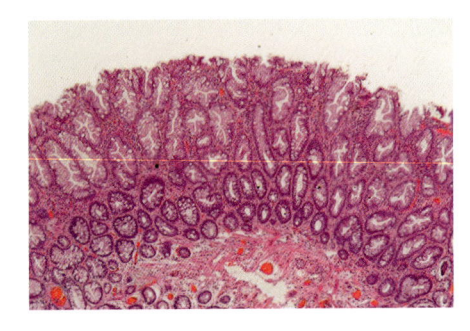

Fig. 16-10. Pólipo hiperplásico. Lesão apresenta revestimento epitelial em alta densidade conferindo contorno serrilhado nos 2/3 superiores da cripta, enquanto o terço inferior mantém aspecto usual, mantendo arquitetura da cripta regular e maturação celular preservada, sem atipia nuclear.

contorno serrilhado do epitélio. O padrão de crescimento pode ocorrer em túbulos e criptas ectópicas, eventualmente em vilos e estruturas filiformes (Figs. 16-11 e 16-12). Macroscopicamente, as lesões apresentam crescimento em pólipos em forma de pinha (cone), podendo-se desenvolver em grandes lesões espraiadas. O risco estimado para evolução para câncer é de cerca de 10%. A conduta frequentemente recomendada para essas lesões é igual à recomendada para os adenomas convencionais.

- *Adenoma serrilhado séssil (ASS):* essas lesões foram inicialmente reconhecidas dentro do espectro de manifestação da polipose serrilhada (então chamada de polipose hiperplásicas) e posteriormente identificadas como lesões esporádicas, predominando no cólon direito (proximal à flexura esplênica). Essas lesões apresentam mecanismo molecular, comportamento biológico e manifestações macroscópica e histológica distintos do adenoma convencional e constituem uma das lesões precursoras do câncer de cólon direito com instabilidade de microssatélite.

Do ponto de vista molecular, o ASS é caracterizado por um processo de hipermetilação, promovendo silenciamento da expressão gênica.[4] Durante a história natural desse adenoma, em algum momento pode ocorrer silenciamento do MLH1 – uma das proteínas do reparo do DNA –; interrompendo assim o mecanismo de reparo do DNA, favorecendo

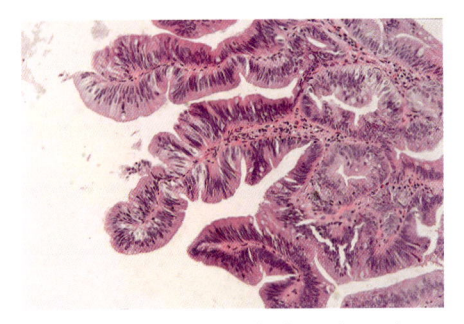

Fig. 16-11. Adenoma serrilhado tradicional. Adenoma revestido por epitélio displásico em alta densidade, exibindo citoplasma eosinofílico e aumento do volume nuclear, determinando contorno serrilhado.

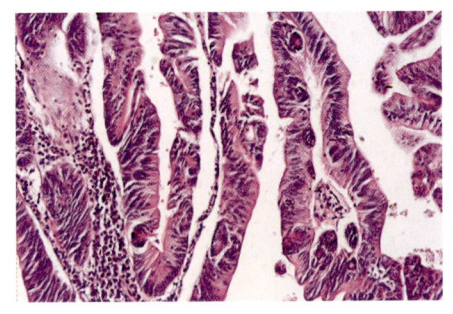

Fig. 16-12. Adenoma serrilhado tradicional. Formação de criptas ectópicas constitui uma das características histológicas da lesão.

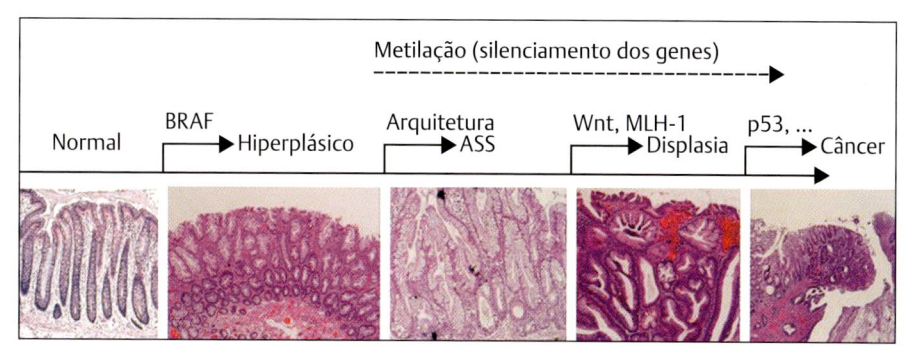

Fig. 16-13. Características moleculares do ASS. O processo de metilação – e consequente silenciamento do gene MLH1 – ocorre em momento indeterminado, consistindo em ponto de inflexão da história da neoplasia: favorecendo o acúmulo de mutações e acelerando o desenvolvimento de câncer.

o acúmulo de mutações e instabilidade de microssatélite (Fig. 16-13). Como a metilação do MLH1 muda o curso de evolução da neoplasia e o momento dessa metilação é indeterminado, a velocidade de crescimento do tumor é variável (crescimento lento para crescimento rápido) e distinta do adenoma convencional, que tende a seguir um curso linear.

Em sua fase inicial, essas lesões se apresentam, endoscopicamente, como espessamento da mucosa com apagamento do padrão vascular submucoso, recoberto por uma capa de muco (Fig. 16-14). Posteriormente, podem evoluir para lesões sésseis, polipoides ou vegetante (Fig. 16-19).

À microscopia, no momento inicial, este epitélio neoplásico é displásico (sem atipia nuclear) (Fig. 16-15). O tumor apresenta crescimento em criptas alargadas, ramificadas, com crescimento paralelo à muscular da mucosa (em "L" ou "T" investido); distorção da arquitetura que permite a diferenciação histológica do pólipo hiperplásico (Fig. 16-16). Alguns autores advogam o uso do termo "pólipo serrilhado séssil", exatamente por não haver displasia nesse momento, enquanto outros recomendam o termo "adenoma serrilhado séssil sem displasia", para ressaltar o comportamento neoplásico. Independentemente do termo utilizado, o importante é reconhecer que esta lesão, mesmo sem displasia, já possui comportamento neoplásico.

Com a falha do mecanismo de reparo do DNA e acúmulo de novas mutações, esse adenoma passa a apresentar displasia celular (Fig. 16-17) e formas variadas de organização arquitetural, incluindo túbulos irregulares e vilos (uma vez que podem ser adquiridas as mesmas mutações que caracterizam o adenoma convencional). O citoplasma é, caracteristicamente, rico em mucina, restringindo o movimento do núcleo, de modo que pode não ocorrer pseudoestratificação completa (característica da displasia de alto grau no adenoma convencional) ou perda de polarização (característica do adenocarcinoma). Deste modo, deve-se adotar muita cautela na interpretação histológica dessas lesões, sendo realmente fundamental a contextualização dos achados histológicos com informações endoscópicas sobre localização da lesão, tamanho, aspecto macroscópico, exames de imagem e quadro clínico (Figs. 16-18 a 16-22).

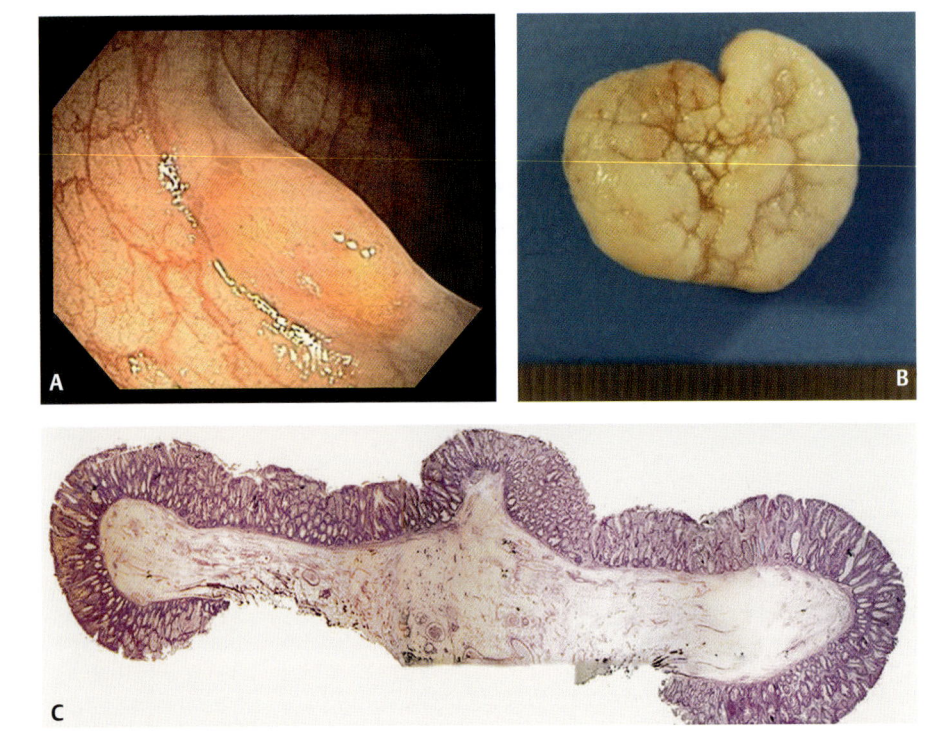

Fig. 16-14. (A-C) Adenoma serrilhado séssil. Macroscopicamente, a lesão aparece plana, com coloração similar à mucosa adjacente; geralmente mais como espessamento da mucosa do que como lesão séssil propriamente dita.

Pólipo hiperplásico

Adenoma serrilhado

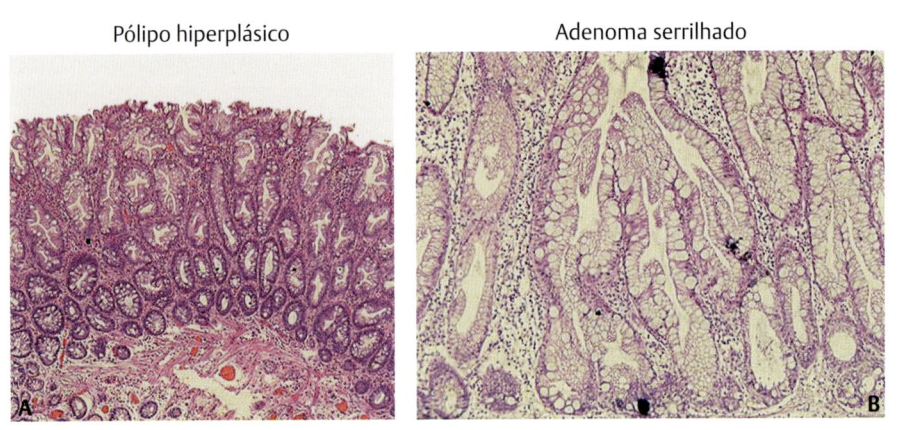

Fig. 16-15. (A e B) Adenoma serrilhado séssil pode aparecer histologicamente similar ao pólipo hiperplásico, exibindo aspecto serrilhado e maturação celular preservada, sem atipia nuclear. Diagnóstico diferencial pela histologia é baseado na arquitetura do tecido (explicação na Fig. 16-30). Tamanho e localização da lesão são importantes para o diagnóstico; lesões serrilhadas medindo mais que 10 mm localizadas no cólon direito são consideradas ASS.

Dilatação Crescimento lateral

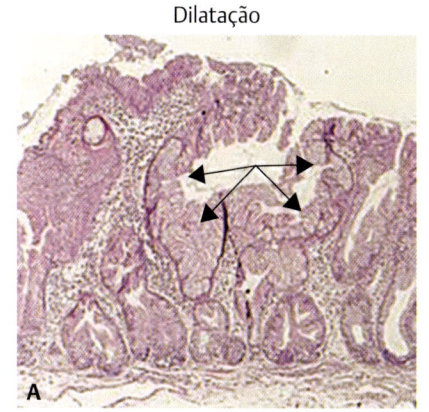

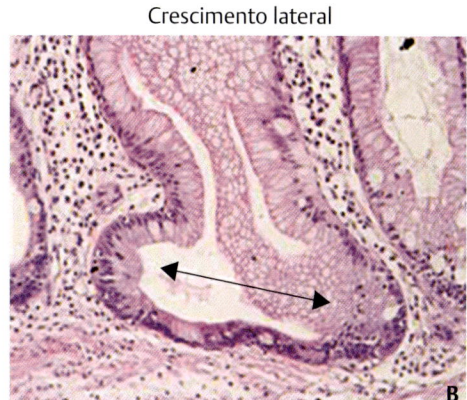

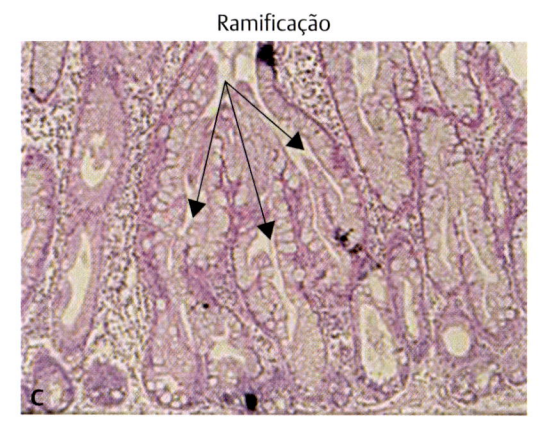

Ramificação

Fig. 16-16. (A-C) Características do adenoma serrilhado séssil. Tecido apresenta distorção da arquitetura, sem displasia epitelial. Mesmo sem displasia, a lesão já apresenta comportamento neoplásico.

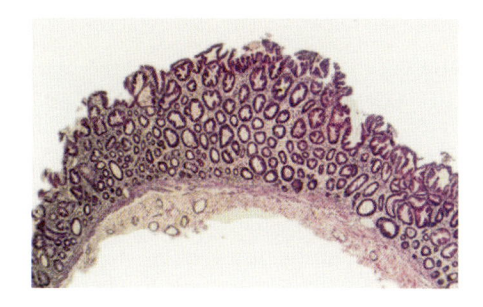

Fig. 16-17. Displasia no ASS pode aparecer simplesmente como perda de maturação, conferindo ao tecido displásico características distintas da displasia no adenoma convencional.

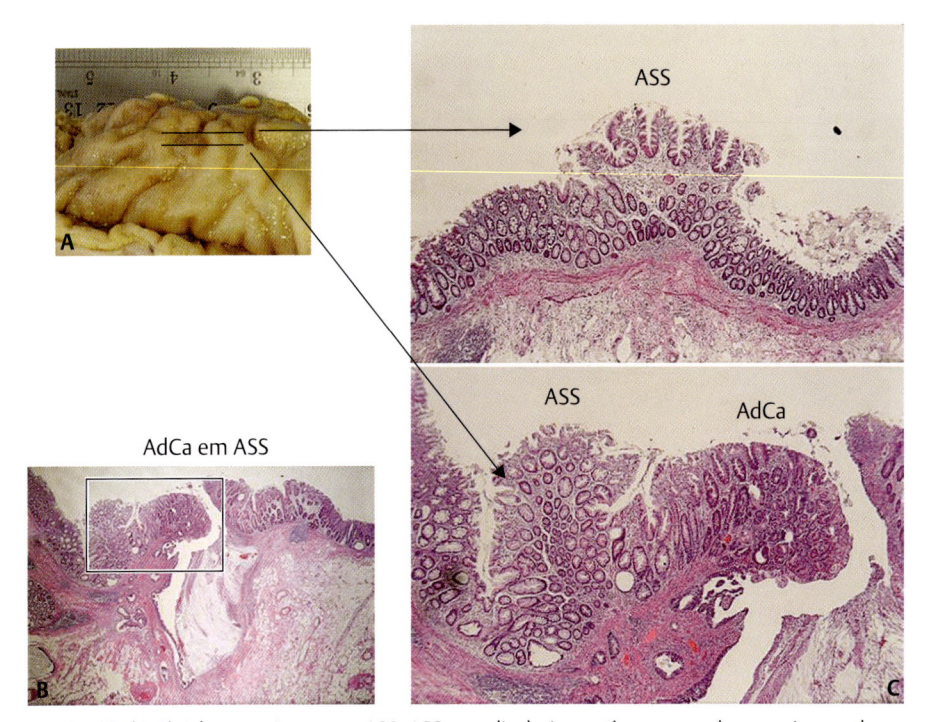

Fig. 16-18. (**A-C**) Adenocarcinoma no ASS. ASS sem displasia contínuo com adenocarcinoma de invasão da submucosa.

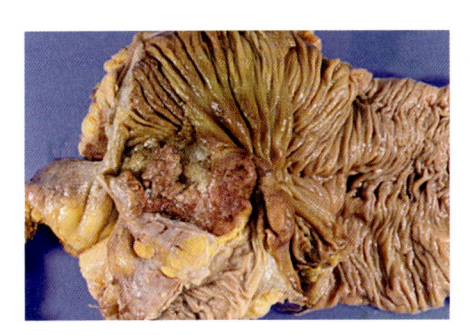

Fig. 16-19. Lesão vegetante em ceco. Amostras endoscópicas da superfície renderam tecido com aspecto de adenoma serrilhado séssil (Figs. 16-35 e 16-36). Aspecto macroscópico da lesão e dados do estadiamento por imagem indicaram, no entanto, comportamento maligno da lesão.

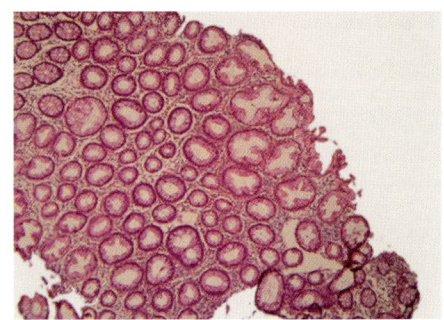

Fig. 16-20. Biópsia endoscópica da lesão da Figura 16-34. Aspecto de ASS sem displasia.

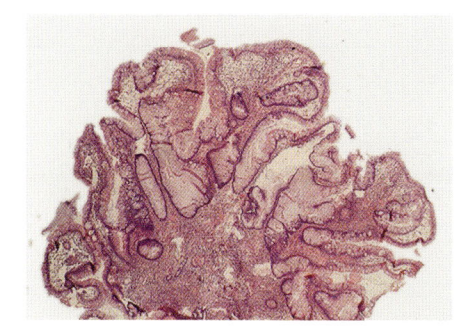

Fig. 16-21. Biópsia endoscópica da lesão da Figura 16-34. Tecido neoplásico rico em mucina, contendo núcleo pequeno e basal, sendo difícil a caracterização do comportamento maligno. Lesão do cólon direito com diagnóstico de adenoma serrilhado séssil deve ser interpretada com muita cautela, sempre considerando o aspecto macroscópico e dados clínicos. Estadiamento clínico deve ser considerado mesmo nos casos sem diagnóstico histológico de adenocarcinoma, mas com aspecto morfológico sugestivo de comportamento maligno.

Serrilhado

Adenocarcinoma minucioso

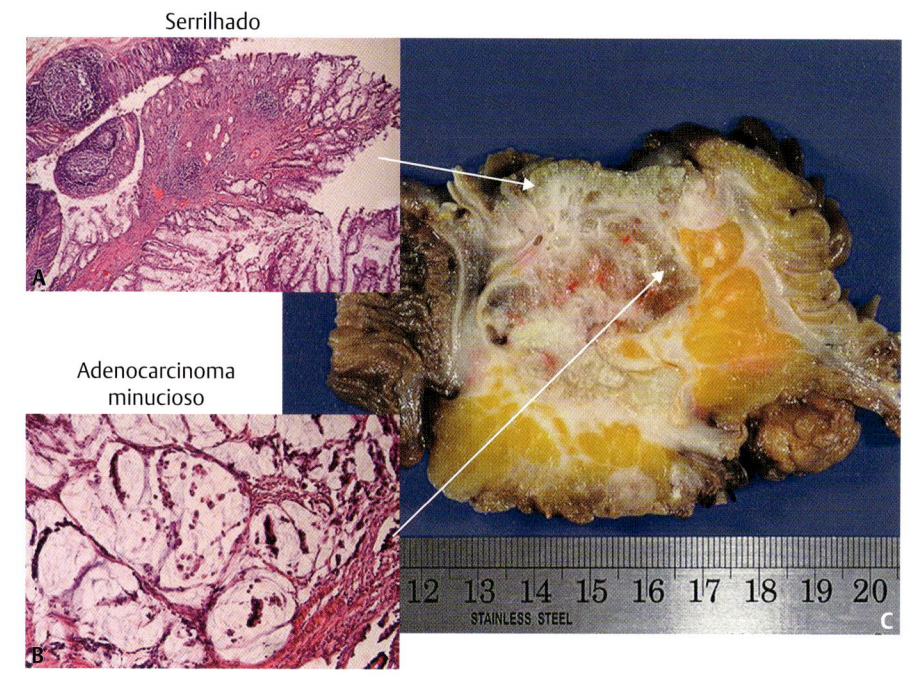

Fig. 16-22. (**A-C**) Perfil de corte da lesão da Figura 16-34 evidenciando invasão profunda da parede. Superfície apresenta neoplasia com aspecto serrilhado; parte profunda composta por adenocarcinoma mucinoso e anel de sinete.

O adenocarcinoma que evolui de adenoma serrilhado séssil apresenta características de câncer com instabilidade de microssatélite: câncer do cólon direito, tipo anel de sinete e/ou mucinoso (Fig. 16-22), sendo importante a diferenciação da via serrilhada de carcinogênese com a síndrome de Lynch, considerando o impacto familiar e o risco de neoplasia em outras regiões na síndrome de Lynch. Caso não ocorra expressão do MLH1 (comum às duas situações), a diferenciação é feita pelo contexto clínico (incluindo idade e história familiar), avaliação da mutação do MLH1 (presente no Lynch; na via serrilhada ocorre silenciamento, sem mutação) e do BRAF (presente na via serrilhada, não no Lynch).

Além do adenocarcinoma mucinoso e/ou anel de sinete, o câncer na via serrilhada pode apresentar crescimento tubular pouco diferenciado (medular) e tubular bem diferenciado, com epitélio rico em mucina e baixa atipia nuclear. Diagnóstico diferencial com adenoma representa grande desafio nas biópsias superficiais, por isso recomenda-se muita cautela no diagnóstico e na conduta. Toda lesão serrilhada proximal deve ser removida, impreterivelmente, em bloco, para ser avaliada a margem de ressecção e ser estudado processo de invasão.

Glândulas Adenomatosas Deslocadas para a Submucosa (Pseudoinvasão)

Um problema diagnóstico comum, observado principalmente em pólipos pedunculados, consiste na distinção de glândulas adenomatosas deslocadas para a submucosa (ou entre fibras musculares) de adenocarcinoma bem diferenciado e/ou mucinoso invasivo da submucosa. Pseudoinvasão descreve uma situação em que glândulas adenomatosas foram deslocadas para a submucosa, supostamente por herniação ou hemorragia traumática, podendo ocorrer ruptura das glândulas e formação de lagos mucinosos acelulares (podendo simular carcinoma mucinoso). Como as glândulas deslocadas não são invasivas por natureza, elas não apresentam potencial de metástase e sua remoção completa é curativa.

Carcinoma em Pólipos Ressecados Endoscopicamente

A frequência de carcinoma aumenta diretamente conforme o tamanho do adenoma, do grau de displasia e da presença de componente viloso.[5] A presença de câncer no pólipo pode estar associada a adenoma (adenocarcinoma em adenoma) ou todo tumor pode ser composto por câncer.

Endoscopicamente, pólipos malignos podem apresentar base larga ou pedunculada; a presença de um pedículo expandido é indicativa de tecido na submucosa que pode ser resultado de hemorragia, glândulas deslocadas para a submucosa (pseudoinvasão) ou adenocarcinoma invasivo. Ulceração é incomum em adenomas e, quando presente, deve levantar a suspeita de componente invasivo (Figs. 16-23 e 16-24). Todas as lesões devem ser descritas conforme a classificação de Paris.

O diagnóstico histológico de carcinoma é feito pela identificação de tecido maligno invadindo além da mucosa (submucosa) ou pela atipia arquitetural e celular sugestivas de comportamento maligno para as lesões limitadas à mucosa. Alterações arquiteturais sugestivas de invasão do estroma incluem contorno angulado das glândulas, fusão tubular, brotamento de novas glândulas, ramificação das glândulas em direção à porção superior da lesão, perda de adesão intercelular e invasão do estroma em células isoladas ou pequenos grupos celulares (*budding*). Alterações celulares sugestivas de comportamento maligno incluem elevada relação núcleo/citoplasma, perda da polarização nuclear e pleomorfismo nuclear. O núcleo pode apresentar tamanho regular e forma ovalada ou variação do tamanho e forma (pleomorfismo nuclear). A cromatina pode aparecer aberta, vesiculada ou hipercromática, contendo ou não nucléolos. Reação desmoplásica do estroma associado ao tumor favorece o diagnóstico de comportamento maligno do tecido epitelial.

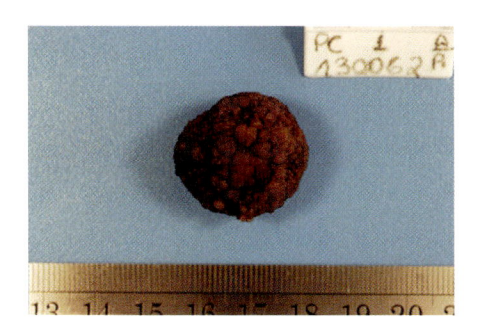

Fig. 16-23. Pólipo com ulceração da superfície, favorecendo componente maligno. Avaliação histológica revelou adenocarcinoma em adenoma (Fig. 16-8).

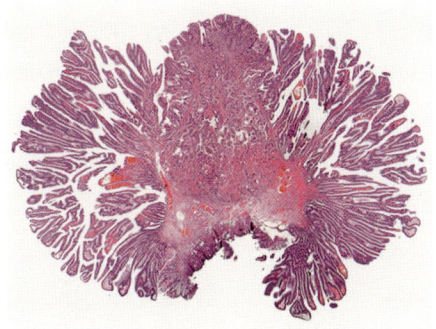

Fig. 16-24. Adenocarcinoma em adenoma viloso. Porção central da lesão apresenta adenocarcinoma moderadamente diferenciado invadindo a submucosa.

Conduta com Pólipos Contendo Carcinoma

A condução de um paciente com pólipo colorretal maligno removido endoscopicamente é fundamentada contrabalançando-se a chance de haver células malignas residuais ou câncer metastático (e mortalidade em 5 anos) contra o risco de mortalidade cirúrgica e morbidade.

Um dos propósitos na avaliação histológica das polipectomias consiste na identificação de características prováveis de evitar resultado adverso. A mortalidade pela cirurgia tende a ser dependente da idade; quase zero nas cirurgias eletivas em pacientes com menos de 50 anos, aumentando para 3% naqueles entre 50 e 69 anos, e 6% naqueles com mais de 70 anos.[6] Essa taxa de mortalidade operatória deve ser considerada como patamar de referência para se estimar os grupos com risco de metástase em que se indica complementação terapêutica (colectomia) após polipectomia.

Tumores limitados à mucosa (invasão restrita à lâmina própria e muscular da mucosa, sem infiltração da submucosa) não possuem potencial de metástase. Deste modo, a princípio, desfavorecendo a indicação de colectomia complementar nos casos de adenocarcinoma intramucoso com margem livre.

Quando a avaliação histopatológica de tumores ressecados endoscopicamente revela invasão da submucosa, a ressecção cirúrgica tem sido recomendada por conta do risco de metástase nodal.[7] A frequência de metástase nodal, no entanto, é inferior a 15%,[8-10] e 85% dos pacientes com câncer colorretal T1 (SM) são curados apenas por tratamento endoscópico. O estabelecimento de critérios confiáveis para discriminar pacientes de alto risco de metástase nodal daqueles com baixo risco constitui questão importante selecionar aqueles pacientes que vão se beneficiar com ressecção cirúrgica complementar.

A Sociedade Japonesa para Câncer de Cólon e Reto (JSCRC) recomenda ressecção cirúrgica quando uma peça de ressecção endoscópica apresentar margem vertical comprometida. Para os casos com margem livre, quatro outros parâmetros representam fatores preditivos de metástase nodal de modo que a ressecção intestinal com dissecção de linfonodos deve ser considerada quando qualquer um deles estiver presente: 1) profundidade de invasão da submucosa ≥ 1.000 μm; 2) alto grau histológico (adenocarcinoma pouco diferenciado, mucinoso, anel de sinete); 3) *budding* de alto grau (grau 2 ou 3); 4) invasão vascular (linfática ou hematogênica).

As peças removidas endoscopicamente são avaliadas quanto à margem lateral (margem da mucosa) e margem vertical (exposição do carcinoma na margem submucosa da peça). Margem vertical comprometida indica alta possibilidade de tecido maligno viável remanescente no intestino, sem possibilidade de reabordagem endoscópica. A ressecção da lesão em fragmentos (*piecemeal*) geralmente impossibilita a reconstrução da lesão, não sendo possível definir a margem da lesão ou mesmo processo de invasão da submucosa. É fundamental informar o patologista sobre o objeto da amostra – biópsia, polipectomia, ressecção endoscópica, dissecção submucosa – para avaliação correta e contextualizada da lesão.

Os principais métodos de avaliação da profundidade de invasão da submucosa são:

1. Haggitt;[12]
2. Kikuchi;[13]
3. JSCCR.[11]

A classificação de Haggitt propõe 5 níveis (0 ao 4) de invasão do câncer em relação a um pólipo pediculado (Fig. 16-25):

- *Nível 0:* invasão limitada à mucosa.
- *Nível 1:* invasão da submucosa, limitada à cabeça do pólipo.
- *Nível 2:* invasão do cólon do pólipo, entre o tumor e o pedículo.
- *Nível 3:* invasão do pedículo.
- *Nível 4:* invasão da submucosa propriamente dita.

No caso dos pólipos sésseis, a invasão da submucosa já é considerada como nível 4. Aqueles casos com invasão do nível 4 apresentam risco de metástase nodal. Isso é consistente com a maior probabilidade de metástase nodal em lesões de base larga do que em lesões pedunculadas.

A classificação de Kikuchi foi elaborada no Cancer Institute Hospital, de Tóquio, Japão; considera a profundidade de invasão do tumor na submucosa relativa à distância entre a

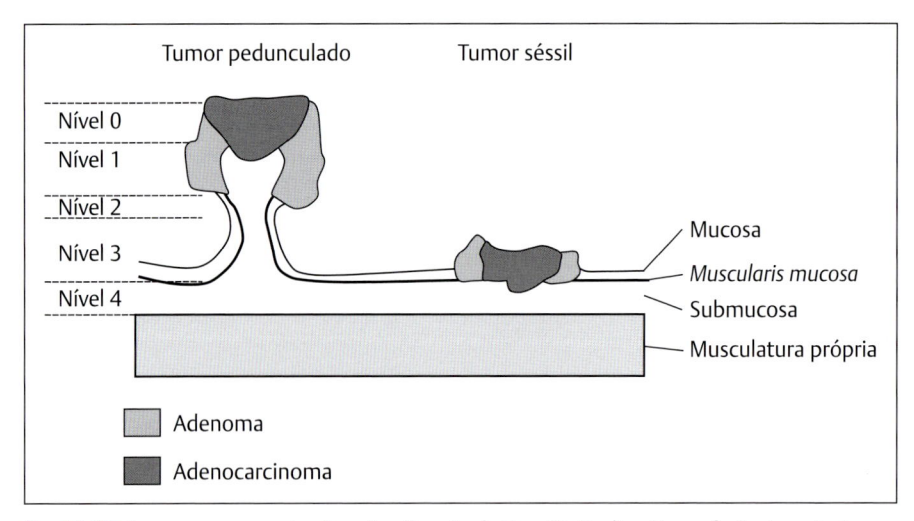

Fig. 16-25. Esquema representando a classificação de Haggitt. Explicação e referência no texto.

mucosa e a musculatura própria. Nessa classificação a invasão da submucosa é dividida em três categorias:

- *sm1:* leve invasão da submucosa, medindo 200-300 micrômetros das submucosa.
- *sm2:* invasão intermediária entre sm1 e sm2.
- *sm3:* invasão do carcinoma próximo à superfície interna da musculatura própria.

Tumores com invasão sm3 apresentavam maior risco de metástase nodal. O grande problema dessa classificação para avaliação de polipectomia é que ela utiliza a musculatura própria como referência para a determinação de sm2 e sm3. Como os métodos de ressecção endoscópicos não atingem a musculatura própria, não é possível estimar de modo acurado esses níveis de invasão.

A sociedade japonesa para câncer do cólon e reto recomenda avaliar a profundidade de invasão em micrômetros (Fig. 16-26). Primeiro, o tumor é classificado conforme o formado da lesão e o estado da muscular da mucosa: tumor pedunculado; tumor não pedunculado com muscular da mucosa identificada (ou estimada) e tumor não pedunculado em que a muscular da mucosa não possa ser identificada ou estimada. O critério de invasão é calibrado para cada um desses tipos de tumores. Nos tumores pedunculados, a profundidade de invasão é classificada como invasão da cabeça do pólipo (tecido maligno invasivo está confinado à cabeça do pólipo; correspondendo ao Haggitt nível 1) ou invasão do pedículo (câncer invade o pedículo, correspondendo ao Haggitt nível 2 ou mais profundo). Nos tumores com invasão da cabeça, a profundidade de invasão é considerada como 0 micrômetro (Fig. 16-27). Nos tumores com invasão do pedículo, uma linha vertical é traçada entre a cabeça e o pedículo do pólipo e a profundidade de invasão é medida a partir dessa linha até o *front* de invasão (Figs. 16-28 e 16-29). Nos tumores não pedunculados com muscular da mucosa identificada, a profundidade de invasão da submucosa é definida como a distância entre a linha inferior da muscular da mucosa e o *front* de invasão (Fig. 16-30). Nos tumores não pedunculados em que a muscular da mucosa não é identificada, a profundidade de

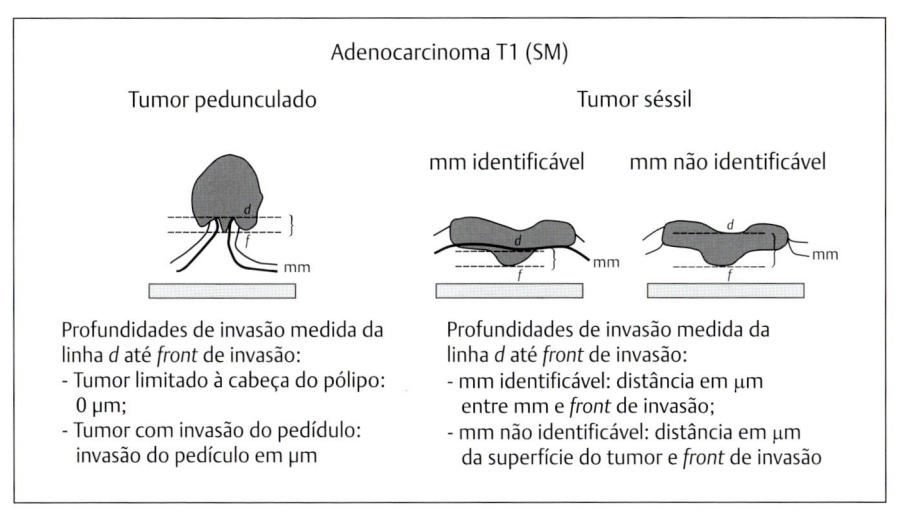

Fig. 16-26. Esquema representando a avaliação da profundidade de invasão segundo recomendação da JSCRC. Explicação e referência no texto.

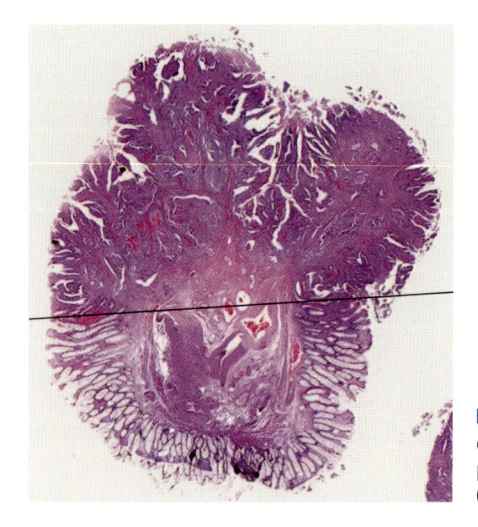

Fig. 16-27. Pólipo pedunculado com invasão limitada à cabeça do pólipo. Invasão considerada como 0 micrômetro.

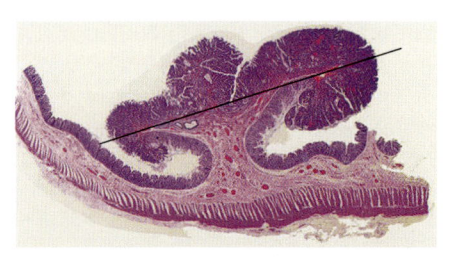

Fig. 16-28. Pólipo pedunculado com invasão do pedículo. Invasão considerada medida além da linha da cabeça do pólipo até o *front* de invasão.

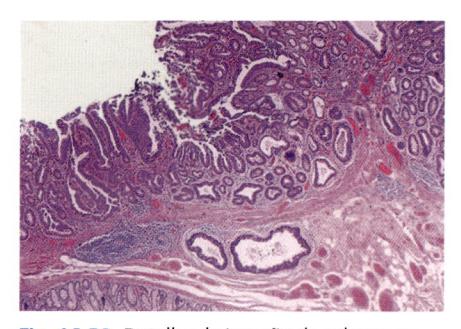

Fig. 16-29. Detalhe da invasão da submucosa (Fig. 16-11).

invasão da submucosa a espessura do tumor, medida da superfície do tumor ao *front* de invasão (Fig. 16-31). Tumores com profundidade de invasão da submucosa medindo 1.000 micrômetros ou mais apresentam risco significativamente maior de metástase nodal.[15]

O grau histológico do adenocarcinoma é classificado em dois níveis: baixo grau (adenocarcinoma bem ou moderadamente diferenciado) ou alto grau (adenocarcinoma pouco diferenciado, carcinoma mucinoso e carcinoma de células em anel de sinete) (Figs. 16-32 e 16-33). Todos os componentes histológicos devem ser descritos e o componente de maior grau é considerado para a conduta, mesmo que não seja predominante.

Budding/sprouting consiste na perda de adesão intercelular no *front* da lesão e invasão do estroma em células isoladas ou pequenos agregados celulares, convencionalmente considerados como grupos com menos de 5 células[10] (Figs. 16-34 e 16-35).

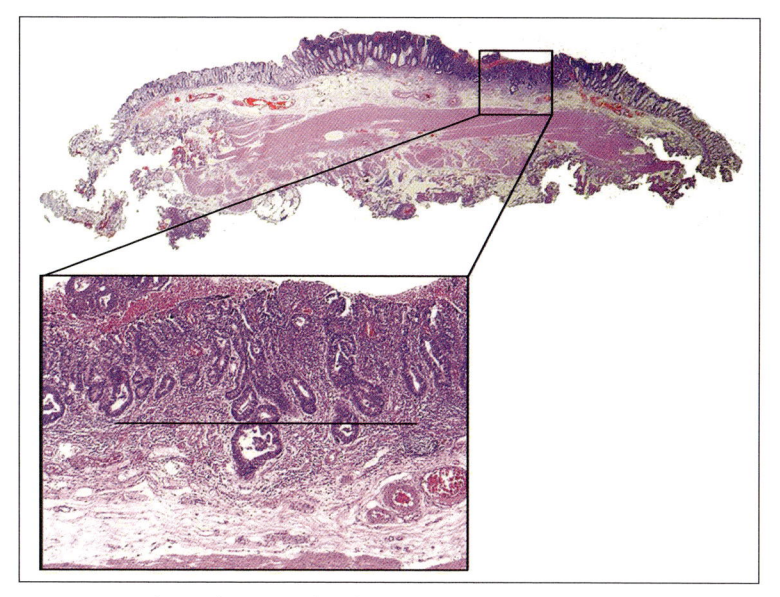

Fig. 16-30. Avaliação da invasão da submucosa nas lesões planas com muscular da mucosa identificável (ou estimável). Profundidade de invasão medida da muscular da mucosa até *front* de invasão.

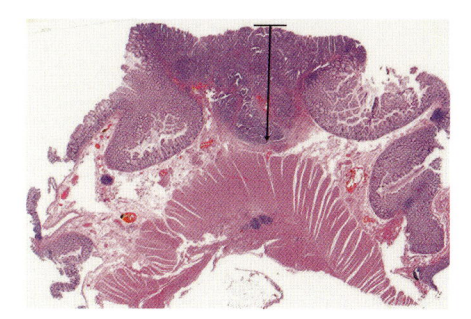

Fig. 16-31. Avaliação da invasão da submucosa nas lesões planas com muscular da mucosa não identificável (ou estimável). Profundidade de invasão medida da superfície do tumor até *front* de invasão.

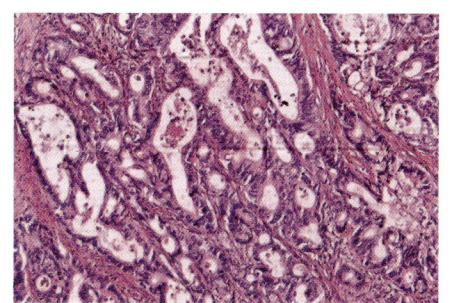

Fig. 16-32. Adenocarcinoma de baixo grau: formação tubular bem ou moderadamente diferenciada.

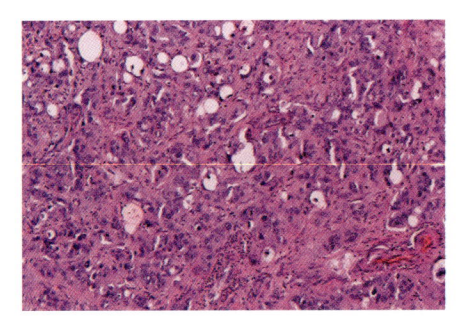

Fig. 16-33. Adenocarcinoma de alto grau: formação tubular pouco diferenciada. Considera-se, ainda, de alto grau adenocarcinoma mucinoso e anel de sinete.

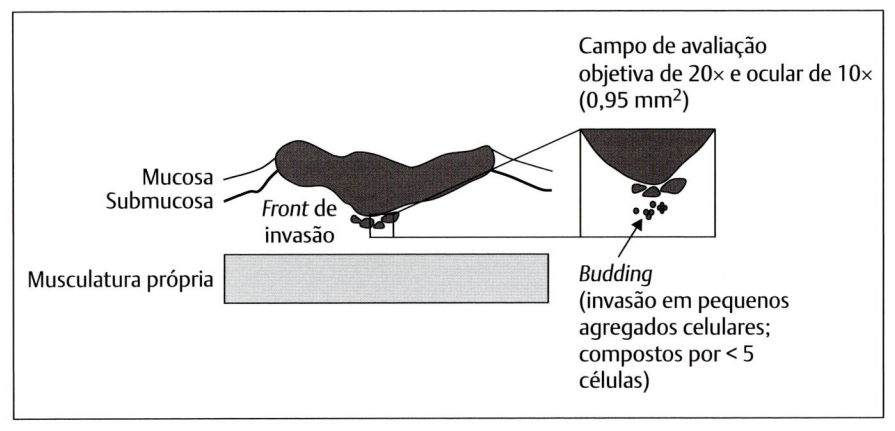

Fig. 16-34. Esquema representando a avaliação do *budding* segundo recomendação da JSCRC. Explicação e referência no texto.

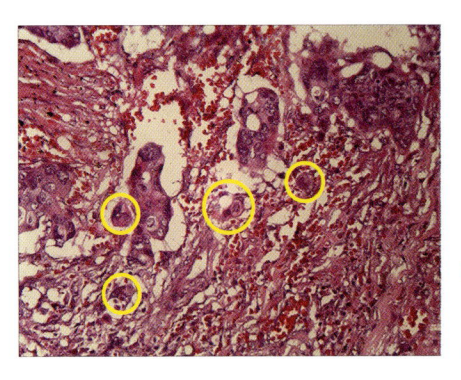

Fig. 16-35. *Budding* consiste na perda de adesão intercelular no *front* do tumor e invasão do estroma em pequenos agregados celulares (< 5 células).

O processo de avaliação consiste na identificação desse processo no *front* de invasão, com a seleção da área de maior intensidade. A frequência de *Budding/sprouting* é contada em um campo medindo 0,95 mm² (usando lente objetiva de 20× e ocular de 10×; classificada em 3 graus:

- *Grau 1:* 0-4 focos no campo.
- *Grau 2:* 5-9 focos no campo.
- *Grau 3:* ≥ 10 focos no campo.

A demonstração do *budding* como fator de impacto preditivo de metástase nodal foi inicialmente demonstrada em câncer colorretal avançado;[16] vários estudos subsequentes demonstraram como favor de risco para metástase nodal em câncer T1 (submucosa).[16-19] A graduação em dois níveis: baixo grau (correspondendo ao grau 1) e alto grau (correspondendo aos graus 2 e 3) é melhor para uso prático por não haver diferença significante entre os graus 2 e 3 em termos de metástase nodal.

A invasão de vasos sanguíneos e linfáticos dentro do tumor e nos tecidos adjacentes é graduada como presente ou não (Figs. 16-36 e 16-37). A avaliação da invasão vascular com coloração hematoxilina e eosina pode ser difícil, assim, em alguns casos, o uso de colorações especiais, como Elastica van Gieson ou Victoria blue, e de imuno-histoquímica podem auxiliar na avaliação.

Hamartomas

Essas lesões em forma de tumor são compostas por uma combinação anormal de tecidos indígenas à área do corpo em que elas se originam. Os principais hamartomas dos intestinos são pólipo de Peutz-Jeghers e pólipo juvenil. Alguns pólipos são compostos por uma mistura anormal de tecido indígena que não se encaixa claramente em uma categoria específica, como na síndrome de Cowden.

Pólipo de Peutz-Jeghers

Pólipo de Peutz-Jeghers pode ocorrer de modo esporádico ou no contexto de polipose de Peutz-Jeghers; cerca de 50% dos casos ocorrem de modo esporádico e 50% hereditário.[1] Pólipos esporádicos ocorrem em qualquer idade e os sindrômicos em geral são descobertos em paciente jovem. Os pólipos são causas de perda de sangue com desenvolvimento de anemia e podem levar à obstrução por intussuscepção, principalmente no intestino

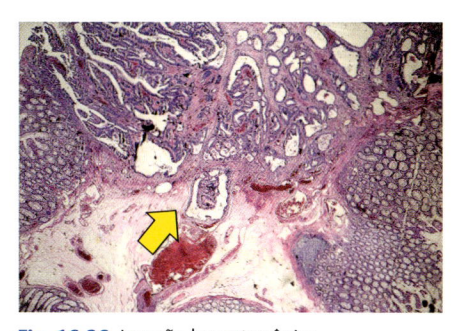

Fig. 16-36. Invasão hematogênica.

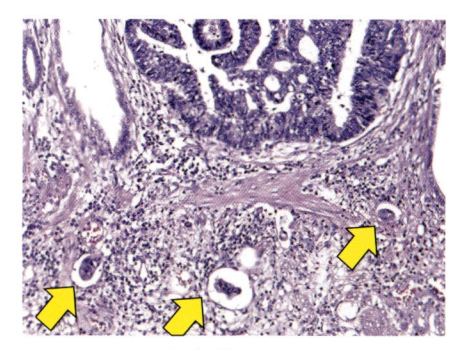

Fig. 16-37. Invasão linfática.

delgado. A síndrome de Peutz-Jeghers é considerada condição pré-cancerosa e está associada a tumores gastrointestinais e extraintestinais.

Endoscopicamente, os pólipos tendem a ser grandes e multilobulados, com feições hemorrágicas na superfície (Fig. 16-38). Tipicamente apresentam pedículo longo. Os principais diagnósticos diferenciais endoscópicos são pólipos inflamatórios e pólipo juvenil.

O pólipo é caracterizado histologicamente por proliferação com ramificação (arborização) de bandas de fibras musculares, revestidas por epitélio glandular indígena da mucosa com aspecto normal ou hiperplásico, mantendo maturação celular preservada, sem atipia nuclear (Figs. 16-39 e 16-40).

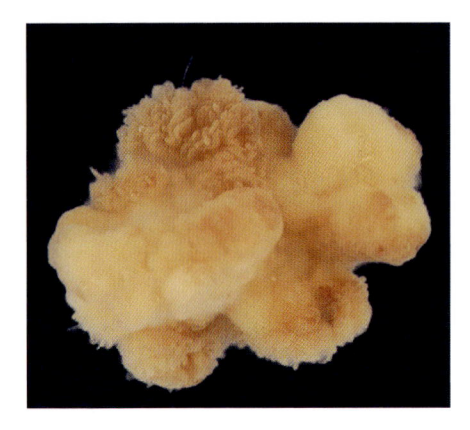

Fig. 16-38. Pólipo de Peutz-Jeghers. Aspecto macroscópico lobulado, consistindo em mucosa recobrindo feixes musculares. Este hamartoma, no entanto, não apresenta aspecto macroscópico específico.

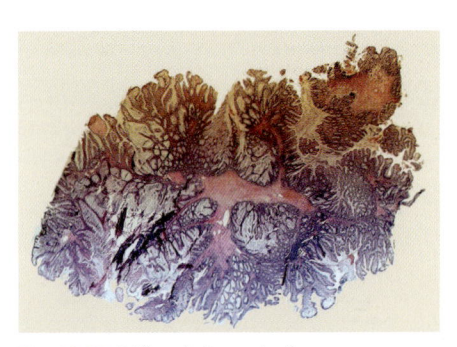

Fig. 16-39. Pólipo de Peutz-Jeghers. Hamartoma formado por proliferação e ramificação de fibras musculares recobertas por mucosa intestinal.

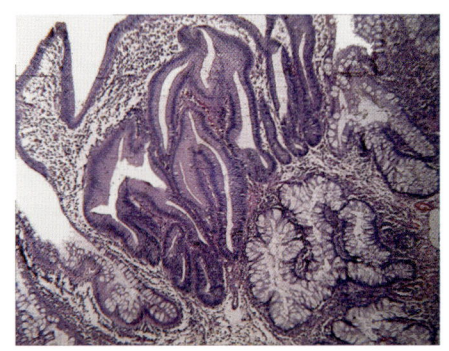

Fig. 16-40. Hamartoma, caracteristicamente, não apresenta displasia. O contexto molecular da lesão, no entanto, favorece o aparecimento de neoplasia/displasia.

Pólipo Juvenil

Pólipo juvenil pode ocorrer de modo isolado ou como polipose; pólipos isolados são esporádicos e múltiplos fazem parte síndrome hereditária. Constitui o pólipo mais frequente na criança, mas também pode ser encontrado em adultos. Erosão da superfície pode levar ao sangramento, sendo causa comum de sangramento intestinal em crianças. A torção do pólipo pode levar à sua amputação, uma vez que não possui estrutura muscular. Displasia e câncer são raros nas lesões esporádicas, mas existe um aumento do risco de câncer colorretal nos pacientes com síndrome da polipose juvenil.

Endoscopicamente os pólipos são grandes, pedunculados e friáveis. Os principais diagnósticos diferenciais são pólipos inflamatórios, pólipos hiperplásicos, pólipos de Peutz-Jeghers e adenomas.

Histologicamente o pólipo juvenil é formado por estroma abundante composto por tecido de granulação, edema e infiltrado inflamatório, envolvendo glândulas cisticamente dilatadas. Glândulas são revestidas por epitélio cuboidal ou colunar com alterações reativas (Fig. 16-41). No contexto de polipose, o pólipo apresenta menos estroma e menos glândulas dilatadas, e mais proliferação de glândulas pequenas. Alterações reativas do epitélio eventualmente podem simular displasia.

Pólipo Associado à Doença de Cowden

A polipose associada à doença de Cowden apresenta distribuição preferencialmente distal no intestino grosso (sigmoide e reto), exibindo vários tipos de pólipos, incluindo ganglioneuroma, pólipo juvenil, pólipo hiperplásico. No estômago as lesões são descritas como pólipo hiperplásico e pólipo inflamatório fibroide. No esôfago, acantose glicogênica aparece proeminente. Os pólipos não são pré-cancerosos.

Endoscopicamente os pólipos são múltiplos e de tamanho variável. Podem ser sésseis ou pediculados com pedículo largo. A superfície pode apresentar uma feição viliforme ou textura mucoide macia ao toque. Os principais diagnósticos diferenciais são com polipose adenomatosa familiar, polipose juvenil, Esclerose tuberosa, Doença de von Rechlinghausen (Fig. 16-42).

Histologicamente os ganglioneuromas são compostos por proliferação compacta de células de Schwann e células gangliônicas, promovendo expansão do estroma e afastamento das criptas intestinais (Figs. 16-43 e 16-44).

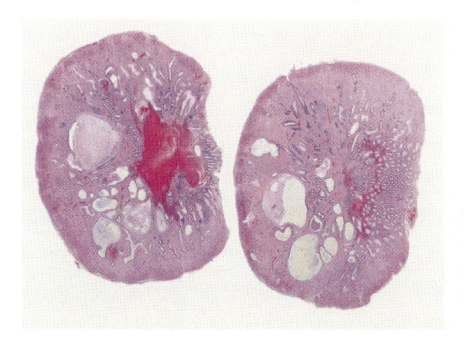

Fig. 16-41. Pólipo juvenil. Hamartoma formado por expansão do estroma por edema e infiltrado inflamatório, acompanhado de dilatações císticas de criptas.

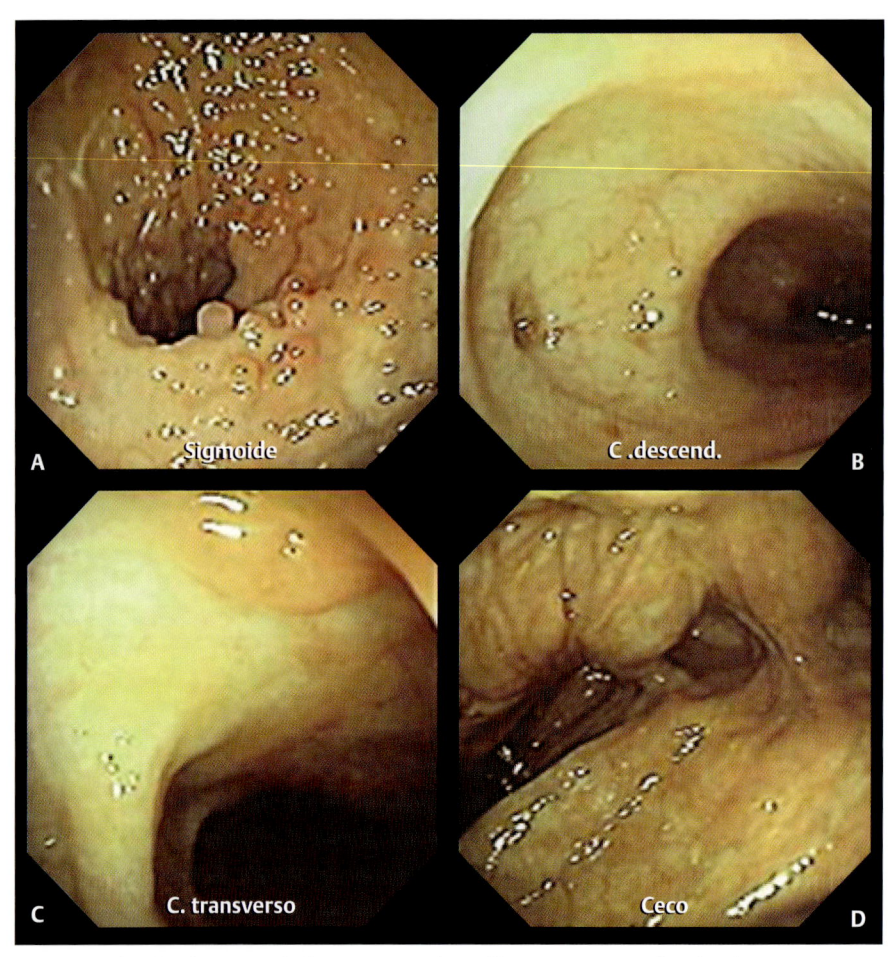

Fig. 16-42. (**A-D**) Polipose na síndrome de Cowden. Pólipos apresentam distribuição preferencialmente distal.

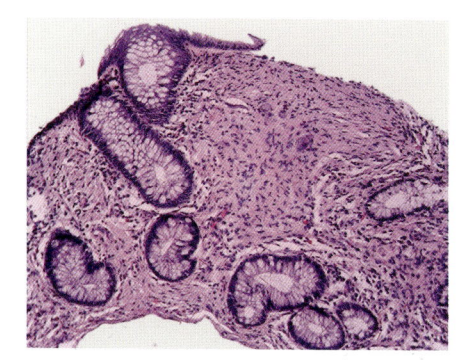

Fig. 16-43. Ganglioneuroma em síndrome de Cowden. Lesão formada por proliferação de células de Schwann e células gangliônicas na lâmina própria, promovendo expansão do estroma e afastamento das criptas.

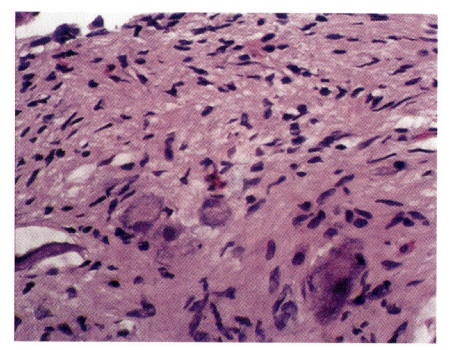

Fig. 16-44. Ganglioneuroma. Proliferação de células de Schwann e células gangliônicas na lâmina própria.

Neoplasia Neuroendócrina

A nomenclatura relativa às neoplasias neuroendócrinas sofreu modificação nas últimas classificações da OMS, desfavorecendo o uso do termo "carcinoide" em favor do termo tumor neuroendócrino; os termos neoplasia neuroendócrina e tumor neuroendócrino são sinônimos. A graduação da neoplasia é realizada com base em critérios morfológicos e na atividade proliferativa. Proliferação celular pode ver avaliada tanto pela contagem de figuras mitóticas como pelo índice de Ki-67 à imuno-histoquímica. Como a amostragem de tecido é limitada nas biópsias endoscópicas, restringindo a área para avaliação da atividade proliferativa, a recomendação é utilizar o índice de Ki-67 para graduação do tumor.

Neoplasias neuroendócrinas são incomuns no cólon, mas relativamente frequentes no reto.

Endoscopicamente, os tumores neuroendócrinos não exibem características endoscópicas específicas, mas apresentam aspecto de lesão submucosa e, às vezes, coloração amarelada. A maioria das lesões é pequena, móvel, bem circunscrita, medindo menos de 1 cm. Menos comum, o tumor pode apresentar-se como massa ulcerada, medindo mais de 2 cm. Os principais diagnósticos diferenciais endoscópicos são adenoma e leiomioma.

Histologicamente, o tumor apresenta invasão da mucosa e submucosa, com maior volume do tecido localizado na submucosa. O tecido apresenta amplo espectro de apresentação, sendo sugestivo de natureza neuroendócrina a organização em trabéculas, rosetas, agregados celulares e organização em paliçada, podendo ocorrer formação tubular (Fig. 16-45). Avaliação imuno-histoquímica é importante para confirmar a natureza da lesão (cromogranina e sinaptofisina geralmente positivas) e determinar seu grau (índice de Ki-67). Por conta do crescimento, preferencialmente, na submucosa, em geral apenas poucas células estão presentes em biópsias endoscópicas. Os principais diagnósticos diferenciais são adenoma, adenocarcinoma, GIST epitelioide, câncer de próstata, melanoma.

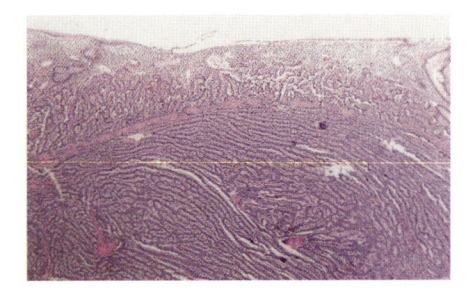

Fig. 16-45. Tumor neuroendócrino. Crescimento tecidual preferencialmente na submucosa.

TUMORES MESENQUIMAIS
Tumor de Células Granulares

Tumor raro no intestino grosso, tipicamente ocorrendo no reto. Aparece como nódulo submucoso de tamanho variado. Forma diagnóstico diferencial com leiomioma da muscular da mucosa, neoplasia neuroendócrina e schwannoma.

O tumor usualmente envolve a submucosa e lâmina própria. Composto por células fusiformes e redondas, contendo núcleo central pequeno e citoplasma granular, eosinofílico, abundante (Fig. 16-46). Geralmente apresenta aspecto característico à histologia, mas grânulos são positivos para coloração PAS e imuno-histoquímica positiva para expressão da proteína S-100.

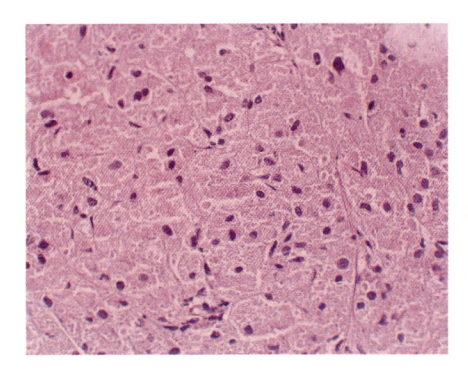

Fig. 16-46. Tumor de células granulares. Tecido composto por células com citoplasma abundante, eosinofílico e granular, contendo núcleo pequeno.

Lipoma

Endoscopicamente, aparece como lesão submucosa bem delimitada, amarelada, recoberta por mucosa lisa (Fig. 16-47). Ao toque apresenta sinal do travesseiro. Eventualmente pode apresentar ulceração da superfície e fibrose subsequente, podendo tornar a lesão endurecida.

Histologicamente, a lesão é composta por adipócitos maduros, exibindo tamanho variável e núcleo pequeno (Fig. 16-48). Lesões ulceradas podem apresentar alterações reativas do adipócito, formando diagnóstico diferencial com tumor estromal, sarcoma, lesão vascular e metástase.

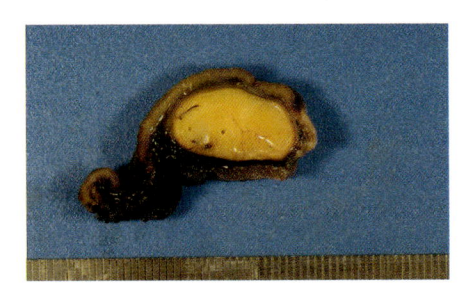

Fig. 16-47. Lipoma na submucosa recoberto por mucosa.

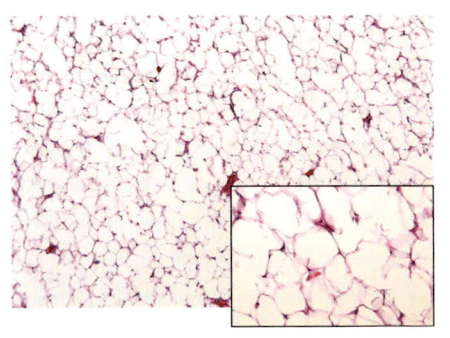

Fig. 16-48. Lipoma composto por adipócitos sem atipia nuclear.

Leiomioma

Endoscopicamente, aparece como nódulo ou massa submucosa, recoberto por mucosa lisa, exibindo contorno regular e pode apresentar pequena ulceração central. Leiomioma da muscular da mucosa geralmente mede < 1 cm e não mais de que 2 cm. Leiomioma mural é raro, usualmente medindo de 1-3 cm. Leiomiossarcoma produz massa polipoide obstrutiva. Principal diagnóstico diferencial do leiomioma à endoscopia é com lipoma. Leiomiossarcoma tende a formar lesões maiores (> 2 cm) e frequentemente forma ulcerações irregulares. GIST é incomum no intestino grosso (cerca de 5% de todos os GISTs). Distinto do leiomioma e leiomiossarcoma, GIST colorretal raramente manifesta-se como pólipo porque seu epicentro geralmente é a musculatura própria.

Histologicamente, o leiomioma é composto por fascículos de fibras musculares entrelaçadas, podendo ser observada a origem na muscular da mucosa. Células apresentam citoplasma eosinofílico amplo, com fibrilas orientadas longitudinalmente. Núcleo aparece alongado, homogêneo, com cromatina vesiculada (Figs. 16-49 e 16-50). Principal diagnóstico diferencial histológico é com GIST. Imuno-histoquímica permite a determinação da natureza da lesão (positiva para SMA e Desmin; negativa para CD34, S100, KIT e DOG1).

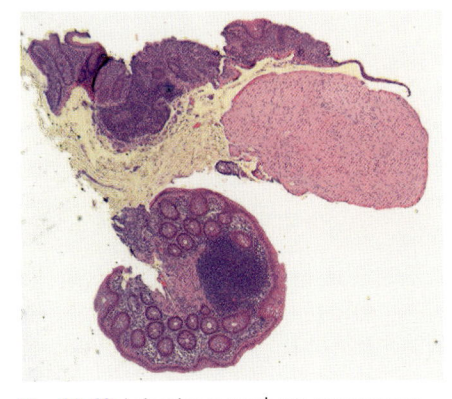

Fig. 16-49. Leiomioma recoberto por mucosa.

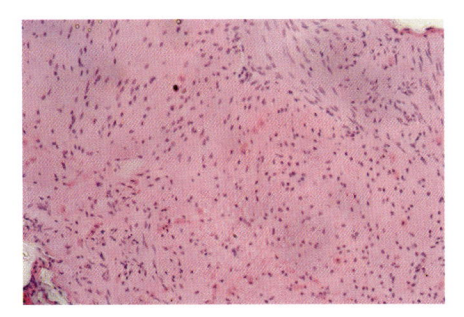

Fig. 16-50. Leiomioma. Tecido composto por fibras musculares entrelaçadas com baixa atipia nuclear.

Schwannoma (Neurilemomas)
Lesão benigna composta quase inteiramente de células de Schwann.

Endoscopicamente, o tumor apresenta-se como lesão submucosa, como os outros tumores mesenquimais, formando diagnóstico diferencial, principalmente, com leiomioma e GIST.

Histologicamente são compostos por células fusiformes arranjadas em fascículos e faixas, exibindo organização espiral ou estoriforme. Células apresentam citoplasma eosinofílico e núcleo fusiforme hipercromático. Mitoses são indistintas. Vasos são proeminentes com parede espessa, hialinizada. Tumor frequentemente apresenta infiltrado linfoide proeminente na periferia. Imuno-histoquímica é importante para definir a natureza da lesão; são positivas para S100, leu7, *laminin, glial fibrillary protein* (GFAP) *and PGP* 9.5; são negativas para actina, desmina, KIT, DOG1 e CD34 (geralmente).

Perineurioma
Endoscopicamente, forma pequena lesão séssil, geralmente medindo < 0,5 cm.

Histologicamente, em geral, são lesões intramucosas que preenchem ou expandem a lâmina própria, compostas por células fusiformes uniformes, frequentemente organizadas em arranjo espiral. Imuno-histoquímica é importante para definir a natureza da lesão; EMA positiva.

LESÕES QUE SE APRESENTAM COMO TUMORES
Pólipo Inflamatório-Fibroide
Pólipos inflamatórios-fibroides são incomuns no intestino grosso, podem acontecer em qualquer idade, sem associação específica à doença gastrointestinal de base. A lesão pode manifestar-se como dor abdominal, sangue nas fezes, perda de peso e diarreia.

Endoscopicamente, as lesões, em geral, são solitárias, formando pólipo séssil, com aspecto submucoso, com tamanho variável (1,5 ~ 7 cm). Na maioria dos casos a mucosa colônica sobrejacente está ulcerada.

Histologicamente, o epicentro da lesão é a submucosa, podendo ocorrer crescimento para a mucosa e musculatura própria e serosa. A lesão é formada por proliferação de fibroblastos sem atipia nuclear em estroma mixoide, exibindo organização perivascular e periglandular, alta densidade vascular e infiltrado inflamatório composto, principalmente, por eosinófilos (Figs. 16-51 e 16-52). A imuno-histoquímica é positiva para vimentina, CD34, PDGFRA; SMA; em contraste ao GIST, KIT é negativo.

Granuloma Piogênico
Lesão angiomatosa de patogênese incerta. Também chamada de hemangioma capilar lobular.

Endoscopicamente, a lesão apresenta-se como crescimento polipoide, de aspecto séssil ou pedunculado, com ulceração da superfície.

Histologicamente, a lesão consiste em proliferação lobular de vasos capilares de tamanho variável, estroma edematoso e infiltrado inflamatório misto em intensidade variável. Vasos são revestidos por uma camada de células endoteliais sem atipia, podendo aparecer plano ou arredondado.

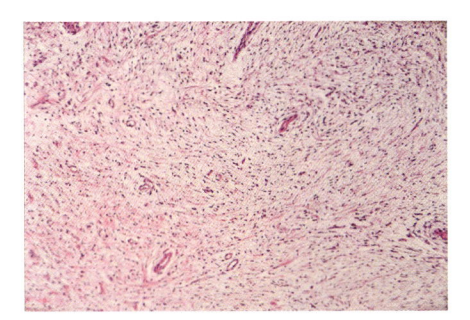

Fig. 16-51. Pólipo inflamatório fibroide. Lesão formada por proliferação de fibroblastos sem atipia nuclear em estroma mixoide, exibindo organização perivascular.

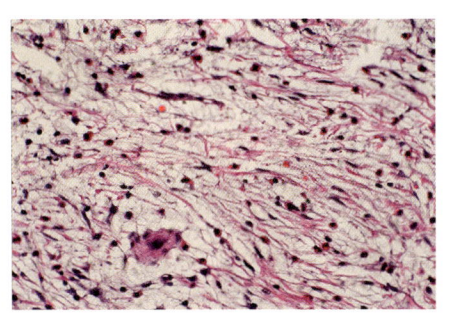

Fig. 16-52. Pólipo inflamatório fibroide. Infiltrado inflamatório composto, principalmente, por eosinófilos.

Pólipo Linfoide

Formado por folículo linfoide proeminente na lâmina própria, sem atipia. Apresenta-se como pólipo diminuto. Hiperplasia folicular ao longo do intestino pode simular polipose. É necessário fazer a diferenciação morfológica e, em alguns casos, imunofenotípica, com linfoma de células B (Figs. 16-53 e 16-54).

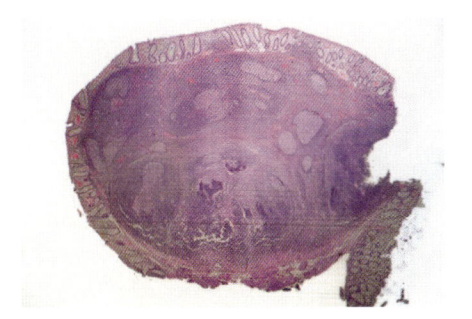

Fig. 16-53. Pólipo linfoide.

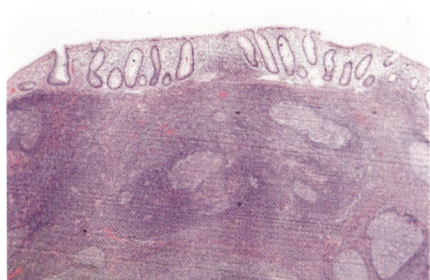

Fig. 16-54. Pólipo linfoide. Lesão formada por hiperplasia folicular recoberta pela mucosa.

Pneumatosis Coli

Lesão apresenta-se como formações císticas por acúmulo de ar na mucosa, submucosa e serosa, podendo ocorrer de modo localizado ou difuso.

Os cistos podem ser simples ou múltiplos, sésseis ou pedunculados, e podem ser encontrados em vários locais ao longo do intestino (Fig. 16-55).

Histologicamente, os cistos são cavidades preenchidas por ar na submucosa, não revestidos por epitélio, que podem estar circundados por células inflamatórias, incluindo eosinófilos, linfócitos e macrófagos, com reação de corpo estranho com células gigantes multinucleadas e granulomas (Figs. 16-56 e 16-57).

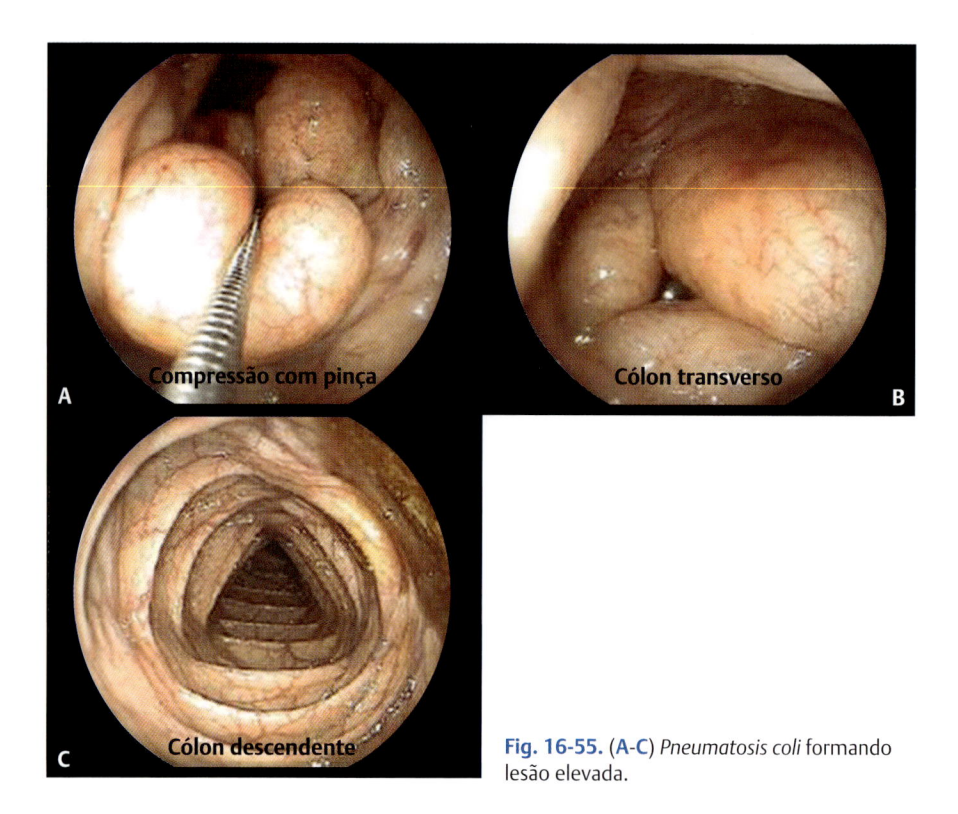

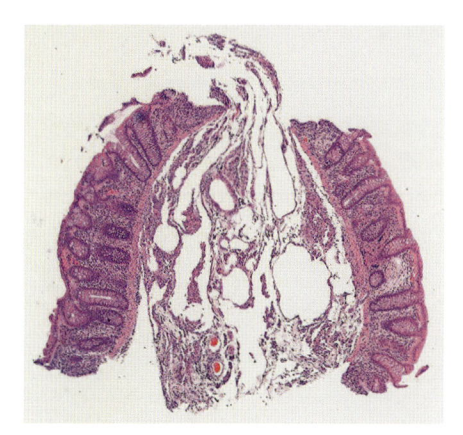

Fig. 16-55. (A-C) *Pneumatosis coli* formando lesão elevada.

Fig. 16-56. *Penumatosis coli*. Lesão formada por cistos na submucosa preenchida por ar.

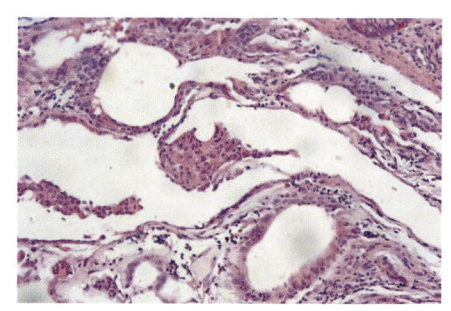

Fig. 16-57. Cistos preenchidos por ar, não revestidos por epitélio, circundados por células inflamatórias, incluindo macrófagos, com reação de corpo estranho com células gigantes multinucleadas.

Pseudolipomatose

Endoscopicamente se apresenta como lesão única ou múltiplas lesões pequenas, esbranquiçadas, ou como placas amareladas (Fig. 16-58).

Histologicamente a lesão é formada por acúmulo de ar na mucosa, simulando adipócitos (Fig. 16-59).

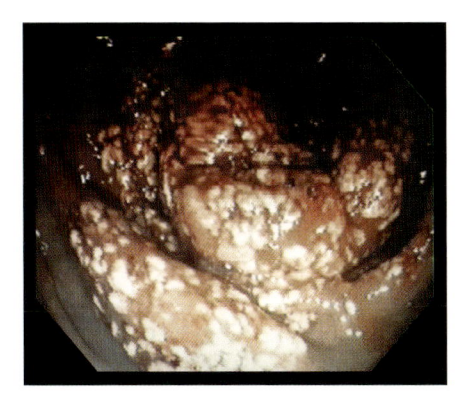

Fig. 16-58. Pseudolipomatose. Múltiplas lesões pequenas, eventualmente confluentes, levemente elevadas, esbranquiçadas.

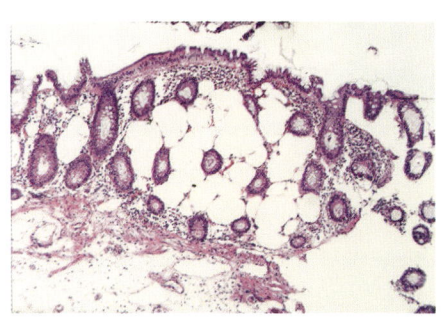

Fig. 16-59. Pseudolipomatose. Acúmulo de ar na mucosa simulando, histologicamente, adipócitos.

Colite Cística Profunda

Lesão formada por deslocamento de glândulas não neoplásicas para a submucosa, causando elevação da mucosa. Os cistos são revestidos por uma camada de epitélio, envolvida por fibras musculares (Figs. 16-60 e 16-61).

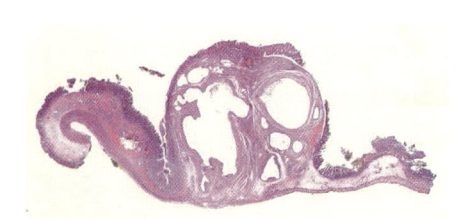

Fig. 16-60. Enterite cística profunda. Deslocamento de glândulas não neoplásicas para a submucosa formando cistos e causando elevação da mucosa.

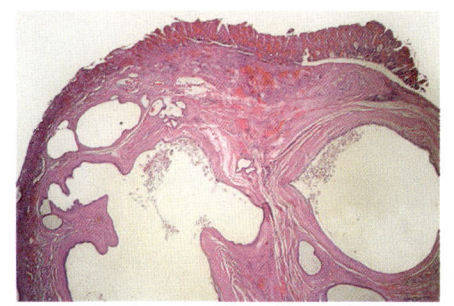

Fig. 16-61. Cistos revestidos por uma camada de epitélio sem atipia, envolvia por fibras musculares.

REFERÊNCIAS BIBLIOGRÁFICAS
1. Bosman FT, Carneiro F, Hruban RH et al. WHO Classification of Tumours the Digestive System. Lyon: IARC Press; 2010.
2. Hague T, Greene KG, Crokett SD. Serrated neoplasia of the colon: what do we really know. *Curr Gastroenterol Rep.* 2014;16:380.
3. Longacre TA, Fenoglio-Preiser CM. Mixed hyperplastic adenomatous polyps/serrated adenomas. A distinct form of colorectal neoplasia. *Am J Surg Pathol.* 1990 June;14(6):524-37.
4. Torlakovic EE, Gomez JD, Driman DK et al. Sessile serrated adenoma (SSA) vs. traditional serrated adenoma (TSA). *Am J Surg Pathol.* 2008;32:21-9.
5. Muto T, Bussey HJ, Morson BC. The evolution of cancer of the colon and rectum. *Cancer.* 1975;36:2251-70.
6. Greenburg AG, Saik RP, Coyle JJ et al. Mortality and gastrointestinal surgery in the aged. Elective vs. emergency procedures. *Arch Surg.* 1981;116:788-91.
7. Colacchio TA, Forde KA, Scantlebury VP. *Endoscopic polypectomy: inadequate treatment for invasive colorectal carcinoma. Ann Surg.* 1981;194:704-7.
8. Nascimbeni R, Burgart LJ, Nivatvongs S et al. *Risk of lymph node metastasis in T1 carcinoma of the colon and rectum. Dis Colon Rectum.* 2002;45:200-6.
9. Yamamoto S, Watanabe M, Hasegawa H et al. *The risk of lymph node metastasis in T1 colorectal carcinoma. Hepatogastroenterology.* 2004;51:998-1000.
10. Ueno H, Mochizuki H, Hashiguchi Y et al. *Risk factors for an adverse outcome in early invasive colorectal carcinoma. Gastroenterology.* 2004;127:385-94.
11. Watanabe T, Muro K , Ajioka Y et al. Japanese Society for Cancer of the Colon and Rectum (JSCCR). guidelines 2016 for the treatment of colorectal cancer. *Int J Clin Oncol.* 2018;23:1-34.
12. Haggitt RC, Glotzbach RE, Soffer EE et al. *Prognostic factors in colorectal carcinomas arising in adenomas: implications for lesions removed by endoscopic polypectomy. Gastroenterology.* 1985;89:328-36.
13. Kikuchi R, Takano M, Takagi K et al. Management of early invasive colorectal cancer. *Dis Colon Rectum.* 1995;38:1286-95.
14. Sakatani A, Koizumi K, Maruyama M. Diagnosis of sm cancer of the large intestine – with special reference to its X-ray diagnosis. *Stomach and Intestine.* 1991;26:726-35.
15. Kitajima K, Fujimori T, Fujii S et al. Correlations between lymph node metastasis and depth of submucosal invasion in submucosal invasive colorectal carcinoma: a Japanese collaborative study. *J Gastroenterol. 2004;39:534-43.*
16. Morodomi T, Isomoto H, Shirouzu K et al. *An index for estimating the probability of lymph node metastasis in rectal cancers. Lymph node metastasis and the histopathology of actively invasive regions of cancer. Cancer.* 1989;63:539-43.
17. Kitajima K, Fujimori T, Fujii S et al. *Correlations between lymph node metastasis and depth of submucosal invasion in submucosal invasive colorectal carcinoma: a Japanese collaborative study. J Gastroenterol.* 2004;39:534-43.
18. Ogawa T, Yoshida T, Tsuruta T et al. *Tumor budding is predictive of lymphatic involvement and lymph node metastasis in submucosal invasive colorectal adenocarcinomas and in non-polypoid compared polypoid growths. Scand J Gastroenterol.* 2009;44:605-14.
19. Bosch SL, Teerenstra S, de Wilt JH et al. *Predicting lymph node metastasis in pT1 colorectal cancer: a systematic review of risk factors providing rationale for therapy decisions. Endoscopy.* 2013;45:827-34.

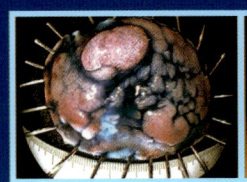

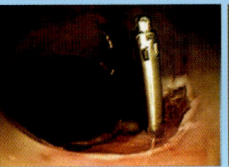

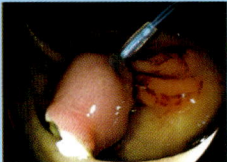

ÍNDICE REMISSIVO

Entradas acompanhadas por um *f* ou *q* em itálico
indicam figuras e quadros, respectivamente.

A
Ablação
   por radiofrequência, 181
Ácido ascórbico, 73
Adenocarcinoma, *124f*, 266
   mucinoso, 266
Adenoma(s), 7, 255
   convencional, 257
   definição, 255
   manifestações morfológicas, 255
   serrilhado, *9f*, 259, *260f*
   tubular, *7f*
   tubuloviloso, *7f*
Afecções proctológicas
   e colonoscopia, 187
Anastomoses colorretais
   terminoterminais, 85, 102
Angiectasias
   ou angiodisplasias, 176
      achados, 177
      apresentação clínica, 176
      características, 176
      diagnóstico, 176
      tratamento, 179
         cirúrgico, 180

Anomalias vasculares
   associadas a doenças congênitas ou sistêmicas, 175
Azul de metileno, 75
Azul de toluidina, 75

B
Balões hidrostáticos, 97, *100f*
   composição dos, 97
   de Mosher, *98f*
   uso, 97
Biópsias
   em proximidade com a linha pectínea, 202
Boston
   escala de, 41*q*

C
Canal anal
   aspectos anatômicos do, 187
Câncer colorretal, 39
   obstrutivo
      tratamento alternativo, 123
      tratamento endoscópico do, 117
      diagnóstico, 117

ÍNDICE REMISSIVO

quadro clínico, 117
técnica de inserção da prótese, 120
tratamento, 118
  desvantagens
    da prótese metálica, 119
  indicações
    para a prótese metálica, 119
  vantagem da prótese metálica
    expansível, 118
rastreamento de
  inspeção digital da próstata
    em associação à colonoscopia
    para, 203
Cancroide, 199
Carcinoma
  em pólipos ressecados, 266
Casos clínicos, 45-48
China
  tinta da
    corante, 75
Colite cística
  profunda, 283
Cólon e reto
  polipectomia e mucosectomia nas
    indicações, técnicas, resultados e
      complicações, 1, 16, 17, 23
    acessórios e aspectos técnicos, 17
    diagnóstico, 1
      aspecto morfológico, 5
      distribuição dos vasos
        sanguíneos, 11
      origem histológica, 7
      padrão de abertura de criptas, 9
        classificação de Kudo para, 10*q*
      tamanho, 3
    dissecção endoscópica
      da submucosa, 30
    neoplasia neuroendócrina, 27
    recuperação do espécime, 31
    tatuagem endoscópica, 33
    tratamento, 16
      do câncer precoce, 32
Cólon(s)
  estenose benigna do
    tratamento endoscópico da, 83

lesões vasculares dos
  tratamento endoscópico das, 175
    angiectasias ou angiodisplasias, 176
    hemangiomas, 184
    introdução, 175
    lesão de Dieulafoy, 182
    proctocolopatia por radiação, 180
    varizes de reto, 183
perfuração iatrogênica dos
  prevenção e conduta
    terapêutica, 241, 244
    diagnóstico, 243
    fatores de risco, 241
    mecanismos de perfuração, 241
    prevenção da perfuração, 242
tatuagem dos
  indicação, sistematização e técnica, 71
  corante utilizado, 75
volvo do
  diagnóstico e tratamento
    endoscópico, 149
Colonoscopia, 72, 77, *160f*
  e afecções proctológicas, 187
    aspectos anatômicos
      do reto distal e do canal anal, 187
    biópsias e ressecções, 202
    inspeção digital da próstata, 203
    laudo da colonoscopia, 203
    o valor da retrovisão na avaliação do
      reto distal, 199
    principais de interesse para o
      endoscopista, 188
    doença de Crohn, 194
    doença hemorroidária, 188
    doenças sexualmente
      transmissíveis, 195
      cancroide, 199
      donovanose, 199
      gonorreia e clamídia, 199
      herpes, 197
      HPV, 196
      sífilis, 198
    fissura anal, 191
    proctopatia actínica, 193
    tumores, 192
  sugestões para exame
    endoscópico, 203
  tratamento endoscópico, 201

inicial
    e qualidade, 40
    na endometriose intestinal, 210
    virtual, *2f*
Colostomia, 86, 108
Corpo estranho colorretal, 129
    Caso 1, 135
    Caso 2, 136
    Caso 3, 137
    Caso 4, 138
    Caso 5, 139
    Caso 6, 141
    Caso 7, 143
    Caso 8, 144
    Caso 9, 145
    Caso 10, 146
    diagnóstico, 132
    epidemiologia, 129
        impactação via anterógrada, 130
        impactação via retrógrada, 130
    quadro clínico, 131
    tratamento, 133
Criptas
    padrão de abertura de, 9
Cromoscopia
    com índigo-carmim, *9f*
    com magnificação, 55
        classificação de Kudo/classificação clínica, 55
        classificação JNET, 58
        classificação NICE, 57
    virtual, 11

D

Dennis
    sonda de, *123f*
Dieulafoy
    lesão de, 182
        definição, 182
        diagnóstico diferencial, 182
        tratamento endoscópico, 182
Dilatadores de Hegar, 88

Dissecção endoscópica
    da submucosa, 30
        colorretal, 51
            acompanhamento, 66
            avaliação pré-procedimento, 52
            critérios de cura, 66
            cromoscopia com magnificação, 55
            ecoendoscopia, 59
            ESD ou EMR, 59
            indicações, 52
            introdução, 51
                tipo morfológico, 52
            procedimento, 62
                complicações relacionadas com o, 65
                    sangramento, 65
                    perfuração, 65
                    síndrome da eletrocoagulação pós-ESD, 65
            sala, acessórios e procedimento, 60
                materiais de sala e preparo do paciente, 60
            sinal do *non-lifting*, 54
        indicação 30
        vantagem, 30
Doença de Crohn, 194
    e o canal anal, 194
Doença hemorroidária, 188
    avaliação endoscópica, 189
    causas, 188
    diagnóstico, 189
    localização, 189
    prevalência, 188
    tratamento, 190
Doenças sexualmente transmissíveis, 195
Donovanose, 199

E

Ecoendoscopia, 59
    digestiva baixa
        na endometriose intestinal, 213
Eder-Puestow
    dilatadores de, *89f*
    oliva de, 89
Endoscopia digestiva
    na endometriose intestinal, 207
        colonoscopia, 210

diagnóstico, 208
endoscopia digestiva baixa, 213
enema opaco, 211
introdução, 207
ressonância magnética na, 212
tomografia computadorizada, 212
ultrassonografia transvaginal, 212
Escala de Boston, 41q
Estenose(s) benigna(s)
　anastomótica colorretal
　　sintomas e métodos diagnósticos, 86
　　tratamento endoscópico da, 87
　do cólon e reto
　　pós-cirúrgicas, 84
　　　fatores de risco, 84
　　tratamento endoscópico das, 83
　　　classificação, 84q
　　　etiologia, 84q
　　　introdução, 83
　estenotomia, 103
　próteses metálicas autoexpansíveis, 106
Estenotomia
　incisões radiais
　　com eletrocautério, 104
　　　papilótomo, 104
　　　técnica RIC, 106

F
Fibroscópio, 73
Fissura anal, 191, *192f*
　causas, 191
　classificação, 191
　colonoscopia, 192
　definição, 191
　exame, 192
　sintomas, 191

G
Gastroscópio, 17
　standard, *201f*
Granuloma
　piogênico, 280

H
Hamartomas, 273
Hegar, Hurts e Maloney
　velas de, 88

Hemangiomas, 184
　definição, 184
　tratamento, 184
Hemostasia
　opções técnicas para, 24
Herpes
　e o canal anal, 187
Hiroshima
　classificação de, 12, 13q
HPV
　e o canal anal, 196

I
Impactação
　por via anterógrada, 130
　por via retrógrada, 130
Indocianina
　verde, 75

J
JNET
　classificação de, 14q

K
Kaposi
　sarcoma de, 175
Kudo
　classificação de, 10q
　　achados usuais na, 11q

L
Laparotomia, 79
Lesões
　de Dieulafoy, 182
　no cólon, 29
　　vasculares
　　　tratamento endoscópico das, 175
　no reto, 27
　　tratamento, 52

M
Microcirurgia endoscópica transanal, 219
　indicações, 225
　introdução, 219
　técnica cirúrgica, 219
　　montagem do equipamento, 222
　　preparo na sala de cirurgia, 219

preparo pré-operatório, 219
técnica operatória, 222
Mucosectomia
  indicação, 29
  no cólon e reto
    complicações, 1
    indicações, 1
    resultados, 1
    técnicas, 1, 29

N

Nanquim
  injeção de, 73, 75
Neoplasia
  do cólon sigmoide
    distal, *71f*
Neoplasia neuroendócrina, 27, 277
  incidência, 27
  localização, 27
  malignização, 27
NICE
  classificação de, 13*q*
Non-lifting
  sinal de, 54

O

Ogilvie
  síndrome de, 153
    diagnóstico, 154
    epidemiologia, 154
    fisiopatologia, 153
    quadro clínico e evolutivo, 154
    tratamento, 154
      cirúrgico, 156
      clínico, 154
        laxativos e enteroclismas, 156
        sondas retais, 156
      endoscópico, 156
Olivas metálicas
  de Eder-Puestow, 89, 92

P

Perfuração
  durante tratamento endoscópico, 65

Polipectomia
  alças de
    tipos de, 21
  colorretal
    acompanhamento
      endoscópico pós-, 39
      casos clínicos, 45
      colonoscopia inicial
        e qualidade, 40
      determinação do, 42
      diagnóstico óptico, 44
      introdução, 39
  com pinça, *18f*
  contraindicações da, 17
  complicações da, 23
    perfuração, 25
      risco de, 25
        exames laboratoriais, 25
        exames radiológicos, 25
        quadro clínico, 25
        tratamento, 27
    sangramento, 23
      profilaxia de, 25
    síndrome, 23
  indicações, 16
  no cólon e reto
    complicações, 1
    indicações, 1
    resultados, 1
    técnicas, 1
  objetivos da, 16
Pneumatosis coli, 281
Pólipo(s)
  adenomas, 7
  aspecto morfológico dos, 5
  colorretais, 2
  contendo carcinoma, 267
  de grande dimensão, *2f*
  de Peutz-Jeghrs, 273
  do intestino grosso
    aspectos que o endoscopista deve
      conhecer, 255
  hiperplásicos, 8
  inflamatório-fibroide, 280
  juvenil, 275
  linfoide, 281
  origem histológica dos, 7
  pediculado, *22f*

serrilhados, 8
séssil, *4f, 14f, 19f*
tamanho, 3
viloso
   do reto, *20f*
Pseudopilomatose, 283
Proctocolopatia
   induzida por radiação, 180
      coagulação
         com plasma de argônio, 180
Proctopatia actínica, 193
   definição, 193
   sintomas, 193
Prótese(s) metálica(s)
   autoexpansível(is), 106
      complicações, 119
      desvantagens, 119
      indicação, 106, 119
      técnica, 107, 120
      tipo Axios, 111
      totalmente recobertas, 109
      vantagens da, 118

R
Ressonância intestinal
   na endometriose intestinal, 212
Reto
   distal
      aspectos anatômicos do, 187
      estenoses benignas do
         tratamento endoscópico das, 83
      varizes de, 183
Retopatia actínica hemorrágica, 229
   achados anatomopatológicos, 230
   acompanhamento, 235
   apresentação clínica, 229
   avaliação e mensuração, 232
   diagnóstico, 230
   dificuldades, efeitos adversos e
      resultados, 236
   introdução, 229
   objetivos e modalidades
      de tratamento, 230
   opções mais utilizadas de tratamento
      endoscópico, 233
Retoscopia
   rígida, 73

S
Sangramento
   durante tratamento endoscópico, 65
Sano
   classificação de, 12*q*
Savary-Gilliard
   dilatadores de, 90
   velas de, 89, 92, 93
Sífilis
   e o canal anal, 198
Sinal
   do *non-lifting*, 54
      presença de, 54
Síndrome
   da eletrocoagulação pós-ESD, 65
   de Ogilvie
      diagnóstico e tratamento
         endoscópico, 149
   pós-polipectomia, 22
   exames laboratoriais, 23
      exames radiológicos, 23
      fisiopatologia, 23
      incidência aproximada, 23
      quadro clínico, 23
      tratamento, 23
Sonda
   de Dennis, *123f*
Submucosa
   dissecção endoscópica da, 30

T
Tatuagem dos cólons, 71
   indicação, sistematização
      e técnica, 71
Tatuagem endoscópica, 33, 73, 79
   contraindicações, 33
   corante utilizado, 75
   indicações, 33
   primeira publicação sobre, *74f*
   técnica, 33
Teliangiectasia, 176
Tinta da China, 75
Tomografia computadorizada, 117
   na endometriose intestinal, 212
Tumores epiteliais, 255
Tumores mesenquimais, 278
   de células granulares, 278

leiomioma, 279
lipoma, 278
perineurioma, 280
schwannoma, 280
Tumores neuroendócrinos
  retais
    diagnóstico e tratamento
      endoscópico, 159
      acompanhamento, 170
      apresentação clínica, 162
      aspectos histopatológicos, 161
      classificação, 163
      diagnóstico, 162
      epidemiologia, 160
      estadiamento
        proposta UICC, OMS
          e ENETS, 163
      histórico, 160
      indicações terapêuticas para, *165f*
      tratamento, 166
        dissecção submucosa, *169f*
        técnica
          de mucosectomia, *166f*, *167f*

U
Ultrassonografia transvaginal
  na endometriose intestinal, 212

V
Varizes
  de reto, 183
Velas
  de Hegar, Hurts e Maloney, 88
  de Savary-Gilliard, 89
Verde indocianina, 75
Videolaparoscopia, 79
  do cólon, 71
Volvo do cólon
  diagnóstico e tratamento
    endoscópico, 149
    diagnóstico, 151
    epidemiologia, 150
    fatores predisponentes, 150
    fisiopatologia, 150
    introdução, 149
    quadro clínico, 151
    tratamento, 152